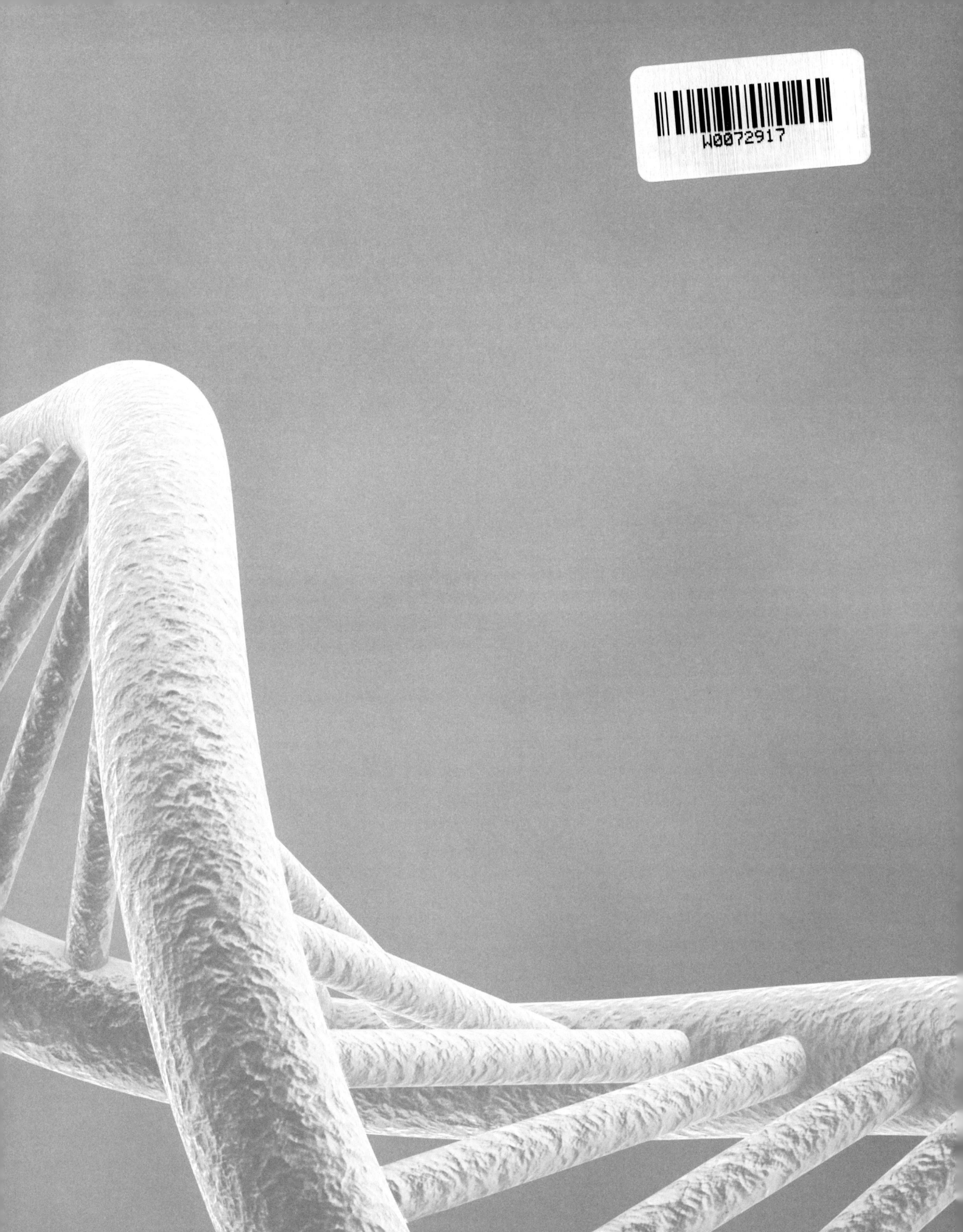

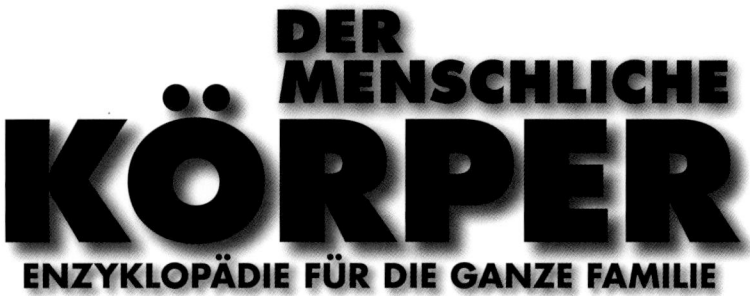

DER MENSCHLICHE KÖRPER

ENZYKLOPÄDIE FÜR DIE GANZE FAMILIE

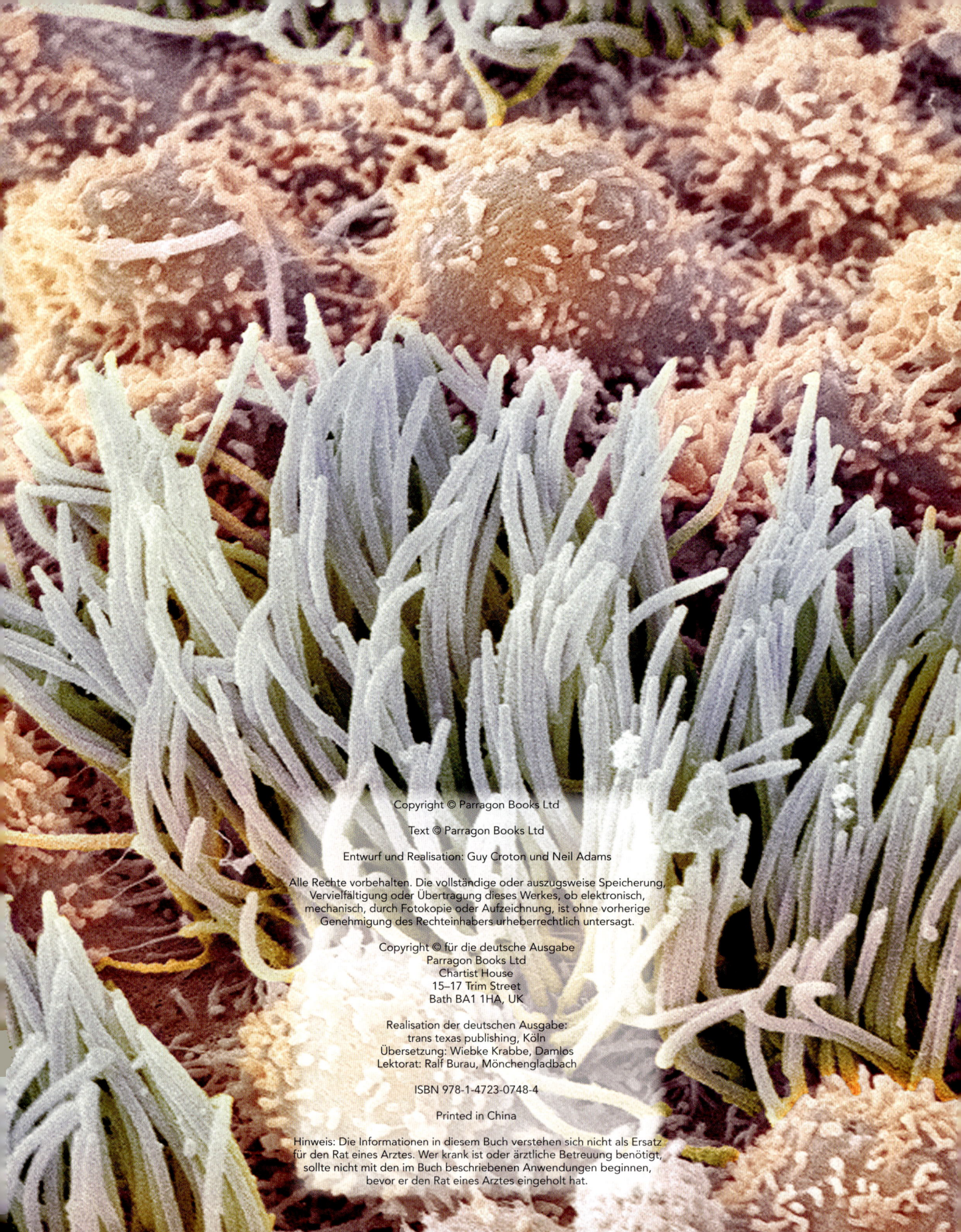

Hinweis: Die Informationen in diesem Buch verstehen sich nicht als Ersatz
für den Rat eines Arztes. Wer krank ist oder ärztliche Betreuung benötigt,
sollte nicht mit den im Buch beschriebenen Anwendungen beginnen,
bevor er den Rat eines Arztes eingeholt hat.

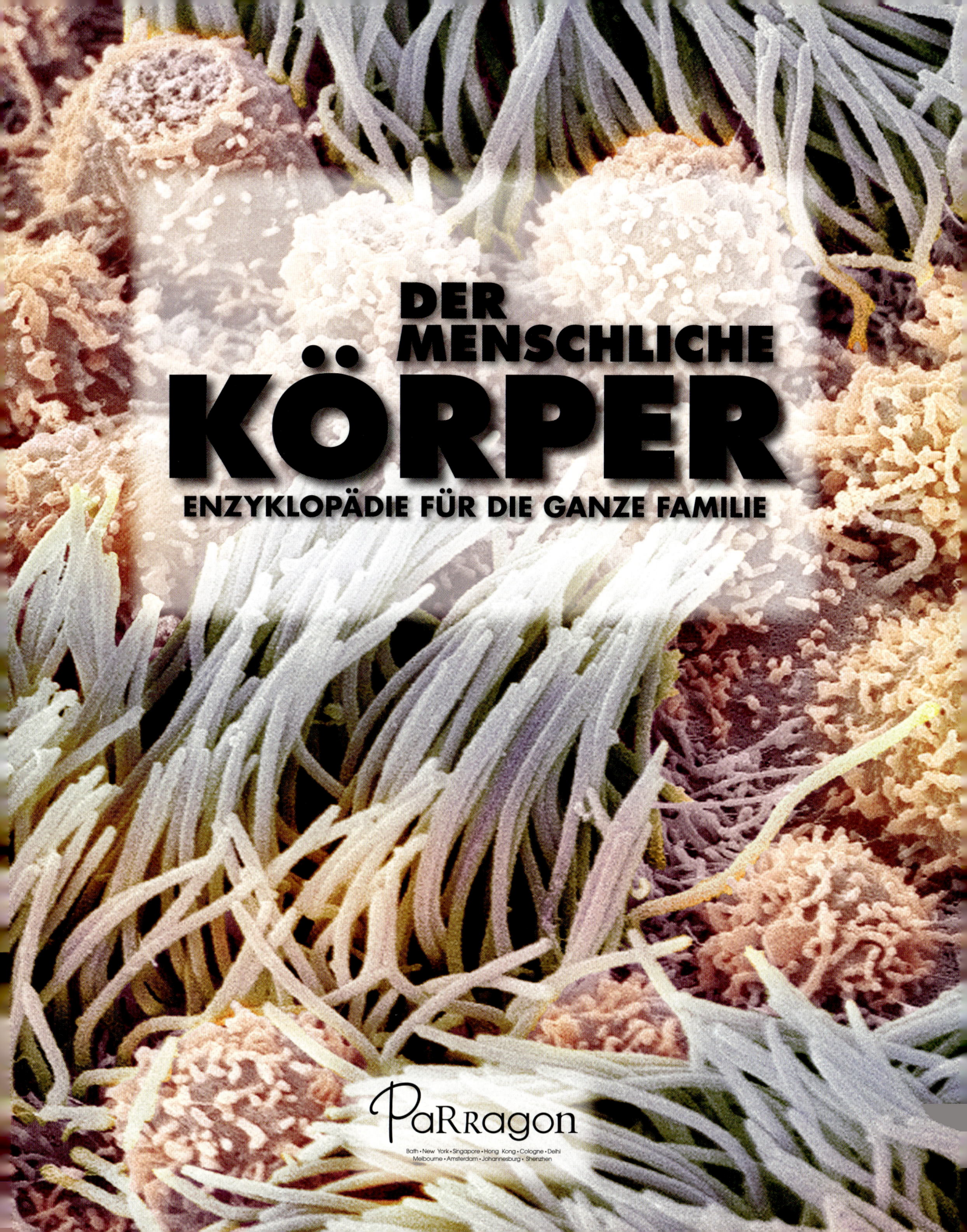

DER MENSCHLICHE KÖRPER

ENZYKLOPÄDIE FÜR DIE GANZE FAMILIE

PaRragon

Bath • New York • Singapore • Hong Kong • Cologne • Delhi
Melbourne • Amsterdam • Johannesburg • Shenzhen

INHALT

 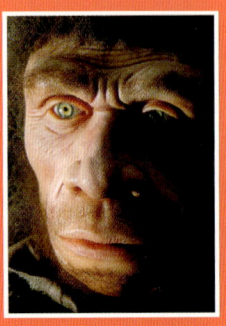 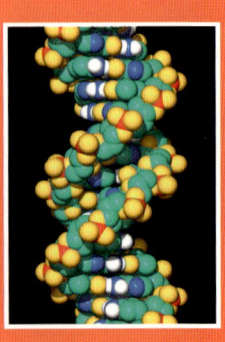 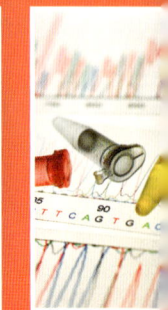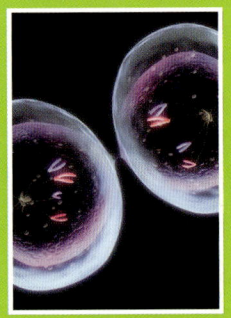 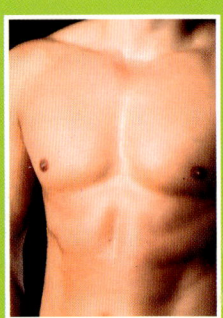 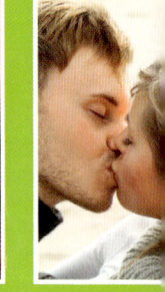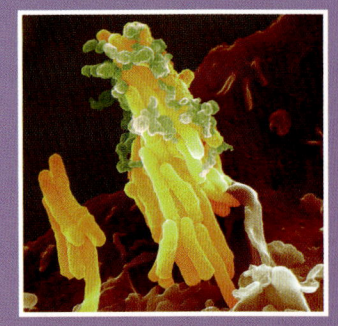 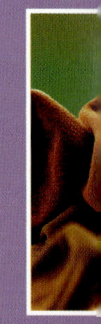

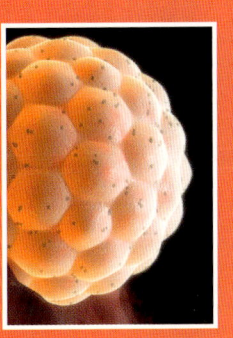 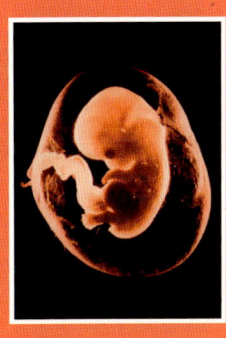
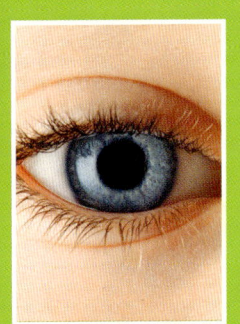 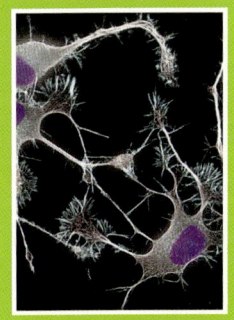
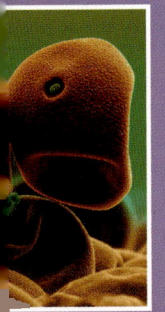 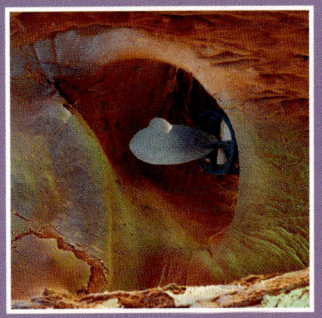

EINLEITUNG

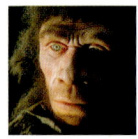 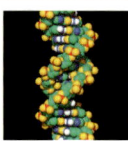 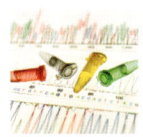 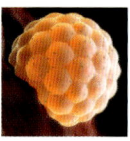 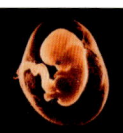 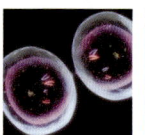 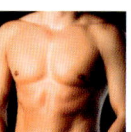 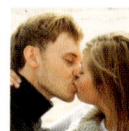 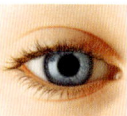 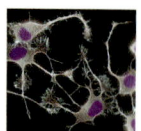 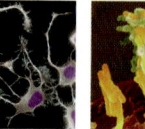

Der menschliche Körper ist zweifellos einer der komplexesten Organismen, die es auf diesem Planeten gibt. Er besteht aus mehr als 100 000 Milliarden Zellen, von denen jede ihre ganz eigenen Merkmale besitzt. Er ist ein perfekt abgestimmter biologischer Mechanismus, der bemerkenswert viele Funktionen ausführen kann.

Ein Mensch ist ein Ganzes, besteht aber aus Milliarden kleinerer Strukturen, die sich in vier Haupttypen einteilen lassen: Zellen, Gewebe, Organe und Systeme.

Zellen sind die kleinsten Bauteile aller Organismen, die leben und sich vermehren können. Der Begriff Zelle wurde schon im 17. Jahrhundert von dem Wissenschaftler Rupert Hooke geprägt. Er verglich die innere Struktur von Kork mit den Zellen, in denen die Mönche in einem Kloster lebten. Der menschliche Körper besteht aus einer Vielzahl von Zellen, doch sein Leben beginnt mit einer einzigen befruchteten Zelle. Alle lebenden Zellen besitzen gemeinsame Merkmale: Sie können sich vermehren, Sauerstoff verarbei-

ten, sich bewegen, auf Außenreize reagieren, und sie erzeugen oder nutzen Energie, um ihre Funktion auszuführen. Im Zuge der Entwicklung des Menschen haben sich viele Zellen des Körpers immer weiter spezialisiert, um unglaublich differenzierte Funktionen

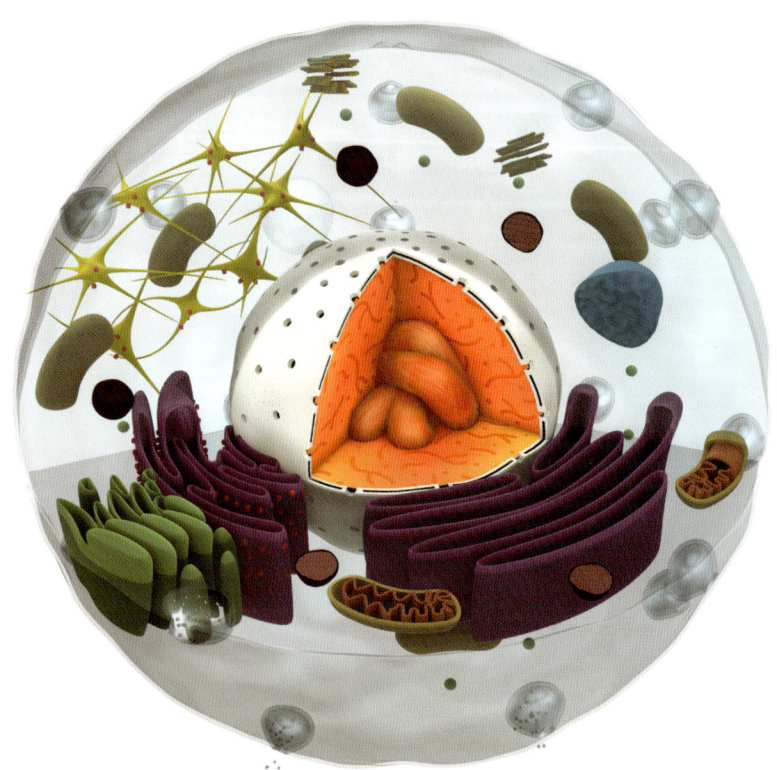

DIE ZELLE
Zellen sind die kleinsten Einheiten aller lebenden Organismen, die eigenständig funktionieren. Sie sind so klein, dass man sie nur unter dem Mikroskop erkennen kann. Die Gewebe und Organe des menschlichen Körpers bestehen aus Milliarden einzelner Zellen.

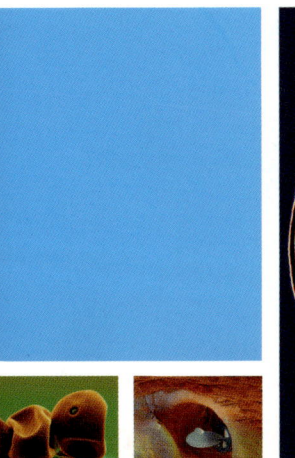

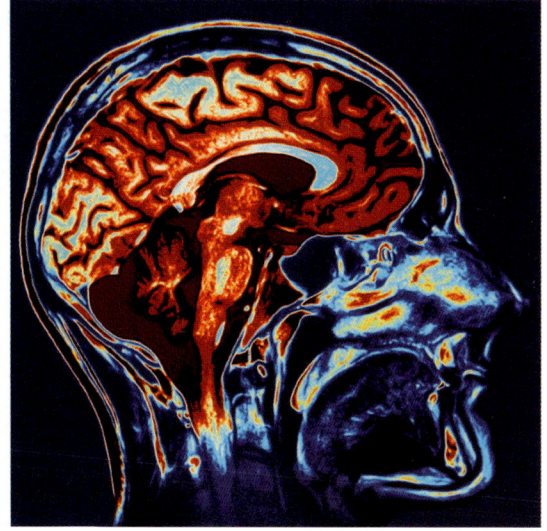

DAS GEHIRN
Das Gehirn ist das Steuerungszentrum des Körpers. Unter seiner faltigen Oberfläche sind mehr als 100 Milliarden Neuronen damit beschäftigt, Informationen aus dem Körper zu verarbeiten und Signale an den Organismus zu senden.

übernehmen zu können. Als Beispiel lässt sich die Netzhaut des Auges nennen, auf der sich zwei Arten kegelförmiger Zellen befinden: Die einen reagieren auf rotes Licht, die anderen auf blaues oder grünes.

Zellen ähnlichen Typs schließen sich zu Geweben zusammen. So bilden beispielsweise die Epithelzellen die schützenden Umhüllungen des Körpers – die äußere Haut, aber auch innere Deckgewebe wie die Darmschleimhaut. Gewebe sind etwas komplexer als Zellen, denn sie bestehen aus zahlreichen ähnlichen Zellen, zwischen denen sich

unterschiedliche Arten und Mengen interzellularer Substanzen befinden.

Organe sind wiederum komplexer aufgebaut als Gewebe. Ein Organ besteht aus verschiedenen Gewebearten, die so miteinander verbunden sind, dass sie eine bestimmte Funktion ausführen können. Der Magen beispielsweise besteht aus Muskelgewebe, Bindegewebe, Epithel- und Nervengewebe. Muskel- und Bindegewebe bilden die Magenwand. Die innere Haut besteht aus Epithel- und Bindegewebe, und Nervengewebe befindet sich sowohl in der Wandung als auch in der Innenhaut.

Die komplexesten Einheiten des Körpers sind seine zehn Systeme. Jedes besteht aus verschiedenen Organen,

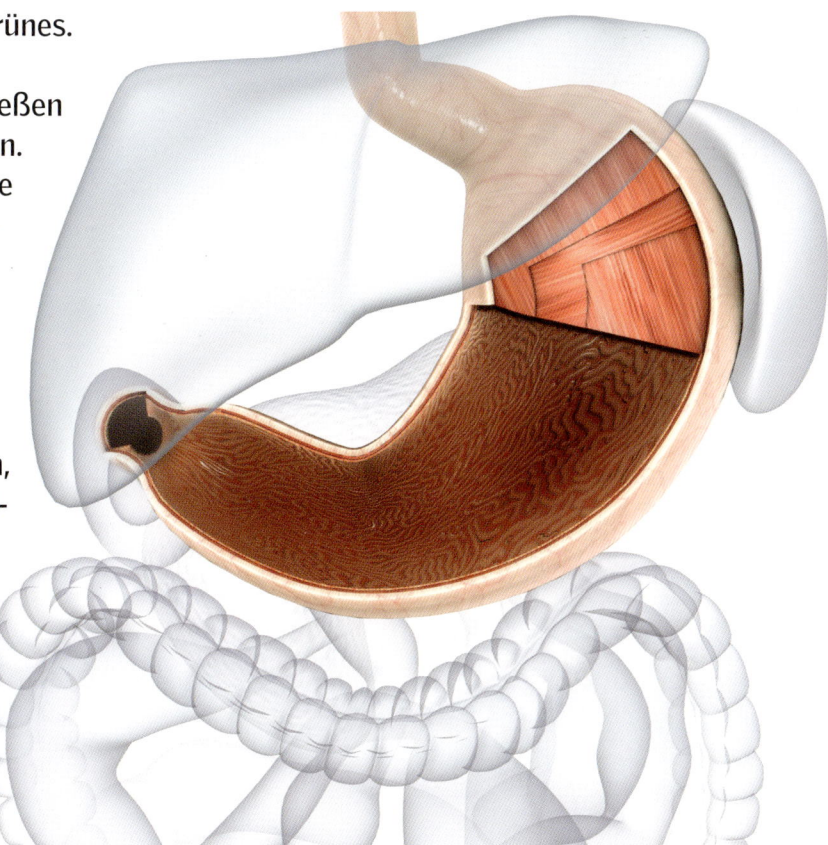

DER MAGEN
Der Magen ist eines der bekanntesten inneren Organe, aber seine Funktion wird oft missverstanden. Er leitet den Verdauungsprozess ein, dient als Speicher für halb verdaute Nahrung und leitet diese langsam und gleichmäßig an das Verdauungssystem weiter.

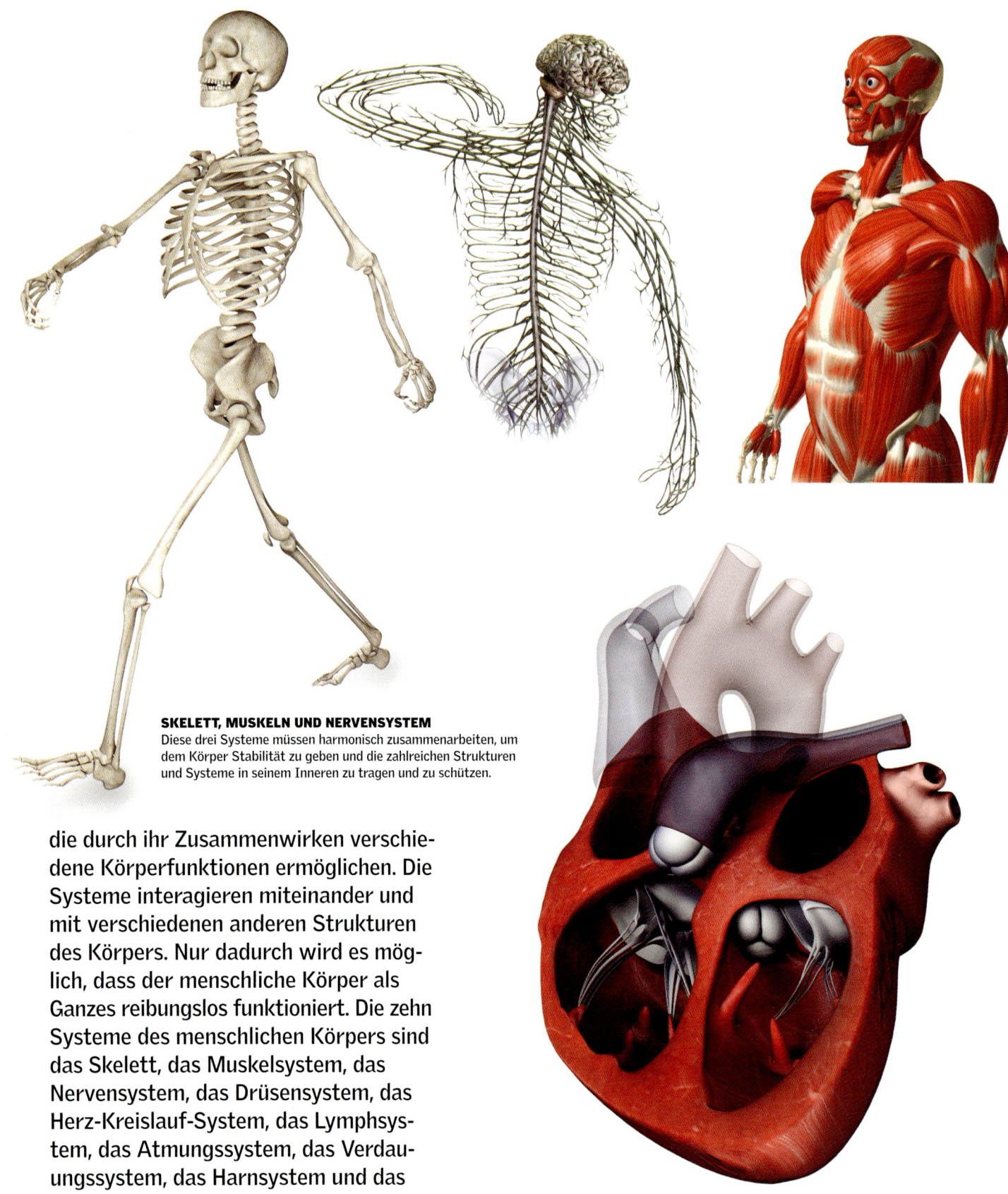

SKELETT, MUSKELN UND NERVENSYSTEM
Diese drei Systeme müssen harmonisch zusammenarbeiten, um dem Körper Stabilität zu geben und die zahlreichen Strukturen und Systeme in seinem Inneren zu tragen und zu schützen.

die durch ihr Zusammenwirken verschiedene Körperfunktionen ermöglichen. Die Systeme interagieren miteinander und mit verschiedenen anderen Strukturen des Körpers. Nur dadurch wird es möglich, dass der menschliche Körper als Ganzes reibungslos funktioniert. Die zehn Systeme des menschlichen Körpers sind das Skelett, das Muskelsystem, das Nervensystem, das Drüsensystem, das Herz-Kreislauf-System, das Lymphsystem, das Atmungssystem, das Verdauungssystem, das Harnsystem und das Fortpflanzungssystem.

DAS HERZ
Dieses extrem leistungsfähige Organ pumpt rund um die Uhr das Blut durch den ganzen Körper – normalerweise mehrere Jahrzehnte lang.

Über dieses Buch

EISZEITMENSCH
Der Homo neanderthalensis wusste mit Feuer und verschiedenen Werkzeugen umzugehen. Er nutzte Tierfelle, um sich vor Kälte zu schützen oder einen Unterstand zu bauen. Waffen für die Jagd stellte er hauptsächlich aus Steinen und Holz her.

Dieses eindrucksvolle Buch ist ein umfassender und reich illustrierter Ratgeber, der über den Aufbau und die Funktion des menschlichen Körpers sowie über Krankheiten und Beschwerden informiert. In drei Hauptteilen werden alle wichtigen Aspekte der menschlichen Anatomie und ihre Funktionsweisen erläutert. Teil 1 „Das Wunder des Lebens" widmet sich der Evolution des Menschen im Lauf der Jahrtausende. Dargelegt wird, wie unsere Vorfahren sich entwickelten und in ihrer Welt überlebten. Anschließend werden die Gesetzmäßigkeiten der Vererbung erklärt, denen jeder Mensch seine Individualität verdankt. Auf die ausführliche Darstellung der Genetik folgt ein Abschnitt über die Entstehung eines menschlichen Wesens. Das Kapitel „Von der Eizelle zum Embryo" erklärt das

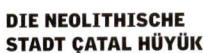

DIE NEOLITHISCHE STADT ÇATAL HÜYÜK
Vor etwa 10 000 Jahren führten Klimaveränderungen und ein allmähliches Ansteigen der Temperatur dazu, dass sich das Leben der Menschen veränderte. Statt von Ort zu Ort zu ziehen, schlossen sie sich zu sesshaften Gemeinschaften zusammen, betrieben Landwirtschaft und domestizierten Tiere. Manche Siedlungen wuchsen zu Städten heran, beispielsweise Çatal Hüyük in der südlichen Türkei.

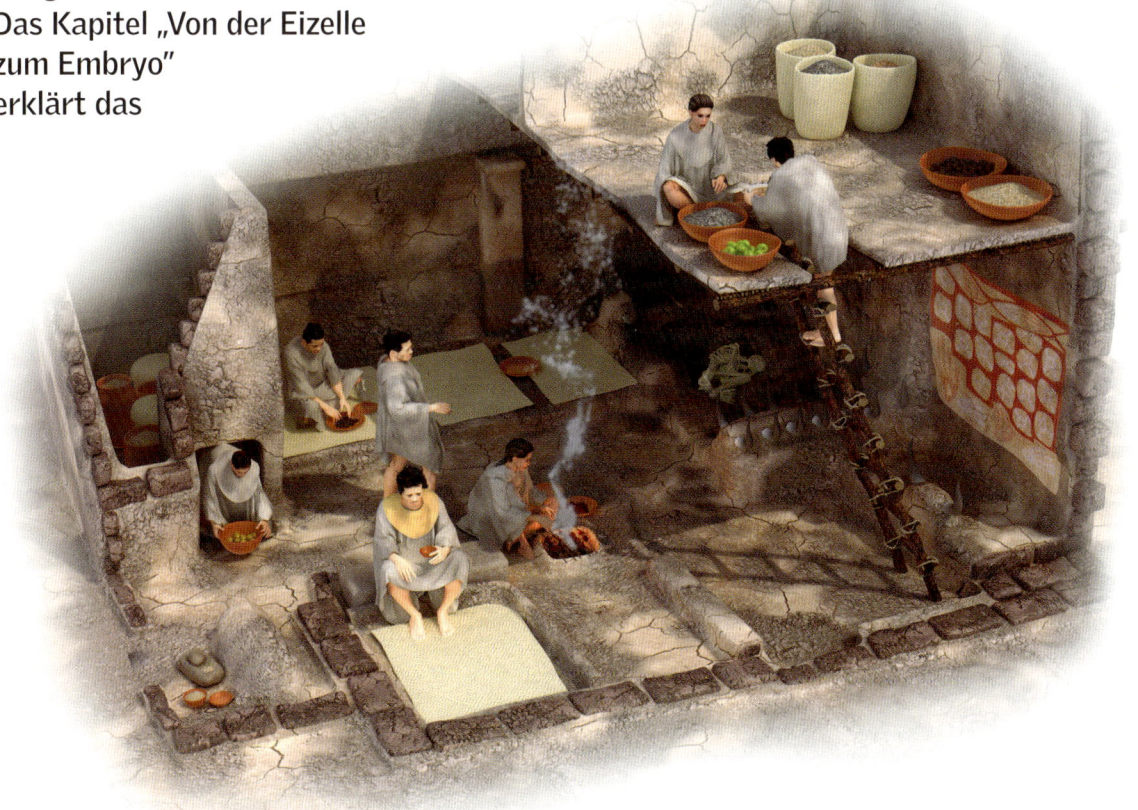

Wunder der Befruchtung und Schwangerschaft in klaren, verständlichen Worten für Eltern und junge Leser. Im folgenden Kapitel wird detailliert erläutert, wie sich der Fötus bis zur Geburt zu einem lebensfähigen Menschen entwickelt.

In Teil 2 „Perfekter Mechanismus" geht es um das außergewöhnliche Zusammenwirken von Zellen, Geweben, Strukturen und Systemen, aus denen der menschliche Körper besteht. Im ersten Kapitel „Woraus bestehen wir?" wird mit einfachen, verständlichen Worten die Zusammensetzung und Funktion der Knochen und Muskeln erklärt. Danach werden die anderen faszinierenden Systeme des Körpers vorgestellt, die ihre alltäglichen Aufgaben ausführen – sowohl die vom Willen gesteuerten als auch die unwillkürlichen.

Teil 3 „Krankheiten und Beschwerden" wendet sich der Frage zu, was geschieht, wenn der Körper von Krankheiten befallen oder von anderen Störungen beeinträchtigt wird. Im Kapitel „Mikroorganismen" geht es um Bakterien und andere Kleinstlebewesen, die dem Körper Schaden zufügen können. Darauf folgt ein Abschnitt über die häufigsten Krankheiten, an denen Menschen leiden – Krebs und Allergien, AIDS, Herz-Kreislauf-Erkrankungen, Degeneration der Knochen, Erkrankungen der Atemwege und Verdauungsprobleme. Den Abschluss bildet ein Kapitel über die neuesten Errungen-

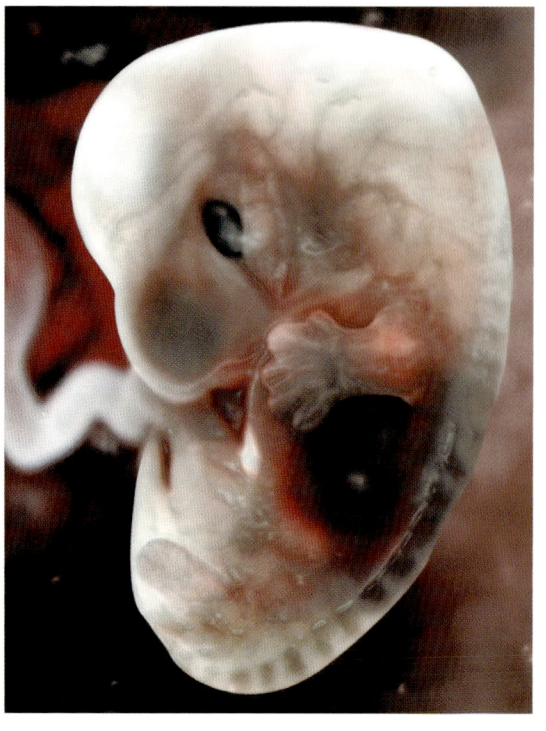

MENSCHLICHER EMBRYO
36 Tage nach der Befruchtung ist die Form des menschlichen Körpers noch nicht zu erkennen, aber die Entwicklung von Gehirn, Augen, Ohren und anderen Organen sowie Gliedmaßen hat bereits begonnen. Auch das Herz schlägt schon.

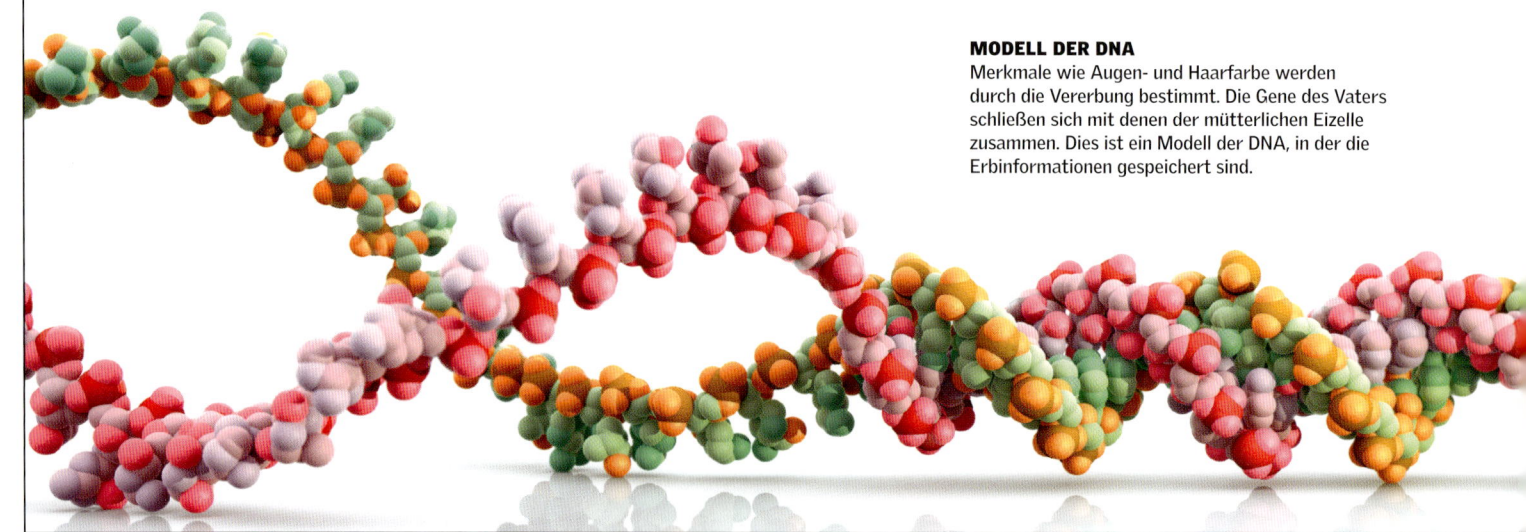

MODELL DER DNA
Merkmale wie Augen- und Haarfarbe werden durch die Vererbung bestimmt. Die Gene des Vaters schließen sich mit denen der mütterlichen Eizelle zusammen. Dies ist ein Modell der DNA, in der die Erbinformationen gespeichert sind.

schaften und Fortschritte der Medizin, die uns für die Zukunft viel Hoffnung machen. Der Abschnitt „Medizin und Technologie" geht auf aktuelle wissenschaftliche Erkenntnisse ein, von Verfahren zur Früherkennung von Krankheiten über künstliche Organe, Laser-Chirurgie, Nanomedizin bis zu modernen Transplantationsmethoden. Das Buch schließt mit einer Betrachtung über die Möglichkeit des ewigen menschlichen Lebens, gegründet auf neueste medizinische Forschungsergebnisse und Prognosen.

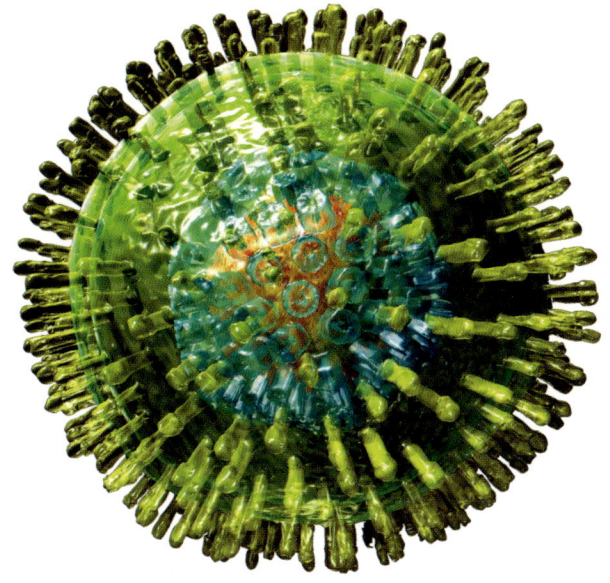

HERPESVIRUS
Das Herpesvirus kommt in der Gentherapie häufig zum Einsatz.

Klar und verständlich

Viele Ratgeber und Nachschlagewerke zu Themen wie Medizin und Biologie zeichnen sich durch schwierige Fachbegriffe und komplizierte Erklärungen aus. Dieses Buch ist in erfrischend klarer und verständlicher Sprache geschrieben. Sein besonderer Vorzug liegt aber in den zahlreichen, hervorragenden Illustrationen, Grafiken und informativen Fotos, die alle Texte veranschaulichen. Ob detaillierte Schnittzeichnungen oder eindrucksvolle 3D-Illustrationen: Allein durch das Bildmaterial werden viele Fragen

zum menschlichen Organismus, zur Anatomie des Körpers und seinen Systemen auf einen Blick beantwortet. Blättern Sie um und begeben Sie sich auf eine faszinierende Entdeckungsreise durch den menschlichen Körper.

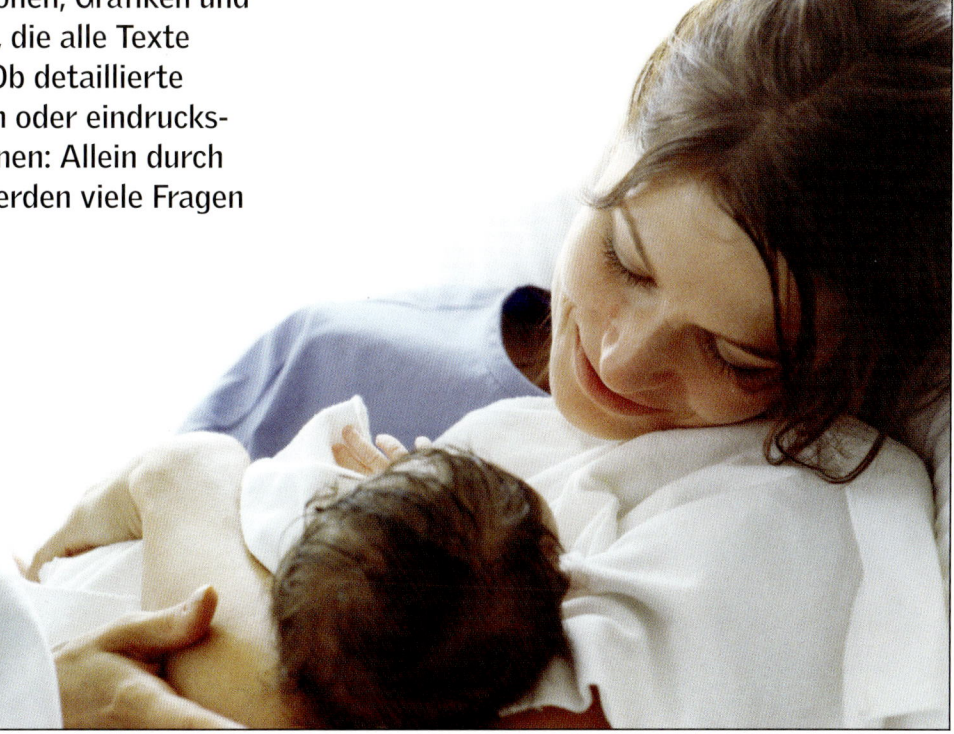

NACH DER GEBURT
Nachdem ein Baby geboren ist, finden in den Körpern von Mutter und Kind viele Veränderungen statt. Nach dem Durchtrennen der Nabelschnur beginnt das Kind, eigenständig zu atmen. Auch sein Kreislaufsystem arbeitet nun selbstständig. Für die Mutter kann die Situation durch Wehen, prall gefüllte Brüste und das schreiende Baby anstrengend sein, doch gleichzeitig entsteht in dieser Zeit eine intensive und tiefe Bindung ans Kind.

1 DAS WUNDER DES LEBENS

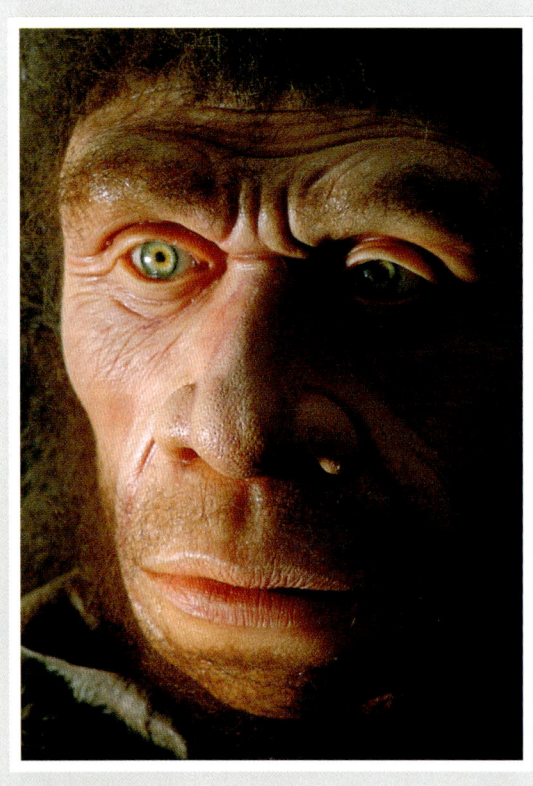

16

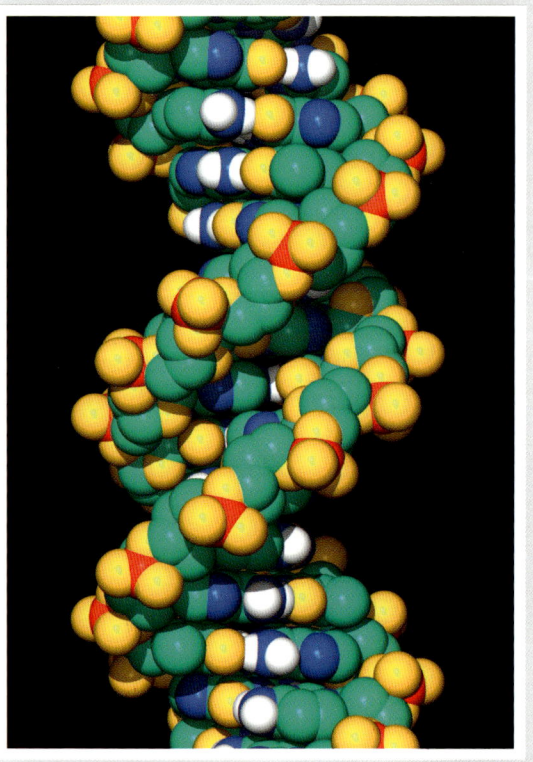

32

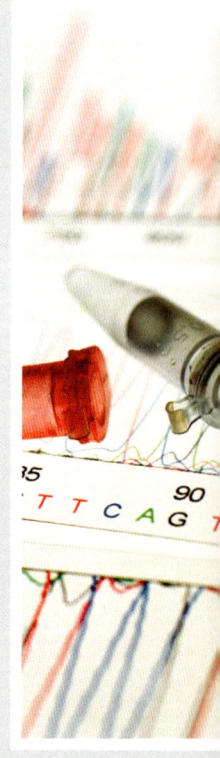

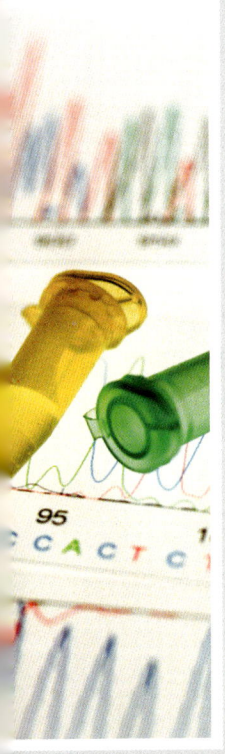

52

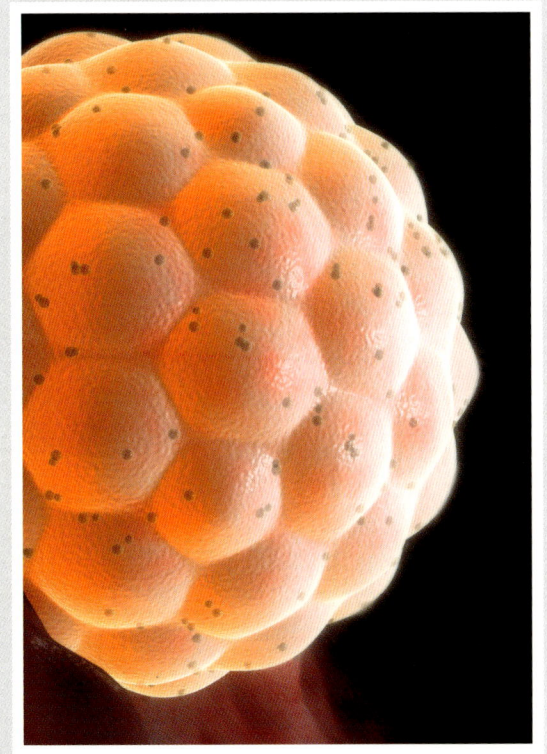

66

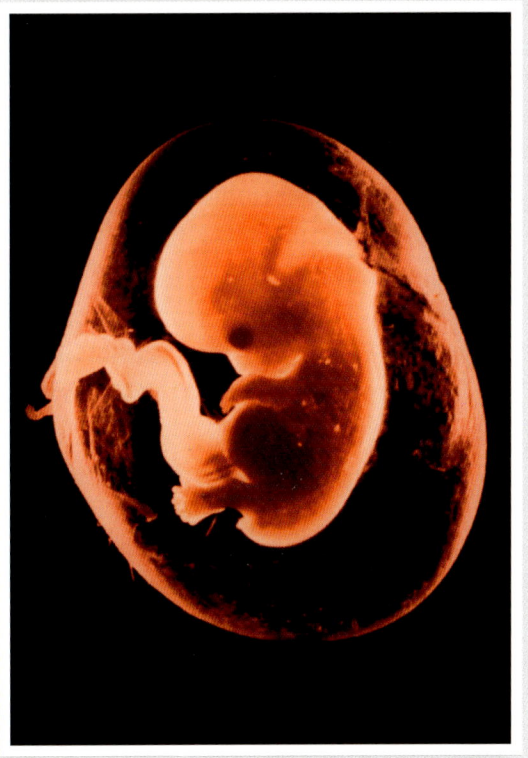

82

DAS WUNDER DES LEBENS

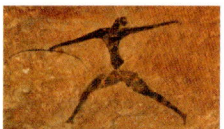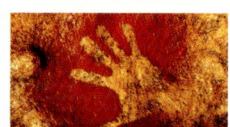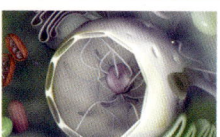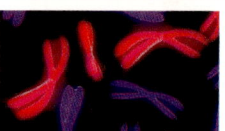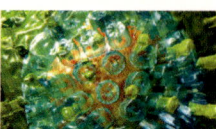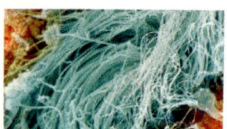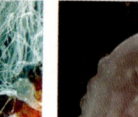

Seit wann gibt es Menschen? Was unterscheidet uns von anderen Lebewesen? Wie hat sich unsere Sprache entwickelt? Warum ist es so bedeutsam, dass das menschliche Genom entschlüsselt wurde?

In diesem Buch finden Sie Antworten auf diese und viele andere Fragen zu den Wundern und Geheimnissen der menschlichen Entwicklung. Die Wissenschaftler gehen davon aus, dass das menschliche Leben seinen Ursprung in Afrika hat, denn dort wurden die ältesten Knochen gefunden. Zu derselben Erkenntnis sind auch die Genetiker gekommen, denn DNA-Untersuchungen haben bestätigt, dass alle Menschen mit den afrikanischen Jägern und Sammlern verwandt sind, die vor etwa 150 Millionen Jahren lebten. Bei Untersuchungen an fossilen Funden wurde an 2 Millionen Jahre alten menschlichen Schädeln bereits die Entwicklung von zwei speziellen Auswölbungen entdeckt, die beim heutigen Menschen die Sprache steuern. Diese Fähigkeit war vielleicht für die Menschen der Vorzeit ebenso wichtig

wie die Fertigkeit, ein Stück Stein zu schärfen oder einen Speer zu werfen. Dank der modernen Forschung wissen wir, dass sich das Gehirn im Lauf der Entwicklung unserer Art erheblich verändert hat und zunehmend komplexer wurde. Dadurch wurden unter anderem die Fähigkeit zur Speicherung von Information und zu flexiblem Verhalten verbessert.

Dieses Buch präsentiert in verständlichen Texten und beeindruckenden Illustrationen viele Antworten, die Menschen im Lauf der Geschichte gefunden haben – durch Erfolge, Misserfolge und immer neue Fragen. Diese neu aufgeworfenen Fragen haben die Welt, in der wir leben, geprägt. Es ist eine Welt, deren wissenschaftliche, technologische, künstlerische und industrielle Entwicklung uns in Erstaunen versetzt.

Geschichte verläuft in Schüben. Über Jahrtausende geschehen manchmal keine großen Umwälzungen, bis plötzlich eine neue Wendung oder Veränderung der Menschheit einen neuen

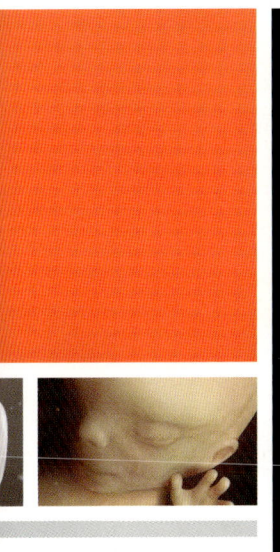

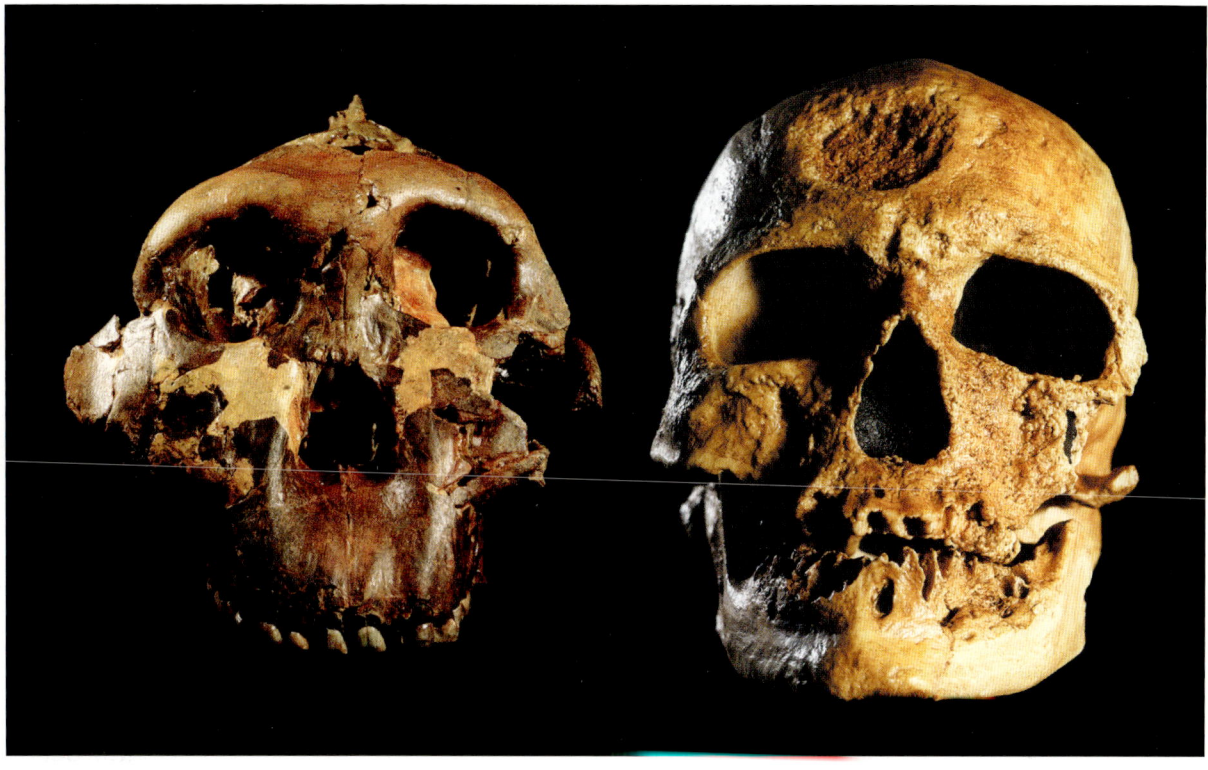

GESICHTER DER VERGANGENHEIT
Der Schädel des Australopithecus (links) zeigt einen verkleinerten Hirnschädel und einen ausgeprägten Kiefer.
Beim Cro-Magnon-Menschen (rechts), einem frühen Vertreter des modernen Menschen, bietet die hohe
Schädelwölbung Platz für ein größeres Gehirn.

Anstoß gibt. Durch die Domestizierung von Tieren und den Anbau von Pflanzen beispielsweise veränderte sich die Gesellschaft grundlegend.

Das 10 Millionen Jahre zurückliegende Neolithikum ebnete den Weg für die Entwicklung der Zivilisation. Die Menschen mussten nicht mehr umherziehen, um Nahrung zu finden. Stattdessen entstanden Siedlungen, und die Bevölkerungszahl nahm deutlich zu.

In diesem Buch finden Sie darüber hinaus Informationen über die neuesten Entdeckungen im Zusammenhang mit der DNA, dem Träger unserer Erbinformationen, und die neuen Forschungsfelder, die sich daraus ergeben. Sie

fließen in die Bereiche der klinischen und forensischen Medizin ein und werfen neue Fragen über den Ursprung des Lebens und unsere Zukunft auf.

Die Entschlüsselung des menschlichen Genoms kann uns helfen zu verstehen, warum es uns gibt und wie wir uns entwickelt haben, aber sie bietet auch Möglichkeiten, Einfluss auf unsere Zukunft zu nehmen.

Im ersten Teil wird außerdem ausführlich erklärt, wie sich ein Baby vom Augenblick der Befruchtung bis zur Geburt entwickelt. Faszinierende Fotos, aufgenommen mit modernster Technik, zeigen die einzelnen Phasen der Entwicklung.

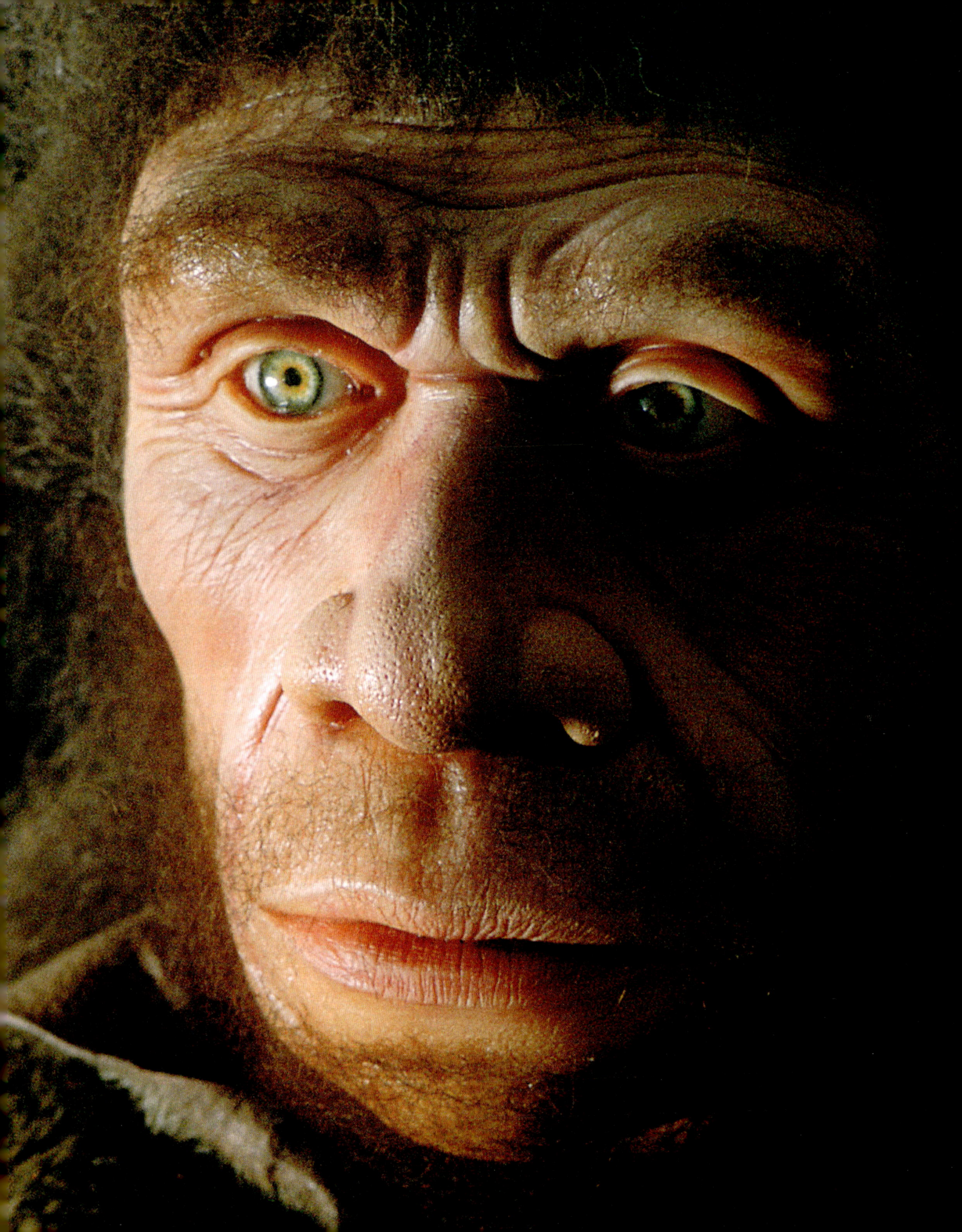

Die Evolution des Menschen

Homo sapiens, wie unsere Art wissenschaftlich heißt, ist das Ergebnis eines langen Entwicklungsprozesses, der während des Erdzeitalters Pliozän in Afrika begann. Es gibt nur wenige Fossilfunde und keine klaren Hinweise darauf, was diese unglaubliche Entwicklung einer Zivilisation ausgelöst hat. Manche Forscher meinen, dass durch Veränderungen im Gehirn oder in den Sprachorganen die Entstehung einer komplexen Sprache ermöglicht wurde. Andere vermuten, dass Veränderungen von Gehirnstrukturen Homo sapiens in die Lage versetzte, ein Vorstellungsvermögen zu entwickeln. Sicher ist aber, dass unsere Vorfahren 10 000 Jahre lang als Jäger und Sammler lebten. Erst nach der letzten Eiszeit wurden sie sesshaft, und die ersten Siedlungen entstanden.

NEANDERTALER (gegenüber)
Unser enger Verwandter war ein kräftiger, geschickter Jäger und ein ausgezeichneter Handwerker. Bis heute ist nicht geklärt, warum die Neandertaler ausstarben.

Primaten

Möglicherweise war eine Klimaveränderung der Grund dafür, dass sich vor etwa 5 Millionen Jahren die Primaten-Arten, die im afrikanischen Regenwald lebten, unterteilten. In der Folge entstanden die Hominini, unsere ersten Vorfahren, die aufrecht gingen. Wissenschaftler haben versucht, einen Stammbaum zu erstellen, der die Entwicklung unserer Art ab diesem Stadium rekonstruiert. Durch DNA-Untersuchungen lässt sich das Alter von fossilen Funden und ihre Verbindung zu verschiedenen Arten bestimmen. Und jede neue Erkenntnis kann alte Theorien über den Ursprung der Menschheit infrage stellen.

Sprechende Primaten

Die Entstehung der Sprache, über die nur wir Menschen verfügen, ist noch ungeklärt. Über die Entwicklung der Sprachorgane hingegen wissen wir mehr. Der Kehlkopf sitzt beim Menschen deutlich tiefer als bei anderen Säugetieren. Darum können wir eine weitaus größere Vielfalt von Lauten erzeugen.

UNSER EVOLUTIONSBAUM
Dieses Kladogramm (grafische Darstellung des Verwandtschaftsgrads) zeigt die Verwandtschaftsbeziehungen der Gattung Homo zu anderen Primatenarten.

MENSCH SCHIMPANSE GORILLA ORANG-UTAN

1 MJ

5 MJ

10 MJ

15 MJ Gorillas, Schimpansen und Hominini hatten vor mindestens 5 Millionen Jahren einen gemeinsamen Vorfahren.

20 MJ (Millionen Jahre vor unserer Zeit)

NICHT SO ENTFERNTE VERWANDTE
Über die Verzweigungen des Evolutionsbaums sind sich die Paläontologen noch unsicher und teilweise uneinig. Diese Version basiert auf einem Kladogramm des Paläontologen Ian Tattersall.

DIE FUNKTION DER SPRACHE

Die menschliche Sprache hat einen semantischen Charakter. Beim Sprechen wendet sich der Mensch an andere. Er will sie beeinflussen, ihr Denken zu verändern, ihr Wissen zu bereichern oder ihre Aufmerksamkeit auf etwas Bestimmtes zu lenken. Manche Forscher vermuten, dass Veränderungen im Gehirn oder den Sprachorganen die Entwicklung einer komplexen Sprache ermöglichten. Als Folge davon wurden Kreativität und der Erwerb von Wissen gefördert.

Australo-pithecus

VORFAHR
Dieser Primat war der erste echte Hominini.

AUFRECHTE HALTUNG
Der Gang auf zwei Beinen führte dazu, dass die Nackenmuskeln schwächer und die Muskeln im Hüftbereich stärker wurden.

ARME SIND FREI

AUFRECHTER GANG
Braucht zur Fortbewegung weniger Energie, und die Hände können andere Aufgaben übernehmen.

Homo habilis

DER GROSSE SCHRITT
Das Gehirn war wesentlich größer, und auch die Anatomie hatte sich deutlich verändert.

WACHSTUM
Man nimmt an, dass das Gehirn um 44 Prozent größer war als das des Australopithecus. Dies ist im Verhältnis zum Körper eine enorme Entwicklung.

FÄHIGKEITEN
Er konnte bereits Zweige und Steine als Werkzeuge benutzen.

KNOCHEN
Knochen in Händen und Beinen sind denen des heutigen Menschen sehr ähnlich.

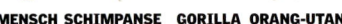

A. ramidus A. anamensis A. afarensis

P. aethiopicus

A. africanus

???

A. garhi

ARDIPITHECUS **AUSTRALOPITHECUS**

VOR 4 MILLIONEN JAHREN

PARANTHROPUS

SPRECHWERKZEUGE
Der Kehlkopf liegt beim Menschen deutlich tiefer als beim Schimpansen, darum kann der Mensch eine größere Vielfalt von Lauten artikulieren.

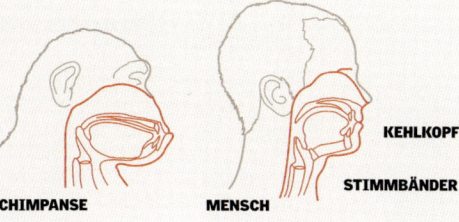

SCHIMPANSE **MENSCH** **KEHLKOPF** **STIMMBÄNDER**

DENKWERKZEUGE
Die Entwicklung des Gehirns war notwendig zur Entstehung der Sprache und anderer menschlicher Fertigkeiten. Beeinflusst wurde die Gehirnentwicklung durch die Vergrößerung des Schädels und durch die Ernährung.

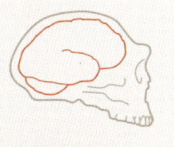
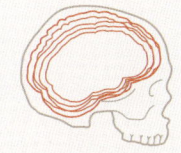

SCHIMPANSE **MENSCH**

Homo erectus

WANDERER
Diese Art verließ Afrika und breitete sich schnell in großen Teilen der Alten Welt aus. Aus der Form des Kehlkopfs lässt sich schließen, dass der Homo erectus sprechen konnte.

MUSKELN
Ein verstärkter Knochenbau lässt auf vergrößerte Muskelpartien schließen, und dass der Körper des H. erectus zu kraftvollen Bewegungen und starker Muskelspannung imstande war.

DICKE
Seine Knochen, auch der Schädel, waren dicker als die vorheriger Arten.

GRÖSSE
Er hatte bereits die Statur des Homo sapiens, war aber kräftiger.

Homo neander-thalensis

JÄGER UND SAMMLER
Er ähnelt dem H. sapiens, ist aber nicht sein Vorfahr, sondern eine eigenständige Art, die sich aus dem H. erectus entwickelte.

BRUST
Der Brustkorb war leicht nach außen geweitet.

ANPASSUNG
Der kleine, stämmige Körper zeigt eine gute Anpassung an kaltes Klima.

Homo sapiens

KULTUR-TIER
Die einzige überlebende Art der Gattung Homo. Ihre rasante Weiterentwicklung geschah nicht durch Genetik, sondern durch Kultur.

STABILE BEWEGUNG
Weil der Oberschenkel leicht nach innen abgeschrägt ist, verteilt sich das Körpergewicht besser. Dadurch wird der aufrechte Gang stabilisiert.

P. boisei

P. robustus

H. habilis

H. ergaster

H. rudolfensis

H. heidelbergensis

H. erectus

H. neanderthalensis

H. sapiens

HOMO   **VOR 2 MILLIONEN JAHREN**   **VOR 1 MILLION JAHREN**   **HEUTE**

Die ersten Menschen

FUNDORTE DER ÜBERRESTE DER ERSTEN HOMININI

AFRIKA

Der Australopithecus war das erste menschenähnliche Wesen, das aufrecht gehen konnte und die Arme frei hatte. Das beweisen Fossilfunde aus Tansania und Äthiopien. Man vermutet, dass zur Entwicklung des aufrechten Ganges Klimaveränderungen, Ernährungsanpassungen und Energiespeicherung für die Bewegung beitrugen. Die kurzen Beine und langen Arme legen aber nahe, dass diese Wesen nur gelegentlich aufrecht gingen. Ihr Schädel unterschied sich stark von unserem, und ihr Gehirn war so groß wie das eines Schimpansen. Ob sie Steinwerkzeuge benutzten, ist nicht erwiesen. Möglicherweise benutzten Sie Stöcke als Werkzeuge, waren aber nicht intelligent genug, um komplexere Werkzeuge herzustellen.

Anpassung an die Umwelt

Durch klimatische Veränderungen, die vermutlich während des Miozäns auftraten, verwandelte sich der tropische Regenwald in eine Savanne. Verschiedene Arten von Hominini verließen ihren Lebensraum in den Bäumen und gingen in der Steppe auf Nahrungssuche. Möglicherweise begannen einige von ihnen sich aufzurichten, um das Grasland überblicken zu können.

AUFRECHTER GANG
Durch den aufrechten Gang waren die oberen Gliedmaßen in der Bewegung frei.

VERÄNDERTES BECKEN
Durch morphologische Veränderungen sahen Becken, Kreuzbein und Oberschenkelknochen ähnlich aus wie beim heutigen Menschen.

KNIE
Anders als beim Schimpansen war das Ende des Oberschenkelknochens elliptisch geformt, wie im Knie des modernen Menschen.

AUSTRALOPITHECUS AFARENSIS

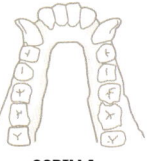

GORILLA H. SAPIENS

SPEZIELLE ZÄHNE
Die vorderen Schneidezähne waren breit und abgeflacht, die Zähne in einem Bogen angeordnet.

WIRBELSÄULE
Mehrere Krümmungen halfen, das Gleichgewicht zu halten. Affen haben keine Lendenwirbel, darum ist der Oberkörper nach vorn geneigt.

ZEH
Während Schimpansen den großen Zeh zum Greifen nutzen, erleichtern bei den Hominini seine Position und das Fußgewölbe den aufrechten Gang.

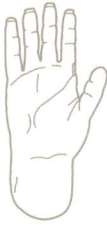

GORILLA MENSCH

Archäologische Funde

1924 wurde in der Mine von Taung (Südafrika) ein fossiler Kinderschädel gefunden. Teile des Gesichts, Kiefer, Zahnfragmente und die obere Schädelwölbung waren noch intakt, in der Gehirn-Höhlung hatten sich fossile Mineralien abgelagert. 1975 entdeckte man in Laetoli (Tansania) Fußabdrücke von Hominini. Man nimmt an, dass vor mehr als 3 Millionen Jahren mehrere Hominini nach einem Regen, der auf einen Vulkanausbruch folgte, ihre Spuren in der feuchten Vulkanasche hinterließen.

SCHÄDEL VON TAUNG
Deutliche Schädelwölbung und starker Kiefer. Der obere Bereich bot Platz für ein Gehirn von 440 Kubikzentimetern (erwachsen).

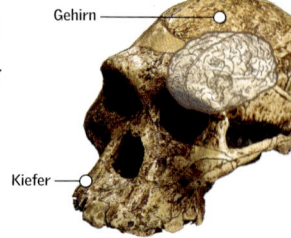

Gehirn

Kiefer

Vor **2,5** Millionen Jahren

LAETOLI
1975 fanden Archäologen in Laetoli (Tansania) Fußspuren von Hominini in versteinerter Vulkanasche. Sie lieferten den Beweis, dass die Hominini aufrecht auf zwei Beinen gingen.

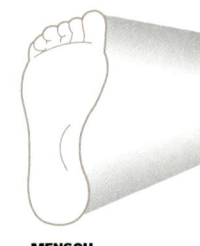

Vor **3,6** Millionen Jahren

AUSTRALOPITHECUS AFARENSIS

AUSTRALOPITHECUS ANAMENSIS

Vor 4,2 bis 3,9 Millionen Jahren. Primitiver Hominini mit breiten Mahlzähnen.

AUSTRALOPITHECUS AFRICANUS

Vor 3 bis 2,5 Millionen Jahren. Runder Schädel mit Raum für größeres Gehirn.

PARANTHROPUS AETHIOPICUS

Vor ca. 2,5 Millionen Jahren. Kräftiger Schädel und flächiges Gesicht.

Australopithecus afarensis

Die vermutlich älteste Art der Hominini lebte vor etwa 3 bis 4 Millionen Jahren im Osten Afrikas. Ein wichtiger Schritt in der Evolution des Menschen war der aufrechte Gang des A. afarensis. 1974 fanden Forscher das Skelett von „Lucy", das trotz seines Alters verblüffend vollständig war.

Vor 3 Millionen Jahren

GRÖSSEN-VERGLEICH

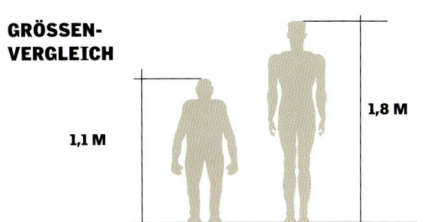

1,1 M   1,8 M

SKELETT „LUCY"

Der in Äthiopien gefundene Hominini war so groß wie ein Schimpanse, konnte wegen seiner Beckenform aber aufrecht gehen.

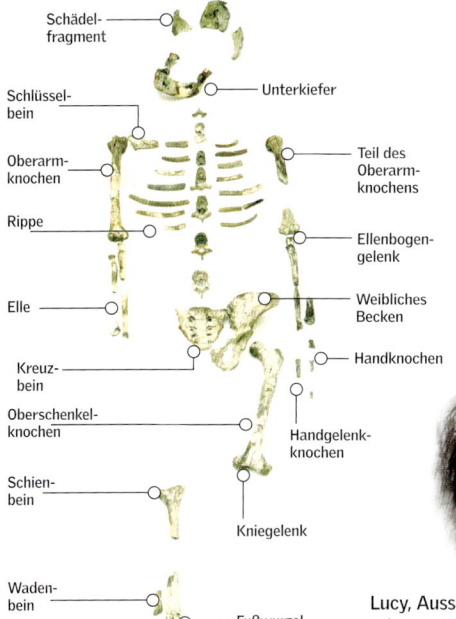

Schädel-fragment
Schlüssel-bein — Unterkiefer
Oberarm-knochen
Rippe — Teil des Oberarm-knochens
Elle — Ellenbogen-gelenk
Kreuz-bein — Weibliches Becken
Oberschenkel-knochen — Handknochen
Schien-bein — Handgelenk-knochen
Kniegelenk
Waden-bein
Fußwurzel
Mittelfuß — Zeh

Lucy, Aussehen rekonstruiert anhand der Knochenfunde.

PARANTHROPUS BOISEI

Vor 2,2 bis 1,3 Millionen Jahren. Schädel angepasst an Ernährung von harten Pflanzen.

PARANTHROPUS ROBUSTUS

Vor 1,8 bis 1,5 Millionen Jahren. Sehr kräftiges, knochiges Aussehen.

Gebrauch von Werkzeugen

In Ostafrika entwickelte sich der Homo habilis, der dem heutigen Menschen ähnlicher sah als der Australopithecus. Entscheidende anatomische Veränderungen ermöglichten ihm wichtige Fortschritte insbesondere bei der Herstellung verschiedener Werkzeuge, etwa Klingen aus Stein zum Schaben und Schneiden sowie für Handäxte. Der Homo habilis bewegte sich auf zwei Beinen fort, und es gibt Anzeichen, dass er auch sprechen konnte. Die Bearbeitung von Steinen war dem Homo habilis möglich, weil er ein deutlich größeres Gehirn besaß. Der Homo erectus hingegen war aufgrund von anatomischen Veränderungen in der Lage, in Gebiete zu wandern, die weit von seiner Herkunftsregion in Ostafrika lagen. Man nimmt an, dass er Europa und Asien bevölkert hat und bis zum Pazifischen Ozean vorgedrungen ist. Der Homo erectus entdeckte das Feuer, das Schutz vor Kälte bot und die Ernährung wesentlich verbesserte.

Homo habilis

Mit dem Erscheinen des Homo habilis im Osten Afrikas vor etwa 2 bis 1,5 Millionen Jahren machte die Entwicklung der menschlichen Gattung einen großen Schritt. Das größere Gehirn und andere anatomische Veränderungen sowie die Fähigkeit, Steinwerkzeuge herzustellen, waren bedeutende Errungenschaften des Homo habilis, dessen Name übersetzt „geschickter Mensch" bedeutet. Er war jedoch noch nicht in der Lage, selbst zu jagen, sondern ernährte sich von Aas.

DAS GEHIRN
Die Schädelhöhle des Homo habilis war größer als die des Australopithecus, sie fasste ein Gehirn mit einer Größe von 650 bis 800 Kubikzentimetern. Es wird vermutet, dass daraus die Fähigkeit resultierte, Werkzeuge herzustellen. Das Gehirn eines modernen Menschen hat etwa die doppelte Größe.

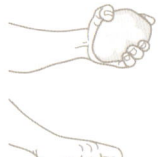

1

SCHABEN
Zuerst wurden geeignete Steine ausgewählt und abgeschabt, bis sie scharf waren.

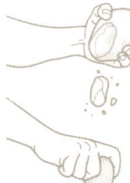

2

SCHÄRFEN
Dann wurden ihre Kanten mit einem Steinhammer geschärft.

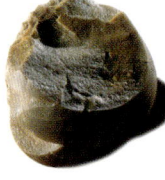

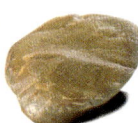

DIESER BEHAUENE STEIN IST DAS ÄLTESTE BEKANNTE WERKZEUG.

VOR 2 MILLIONEN JAHREN	VOR 1,7 MILLIONEN JAHREN	VOR 1,5 MILLIONEN JAHREN
Erscheinen des Homo habilis im Osten Afrikas.	Der Homo erectus verlässt als erster Hominini seinen Lebensraum.	Der Homo habilis stirbt aus unbekannten Gründen.

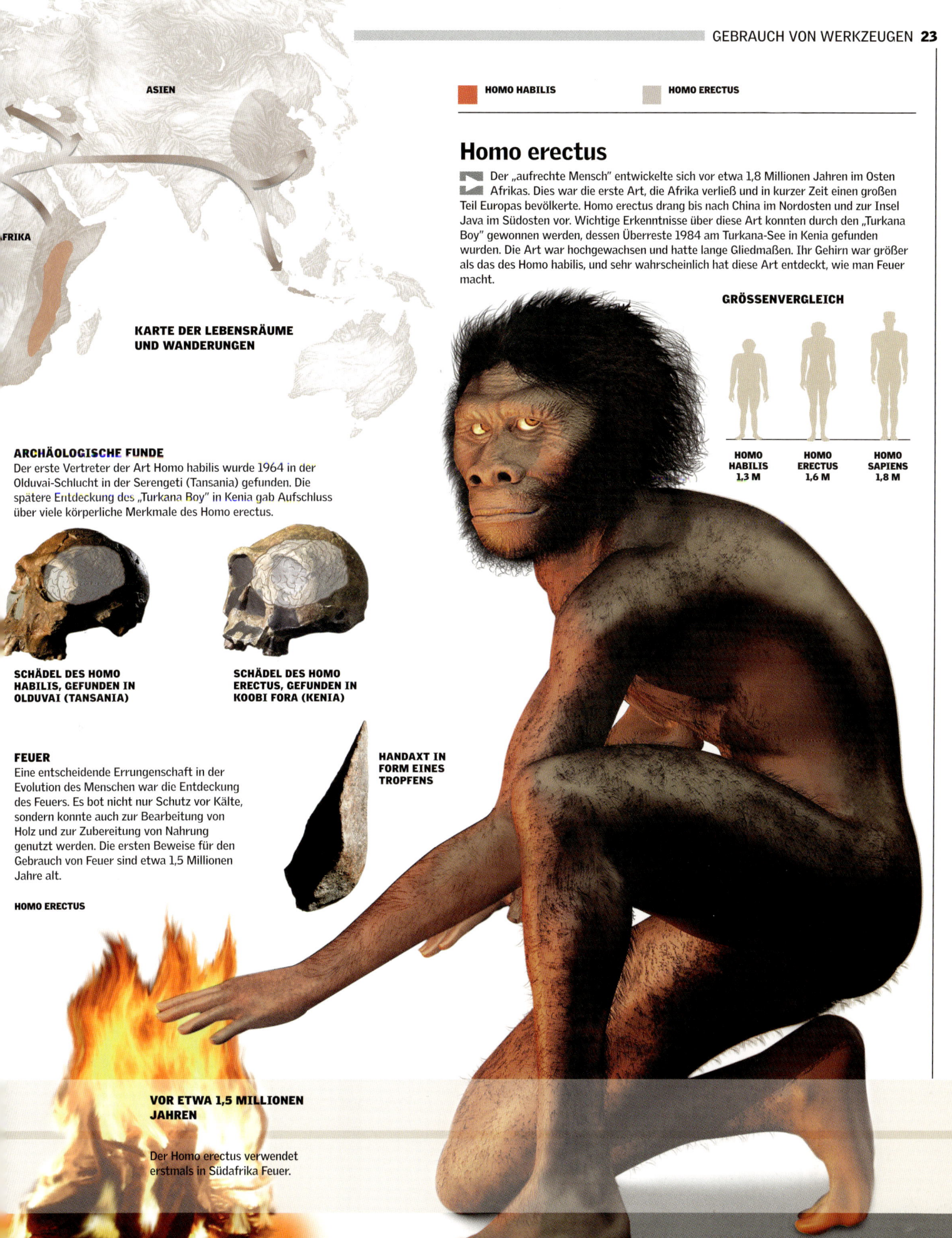

ASIEN

FRIKA

**KARTE DER LEBENSRÄUME
UND WANDERUNGEN**

ARCHÄOLOGISCHE FUNDE
Der erste Vertreter der Art Homo habilis wurde 1964 in der Olduvai-Schlucht in der Serengeti (Tansania) gefunden. Die spätere Entdeckung des „Turkana Boy" in Kenia gab Aufschluss über viele körperliche Merkmale des Homo erectus.

**SCHÄDEL DES HOMO
HABILIS, GEFUNDEN IN
OLDUVAI (TANSANIA)**

**SCHÄDEL DES HOMO
ERECTUS, GEFUNDEN IN
KOOBI FORA (KENIA)**

FEUER
Eine entscheidende Errungenschaft in der Evolution des Menschen war die Entdeckung des Feuers. Es bot nicht nur Schutz vor Kälte, sondern konnte auch zur Bearbeitung von Holz und zur Zubereitung von Nahrung genutzt werden. Die ersten Beweise für den Gebrauch von Feuer sind etwa 1,5 Millionen Jahre alt.

HOMO ERECTUS

**HANDAXT IN
FORM EINES
TROPFENS**

**VOR ETWA 1,5 MILLIONEN
JAHREN**

Der Homo erectus verwendet erstmals in Südafrika Feuer.

■ HOMO HABILIS   ■ HOMO ERECTUS

Homo erectus

Der „aufrechte Mensch" entwickelte sich vor etwa 1,8 Millionen Jahren im Osten Afrikas. Dies war die erste Art, die Afrika verließ und in kurzer Zeit einen großen Teil Europas bevölkerte. Homo erectus drang bis nach China im Nordosten und zur Insel Java im Südosten vor. Wichtige Erkenntnisse über diese Art konnten durch den „Turkana Boy" gewonnen werden, dessen Überreste 1984 am Turkana-See in Kenia gefunden wurden. Die Art war hochgewachsen und hatte lange Gliedmaßen. Ihr Gehirn war größer als das des Homo habilis, und sehr wahrscheinlich hat diese Art entdeckt, wie man Feuer macht.

GRÖSSENVERGLEICH

**HOMO
HABILIS
1,3 M**

**HOMO
ERECTUS
1,6 M**

**HOMO
SAPIENS
1,8 M**

Geschickte Jäger

Die Neandertaler, Nachkommen des Homo heidelbergensis, waren die ersten Bewohner von Europa, dem westlichen Asien und dem Norden Afrikas. Durch genetische Untersuchungen hat man versucht herauszufinden, ob es sich um eine Unterart des Homo sapiens oder eine eigenständige Art handelt. Fossilfunde beweisen, dass die Neandertaler als erste Menschenwesen an das extreme Klima der letzten Eiszeit angepasst waren, dass sie ihre Toten bestatteten und ihre Kranken versorgten. Die Neandertaler, deren Gehirn ebenso groß oder größer als das des heutigen Menschen war, waren in der Lage, Werkzeuge herzustellen, die den Anforderungen des Mittelpaläolithikums entsprachen. Die Ursachen ihres Aussterbens sind noch umstritten.

ASIEN

AFRIKA

INDISCHER OZEAN

KARTE DER LEBENSRÄUME

Homo neanderthalensis

Der Homo neanderthalensis entwickelte sich im Mittelpaläolithikum (vor etwa 400 000 bis 30 000 Jahren). Aus dieser Zeit stammen auch Funde, die belegen, dass die Neandertaler in Höhlen und Unterständen Schutz vor Kälte suchten. Sie waren geschickte Jäger und stellten verschiedene Werkzeuge her, darunter Jagdwaffen mit geschärften Steinspitzen.

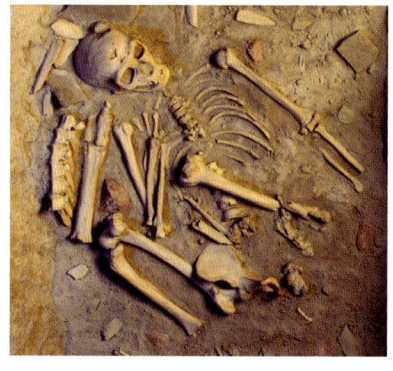

Männer = Jäger

Die Männer waren für die Nahrungsbeschaffung zuständig, während sich die Frauen um die Kinder kümmerten. Vermutlich jagten die Neandertaler große Beutetiere über kurze Distanzen. Sie verwendeten Holzspeere mit Steinspitzen und sprangen ihre Beute an.

Vor 600 000 Jahren

AUS DIESER ZEIT STAMMEN MEHRERE NEANDERTALER-FUNDE.

Gräber

Aus Gräbern, in denen die Neandertaler ihre Toten bestatteten, ließen sich wichtige Erkenntnisse gewinnen.

Sie lebten in

Zelten aus Mammutknochen, die mit Mammuthäuten bedeckt waren.

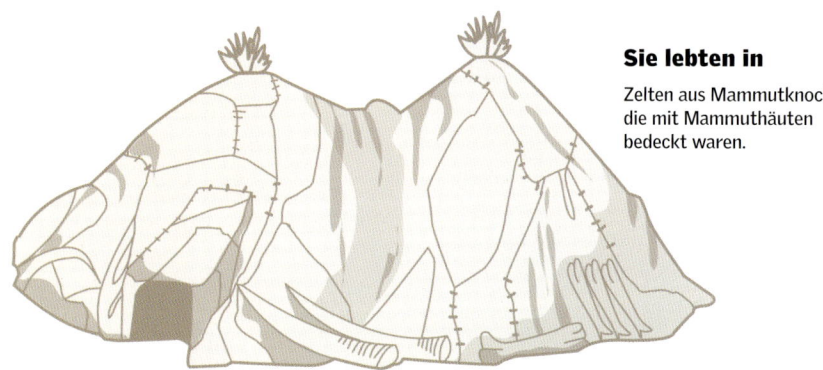

Vor 100 000 Jahren

WERKZEUGFUNDE

Steine zum Schneiden und Schaben

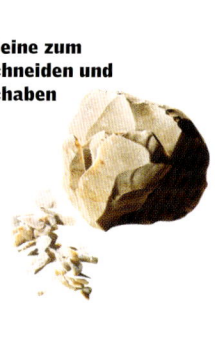

Werkzeug zum Gerben von Fellen

VOR 600 000 JAHREN

Homo heidelbergensis in Europa, Teilen Asiens und Afrika.

VOR 400 000 JAHREN

Holzspeere aus dieser Zeit, gefunden in Deutschland und England.

VOR 160 000 JAHREN

Homo neanderthalensis lebt während der Eiszeit in Europa und im westlichen Asien.

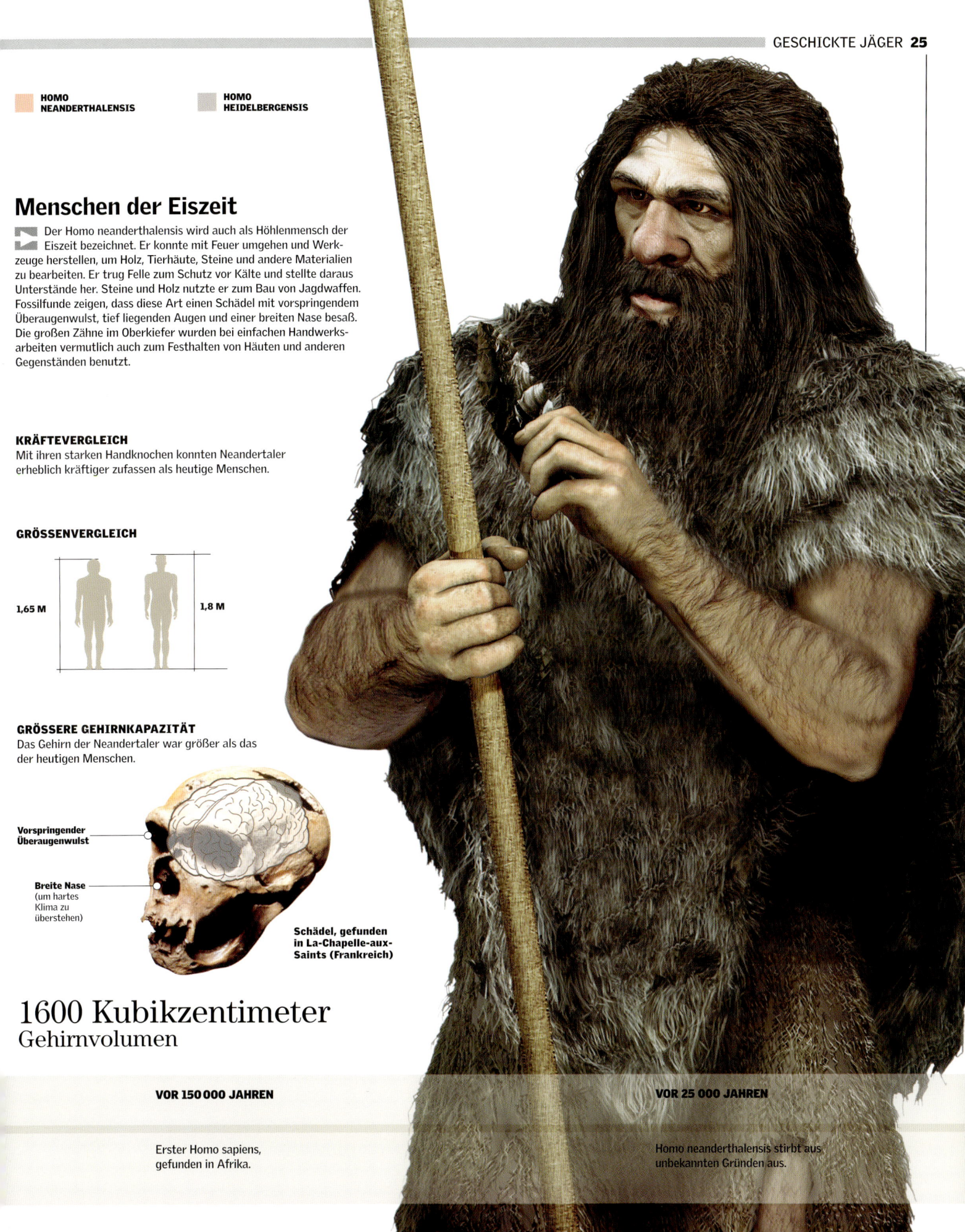

HOMO NEANDERTHALENSIS

HOMO HEIDELBERGENSIS

Menschen der Eiszeit

Der Homo neanderthalensis wird auch als Höhlenmensch der Eiszeit bezeichnet. Er konnte mit Feuer umgehen und Werkzeuge herstellen, um Holz, Tierhäute, Steine und andere Materialien zu bearbeiten. Er trug Felle zum Schutz vor Kälte und stellte daraus Unterstände her. Steine und Holz nutzte er zum Bau von Jagdwaffen. Fossilfunde zeigen, dass diese Art einen Schädel mit vorspringendem Überaugenwulst, tief liegenden Augen und einer breiten Nase besaß. Die großen Zähne im Oberkiefer wurden bei einfachen Handwerksarbeiten vermutlich auch zum Festhalten von Häuten und anderen Gegenständen benutzt.

KRÄFTEVERGLEICH

Mit ihren starken Handknochen konnten Neandertaler erheblich kräftiger zufassen als heutige Menschen.

GRÖSSENVERGLEICH

1,65 M   1,8 M

GRÖSSERE GEHIRNKAPAZITÄT

Das Gehirn der Neandertaler war größer als das der heutigen Menschen.

Vorspringender Überaugenwulst

Breite Nase (um hartes Klima zu überstehen)

Schädel, gefunden in La-Chapelle-aux-Saints (Frankreich)

1600 Kubikzentimeter
Gehirnvolumen

VOR 150 000 JAHREN

Erster Homo sapiens, gefunden in Afrika.

VOR 25 000 JAHREN

Homo neanderthalensis stirbt aus unbekannten Gründen.

Direkte Vorfahren

Der Ursprung unserer Art ist noch umstritten. Wissenschaftler konnten aber beweisen, dass der Homo sapiens nicht direkt mit dem Neandertaler verwandt ist. Anerkannte Studien zur Datierung von Neandertalerfossilien lokalisieren die ältesten Vertreter vor etwa 195 000 Jahren in Afrika. Neue genetische Untersuchungen auf Grundlage mitochondrialer DNA haben diese Datierung bestätigt und dazu beigetragen, die vermutliche Wanderungsroute zu bestimmen, durch die sich der Homo sapiens auf anderen Kontinenten ausbreitete. Gleichzeitig werfen diese Entdeckungen aber neue Fragen zu den Ereignissen in den 150 000 Jahren vor der großen kulturellen Umwälzung im Zusammenhang mit dem Homo sapiens auf, ebenso zum Auftauchen des Cro-Magnon-Menschen vor etwa 40 000 Jahren in Europa.

Homo sapiens sapiens

▶ Es wird vermutet, dass der Cro-Magnon vor etwa 40 000 Jahren nach Europa gelangte. Prähistorische Kunst, Symbolik und rituelle Zeremonien unterscheiden diese Kultur von frühen, kulturell weniger hochentwickelten Arten. Der Cro-Magnon-Mensch war gut an seine Umgebung angepasst, lebte in Höhlen und entwickelte Methoden, um in Gruppen zu jagen. Große Tiere fing er in Fallen, kleinere erlegte er mit Steinen.

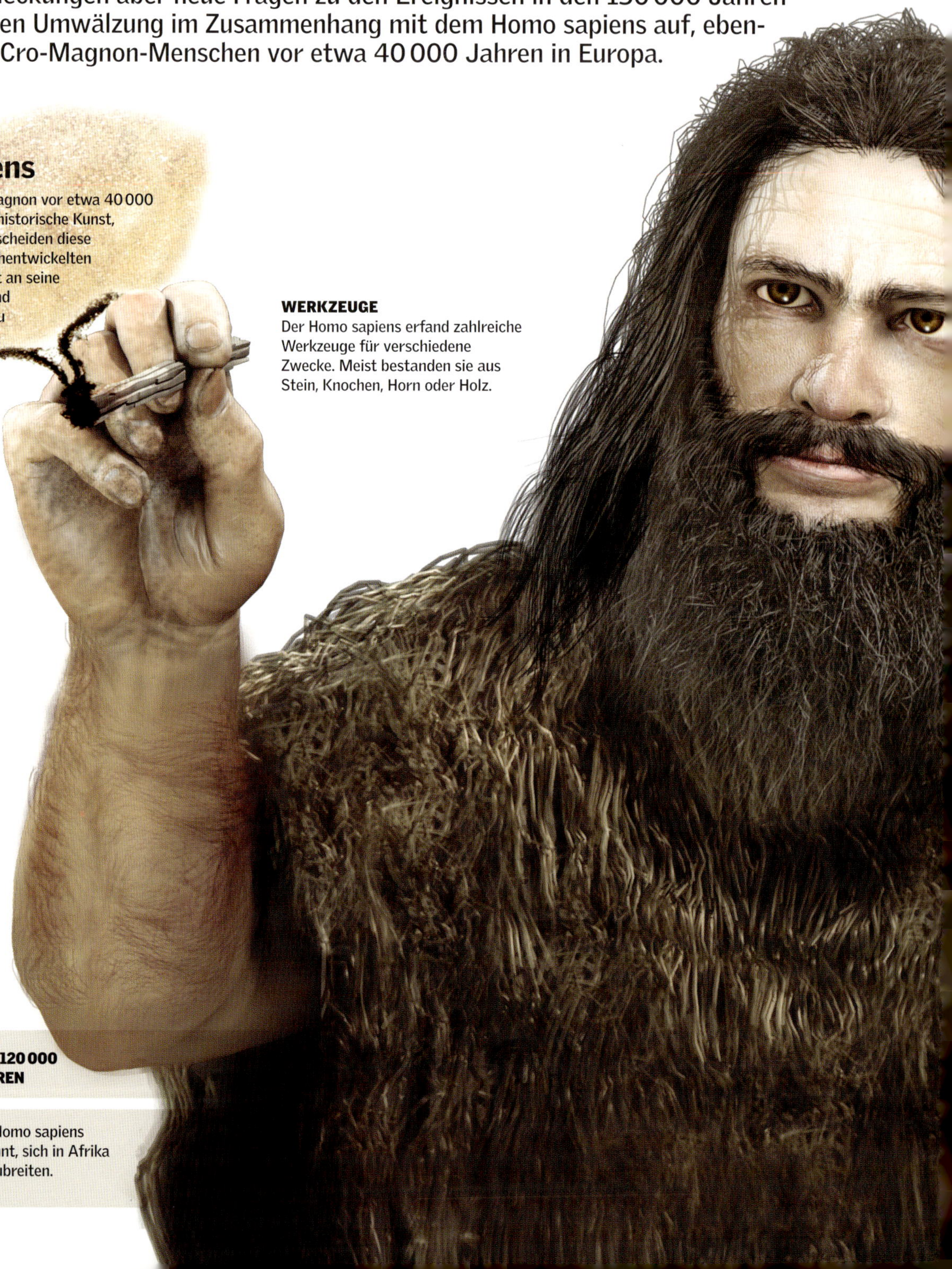

WERKZEUGE
Der Homo sapiens erfand zahlreiche Werkzeuge für verschiedene Zwecke. Meist bestanden sie aus Stein, Knochen, Horn oder Holz.

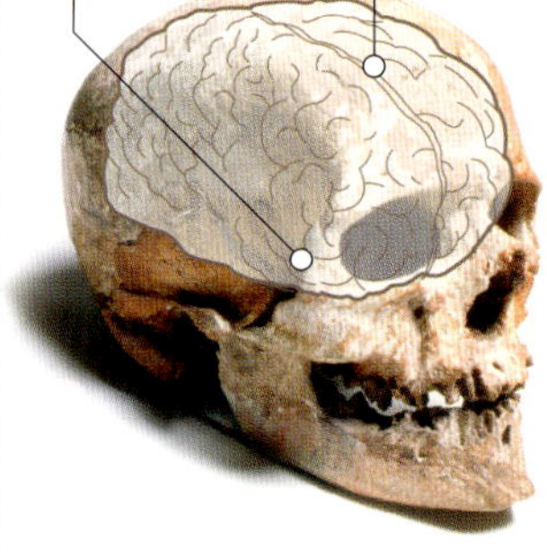

ENTWICKLUNG DES SCHÄDELS
Der Cro-Magnon hatte ein kleines Gesicht, eine hohe Stirn und ein längeres Kinn.

GEHIRNGRÖSSE
Im Schädel des Cro-Magnon-Menschen fand ein Gehirn mit bis zu 1590 Kubikzentimetern Platz.

VOR 150 000 JAHREN

Die „mitochondriale Eva" ist die gemeinsame Vorfahrin aller Menschen.

VOR 120 000 JAHREN

Der Homo sapiens beginnt, sich in Afrika auszubreiten.

Theorien zur Ausbreitung des Homo sapiens

Die Wissenschaftler sind sich nicht einig darüber, wie die Ausbreitung des Homo sapiens über die ganze Welt vor sich ging. Man nimmt an, dass die „mitochondriale Eva", die jüngste gemeinsame Vorfahrin, in Afrika lebte, denn die Menschen dieses Kontinents weisen eine größere genetische Vielfalt auf als die Bewohner anderer Erdteile. Von dort könnte Homo sapiens in mehreren Migrationswellen nach Asien, Australien und Europa gelangt sein. Einige Forscher meinen jedoch, dass keine Wanderungen stattfanden, sondern dass sich die Menschen fast gleichzeitig an verschiedenen Orten der Alten Welt entwickelten.

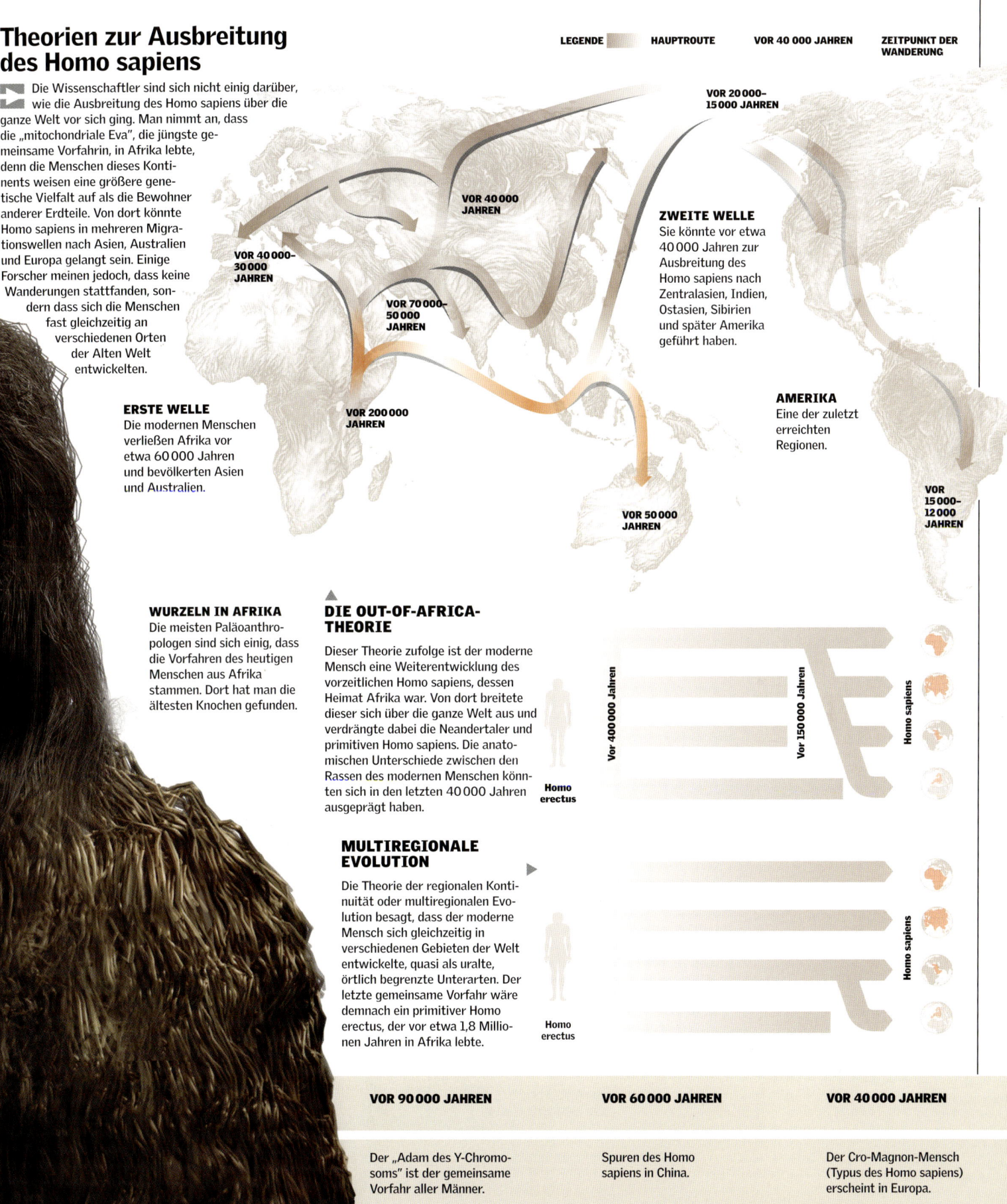

LEGENDE HAUPTROUTE — VOR 40 000 JAHREN — ZEITPUNKT DER WANDERUNG

VOR 20 000–15 000 JAHREN

VOR 40 000 JAHREN

ZWEITE WELLE
Sie könnte vor etwa 40 000 Jahren zur Ausbreitung des Homo sapiens nach Zentralasien, Indien, Ostasien, Sibirien und später Amerika geführt haben.

VOR 40 000–30 000 JAHREN

VOR 70 000–50 000 JAHREN

VOR 200 000 JAHREN

ERSTE WELLE
Die modernen Menschen verließen Afrika vor etwa 60 000 Jahren und bevölkerten Asien und Australien.

AMERIKA
Eine der zuletzt erreichten Regionen.

VOR 50 000 JAHREN

VOR 15 000–12 000 JAHREN

WURZELN IN AFRIKA
Die meisten Paläoanthropologen sind sich einig, dass die Vorfahren des heutigen Menschen aus Afrika stammen. Dort hat man die ältesten Knochen gefunden.

DIE OUT-OF-AFRICA-THEORIE

Dieser Theorie zufolge ist der moderne Mensch eine Weiterentwicklung des vorzeitlichen Homo sapiens, dessen Heimat Afrika war. Von dort breitete dieser sich über die ganze Welt aus und verdrängte dabei die Neandertaler und primitiven Homo sapiens. Die anatomischen Unterschiede zwischen den Rassen des modernen Menschen könnten sich in den letzten 40 000 Jahren ausgeprägt haben.

Homo erectus · Vor 400 000 Jahren · Vor 150 000 Jahren · Homo sapiens

MULTIREGIONALE EVOLUTION

Die Theorie der regionalen Kontinuität oder multiregionalen Evolution besagt, dass der moderne Mensch sich gleichzeitig in verschiedenen Gebieten der Welt entwickelte, quasi als uralte, örtlich begrenzte Unterarten. Der letzte gemeinsame Vorfahr wäre demnach ein primitiver Homo erectus, der vor etwa 1,8 Millionen Jahren in Afrika lebte.

Homo erectus · Homo sapiens

VOR 90 000 JAHREN
Der „Adam des Y-Chromosoms" ist der gemeinsame Vorfahr aller Männer.

VOR 60 000 JAHREN
Spuren des Homo sapiens in China.

VOR 40 000 JAHREN
Der Cro-Magnon-Mensch (Typus des Homo sapiens) erscheint in Europa.

Kultur – ein großer Schritt

Trotz offener Fragen über den Ursprung der Kultur ist es fast unmöglich festzustellen, welche Dinge der menschlichen Welt natürlich sind und welche nicht. Anhand von Spuren prähistorischen Lebens, die von Paläontologen gefunden wurden, versuchen Forscher verschiedener Fachgebiete, diese Fragen zu beantworten. Die Unterart der Säugetiere, zu der der heutige Mensch Homo sapiens sapiens gehört, tauchte vor etwa 150 000 Jahren in Afrika auf, breitete sich vor etwa 30 000 Jahren über die Alte Welt aus (Datum der ältesten bisher entdeckten Kunstwerke) und bevölkerte vor etwa 11 000 Jahren Amerika. Die ältesten Spuren von Landwirtschaft, Handwerk, Siedlungen und Beherrschung der Natur sind aber erst etwa 10 000 Jahre alt. Manche Experten meinen, dass die Entwicklung der Sprache einen enormen Schub mit sich brachte, denn sie ermöglichte dem Homo sapiens, Ideen und Gefühle differenzierter auszudrücken als durch die einfachere Verständigungsweise des Homo erectus.

Die ersten Künstler

Höhlenmalereien, wie man sie in Altamira (Spanien) und Lascaux (Frankreich) fand, lassen keinen Zweifel daran, dass ihre Maler alle Attribute menschlicher Wesen besaßen. Es gab noch keine Architektur, wohl aber Malereien, geritzte Motive und Skulpturen aus Knochen und Stein. Es existieren verschiedene Theorien über die Funktion der Höhlenmalereien. Sie könnten rein ästhetischen, rituellen, sozialen oder religiösen Zwecken gedient haben, ähnlich wie die Kunst unserer Zeit.

TECHNIKEN DER HÖHLENMALEREI

GEOMETRISCHE MUSTER
Geometrische Muster aus Punkten und Strichen sowie mythische Fabelwesen kennzeichnen die europäischen Höhlenmalereien. Sie ähneln der Kunst der australischen Aborigines.

PIGMENTAUFTRAG
Manchmal wurden Pigmente durch einen Halm oder einen hohlen Knochen auf die Wand geblasen.

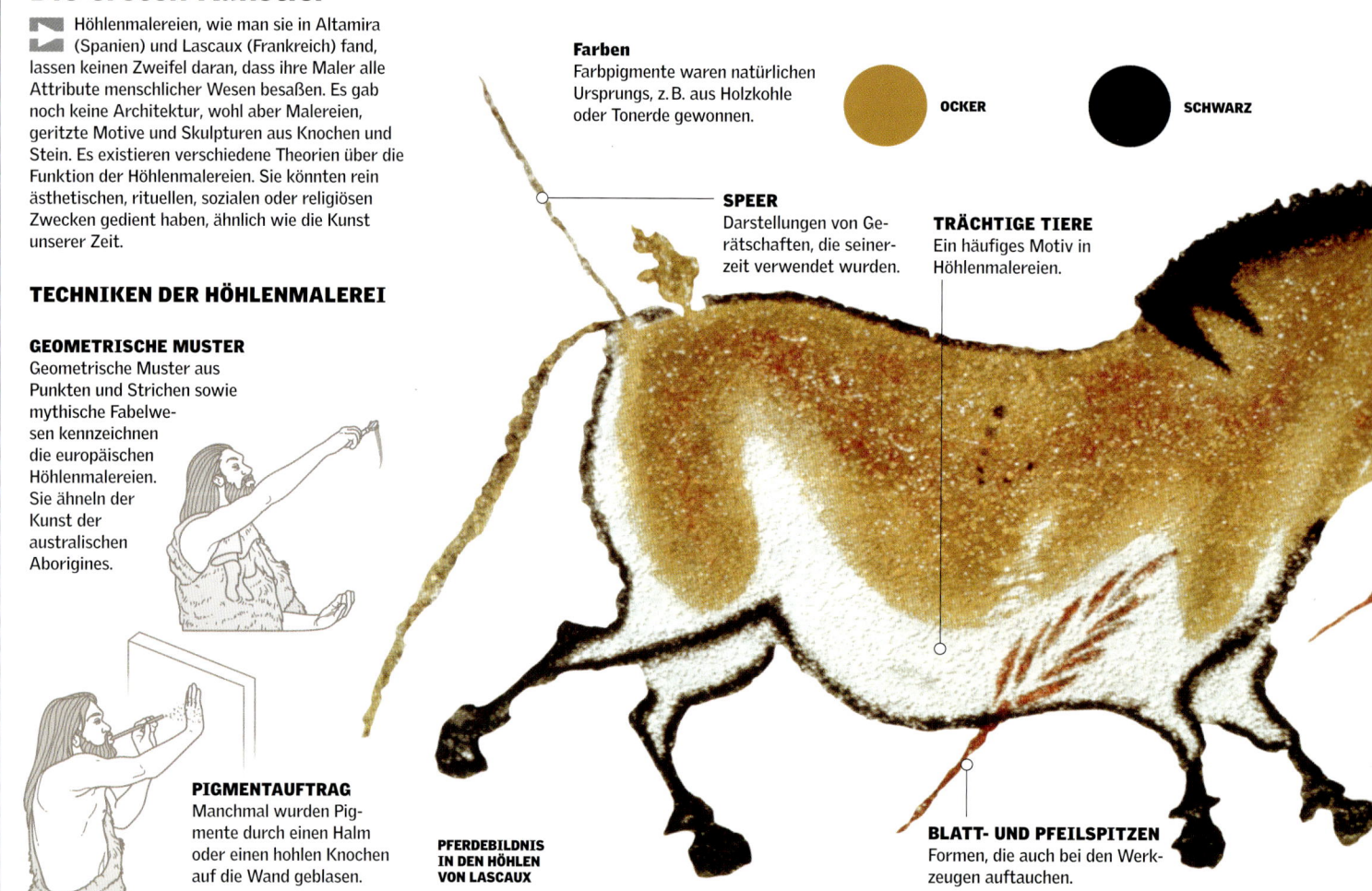

Farben
Farbpigmente waren natürlichen Ursprungs, z.B. aus Holzkohle oder Tonerde gewonnen.

OCKER

SCHWARZ

SPEER
Darstellungen von Gerätschaften, die seinerzeit verwendet wurden.

TRÄCHTIGE TIERE
Ein häufiges Motiv in Höhlenmalereien.

PFERDEBILDNIS IN DEN HÖHLEN VON LASCAUX

BLATT- UND PFEILSPITZEN
Formen, die auch bei den Werkzeugen auftauchen.

**WÜRM-GLAZIAL
VOR 35 000 JAHREN**

Beginn des Jung-Paläolithikums.

**AURIGNACIEN
VOR 30 000 JAHREN**

Werkzeuge aus Mammut-Stoßzähnen, Steinklingen.

**PÉRIGORDIEN
VOR 27 000 JAHREN**

Gut gearbeitete Werkzeuge, Gravettespitzen.

KUNST AN DEN WÄNDEN

Höhlenmalereien wurden vor allem im heutigen Frankreich und Spanien gefunden. In Frankreich gibt es mehr als 130 Höhlen. Die bekanntesten befinden sich in Aquitanien (Lascaux, Pech-Merle, Laugerie, La Madeleine) und den Pyrenäen (Niaux, Le Tucs d'Audubert, Bedeilhac). In der spanischen Region Kantabrien gibt es etwa 60 Höhlen, darunter die Höhle von Altamira, sowie 180 Höhlen weiter südlich. Weitere wurden in Addaura (Italien) und Kapova (Russland) entdeckt. Tragbare Kunstwerke wurden dagegen überall in Europa in großer Zahl gefunden.

Fundstätten paläolithischer Kunst in Europa

EUROPA

SCHWARZES MEER

MITTELMEER

14 000 Jahre alt

DIE HÖHLENMALEREIEN VON ALTAMIRA

MICROCEPHALUS
Der Kopf ist im Verhältnis zum Körper sehr klein.

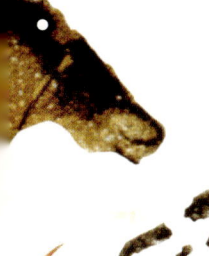

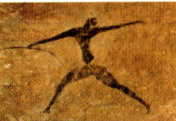

ANDERE THEMEN UND MOTIVE

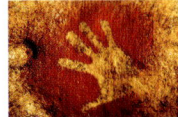

JAGDSZENEN IN DER HÖHLE VON TASSILI-N-AJJER, ALGERIEN

NEGATIV-HANDABDRÜCKE SIND VIELEROTS ZU FINDEN.

Vielfältige Objekte

Der Homo sapiens unterschied sich von seinen Vorfahren, die bereits einfache Werkzeuge hergestellt hatten. Er setzte zunehmend neue Materialien ein und entwickelte spezialisierte Werkzeuge. Die Formen von Mörsern, Messern, Bohrwerkzeugen und Äxten wurden ständig verbessert. Außerdem entstanden neben rein zweckmäßigen Utensilien auch bildhafte, dekorative Objekte. Aus ihnen lässt sich schließen, dass die frühen Menschen bereits Symbole verstanden. Diese tragbaren Kunstwerke waren nicht für ewig auf Höhlenwände gebannt. Manche Objekte erfüllten eine praktische Funktion, andere dienten dekorativen Zwecken oder wurden für Zeremonien benutzt, wie die „Venus"-Figuren des Paläolithikums.

SYMBOLIK
Die „Venus von Willendorf" ist 11 Zentimeter hoch. Sie wurde in Österreich gefunden.

24 000 Jahre alt

IST DIE STATUETTE DER „VENUS VON WILLENDORF".

WERKZEUGE DES PALÄOLITHIKUMS

MESSER MIT ZWEI SCHNEIDEN
Diese Erfindung leitete die bedeutendste kulturelle Umwälzung des späten Paläolithikums ein.

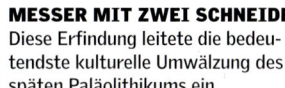

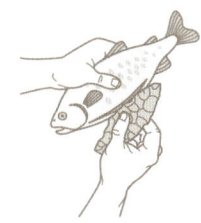

HARPUNE
Diese Wurfwaffe aus Knochen ist etwa 11 000 Jahre alt und stammt aus Frankreich (Magdalénien).

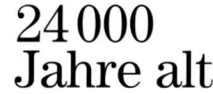

GESCHLIFFENE AXT
Gefunden in Wetzlar, zeigt diese Axt Schleiftechniken vor 20 000 Jahren.

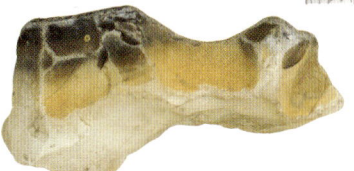

SOLUTRÉEN
VOR 20 000 BIS 50 000 JAHREN

Verwendung von Oxiden zum Malen, spitze Werkzeuge.

MAGDALÉNIEN
VOR 15 000 JAHREN

Hochblüte der Höhlenmalerei in Südeuropa.

ENDE DES PALÄOLITHIKUMS
9000 V. CHR.

Ende der Vergletscherung, Verbesserung des globalen Klimas.

Siedlungen

Vor etwa 10 000 Jahren stiegen die Temperaturen auf der Erde langsam an. Die Klimaveränderung bewirkte einen Wandel im Leben der Menschen. Statt als Jäger von Ort zu Ort zu ziehen, ließen sie sich in größeren Gruppen nieder, betrieben Landwirtschaft und domestizierten Tiere. Siedlungen entstanden, und manche wuchsen zu beträchtlicher Größe. Eine davon ist Çatal Hüyük im Süden der heutigen Türkei. In den Ruinen der Siedlung, die als Meilenstein der modernen Archäologie gilt, hat man eine Vielzahl von Keramiken und Statuen gefunden, darunter eine sogenannte Göttin – die Figur einer Gebärenden, die einem Fruchtbarkeitsritual zugeordnet wird. Man nimmt außerdem an, dass die Siedler Bestattungsriten ausübten und ihre Toten in Gemeinschafts-Dolmen beisetzten.

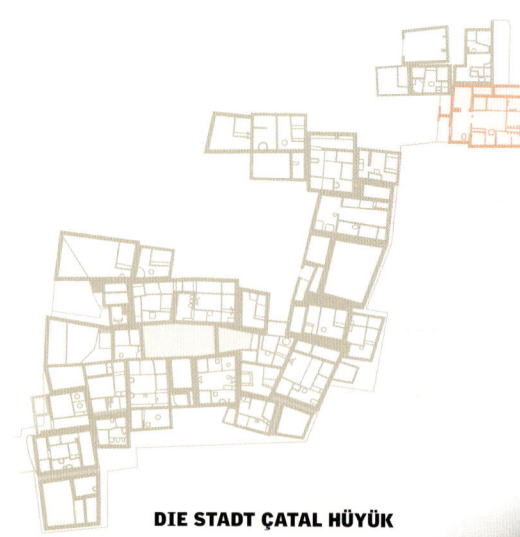

DIE STADT ÇATAL HÜYÜK

Die neolithische Stadt Çatal Hüyük

Çatal Hüyük liegt zentral in der heutigen Türkei etwa 35 km südwestlich der Stadt Konya. Die Häuser, die ein bis zwei Etagen hatten, wurden stufenweise in einen Hügel aneinandergebaut und teilten jeweils eine Wand. Sie verfügten über keine Fenster oder Türen in den Wänden. Ins Innere des Hauses gelangten die Bewohner durch Dachluken in den flachen Terrassendächern. Die Mauern bestanden aus Lehmziegeln, die verputzt und rot gestrichen waren. In den Häusern befanden sich Schreine, die einer Muttergottheit gewidmet waren, und einige der größeren Gebäude wiesen Bemalungen an Wänden und Decken auf. Bei den Ausgrabungen wurden zahlreiche religiöse Gegenstände gefunden. Hauptsächlich handelte es sich um Keramikfiguren – Darstellungen der Göttin sowie Köpfe von Stieren und Leoparden.

25 Quadratmeter

BETRUG DIE GRÖSSE EINES DURCHSCHNITTLICHEN HAUSES.

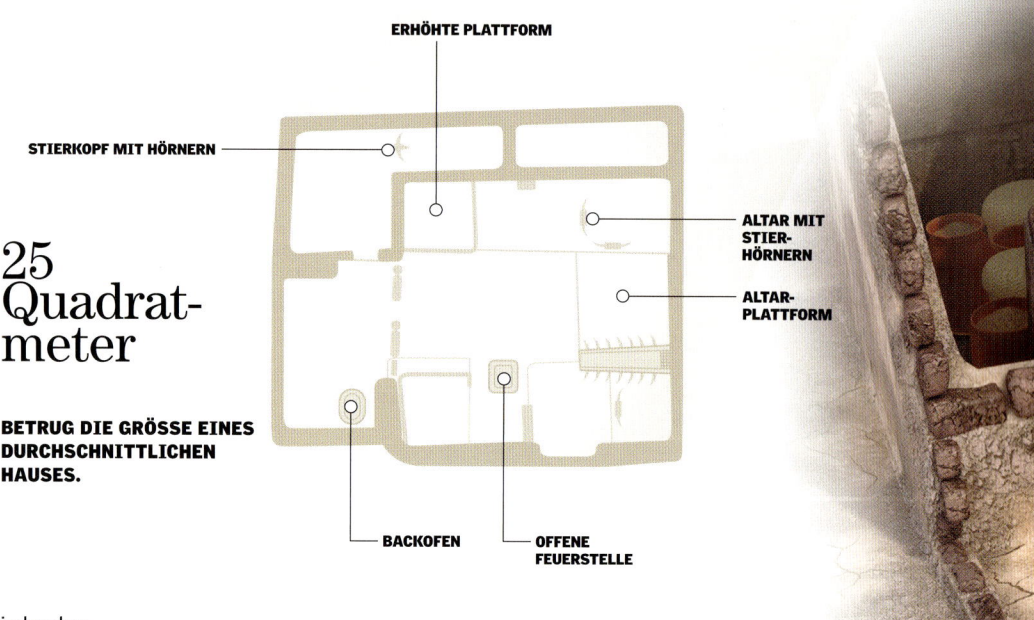

ERHÖHTE PLATTFORM

STIERKOPF MIT HÖRNERN

ALTAR MIT STIER-HÖRNERN

ALTAR-PLATTFORM

BACKOFEN

OFFENE FEUERSTELLE

ANDERE BAUWEISE

Für manche Megalithbauten wurden riesige Gesteinsbrocken aus Steinbrüchen herbeigeschafft.

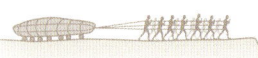
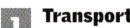

1 Transport
Die Steine werden auf Rollen an den vorgesehenen Ort befördert.

2 Aufrichten
Die Steine werden in eine Vertiefung herabgelassen und dann aufgerichtet.

3 Erdarbeiten
Die Böschungen des Dolmens werden aufgeschüttet.

4 Trilith
Der waagerechte Stein wird über eine Böschung nach oben befördert und auf die beiden senkrechten Steine gelegt.

8000 V. CHR.	7000 V. CHR.	6000 V. CHR.
Erste Anzeichen landwirtschaftlicher Tätigkeit.	Ausweitung der Landwirtschaft. Komplexe Bestattungsriten.	Feste Siedlungen am Persischen Golf.

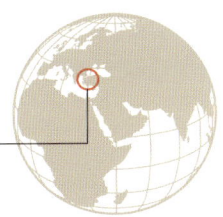

ANBAU
Auf den Feldern um Çatal Hüyük bauten die Bewohner Weizen, Sorghumhirse, Erbsen und Linsen an. Sie sammelten Äpfel, Pistazien und Mandeln.

LAGE VON ÇATAL HÜYÜK

Land	Heutige Türkei
Zeit	7000 v. Chr.
Siedlungsart	Ackerbau, Viehhaltung

LINSEN

ÄPFEL

WEIZEN

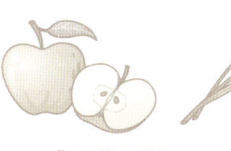

6000
Jahre v. Chr.
ÇATAL HÜYÜK WAR EINE DER ERSTEN SIEDLUNGEN.

MUTTER-GÖTTIN

KULTE
Zwischen der Entstehung der Landwirtschaft und dem Weiblichkeitskult besteht ein direkter Zusammenhang: die Bedeutung der Fruchtbarkeit. Statuetten schwangerer Frauen fand man in den Schreinen vieler Häuser. Oft waren sie mit modellierten Stierköpfen und anderen figürlichen Ornamenten verziert.

3500 V. CHR.

3000 V. CHR.

Erfindung der Schrift in Mesopotamien.

Erste Fahrzeuge mit Rädern in Asien.

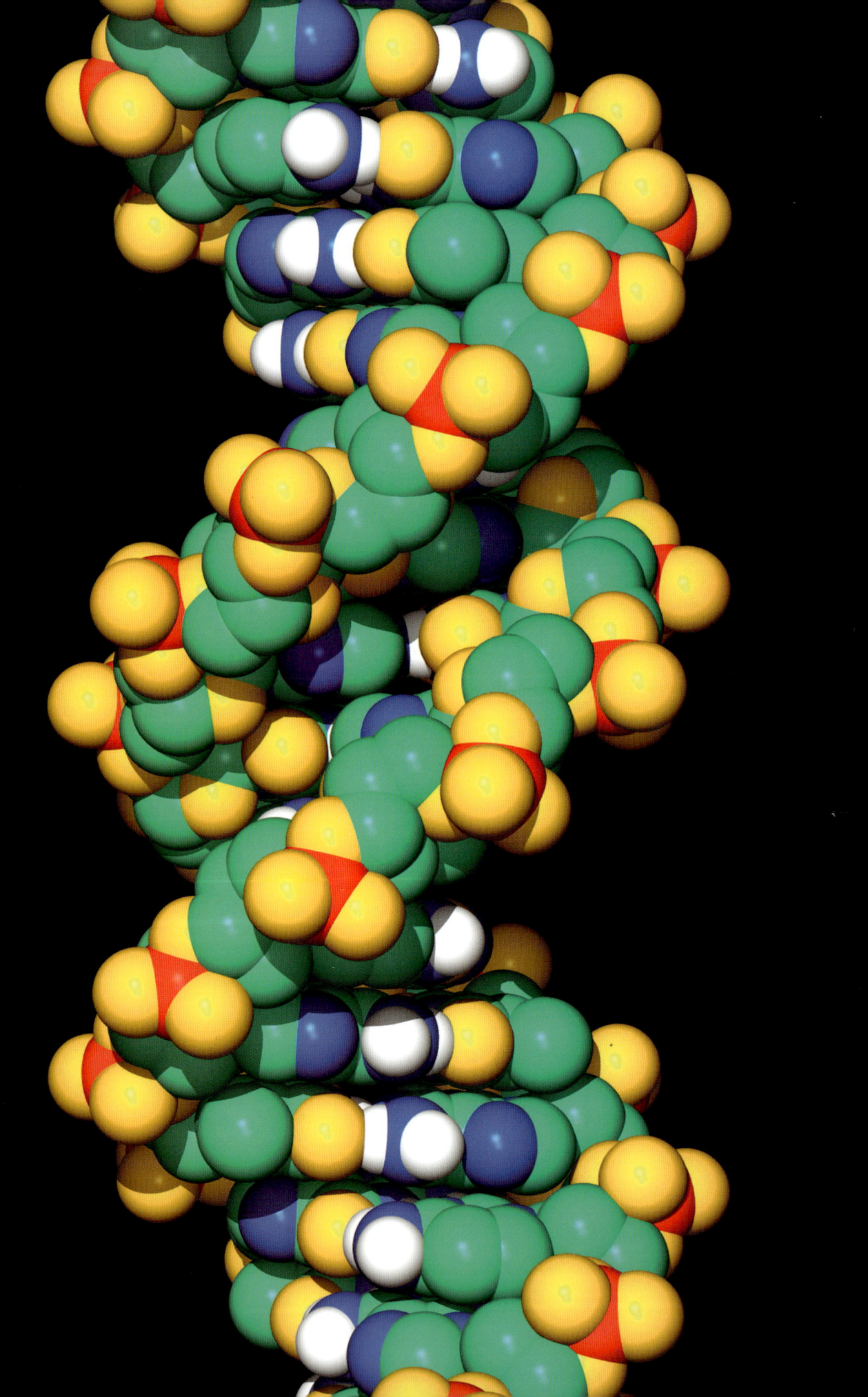

Vererbung

Die Zellen des Körpers teilen sich ständig, um beschädigte Zellen zu ersetzen. Bevor sich eine Zelle teilen kann, um neue Zellen entstehen zu lassen (diesen Vorgang nennt man Mitose) oder um Eizellen bzw. Spermien zu bilden (Meiose), muss sich die DNA, die in jeder Zelle enthalten ist, selbst kopieren. Das ist möglich, weil sich die DNA-Doppelstränge teilen können. Jeder einzelne Strang der ursprünglichen DNA dient dann als Modell für einen neuen Strang. In diesem Kapitel erfahren Sie auch, warum sich die Menschen in der Größe, im Gewicht, in Haut- und Augenfarbe oder anderen äußeren Merkmalen unterscheiden, obwohl sie derselben Art angehören. Das Geheimnis, das in den Genen steckt, wird hier auf einfache Weise erklärt.

DNA (gegenüber)
Das komplexe Makromolekül enthält einen chemischen Code für alle Informationen, die für das Leben nötig sind.

Chemische Abläufe

Obwohl man heute davon ausgeht, dass alle Lebensformen von Sauerstoff abhängig sind, begann das Leben auf der Erde vor mehr als 3 Milliarden Jahren in einer Atmosphäre, die noch kaum Sauerstoff auffwies, in Form von Mikroorganismen. Sie bestimmten die biologischen Abläufe auf der Erde, und sie tun es bis heute. Wissenschaftler versuchen, den Ursprung des Lebens als Abfolge chemischer Reaktionen zu erklären, die sich zufällig im Lauf von Jahrmillionen ereigneten und letztlich zur Entstehung der verschiedenen Lebewesen führten. Denkbar wäre auch, dass Mikroorganismen aus dem Weltraum beispielsweise im Innern eines Meteoriten auf die Erde gelangten und die Entstehung des Lebens bewirkten.

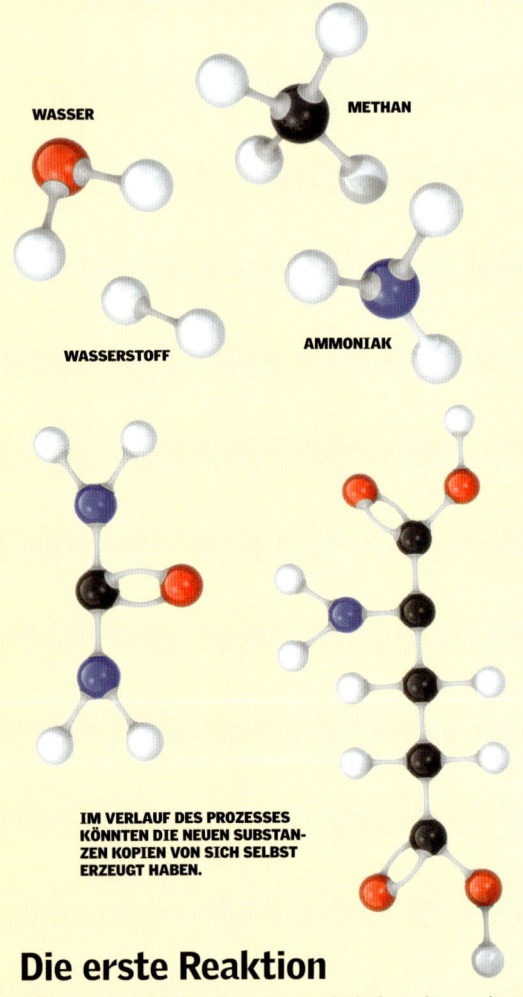

WASSER

METHAN

WASSERSTOFF

AMMONIAK

IM VERLAUF DES PROZESSES KÖNNTEN DIE NEUEN SUBSTANZEN KOPIEN VON SICH SELBST ERZEUGT HABEN.

Ur-Zellen

Aus der Entwicklung von Molekülen lässt sich auf den Ursprung des Lebens auf der Erde schließen. Die ersten lebenden Organismen (Prokaryoten) bildeten Gruppen und fanden eine Form der Zusammenarbeit, die man Symbiose nennt. So konnten komplexere Lebensformen entstehen, die Eukaryoten. Diese besitzen einen Zellkern, der Erbinformation (DNA) enthält. So war die Entstehung von Bakterien gewissermaßen ein chemischer Ablauf, aus dem sich neue Methoden ergaben, um Energie aus Sonnenlicht und Sauerstoff aus Wasser zu gewinnen. Diesen Vorgang nennt man Photosynthese.

Prokaryoten

Diese allerersten Lebensformen hatten keinen Zellkern, in dem die DNA von einer Membran umhüllt wird. Die genetische Information dieser einzelligen Organismen verteilt sich frei innerhalb der Zellwand. Heute gibt es noch zwei Arten von Prokaryoten: Bakterien und Archaeen.

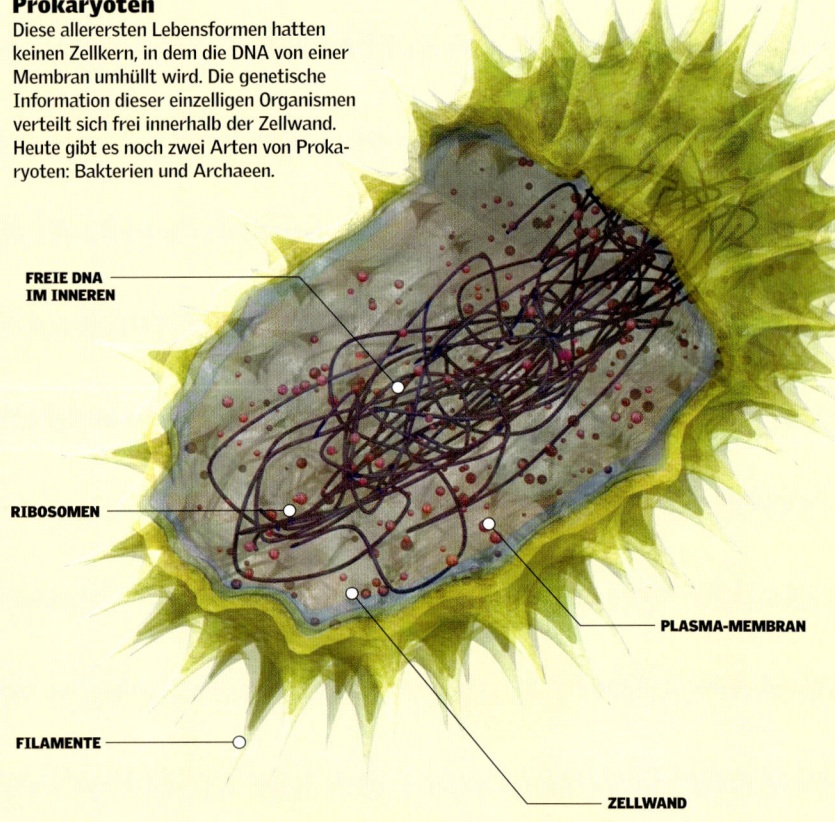

FREIE DNA
IM INNEREN

RIBOSOMEN

FILAMENTE

PLASMA-MEMBRAN

ZELLWAND

Die erste Reaktion

Vor etwa 4 Milliarden Jahren enthielt die Erdatmosphäre nur sehr wenig Sauerstoff und Kohlendioxid in ungebundener Form. Sie war jedoch reich an einfachen chemischen Substanzen wie Wasser, Wasserstoff, Ammoniak und Methan. Ultraviolette Strahlung und Blitz-Entladungen könnten chemische Reaktionen ausgelöst haben, die zur Bildung komplexerer organischer Verbindungen führten (Kohlenhydrate, Aminosäuren, Nukleotide) und so die Grundbausteine des Lebens schufen. 1953 haben die amerikanischen Forscher Harold Urey und Stanley Miller diese Theorie im Labor überprüft.

ARCHAIKUM VOR 4,6 MILLIARDEN JAHREN	VOR 4,2 MILLIARDEN JAHREN	VOR 4 MILLIARDEN JAHREN
Die Erde unterscheidet sich durch ihre Atmosphäre von den anderen Planeten.	Vulkanausbrüche und Eruptivgestein prägen die Landschaft der Erde.	Die Erdoberfläche kühlt ab, Wasser sammelt sich.

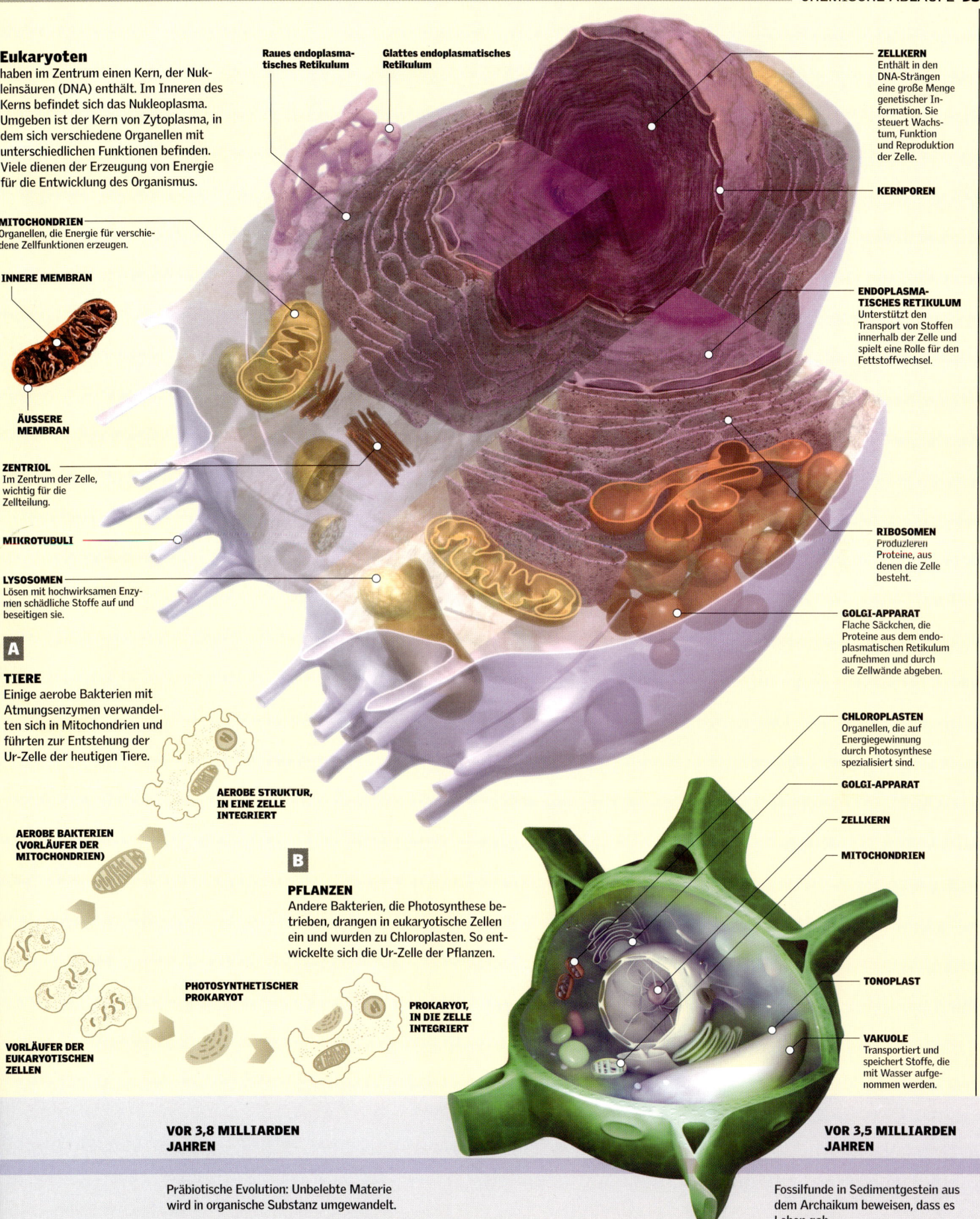

Eukaryoten

haben im Zentrum einen Kern, der Nukleinsäuren (DNA) enthält. Im Inneren des Kerns befindet sich das Nukleoplasma. Umgeben ist der Kern von Zytoplasma, in dem sich verschiedene Organellen mit unterschiedlichen Funktionen befinden. Viele dienen der Erzeugung von Energie für die Entwicklung des Organismus.

MITOCHONDRIEN
Organellen, die Energie für verschiedene Zellfunktionen erzeugen.

INNERE MEMBRAN

ÄUSSERE MEMBRAN

ZENTRIOL
Im Zentrum der Zelle, wichtig für die Zellteilung.

MIKROTUBULI

LYSOSOMEN
Lösen mit hochwirksamen Enzymen schädliche Stoffe auf und beseitigen sie.

Raues endoplasmatisches Retikulum

Glattes endoplasmatisches Retikulum

ZELLKERN
Enthält in den DNA-Strängen eine große Menge genetischer Information. Sie steuert Wachstum, Funktion und Reproduktion der Zelle.

KERNPOREN

ENDOPLASMATISCHES RETIKULUM
Unterstützt den Transport von Stoffen innerhalb der Zelle und spielt eine Rolle für den Fettstoffwechsel.

RIBOSOMEN
Produzieren Proteine, aus denen die Zelle besteht.

GOLGI-APPARAT
Flache Säckchen, die Proteine aus dem endoplasmatischen Retikulum aufnehmen und durch die Zellwände abgeben.

A

TIERE

Einige aerobe Bakterien mit Atmungsenzymen verwandelten sich in Mitochondrien und führten zur Entstehung der Ur-Zelle der heutigen Tiere.

AEROBE STRUKTUR, IN EINE ZELLE INTEGRIERT

AEROBE BAKTERIEN (VORLÄUFER DER MITOCHONDRIEN)

VORLÄUFER DER EUKARYOTISCHEN ZELLEN

B

PFLANZEN

Andere Bakterien, die Photosynthese betrieben, drangen in eukaryotische Zellen ein und wurden zu Chloroplasten. So entwickelte sich die Ur-Zelle der Pflanzen.

PHOTOSYNTHETISCHER PROKARYOT

PROKARYOT, IN DIE ZELLE INTEGRIERT

CHLOROPLASTEN
Organellen, die auf Energiegewinnung durch Photosynthese spezialisiert sind.

GOLGI-APPARAT

ZELLKERN

MITOCHONDRIEN

TONOPLAST

VAKUOLE
Transportiert und speichert Stoffe, die mit Wasser aufgenommen werden.

VOR 3,8 MILLIARDEN JAHREN

Präbiotische Evolution: Unbelebte Materie wird in organische Substanz umgewandelt.

VOR 3,5 MILLIARDEN JAHREN

Fossilfunde in Sedimentgestein aus dem Archaikum beweisen, dass es Leben gab.

Baum des Lebens

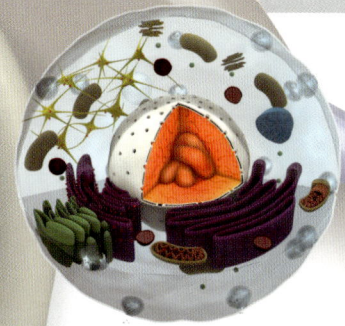

Diese grafische Darstellung veranschaulicht, wie alle Lebewesen miteinander verwandt sind. Während ein Stammbaum auf Informationen über die Familie beruht, basiert dieses Schema auf Informationen, die durch Untersuchung von Fossilien sowie Aufbau und Molekularstruktur von Organismen gewonnen wurden. Außerdem liegt dem Schema die Evolutionstheorie zu Grunde. Sie besagt, dass alle Organismen Abkömmlinge eines gemeinsamen Vorfahren sind.

Eukaryoten

Arten mit einem echten Zellkern innerhalb der Zellstruktur. Die Gruppe umfasst Einzeller und mehrzellige Organismen aus spezialisierten Zellen, die allein nicht überleben könnten.

Tiere

Mehrzellig und heterotroph. Zwei ihrer Hauptmerkmale sind Beweglichkeit und Systeme von inneren Organen. Tiere pflanzen sich sexuell fort und haben einen aeroben Stoffwechsel.

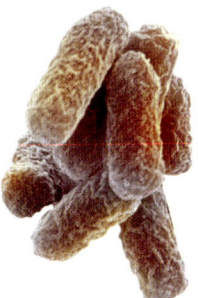

Archaeen

Mikroskopisch kleine, einzellige Organismen. Die meisten sind anaerob und bewohnen extreme Lebensräume. Etwa die Hälfte von ihnen gibt als Stoffwechselprodukt Methan ab. Mehr als 200 Arten sind bisher bekannt.

Pflanzen

Mehrzellige, autotrophe Organismen. Sie haben Zellen mit einem Zellkern und dicken Zellwänden, die zu spezialisierten Geweben zusammengeschlossen sind. Sie betreiben mithilfe der Chloroplasten Photosynthese.

CNIDARIA
In diese Gruppe fallen u.a. Quallen- und Korallenarten.

BILATERAL
Symmetrische, bilaterale Organismen.

EURYARCHAEOTA
Halobacteria salinarum.

KORARCHAEOTA
Die primitivsten Archaeen.

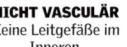
NICHT VASCULÄR
Keine Leitgefäße im Inneren.

VASCULÄR
Leitgefäße im Inneren.

MOLLUSKEN
Weichtiere wie Kraken, Schnecken und Muscheln.

WIRBELTIERE
Besitzen eine Wirbelsäule, einen Schädel zum Schutz des Gehirns und ein Skelett.

MIT SAMEN
Manche haben nackte Samen, andere bilden Blüten und Früchte aus.

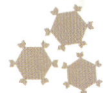

CRENARCHAEOTA
Leben in Umgebungen mit hohen Temperaturen.

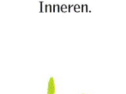
OHNE SAMEN
Kleine Pflanzen mit einfachen Geweben.

TETRAPODEN
Tiere mit vier Gliedmaßen.

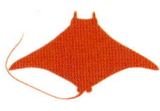
KNORPELFISCHE
Beispielsweise Rochen und Haie.

Beziehungen

Wissenschaftliche Belege unterstützen die Theorie, dass sich das Leben auf der Erde durch Evolution entwickelt hat und dass alle Arten gemeinsame Vorfahren haben. Endgültig ist die Frage nach dem Ursprung des Lebens jedoch nicht geklärt. Bekannt ist, dass die ersten Lebensformen Prokaryoten oder Einzeller gewesen sein müssen, deren DNA frei innerhalb der Zellwände verteilt war. In diesem Sinne sind sowohl Archaeen als auch Bakterien Prokaryoten, weshalb man sie früher demselben Reich der Lebewesen zuordnete. Aufgrund einiger Merkmale der genetischen Informationsübermittlung stehen Archaeen jedoch den Eukaryoten näher und werden heute einem eigenen Reich zugeordnet.

ANGIOSPERMEN
Bedecktsamer. Diese Gruppe umfasst etwa 250 000 Arten.

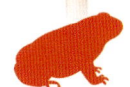
AMPHIBIEN
Jungtiere leben im Wasser, erwachsene Tiere an Land.

GYMNOSPERMEN
Nacktsamer, z.B. Cycadeen.

Amnioten

Die Entwicklung dieses Merkmals ermöglichte es den Tetrapoden, an Land zu gehen und unter verschiedenen Umweltbedingungen zu leben. Bei Amnioten wächst der Embryo geschützt innerhalb der Eihülle (Amnion) heran. Unter den Säugetieren legen nur die Kloakentiere (Monotreme) Eier. Bei den Plazentatieren, zu denen der Mensch gehört, ist die Plazenta eine umgeformte Membran der Eizelle. Der Embryo wächst im Fruchtwasser der Eihülle heran.

Bakterien

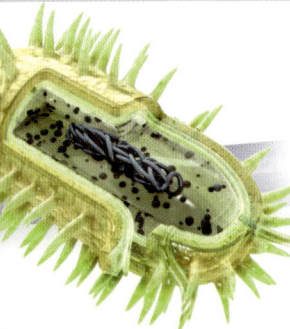

Einzellige Organismen, die in Kolonien auf Oberflächen leben. Haben normalerweise eine Zellwand, die aus Peptidoglykanen besteht. Viele Bakterien haben Cilien (Wimpernhärchen). Vermutlich gab es sie schon vor drei Milliarden Jahren.

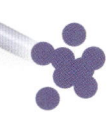

KOKKEN
Ein Beispiel sind Pneumokokken.

BAZILLEN
Escherichia coli hat diese Form.

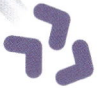

SPIRILLEN
Haben eine Spiral- oder Helixform.

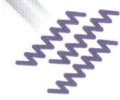

VIBRIONEN
Leben in Salzwasser.

Protisten

Diese Gruppe umfasst viele sehr unterschiedliche Arten, die keiner anderen Gruppe zugeordnet werden können, beispielsweise Algen und Amöben.

Pilze

Zelluläre, heterotrophe Organismen, deren Zellwände durch Chitin verdickt sind. Sie führen die Verdauung extern aus und sondern Enzyme ab, um die entstehenden Moleküle wieder aufzunehmen.

BASIDIOMYCETEN
Hierzu gehören auch die tropischen Hut-Pilze.

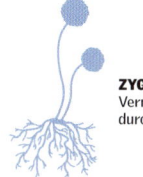

ZYGOMYCETEN
Vermehren sich durch Zygosporen.

ASCOMYCETEN
Dieser Gruppe gehören die meisten Arten an.

CHYTRIDIOMYCETEN
Können bewegliche Zellen haben.

DEUTEROMYCETEN
Asexuelle Fortpflanzung.

10 000 000

TIERARTEN LEBEN SCHÄTZUNGSWEISE IN DEN VERSCHIEDENEN LEBENSRÄUMEN DER ERDE.

DARUNTER ETWA

5000

ARTEN VON SÄUGETIEREN, UNTERTEILT IN DREI GRUPPEN.

ARTHROPODEN
Gliederfüßer. Sie haben ein außen liegendes Skelett (Exoskelett).

INSEKTEN
Der größte evolutionäre Erfolg.

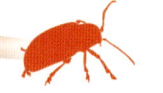

MYRIAPODEN
Tausendfüßer und Hundertfüßer.

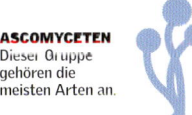

KNOCHENFISCHE
Haben eine Wirbelsäule und Kieferknochen.

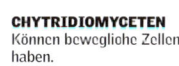

KRUSTAZEEN
Krebstiere und Hummer.

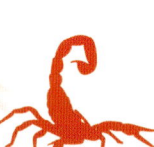

ARACHNIDEN
Spinnen, Skorpione und Milben.

Kladistik

Diese Klassifikationsmethode basiert auf der Annahme, dass alle Lebewesen einen gemeinsamen Vorfahren haben und dass ähnliche Merkmale auf eine evolutionäre Beziehung zurückzuführen sind. Die grafische Darstellung dieser Abstammungsverhältnisse nennt man Kladogramm. Unterschiedliche Merkmale werden durch Verzweigungen dargestellt, gleichzeitig werden ähnliche Arten in Gruppen zusammengefasst. Die Darstellung basiert zwar auf der Evolution, aber die Einordnung in Gruppen erfolgt aufgrund von Merkmalen, die heute zu sehen sind, und auf der möglichen Reihenfolge ihres Entstehens. Die Kladistik ist als Analyseverfahren für die moderne biologische Forschung von Bedeutung. Sie berücksichtigt verschiedene, komplexe Fakten, etwa DNA-Sequenzen sowie morphologische und biochemische Erkenntnisse. Das Kladogramm, das manchmal auch als Baum des Lebens bezeichnet wird, wurde um 1950 von dem deutschen Entomologen Willi Hennig eingeführt.

AMNIOTEN
Arten, deren Embryo in einem Amnion (Eihülle) heranwächst.

SÄUGETIERE
Der Nachwuchs wird mit Muttermilch ernährt.

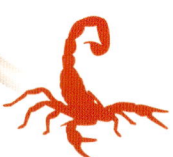

PLAZENTATIERE
Junge kommen voll entwickelt zur Welt.

VÖGEL UND REPTILIEN
Eier legende Arten. Reptilien sind Kaltblüter.

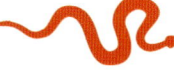

BEUTELTIERE
Der Embryo beendet seine Entwicklung außerhalb des mütterlichen Körpers.

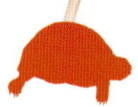

KLOAKENTIERE
Die einzigen Säugetiere, die Eier legen. Die primitivsten Säugetierarten.

SCHILDKRÖTEN
Die ältesten Reptilien.

KROKODILE
Langer, schuppiger Körper.

SCHLANGEN
Diese Gruppe umfasst auch Eidechsen.

Menschen

Menschen gehören zur Klasse der Säugetiere und zur Unterklasse der Plazentatiere. Bei allen Angehörigen dieser Gruppe entwickelt sich der Embryo bis zur Geburtsreife im Mutterleib und wird durch die Plazenta mit Nährstoffen versorgt. In der ersten Lebensphase nach der Geburt wird der Nachwuchs mit Muttermilch ernährt. Die Säugetiere werden in 29 Ordnungen untergliedert. Eine davon sind die Primaten, zu denen der Mensch und die Affen gehören. Die engsten Verwandten des Menschen sind die Menschenaffen.

Selbst-Kopie

Fortpflanzung und Wachstum basieren bei allen Lebewesen auf der Zellteilung. Im Lebenszyklus einer Zelle gibt es eine spezielle Phase (die S-Phase), in der sich das Erbmaterial oder die DNA dupliziert. In dieser Phase werden zwei identische Schwester-Chromatiden in einem Chromosom vereint. Wenn die Duplikationsphase abgeschlossen ist, bilden Original und Duplikat das notwendige Material für die Mitose und geben zugleich ein Signal, das den Zellteilungsprozess in Gang setzt.

Der Zellkern

Der Kern ist das Steuerungszentrum der Zelle und meist auch die am besten erkennbare Struktur in ihrem Inneren. In ihm befinden sich die Chromosomen, die aus der DNA bestehen. Beim Menschen enthält jeder Zellkern 23 Chromosomenpaare. Der Kern ist von einer porösen Membran umgeben, die aus zwei Schichten besteht.

WACHSTUM UND ZELLTEILUNG

Der Zyklus einer Zelle umfasst das Wachstum, in der die Zellmasse zunimmt und die Organellen sich duplizieren, sowie die Zellteilung, bei der sich die DNA dupliziert und der Zellkern sich teilt.

1

PHASE G1
Die Größe der Zelle verdoppelt sich. Die Anzahl der Organellen, Enzyme und anderer Moleküle nimmt zu.

5

ZYTOKINESE
Das Zytoplasma der Mutterzelle teilt sich. Es entstehen zwei Tochterzellen, die mit der Mutterzelle identisch sind.

4

MITOSE
Die beiden Chromosomensätze werden verteilt – je einer auf jeden Zellkern der Tochterzellen.

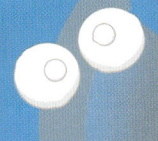

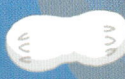

INTERPHASE

2 Meter

LÄNGE DER DNA IN DEN CHROMOSOMEN MENSCHLICHER ZELLEN.

SO SEHEN SIE AUS

Wenn sich die Chromosomen verdoppelt haben, bilden sie eine X-Form. Dabei ist das Zentromer der Verbindungspunkt der Chromatiden.

Geschichte der Chromosomen

Die Chromosomen enthalten die Erbinformation, die die Merkmale eines Menschen bestimmt und die von Generation zu Generation von den Eltern auf die Kinder weitergegeben wird. Sie wurden 1842 von Karl Wilhelm von Nägeli entdeckt. 1910 entdeckte Thomas Hunt die eigentliche Funktion der Chromosomen und nannte sie Genträger. Für diese Entdeckung wurde er 1933 mit dem Nobelpreis für Medizin ausgezeichnet.

46 Chromosomen
MENSCH

ARTEN UND CHROMOSOMENZAHL

Die Anzahl, Größe und Komplexität der Chromosomen ist je nach Art verschieden. Ein Farn hat Tausende von Chromosomen, eine Fliege nur wenige Paare.

24 Chromosomen
SALAMANDER

1262 Chromosomen
FARNE

2 S-PHASE
Die DNA und die zugehörigen Proteine werden verdoppelt. So entstehen zwei identische Kopien der Erbinformation.

8 Chromosomen
FRUCHTFLIEGE

3 PHASE G2
Die Chromosomen beginnen sich zu verdichten. Die Zelle bereitet sich auf die Teilung vor.

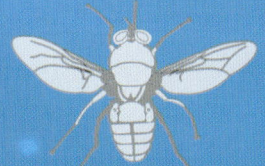

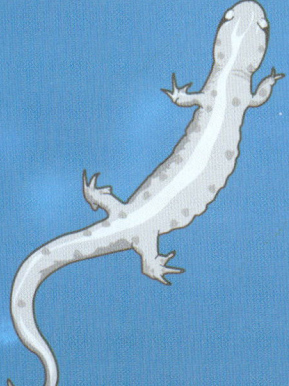

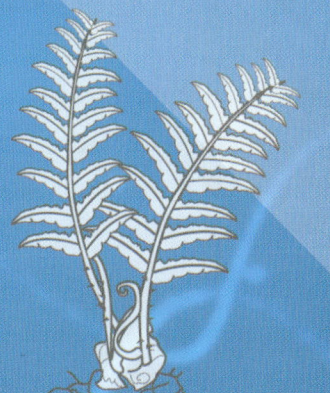

Chromosomen

Chromosomen bestehen aus einem DNA-Molekül und zugehörigen Proteinen. Eukaryotische Chromosomen verdichten sich während der Mitose wie auch der Meiose und bilden Strukturen, die unter dem Mikroskop zu erkennen sind. Sie bestehen aus DNA (Desoxyribonukleinsäure) und RNA (Ribonukleinsäure) sowie Proteinen. Bei den Proteinen handelt es sich hauptsächlich um Histone: kleine, positiv geladene Moleküle. Chromosomen beinhalten die Gene, die für die Ausprägung der individuellen Merkmale jedes Lebewesens sorgen.

Karyotyp

Die systematische Einordnung der Chromosomen in Paare nach Größe und Position des Zentromers. Die Chromosomen, die in einem Karyogramm zu sehen sind, befinden sich in der Metaphase der Mitose. Jedes Chromosom besteht aus zwei Schwester-Chromatiden, die durch ihre Zentromere verbunden sind.

1

CHROMATIN
Man unterscheidet zwei Typen: das locker aufgebaute Euchromatin und das dichtere Heterochromatin. Der größte Teil des Kernchromatins besteht aus Euchromatin.

30 Rosetten
IN JEDER SPIRAL-WINDUNG.

Träger der Gene

Bestimmte Abschnitte innerhalb der DNA-Moleküle werden als Gene bezeichnet. Sie enthalten die genetische Information, die die Merkmale eines Individuums bestimmt oder die Synthese bestimmter Proteine ermöglicht. Jede Zelle enthält die gesamte Information, die zur Bildung eines neuen Organismus benötigt wird. Aber es wird immer nur der Teil der Information aktiviert, die zur Vermehrung des jeweiligen Zelltyps notwendig ist. Die Messenger-RNA ist für die Übermittlung von Informationen zuständig, die außerhalb des Zellkerns benötigt werden.

PROKARYOTISCHE ZELLE
Prokaryotische Zellen haben keinen Zellkern, die DNA befindet sich also im Zytoplasma. Die Länge der DNA unterscheidet sich von Art zu Art. Fast alle Prokaryoten sind einzellige Organismen und gehören zu den Archaeen oder Bakterien.

2

DAS GERÜST
Jede Rosette besteht aus Schlaufen, die durch ein „Gerüst" aus anderen Proteinen gestützt werden. Diese Schlaufen tragen zur Verdichtung des Chromatins bei.

6
Schlaufen
IN JEDER ROSETTE.

3

SOLENOID
Gruppe von sechs Nukleosomen, die jede Wendung innerhalb der Schlaufen bilden.

0,00003 mm
DURCHMESSER JEDES SOLENOIDS.

SPACER-DNA
Die Nukleosomen sind durch 0,00001 mm lange DNA-Basenpaare verbunden.

6
Nukleosomen
IN JEDER WENDUNG.

PERLENKETTE
Betrachtet man ein gestrecktes DNA-Molekül unter dem Mikroskop, sieht es aus wie eine Perlenkette.

60
Basenpaare
DNA-MENGE ZWISCHEN DEN NUKLEOSOMEN.

STICKSTOFF-BASEN

RUNDES CHROMOSOM VON BAKTERIEN

4

NUKLEOSOM
Gruppe von acht Histon-Molekülen, umwickelt von zwei DNA-Windungen. Die Enden der Histone scheinen mit den Molekülen zu interagieren, die die genetischen Aktivitäten regulieren.

Vervielfältigung des Lebens

In der Desoxyribonukleinsäure (DNA) befinden sich die gesamten genetischen Informationen für einen kompletten Organismus. Sie steuert die Vererbung der Merkmale. Ein DNA-Molekül besteht aus zwei Strängen relativ einfacher Verbindungen, die man Nukleotide nennt. Jedes Nukleotid besteht aus einem Phosphat, einem Zucker und einer von vier möglichen Stickstoffbasen. Die Nukleotide sind auf zwei Strängen in bestimmten Kombinationen angeordnet und paarweise durch Wasserstoffbrücken miteinander verbunden. Die beiden Stränge sind umeinander gedreht – so entsteht die Form einer Doppelhelix.

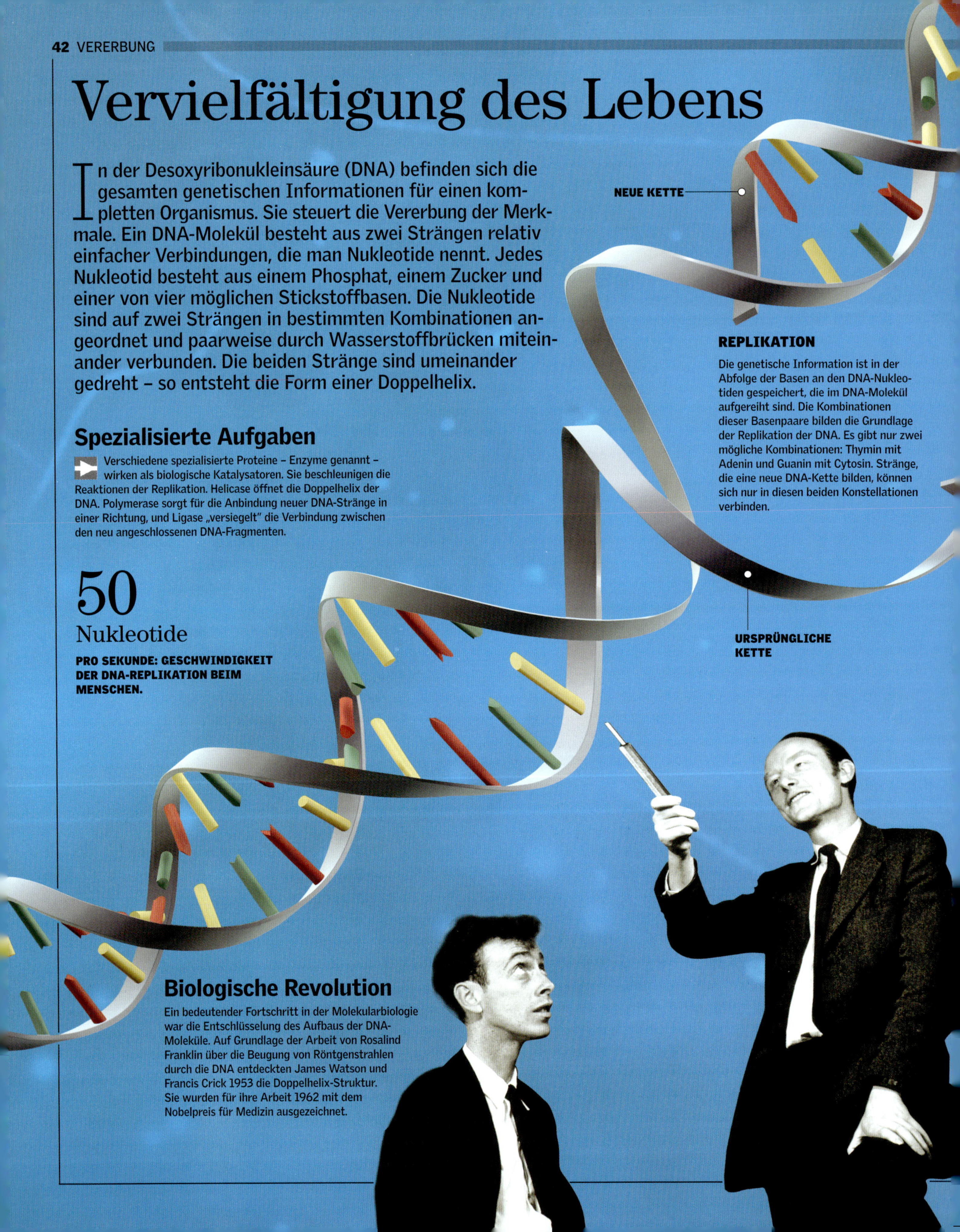

Spezialisierte Aufgaben

Verschiedene spezialisierte Proteine – Enzyme genannt – wirken als biologische Katalysatoren. Sie beschleunigen die Reaktionen der Replikation. Helicase öffnet die Doppelhelix der DNA. Polymerase sorgt für die Anbindung neuer DNA-Stränge in einer Richtung, und Ligase „versiegelt" die Verbindung zwischen den neu angeschlossenen DNA-Fragmenten.

50
Nukleotide

PRO SEKUNDE: GESCHWINDIGKEIT DER DNA-REPLIKATION BEIM MENSCHEN.

NEUE KETTE

REPLIKATION

Die genetische Information ist in der Abfolge der Basen an den DNA-Nukleotiden gespeichert, die im DNA-Molekül aufgereiht sind. Die Kombinationen dieser Basenpaare bilden die Grundlage der Replikation der DNA. Es gibt nur zwei mögliche Kombinationen: Thymin mit Adenin und Guanin mit Cytosin. Stränge, die eine neue DNA-Kette bilden, können sich nur in diesen beiden Konstellationen verbinden.

URSPRÜNGLICHE KETTE

Biologische Revolution

Ein bedeutender Fortschritt in der Molekularbiologie war die Entschlüsselung des Aufbaus der DNA-Moleküle. Auf Grundlage der Arbeit von Rosalind Franklin über die Beugung von Röntgenstrahlen durch die DNA entdeckten James Watson und Francis Crick 1953 die Doppelhelix-Struktur. Sie wurden für ihre Arbeit 1962 mit dem Nobelpreis für Medizin ausgezeichnet.

1
SCHWACHE BRÜCKEN
Helicase spaltet die Doppelhelix und löst so die Verdopplung beider Kettenhälften aus. Jede Hälfte dient als Vorlage zur Bildung einer neuen Doppelhelix.

2
FREIE ENERGIE
Die Energie zur Bildung neuer Verbindungen wird aus den Phosphatgruppen gewonnen. Die freien Stickstoffbasen liegen in Form von Triphosphaten vor. Durch die Aufspaltung der Phosphate entsteht Energie, die für die Anbindung der Nukleotide in der neu entstehenden Kette gebraucht wird.

3
NEUE VERBINDUNG
Die neuen DNA-Ketten koppeln sich in kurzen Abschnitten aneinander. Ligase verbindet sie zu Tochtermolekülen.

4
IDENTISCHE KETTEN
Das Ergebnis sind zwei neue Moleküle. Jedes besteht aus einem Strang der ursprünglichen DNA und einem, der neu angekoppelt wurde. Diesen Prozess nennt man auch semikonservative Replikation. Die genetische Information der neuen Kette ist identisch mit der des ursprünglichen DNA-Moleküls.

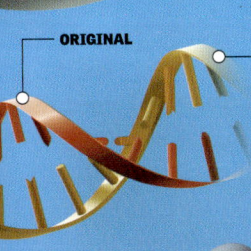

ORIGINAL — — KOPIE

GRUNDMECHANISMUS
Die neuen Basen schließen sich zu einer DNA-Kette zusammen, die ein genaues Abbild der ursprünglichen Kette ist.

Nukleotide

Die Nukleotide bestehen aus drei Untereinheiten. Einer Phosphatgruppe, einer Zuckergruppe mit fünf Kohlenstoffatomen und einer Stickstoffbase. In der DNA bilden die Basen kleine organische Moleküle. Adenin und Guanin sind Purine, Cytosin und Thymin sind Pyrimidine (kleiner als Purine). Alle bestehen aus Stickstoff, Wasserstoff, Kohlenstoff und Sauerstoff, nur Adenin enthält keinen Sauerstoff. Adenin bindet sich immer an Thymin, während Guanin stets an Cytosin ankoppelt. Das erste Paar wird durch zwei Wasserstoffbrücken verbunden, das zweite Paar durch drei.

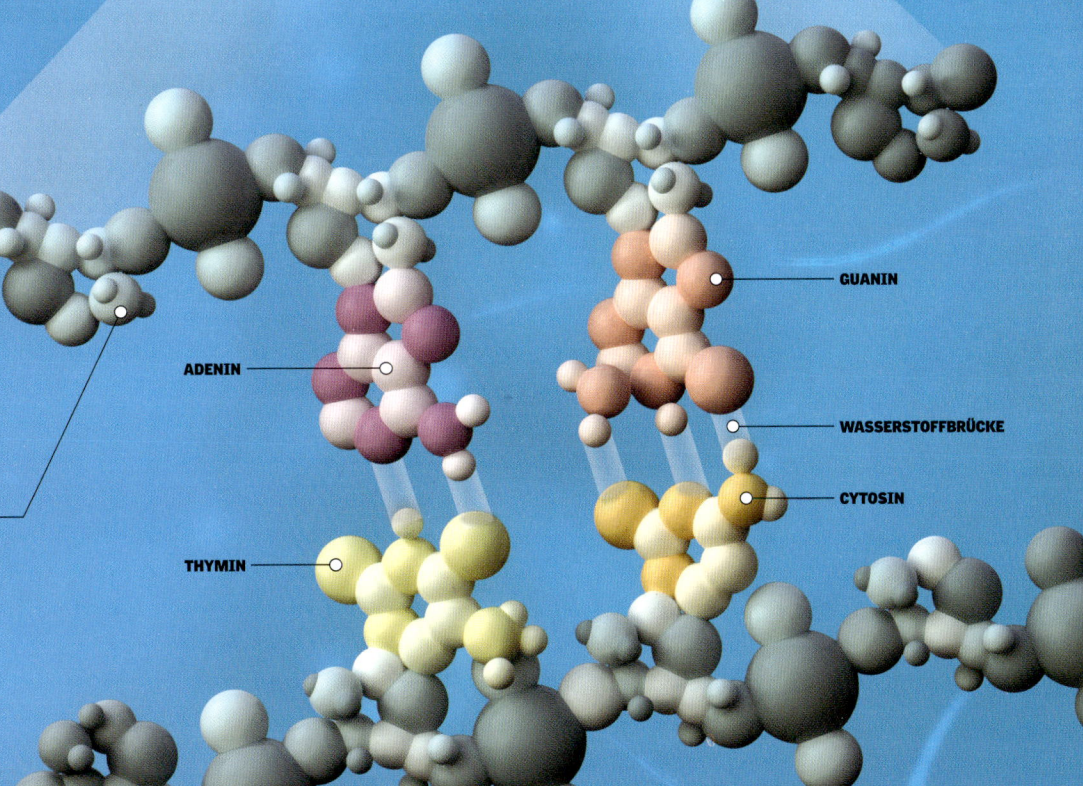

GUANIN

ADENIN

WASSERSTOFFBRÜCKE

CYTOSIN

THYMIN

DNA-TRANSKRIPTION

Den Kopiervorgang einer einfachen DNA-Kette nennt man auch Transkription. Damit sie möglich wird, spaltet sich der Doppelstrang durch Einwirkung eines Enzyms auf, und das Enzym RNA-Polymerase bindet sich an einen der Stränge. Dann beginnt das Enzym, aus den freien Stickstoffbasen im Inneren des Zellkerns Messenger-RNA zu erzeugen. Dabei dient der DNA-Strang als Modell.

1

AUFTRENNUNG DER DNA

Wenn die DNA transkribiert werden soll, trennt sich der Doppelstrang auf. Dadurch werden die DNA-Basen frei, und es können sich neue Basen ankoppeln.

2

TRANSKRIPTION

Eine der Ketten, der Transkriptor, wird durch die Anbindung freier Basen im Zellkern dupliziert. Dabei wirkt ein Enzym namens RNA-Polymerase mit. Das Ergebnis ist eine einfache mRNA-Kette.

30
Basen pro Sekunde
WERDEN WÄHREND DES TRANS-KRIPTIONSVORGANGES KOPIERT.

Transkription des genetischen Codes

Dieser komplexe Übertragungsprozess sorgt dafür, dass die Informationen, die in der nuklearen DNA gespeichert sind, zu den Organellen der Zelle gelangen, wo die Synthese der Polypeptide stattfindet. Die RNA (Ribonukleinsäure) spielt eine wichtige Rolle in diesem Prozess. Die mRNA (Messenger-RNA) befördert Informationen aus dem Zellkern in Form einer einfachen Basenkette zu den Ribosomen. Diese entschlüsseln zusammen mit der tRNA (Transfer-RNA) die Signale der mRNA und ziehen gemäß den genetischen Anweisungen Aminosäuren aus ihrer Umgebung zusammen.

VERDICHTUNG DER RNA

Bei der Bildung der mRNA werden nicht benötigte Teile eliminiert, um ihre Länge zu verringern.

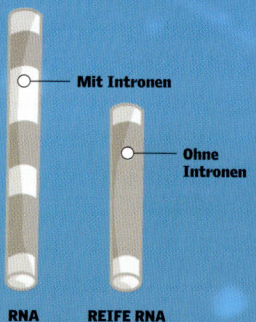

Mit Intronen

Ohne Intronen

DNA   RNA   REIFE RNA

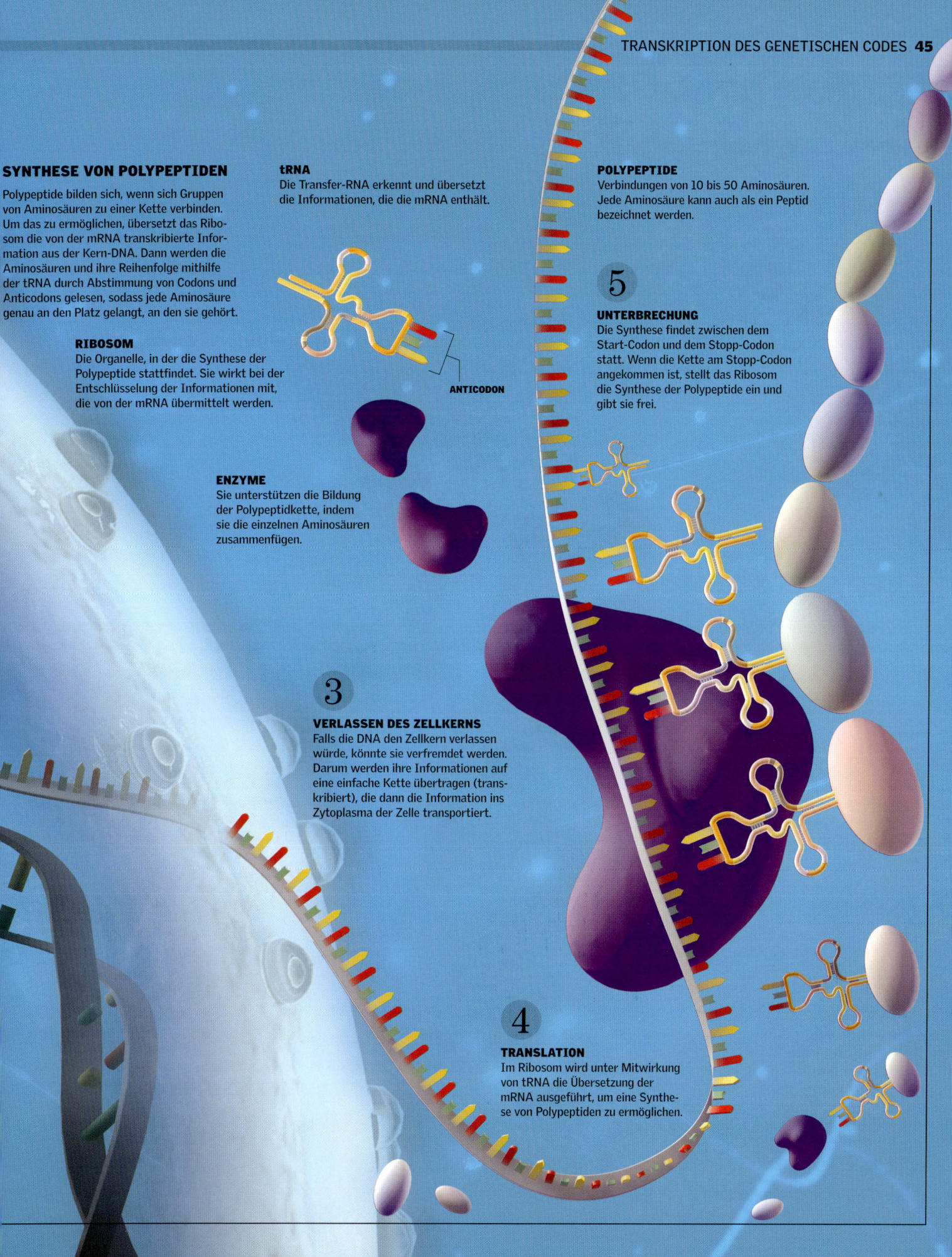

SYNTHESE VON POLYPEPTIDEN

Polypeptide bilden sich, wenn sich Gruppen von Aminosäuren zu einer Kette verbinden. Um das zu ermöglichen, übersetzt das Ribosom die von der mRNA transkribierte Information aus der Kern-DNA. Dann werden die Aminosäuren und ihre Reihenfolge mithilfe der tRNA durch Abstimmung von Codons und Anticodons gelesen, sodass jede Aminosäure genau an den Platz gelangt, an den sie gehört.

RIBOSOM

Die Organelle, in der die Synthese der Polypeptide stattfindet. Sie wirkt bei der Entschlüsselung der Informationen mit, die von der mRNA übermittelt werden.

ENZYME

Sie unterstützen die Bildung der Polypeptidkette, indem sie die einzelnen Aminosäuren zusammenfügen.

tRNA

Die Transfer-RNA erkennt und übersetzt die Informationen, die die mRNA enthält.

ANTICODON

POLYPEPTIDE

Verbindungen von 10 bis 50 Aminosäuren. Jede Aminosäure kann auch als ein Peptid bezeichnet werden.

5

UNTERBRECHUNG

Die Synthese findet zwischen dem Start-Codon und dem Stopp-Codon statt. Wenn die Kette am Stopp-Codon angekommen ist, stellt das Ribosom die Synthese der Polypeptide ein und gibt sie frei.

3

VERLASSEN DES ZELLKERNS

Falls die DNA den Zellkern verlassen würde, könnte sie verfremdet werden. Darum werden ihre Informationen auf eine einfache Kette übertragen (transkribiert), die dann die Information ins Zytoplasma der Zelle transportiert.

4

TRANSLATION

Im Ribosom wird unter Mitwirkung von tRNA die Übersetzung der mRNA ausgeführt, um eine Synthese von Polypeptiden zu ermöglichen.

Der Weg des Gens

Unterschiede bei der Vererbung von Merkmalen lassen sich anhand eines Modells darstellen. Der Vater der Vererbungslehre ist Gregor Mendel. Er stellte die Theorie der unabhängigen Segregation auf. Sie ist nur möglich, wenn sich die Gene auf verschiedenen Chromosomen befinden. Liegen sie jedoch auf demselben Chromosom, sind sie miteinander verbunden und werden normalerweise gemeinsam vererbt. Später untermauerte Thomas Morgan die Existenz der geschlechtsspezifischen Vererbung durch weitere Nachweise. Heute weiß man, dass viele Merkmale geschlechtsspezifisch vererbt werden, beispielsweise die Bluterkrankheit und Farbenblindheit.

A MEIOSE I

Die erste Teilung verläuft in vier Phasen. Prophase 1 ist von besonderer Bedeutung, weil in ihr ein grundlegender Prozess stattfindet: die Paarbildung und Überkreuzung. Dadurch wird ermöglicht, dass sich die Chromosomenzahl am Ende des Vorganges halbiert.

2

METAPHASE I
Die Kernmembran verschwindet. Die Chiasmata (gekreuzte Chromosomenpaare) reihen sich auf, und ihre Zentromere beginnen sich zu entfernen.

3

ANAPHASE I
Die Chiasmata teilen sich. Die Chromosomen trennen sich von ihren Gegenstücken und werden jeweils in den Kern einer Tochterzelle integriert.

1

PROPHASE I
Die homologen Chromosomen finden sich zu Paaren zusammen und überkreuzen sich. Dies ist ein wesentlicher Schritt der Meiose.

■ CHROMOSOM DER MUTTER

■ CHROMOSOM DES VATERS

Verbindung
Die Gene, die aufgereiht auf demselben Chromosom liegen, werden als geschlossene Einheiten vererbt.

— Gen

— Verbundene Gene

A CHROMOSOMEN, UNTERSCHEIDBAR DURCH IHRE GENE

Crossing over
Wenn Chromosomenpaare einander überlagern, kann ein Austausch von Erbinformation stattfinden.

B ÜBERLAGERUNG UND AUSTAUSCH VON ERBMATERIAL

C NEUES CHROMOSOMENPAAR

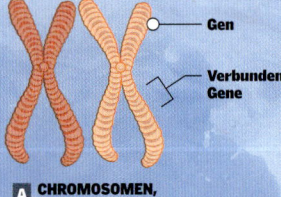

— ZENTROMER

D MÖGLICHE KOMBINATIONEN

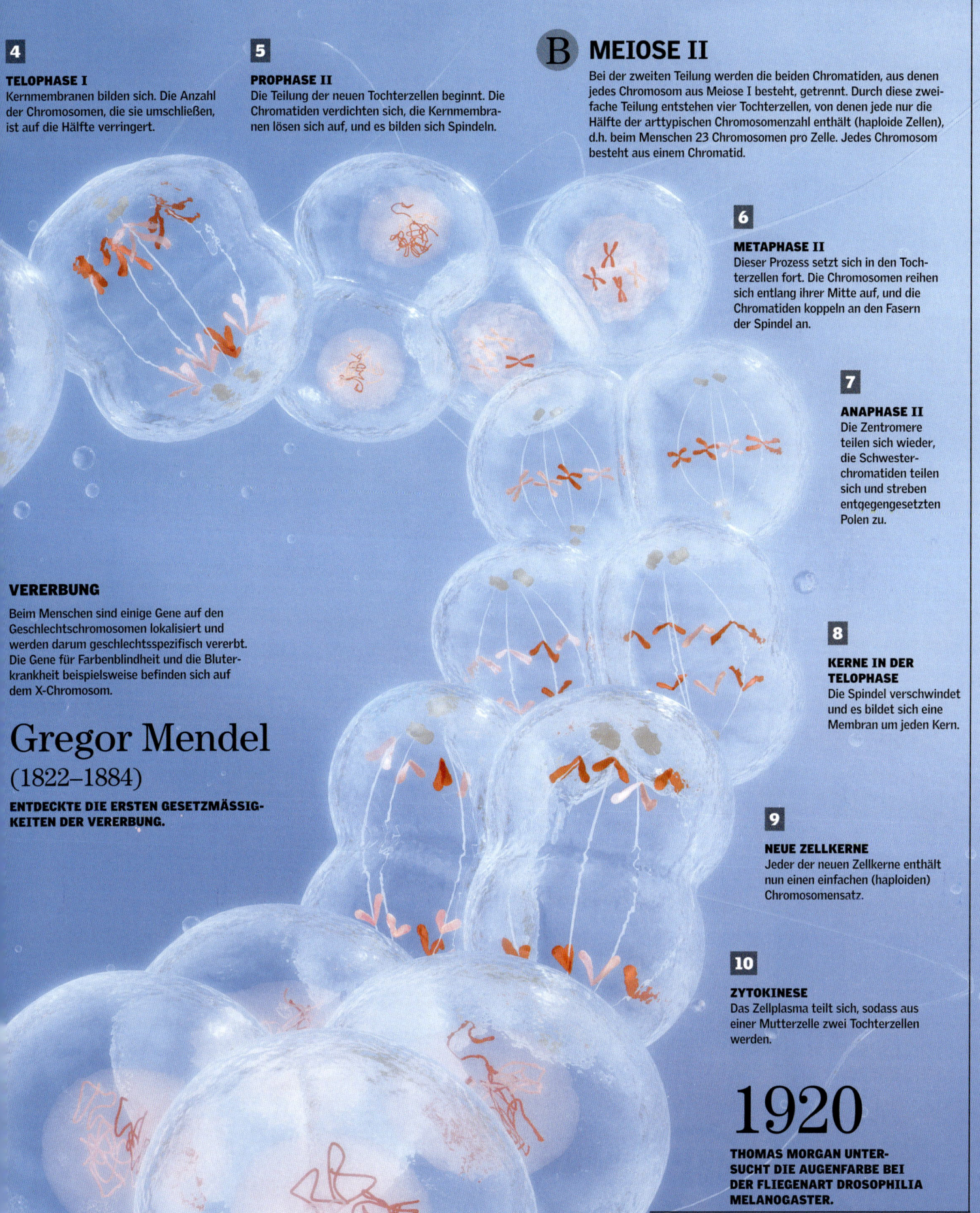

4

TELOPHASE I
Kernmembranen bilden sich. Die Anzahl der Chromosomen, die sie umschließen, ist auf die Hälfte verringert.

5

PROPHASE II
Die Teilung der neuen Tochterzellen beginnt. Die Chromatiden verdichten sich, die Kernmembranen lösen sich auf, und es bilden sich Spindeln.

B MEIOSE II

Bei der zweiten Teilung werden die beiden Chromatiden, aus denen jedes Chromosom aus Meiose I besteht, getrennt. Durch diese zweifache Teilung entstehen vier Tochterzellen, von denen jede nur die Hälfte der arttypischen Chromosomenzahl enthält (haploide Zellen), d.h. beim Menschen 23 Chromosomen pro Zelle. Jedes Chromosom besteht aus einem Chromatid.

6

METAPHASE II
Dieser Prozess setzt sich in den Tochterzellen fort. Die Chromosomen reihen sich entlang ihrer Mitte auf, und die Chromatiden koppeln an den Fasern der Spindel an.

7

ANAPHASE II
Die Zentromere teilen sich wieder, die Schwesterchromatiden teilen sich und streben entgegengesetzten Polen zu.

VERERBUNG
Beim Menschen sind einige Gene auf den Geschlechtschromosomen lokalisiert und werden darum geschlechtsspezifisch vererbt. Die Gene für Farbenblindheit und die Bluterkrankheit beispielsweise befinden sich auf dem X-Chromosom.

8

KERNE IN DER TELOPHASE
Die Spindel verschwindet und es bildet sich eine Membran um jeden Kern.

Gregor Mendel
(1822–1884)
ENTDECKTE DIE ERSTEN GESETZMÄSSIGKEITEN DER VERERBUNG.

9

NEUE ZELLKERNE
Jeder der neuen Zellkerne enthält nun einen einfachen (haploiden) Chromosomensatz.

10

ZYTOKINESE
Das Zellplasma teilt sich, sodass aus einer Mutterzelle zwei Tochterzellen werden.

1920
THOMAS MORGAN UNTERSUCHT DIE AUGENFARBE BEI DER FLIEGENART DROSOPHILIA MELANOGASTER.

Gesetze der Vererbung

Gegen Ende des 19. Jahrhunderts war noch unklar, wie körperliche Merkmale von den Eltern auf ihre Kinder vererbt werden. Dieselben Unklarheiten herrschten bei der Zucht von Pflanzen und Tieren. Die Bauern säten Pflanzen oder kreuzten Tiere, ohne den Erfolg ihrer Arbeit wirklich einschätzen zu können. Die Forschungen von Gregor Mendel und seine Erkenntnisse über die Molekularbiologie führten dazu, dass wir heute weitaus mehr über die Mechanismen der Vererbung wissen und dieses Wissen beispielsweise in der Landwirtschaft nutzen können.

Mendels Erbe

Die Gesetzmäßigkeiten, die Mendel entdeckte, bilden die Grundlage der klassischen Genetik, die ihre Blütezeit zu Beginn des 20. Jahrhunderts erlebte. Sie befasste sich mit der Frage, wie Varianten (Allele) eines äußeren Merkmals von einer Generation zur nächsten vererbt werden. Nachdem bestätigt war, dass die Bestandteile des Zellkerns für die Steuerung der Vererbung zuständig sind, entwickelte sich die Molekulargenetik. Sie erforscht die Vererbung auf molekularer Ebene und untersucht, welche Rolle die Struktur der DNA und ihrer Funktionseinheiten – Gene – für die Vererbung spielen. Die Molekulargenetik bildet das Bindeglied zwischen der klassischen Genetik und der Molekularbiologie, und sie erklärt die Beziehung zwischen sichtbaren Merkmalen und der molekularen Erbinformation.

DOMINANT UND REZESSIV

Für die sichtbare Ausprägung eines Merkmals von einem Gen gibt es ein Paar von Varianten oder Allelen. Normalerweise werden dominante Allele ausgeprägt, auch wenn ein zweites Allel für dasselbe Gen vorliegt. Ein rezessives Gen hingegen kommt nur zur Ausprägung, wenn beide Allele im Chromosomenpaar rezessiv sind.

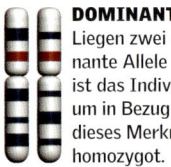

DOMINANT
Liegen zwei dominante Allele vor, ist das Individuum in Bezug auf dieses Merkmal homozygot.

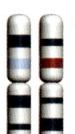

HETEROZYGOT
Liegt von jedem Typus ein Allel vor, ist das Individuum in Bezug auf das Merkmal heterozygot.

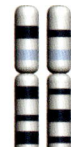

HOMOZYGOT
Liegen zwei rezessive Gene vor, ist das Individuum in Bezug auf das Merkmal homozygot.

HOMOZYGOT ODER HETEROZYGOT
Die braune Augenfarbe kommt zur Ausprägung, wenn mindestens ein dominantes Allel vorhanden ist.

HOMOZYGOT REZESSIV
Die blaue Augenfarbe kommt bei Personen mit zwei rezessiven Allelen zur Ausprägung.

DAZWISCHEN
Manchmal unterliegt die Augenfarbe keiner klaren Dominanz, sondern wird auch durch Allele anderer Gene beeinflusst.

AUS DEM GARTEN

Im 19. Jahrhundert nutzte Mendel die Gärten der Abtei St. Thomas als Labor für seine Untersuchungen der Vererbung. Im 20. Jahrhundert konnten die klassische Genetik und die Molekulargenetik die von ihm gewonnenen Erkenntnisse erheblich erweitern.

1869
Der österreichische Augustinermönch Gregor Mendel stellt Thesen über die Mechanismen der Vererbung auf. Sie werden von den Wissenschaftlern seiner Zeit ignoriert.

1869
Der Schweizer Arzt Johannes Friedrich Miescher vermutet, dass die Desoxyribonukleinsäure (DNA) an der Vererbung von Merkmalen beteiligt ist.

1889
Wilhelm von Waldeyer prägt den Begriff „Chromosomen" für die Strukturen, aus denen die zelluläre DNA besteht.

1900
Der Deutsche Carl Erich Correns, der Österreicher Erich Tschermak und der Niederländer Hugo de Vries entdecken unabhängig voneinander Mendels Forschungsarbeiten.

1926
T. H. Morgan weist nach, dass die Gene jeweils in verbundenen Gruppen auf den Chromosomen lokalisiert sind.

1953
James Watson und Francis Crick entdecken, dass die DNA die Struktur einer Doppelhelix hat.

1973
Forscher erzeugen die ersten genetisch veränderten Bakterien.

1977
Nordamerikanische Wissenschaftler bringen erstmals Genmaterial aus menschlichen Zellen in Bakterien ein.

1982
In den USA wird Insulin zugelassen, das mithilfe von Gentechnik gewonnen wurde.

1990
Ein internationales Gremium ruft ein Forschungsprojekt zur Entschlüsselung des menschlichen Genoms ins Leben.

1997
Das Schaf Dolly ist das erste geklonte Säugetier.

2000
Das Humangenomprojekt und das Unternehmen Celera präsentieren das entschlüsselte Humangenom.

Der Rechner

Gregor Johann Mendel wurde 1822 im österreichischen Heinzendorf geboren und starb 1884 in der Stadt Brünn (heute Brno, Republik Tschechien). Er war Mönch des Augustinerordens und studierte an der Universität Wien drei Jahre lang Mathematik, Physik und Naturwissenschaften. Er nutzte seine fundierte wissenschaftliche Ausbildung und seine herausragende Intelligenz für eine Reihe von Forschungsexperimenten mit Erbsenpflanzen (Pisum sativum). Dabei untersuchte er verschiedene Merkmale wie das Aussehen von Blüten, Früchten, Stielen und Blättern. Neu an seiner Methode war, dass er seine Ergebnisse auch mathematisch auswertete. Seine Schlussfolgerungen legten die Grundlage für das heutige Wissen über die Vererbung.

ERBSEN Mendel leitete seine Thesen aus Untersuchungen an der Erbsenpflanze (Pisum sativum) ab.

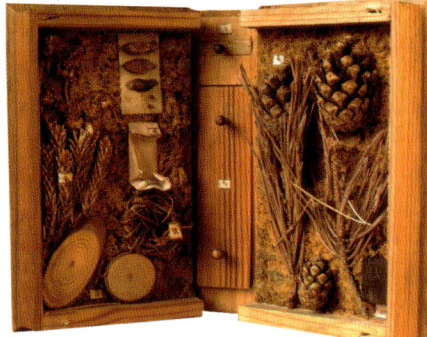

BOTANIK Dieser Kasten ist ein Herbarium zur Vermittlung botanischen Wissens. Mendel begeisterte sich für die Natur und legte solche Herbarien an, um verschiedene Pflanzenarten zu konservieren.

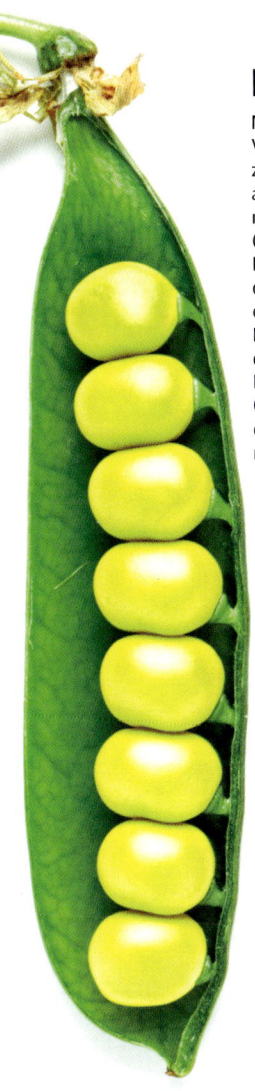

Einheitlichkeit

Mendels erstes Gesetz der Vererbung besagt: Kreuzt man zwei Eltern (P), die in Bezug auf ein rezessives oder dominantes Merkmal homozygot (reinrassig) sind, tritt dieses Merkmal bei allen Nachkommen der folgenden Generation (F1) einheitlich in Erscheinung. Die Nachkommen sind in Bezug auf dieses Merkmal reinrassig. Bei Erbsen wird die Samenfarbe Gelb dominant vererbt, Grün dagegen rezessiv. Die F1-Generation ist folglich gelb.

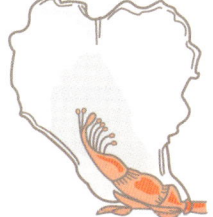

REINRASSIG

1 Mendel experimentierte mit Pflanzen, die in Bezug auf ein bestimmtes dominantes oder rezessives Gen homozygot (reinrassig) waren. Um die Selbstbestäubung zu unterbinden, deckte er sie ab oder schnitt die Staubgefäße aus den Blüten.

Merkmale und Allele

Das erste Gesetz leitete Mendel aus Ergebnissen der Kreuzungen von Pflanzen der F1-Generation ab. Aus dem Auftreten der Farbe Grün in der zweiten Generation (F2) schloss er, dass die Samenfarbe durch Varianten oder Allele bestimmt wird und dass Gelb die dominante, Grün hingegen die rezessive Farbe sein müsse.

Unabhängigkeit

Das zweite Mendelsche Gesetz besagt, dass die Allele verschiedener Merkmale unabhängig voneinander vererbt werden. Das lässt sich an den Ergebnissen von Experimenten ablesen, in denen Mendel die Vererbung zweier Merkmale studierte, beispielsweise „Farbe und Oberflächenbeschaffenheit". Er nahm an, dass die Allele für gelbe Farbe und glatte Oberfläche dominant seien, die Allele für grüne Farbe und runzlige Oberfläche dagegen rezessiv. Bei Kreuzung reinrassiger Pflanzen mit beiden Merkmalen erhielt er eine F1-Generation, die nur die dominanten Merkmale zeigte. Durch Selbstbestäubung innerhalb der F1-Generation entstand die F2-Generation mit Individuen im konstanten Verhältnis 9:3:3:1. Damit war die unabhängige Vererbung der Allele bewiesen.

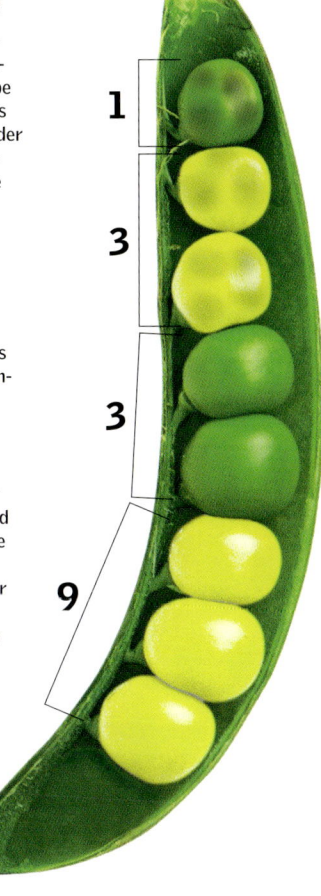

1

3

3

9

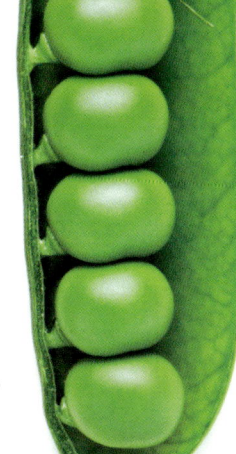

Gelb

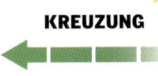
KREUZUNG

F₁

ERGIBT DIE ERSTE FOLGEGENERATION

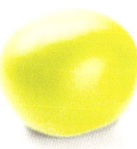
Gelb

SELBSTBESTÄUBUNG

F₂

ERGIBT DIE ZWEITE FOLGEGENERATION

Grün

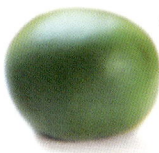
Gelb

BESTÄUBUNG VON HAND

2 Nachdem er die Selbstbestäubung unterbunden hatte, übertrug Mendel Pollen von einer homozygot dominanten Pflanze auf die Narbe einer homozygot rezessiven und umgekehrt. Neben der Farbe untersuchte er auch Merkmale wie die Stängellänge, das Aussehen der Samen und die Blütenfarbe.

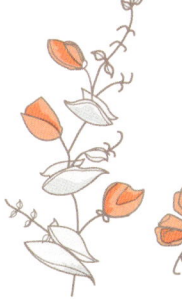

HOHER STÄNGEL   **KURZER STÄNGEL**

Gelb: 3
Grün: 1

Durch Kreuzung oder Selbstbestäubung der Pflanzen der F1-Generation entstehen die F2-Individuen mit gelben und grünen Samen im Verhältnis 3:1. Daraus lässt sich auch folgern, dass die Pflanzen der F1-Generation heterozygot sind.

GRÜN Der Anteil grüner Samen ist geringer als der Anteil gelber.

1

3

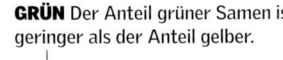

FRUCHTBARE ARBEIT

3 Die Pflanzen bildeten Samen in verschiedenen Farben. Durch Versuche mit Hunderten von Pflanzen konnte Mendel eine Fülle von Daten sammeln. Er notierte sie in Tabellen und führte Wahrscheinlichkeitsberechnungen durch. Dadurch konnte er aus seinen Beobachtungen Gesetzmäßigkeiten ableiten, die wir heute als Mendelsche Regeln kennen.

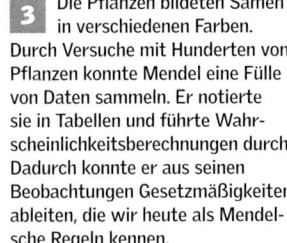

Familienähnlichkeiten

Das Kind hat die Augenfarbe von der Mutter, aber die Haarfarbe vom Vater, die Nase vom Groß-vater und den Mund von der Großmutter. Solche und andere Kombinationen sind das Ergebnis der Vererbung. Die Gene des Vaters gehen mit denen in der mütterlichen Eizelle Verbindungen ein. Dabei entsteht eine neue Zelle, aus der ein Mensch heranwächst. Durch die Zellteilung während des Wachstums des Fötus im Mutterleib vervielfältigen sich die Gene und die domi-nanten überlagern die rezessiven. Zwillinge sind sich deshalb so ähnlich, weil sie die gleichen Gene haben.

MODELL-DNA

2 Die Basen

Sie bilden die Leitersprossen zwischen zwei DNA-Ketten. Adenin bindet sich immer an Thymin, Guanin geht nur mit Cytosin eine Verbindung ein.

GUANIN (G)

ADENIN (A)

THYMIN (T)

CYTOSIN (C)

Phosphatgruppe

Die Gene

Bis auf wenige Ausnahmen wie rote Blutkörperchen haben alle menschlichen Zellen einen Zellkern. Darin befinden sich die Chromosomen mit den Genen. Jeder mensch-liche Zellkern enthält 46 Chromosomen mit der Erbinformation des Individuums. Jedes Gen enthält die Information, die für ein bestimmtes Merkmal benötigt wird, z. B. die Haarfarbe. Jeder Mensch hat einen einzigartigen geneti-schen Code. Die Gene bestimmen nicht nur das Aussehen, sondern auch Wachstum und Körperfunktionen.

ANWEISUNGEN
Die Abfolge der Nukleotidbasen (Adenin, Cytosin, Guanin und Thymian) bestimmt den gene-tischen Code, der übermittelt wird.

ANDOCKENDER DNA-STRANG

AUFBAU DER DNA
Das DNA-Molekül besteht aus zwei Strängen, die spiralförmig umeinander gedreht sind (Doppelhelix). Die Verbindung zwischen den Strängen bilden vier Arten von Nukleotidbasen, die sich stets in denselben Kombinationen zu-sammenschließen und die Zelltätigkeit steuern.

1 DNA-Ketten

Jede Kette besteht aus einer Abfolge von Nukleotiden. Jedes Nukleotid besteht aus einer Phosphatgruppe, einem Zucker und einer Stickstoff-base.

25 000

GENE ENTHÄLT DER KERN JEDER ZELLE IM MENSCHLICHEN KÖRPER.

Eineiige und zweieiige Zwillinge

Man schätzt, dass bei jeder siebzigsten Geburt Zwillinge zur Welt kommen. Eineiige Zwillinge sind aus einer befruch-teten Eizelle entstanden, sie haben dieselbe DNA. Sie sehen sich sehr ähnlich und haben dasselbe Geschlecht. Manchmal werden sie auch über eine Plazenta ernährt. Zweieiige Zwillinge sind aus zwei Eizellen herangewachsen, die von zwei verschiedenen Spermien befruchtet wurden. Sie sind zwar Zwil-linge, aber ihre Gene unterscheiden sich.

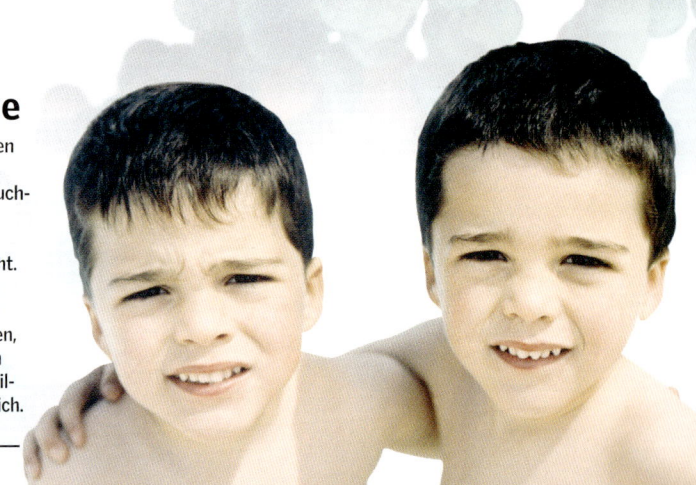

Chromosomen

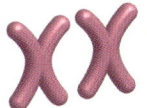 Sie sehen aus wie lange, dünne Fäden, die ein X bilden. In ihnen ist die DNA mit der Erbinformation gespeichert. Ihre spezielle Form ermöglicht die Weitergabe der Gene an die nächste Generation. Jede Zelle enthält 46 Chromosomen, die zu 23 Paaren angeordnet werden. Bei der Bildung von Keimzellen teilt sich eine Zelle zweimal, sodass Tochterzellen mit 23 Chromosomen entstehen. Verschmelzen zwei dieser Keimzellen bei der Befruchtung, entsteht wieder eine Zelle mit 46 Chromosomen. Aus dieser kann ein neuer Mensch heranwachsen.

FRAU
Der normale Karyotyp einer Frau ist 46, XX.

MANN
Der normale Karyotyp eines Mannes ist 46, XY.

3 Doppelhelix

Die Doppelhelix-Struktur der DNA entsteht durch die Verbindung von zwei Strängen.

4 Die Chromosomen

Die Zygote (befruchtete Eizelle) hat einen Kern mit 46 Chromosomen. Während des Wachstums im Uterus sorgen die Gene für die Bildung der Organe des Kindes. Sie bestimmen auch sein Geschlecht und seinen Körperbau.

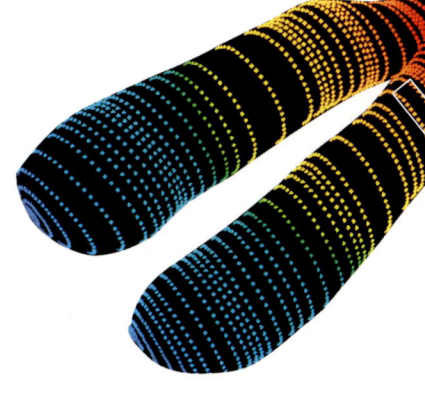

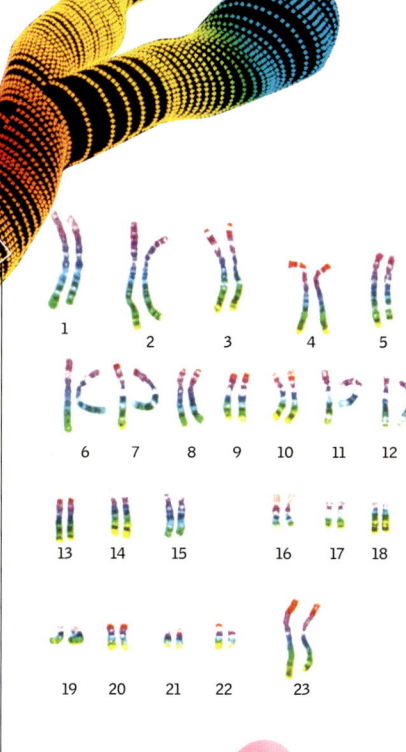

23 CHROMOSOMENPAARE

Sie werden anhand ihrer Größe geordnet. Das längste Paar ist Chromosom 1, das nächstkleinere Chromosom 2 und so weiter bis zum letzten, dem Geschlechtschromosomenpaar, entweder ein XX- (bei Frauen) oder XY-Chromosom (bei Männern). Auf diese Weise lassen sich die Gene auf jedem Chromosom lokalisieren und untersuchen.

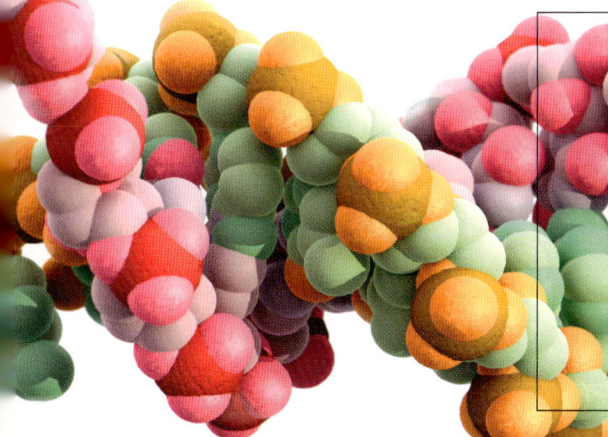

AUFBAU DER DNA

Ähnlichkeiten

Beim Vergleich der Embryos verschiedener Wirbeltiere fallen Ähnlichkeiten auf. Sie weisen darauf hin, dass alle Wirbeltiere einen gemeinsamen Vorfahren haben. Die Entwicklung der Körperteile wird bei allen von sehr ähnlichen Genen gesteuert. Morphologisch besitzen alle Embryos einen segmentierten Schwanz, ein Herz mit zwei Kammern und Kiemenspalten. Während bei Fischen die Kiemen erhalten bleiben, entwickeln sich die Spalten bei anderen Gruppen (Amphibien, Vögel, Säugetiere) zum Gehörgang und zur eustachischen Röhre (siehe S. 179). Obwohl alle Arten unterschiedlich aussehen, scheinen einige Entwicklungsstadien bei allen gleich angelegt zu sein.

ENTWICKLUNG DES EMBRYOS

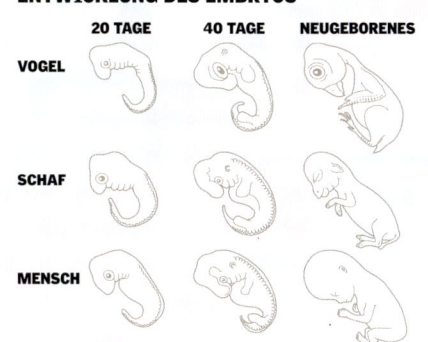

	20 TAGE	40 TAGE	NEUGEBORENES
VOGEL			
SCHAF			
MENSCH			

Babys auf Bestellung

Die Genetik wird auch genutzt, um die Gene einer befruchteten Eizelle zu untersuchen. So werden bei einer künstlichen Befruchtung Eizellen der Mutter im Labor mit Spermien vom Vater befruchtet und genetisch untersucht. Dann werden zwei oder drei gesunde Eizellen ausgewählt und in den Uterus der Mutter eingesetzt. Wenn Vater oder Mutter an einer genetischen Störung leiden, könnten sie durch eine Untersuchung vor der Implantation feststellen lassen, ob kein Gendefekt vorliegt. Die umstrittene Methode eignet sich zum Vermeiden von Erbkrankheiten, aber auch zum Bestimmen des Geschlechts des Babys.

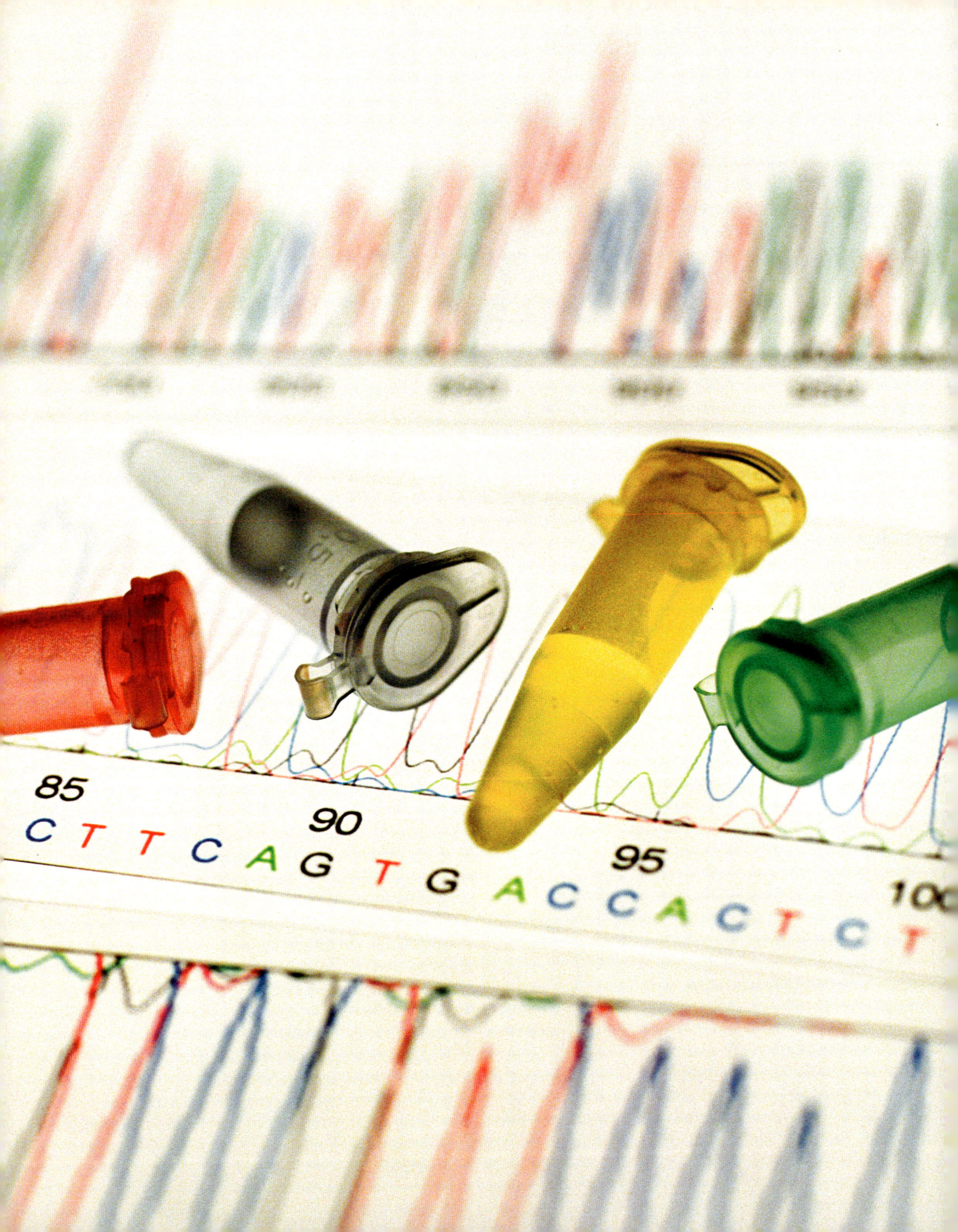

85
C T T C A G T G A C C A C T C T
90   95   100

Das Zeitalter der Genetik

Die DNA-Analyse wird heute auch zum Vorhersehen und Erkennen von vererbbaren Krankheiten genutzt. Die DNA-Sequenz jedes Menschen ist ebenso einzigartig wie sein Fingerabdruck. In diesem Kapitel erfahren Sie auch Interessantes über genetische Eingriffe bei Pflanzen und Tieren, die neuesten Fortschritte der Medizin durch moderne Genforschung sowie über künftige Möglichkeiten des Einsatzes von Stammzellen. Experten zufolge könnten diese genutzt werden, um geschädigte Organe oder Gewebe zu regenerieren. Auch der Austausch defekter Gene durch gesunde kann in der Zukunft Heilungschancen für schwere Krankheiten bieten.

DNA-ANALYSE (gegenüber)
Die DNA-Analyse ist ein nahezu unfehlbares Beweismittel, das beispielsweise zur Täter-Identifikation bei Morden oder Vergewaltigungen sowie für Vaterschaftsnachweise genutzt wird.

Genom in Sicht!

Zu den bedeutendsten wissenschaftlichen Errungenschaften unserer Zeit gehört die Entschlüsselung des menschlichen Genoms – also der vollständigen Erbinformation, die in der DNA in den menschlichen Chromosomen codiert ist. In weniger als 20 Jahren ist es Wissenschaftlern mithilfe klassischer Forschungsmethoden und moderner Computertechnologie gelungen, alle Gene zu lokalisieren – darunter auch Gene, die Augenfarbe, Haartyp, Blutgruppe und das Geschlecht eines Menschen bestimmen.

MENSCH
30 000
Gene

Genetisches Lexikon

In den 46 Chromosomen des Menschen und der mitochondrialen DNA ist die gesamte genetische Information einer Person enthalten. Es ist aus verschiedenen Gründen sinnvoll, die Position und Funktion jeder Gruppe von Genen zu kennen. So lässt sich beispielsweise feststellen, ob eine Krankheit durch einen Defekt an einem Gen oder einer Gruppe von Genen verursacht wird, und eventuell ist eine Heilung durch Gentherapie möglich. Außerdem können wir mögliche Wechselwirkungen zwischen benachbarten Genen und deren Auswirkungen besser verstehen. Die Erforschung des menschlichen Genoms kann auch Antworten auf Fragen der Evolution unserer Art geben.

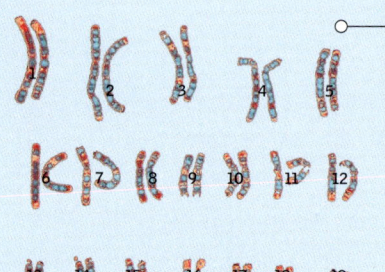
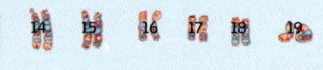
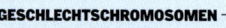
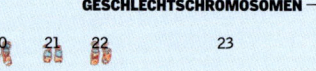

GESCHLECHTSCHROMOSOMEN

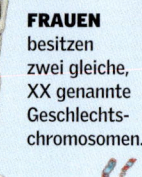

AUTOSOMEN
Jeder Mensch besitzt 22 Chromosomenpaare plus 1 Paar Geschlechtschromosomen.

FRAUEN
besitzen zwei gleiche, XX genannte Geschlechtschromosomen.

MÄNNER
besitzen ein Paar aus verschiedenen Geschlechtschromosomen: X und Y.

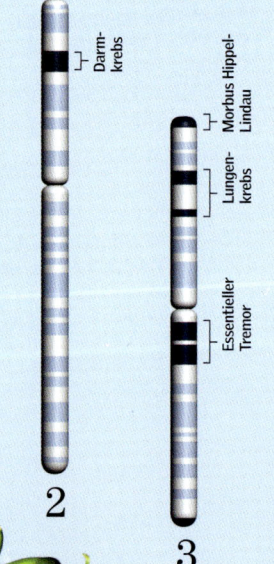

1 — Alzheimersche Krankheit, Morbus Gaucher

2 — Darmkrebs

3 — Morbus Hippel-Lindau, Lungenkrebs, Essentieller Tremor

4 — Parkinsonsche Krankheit

5 — Steroid-Salpha-Reduktase, Dystrophische Asthma Dysplasie

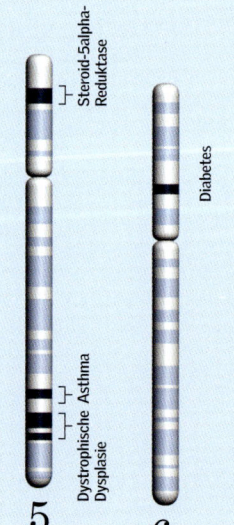

6 — Diabetes

7 — Diabetes, Sprachentwicklung, Übergewicht

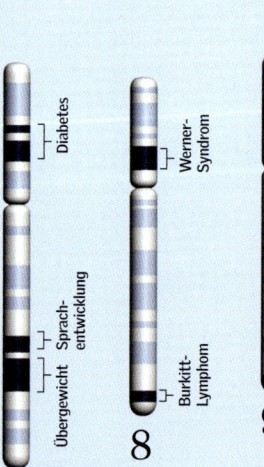

8 — Werner-Syndrom, Burkitt-Lymphom

9 — Bösartiges Melanom, Blutgruppe

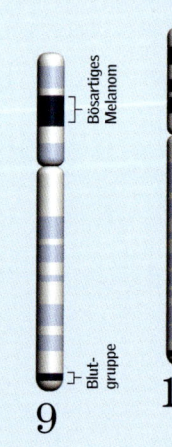

10 — Refsum-Syndrom, Optikus-atrophie

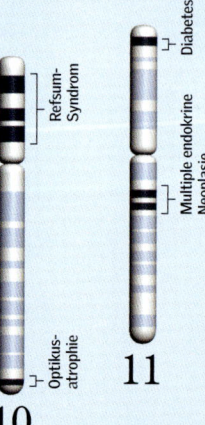

11 — Diabetes, Multiple endokrine Neoplasie

12 — Zellweger-Syndrom

1900

Gregor Mendels Thesen werden von Tschermak, De Vries und Correns wiederentdeckt und bestätigt.

1911

T.H. Morgan stellt Chromosomen-Forschungen an der **Fruchtfliege** Drosophila melanogaster an.

1953

James Watson und Francis Crick präsentieren das erste Modell der DNA.

1955

Es wird entdeckt, dass der Mensch **46 Chromosomen** besitzt.

1968

Erste Beschreibung eines **Restriktionsenzyms**.

1974

John Gurdon verwendet Kerne von Körperzellen zum **Klonen** von Amphibienlarven.

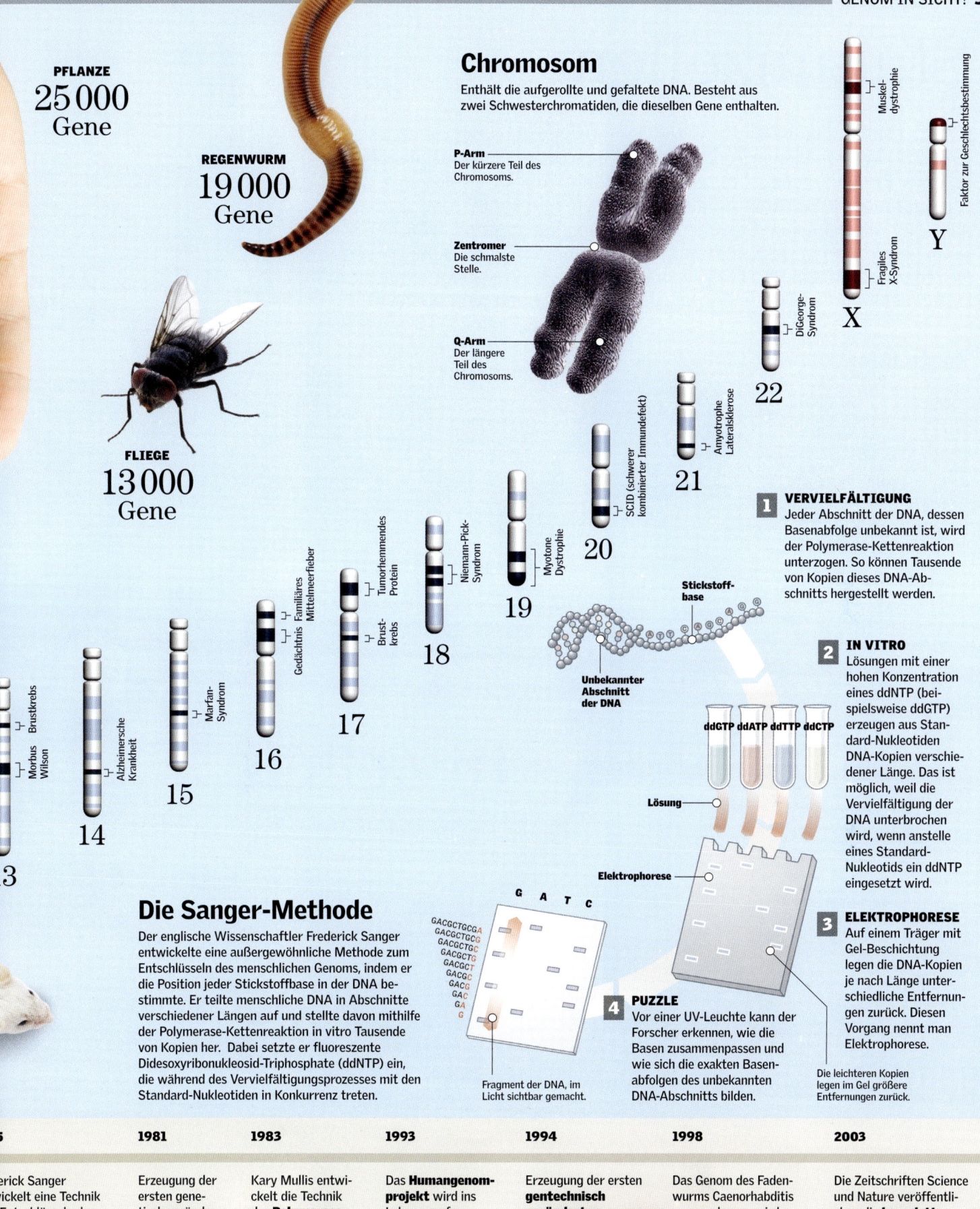

PFLANZE
25 000
Gene

REGENWURM
19 000
Gene

FLIEGE
13 000
Gene

Chromosom

Enthält die aufgerollte und gefaltete DNA. Besteht aus zwei Schwesterchromatiden, die dieselben Gene enthalten.

P-Arm
Der kürzere Teil des Chromosoms.

Zentromer
Die schmalste Stelle.

Q-Arm
Der längere Teil des Chromosoms.

Muskeldystrophie

Faktor zur Geschlechtsbestimmung

Fragiles X-Syndrom

X

Y

DiGeorge-Syndrom

22

Amyotrophe Lateralsklerose

21

SCID (schwerer kombinierter Immundefekt)

20

Myotone Dystrophie

19

Niemann-Pick-Syndrom

18

Tumorhemmendes Protein

Brustkrebs

17

Familiäres Mittelmeerfieber

Gedächtnis

16

Marfan-Syndrom

15

Alzheimersche Krankheit

14

Brustkrebs

Morbus Wilson

13

Stickstoffbase

Unbekannter Abschnitt der DNA

1 **VERVIELFÄLTIGUNG**
Jeder Abschnitt der DNA, dessen Basenabfolge unbekannt ist, wird der Polymerase-Kettenreaktion unterzogen. So können Tausende von Kopien dieses DNA-Abschnitts hergestellt werden.

2 **IN VITRO**
Lösungen mit einer hohen Konzentration eines ddNTP (beispielsweise ddGTP) erzeugen aus Standard-Nukleotiden DNA-Kopien verschiedener Länge. Das ist möglich, weil die Vervielfältigung der DNA unterbrochen wird, wenn anstelle eines Standard-Nukleotids ein ddNTP eingesetzt wird.

ddGTP ddATP ddTTP ddCTP

Lösung

Elektrophorese

3 **ELEKTROPHORESE**
Auf einem Träger mit Gel-Beschichtung legen die DNA-Kopien je nach Länge unterschiedliche Entfernungen zurück. Diesen Vorgang nennt man Elektrophorese.

Die leichteren Kopien legen im Gel größere Entfernungen zurück.

Die Sanger-Methode

Der englische Wissenschaftler Frederick Sanger entwickelte eine außergewöhnliche Methode zum Entschlüsseln des menschlichen Genoms, indem er die Position jeder Stickstoffbase in der DNA bestimmte. Er teilte menschliche DNA in Abschnitte verschiedener Längen auf und stellte davon mithilfe der Polymerase-Kettenreaktion in vitro Tausende von Kopien her. Dabei setzte er fluoreszente Didesoxyribonukleosid-Triphosphate (ddNTP) ein, die während des Vervielfältigungsprozesses mit den Standard-Nukleotiden in Konkurrenz treten.

G A T C

GACGCTGCGA
GACGCTGCG
GACGCTGC
GACGCTG
GACGCT
GACGC
GACG
GAC
GA
G

Fragment der DNA, im Licht sichtbar gemacht.

4 **PUZZLE**
Vor einer UV-Leuchte kann der Forscher erkennen, wie die Basen zusammenpassen und wie sich die exakten Basenabfolgen des unbekannten DNA-Abschnitts bilden.

'5

Frederick Sanger entwickelt eine Technik zum Entschlüsseln der Basen-Abfolge in der DNA.

1981

Erzeugung der ersten genetisch veränderten **Mäuse** und **Insekten**.

1983

Kary Mullis entwickelt die Technik der **Polymerase-Kettenreaktion**.

1993

Das **Humangenomprojekt** wird ins Leben gerufen.

1994

Erzeugung der ersten **gentechnisch veränderten Tomate**.

1998

Das Genom des Fadenwurms Caenorhabditis elegans wird entschlüsselt.

2003

Die Zeitschriften Science und Nature veröffentlichen die **komplette Abfolge des menschlichen Genoms**.

Stammzellen

Die Überlegung ist einfach: Wenn ein Organismus mit mehr als 200 verschiedenen Zelltypen aus einer Gruppe unspezialisierter Embryo-Zellen entstehen kann, dann müsste es durch Manipulation dieser ursprünglichen Zellen (Stammzellen) möglich sein, alle menschlichen Gewebe zu erzeugen und sogar Autotransplantationen bei geringem Risiko durchzuführen. Solche Möglichkeiten werden zwar von Forschern in aller Welt untersucht, aber die Ergebnisse sind von der medizinischen Realität noch weit entfernt.

EMBRYO-ZELLEN
Das Foto zeigt ein Nadelöhr mit einem Embryo, der nur aus Stammzellen besteht. die Zellspezialisierung hat noch nicht begonnen.

Zellteilung

Alle Zellen höherer Lebewesen teilen und vermehren sich durch die Mitose. Davon ausgenommen sind nur die Keimzellen. Bei der Mitose teilt sich eine Zelle, und es entstehen zwei identische Zellen. Um das zu ermöglichen, muss zuerst das genetische Material im Zellkern verdoppelt werden. Die Duplikate rücken langsam auseinander, bis die Zelle sich teilt. Eine Zelle eines Erwachsenen teilt sich etwa 20-mal, bevor sie abstirbt. Eine Stammzelle kann sich unendlich oft teilen.

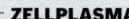

ZELLPLASMA

STAMM-ZELLEN

ZELLKERN
Enthält die DNA, die vor der Teilung dupliziert wird.

② Vervielfältigung

Die gewonnenen Stammzellen werden in vitro unter speziellen Bedingungen kultiviert. Dabei ist es üblich, ein Substrat aus bestrahlten Zellen zu verwenden, die nicht um Platz konkurrieren. Später müssen sie in Intervallen von sieben Tagen getrennt werden, damit sie nicht absterben und weiter vermehrt werden können.

16 Zellen

IST DIE OBERGRENZE FÜR ZELLKULTUREN. SO SOLL GEWÄHRLEISTET WERDEN, DASS KEIN MENSCHLICHER EMBRYO ENTSTEHT. DIE GENAUE ZAHL IST UMSTRITTEN.

① Gewinnung

Weil sich die Stammzellen direkt nach der Befruchtung bilden, sind sie in großer Zahl in der Plazenta und vor allem in der Nabelschnur enthalten. Forscher entnehmen sie nach der Geburt eines Kindes aus der Nabelschnur. Es ist auch möglich, die Nabelschnur einzufrieren, um die Stammzellen später zu gewinnen.

NABELSCHNUR
Enthält zahlreiche Stammzellen, die noch nicht spezialisiert sind.

STAMMZELLE

MITOSE
Die Zellen vervielfältigen sich aufgrund ihrer genetischen Programmierung.

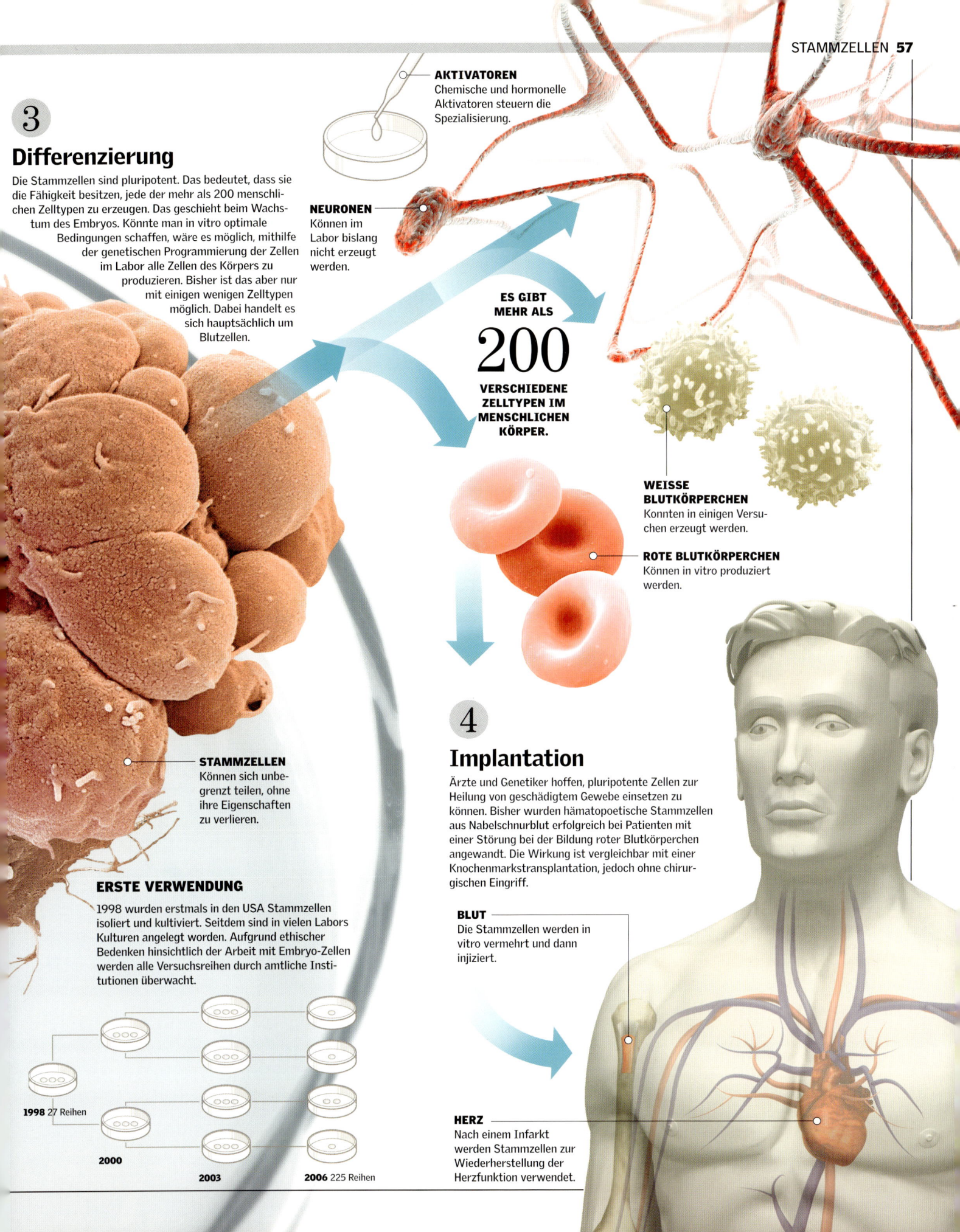

3

Differenzierung

Die Stammzellen sind pluripotent. Das bedeutet, dass sie die Fähigkeit besitzen, jede der mehr als 200 menschlichen Zelltypen zu erzeugen. Das geschieht beim Wachstum des Embryos. Könnte man in vitro optimale Bedingungen schaffen, wäre es möglich, mithilfe der genetischen Programmierung der Zellen im Labor alle Zellen des Körpers zu produzieren. Bisher ist das aber nur mit einigen wenigen Zelltypen möglich. Dabei handelt es sich hauptsächlich um Blutzellen.

AKTIVATOREN
Chemische und hormonelle Aktivatoren steuern die Spezialisierung.

NEURONEN
Können im Labor bislang nicht erzeugt werden.

ES GIBT MEHR ALS
200
VERSCHIEDENE ZELLTYPEN IM MENSCHLICHEN KÖRPER.

WEISSE BLUTKÖRPERCHEN
Konnten in einigen Versuchen erzeugt werden.

ROTE BLUTKÖRPERCHEN
Können in vitro produziert werden.

STAMMZELLEN
Können sich unbegrenzt teilen, ohne ihre Eigenschaften zu verlieren.

ERSTE VERWENDUNG

1998 wurden erstmals in den USA Stammzellen isoliert und kultiviert. Seitdem sind in vielen Labors Kulturen angelegt worden. Aufgrund ethischer Bedenken hinsichtlich der Arbeit mit Embryo-Zellen werden alle Versuchsreihen durch amtliche Institutionen überwacht.

1998 27 Reihen

2000

2003

2006 225 Reihen

4

Implantation

Ärzte und Genetiker hoffen, pluripotente Zellen zur Heilung von geschädigtem Gewebe einsetzen zu können. Bisher wurden hämatopoetische Stammzellen aus Nabelschnurblut erfolgreich bei Patienten mit einer Störung bei der Bildung roter Blutkörperchen angewandt. Die Wirkung ist vergleichbar mit einer Knochenmarkstransplantation, jedoch ohne chirurgischen Eingriff.

BLUT
Die Stammzellen werden in vitro vermehrt und dann injiziert.

HERZ
Nach einem Infarkt werden Stammzellen zur Wiederherstellung der Herzfunktion verwendet.

Gentherapie

Die Gentherapie ist eine der neuesten Entwicklungen in der Medizin. Sie ermöglicht den Einsatz von genetischem Material zur Behebung von Schäden an einem oder mehreren Genen, die Krankheiten verursachen können. Zur Behandlung des menschlichen Organismus wurden verschiedene Verfahren entwickelt, die sich aber größtenteils noch im Forschungsstadium befinden. Das Problem genetisch bedingter Krankheiten besteht darin, dass bei der Behandlung Zellen des betroffenen Organs verändert werden müssen. Um alle betroffenen Zellen zu erreichen, sind aufwendige Verfahren erforderlich. Dazu können Viren eingesetzt werden, die normalerweise Krankheiten verursachen würden.

Heilbare Krankheiten

Krankheiten mit genetischem Ursprung sind schwierig zu behandeln, weil ein Fehler in der Gen-Codierung vorliegt und alle Zellen des Organismus betroffen sind. Mukoviszidose und Muskeldystrophie des Typs Duchenne werden beispielsweise durch einen Defekt an einem einzigen Gen verursacht und könnten mit Gentherapien behandelt werden. Auch Möglichkeiten zur Behandlung von Krebs und AIDS werden erforscht. Noch befinden sich die Techniken der Gentherapie im Entwicklungsstadium. Langfristig könnten Sie zur Heilung verschiedener genetisch bedingter Krankheiten genutzt werden.

HERPESVIRUS
Das Herpesvirus ist ein zwanzigflächiges Virus, dessen DNA-Sequenz verändert werden muss, damit es keine Krankheit verursacht. Es wird in der Gentherapie häufig verwendet.

3

Ersatz

Das veränderte Adenovirus wird in eine Zellkultur eingebracht, um diese zu infizieren. Es dringt in die Zellen ein, vermehrt sich im Zellplasma und kopiert dabei seine DNA – einschließlich der Sequenz, die zur Reparatur der geschädigten Zelle benötigt wird.

ADENOVIRUS
Seine genetische Struktur wird verändert, damit es die einzubringende Sequenz tragen kann.

BETROFFENE ZELLE

KERNPORE

DNA
Enthält die Sequenz zur Reparatur des betroffenen Gens.

MODIFIZIERTE DNA

ZELLKERN

DNA-TRANSKRIPTION

1 Erkennung

Zuerst muss die DNA-Sequenz des geschädigten Gens identifiziert werden. Dann wird die korrekte Sequenz isoliert und vervielfältigt, um eine ausreichende Menge zur Veränderung des Organismus zu erhalten. Weil monogenetische Krankheiten meist die Funktion eines Organs betreffen, muss eine große Anzahl von Zellen behandelt werden. Mittels einer speziellen Technik erfolgt die Einbringung der veränderten DNA in die Zellen.

2 Transportmittel

Ein Adenovirus hat keine herkömmliche Zellwand aus Lipiden, sondern seine doppelsträngige DNA befindet sich in einer zwanzigflächigen Kapsel aus Proteinen. Es verursacht verschiedene leichte Erkrankungen der Atemwege. Wenn es so verändert wird, dass es keine Krankheiten auslöst, kann es zum Transport modifizierter DNA verwendet werden. Es hat zwar nur eine begrenzte Kapazität, aber die Wirksamkeit ist sehr hoch.

1 Beschädigtes Gen, das modifiziert werden soll.

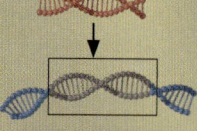

2 Eingefügtes, gesundes Gen.

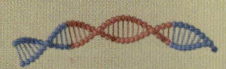

4
Synthese

Die infizierten Kulturzellen verfügen über die neue genetische Information und können nun den Stoff, dessen Fehlen die Störung verursachte, selbst produzieren. Meist handelt es sich um Proteine, die nicht erzeugt werden, wenn das dafür zuständige Gen geschädigt ist. Wenn sich die Zellen teilen und das betroffene Gen transkribiert wird, kann die Synthese des zuvor fehlenden Proteins stattfinden.

MODIFIZIERTE DNA

NEUE GESUNDE ZELLE

NEUE GESUNDE ZELLE

PROTEIN
Es kann beträchtliche gesundheitliche Auswirkungen haben, wenn aufgrund eines genetischen Defekts ein bestimmtes Protein fehlt.

Verhältnis

ES IST WICHTIG, DASS DIE ANGENOMMENE ZAHL DER ZU REPARIERENDEN ZELLEN UND DIE ZAHL DER ZUR BEHANDLUNG EINGESETZTEN VIREN IM RICHTIGEN VERHÄLTNIS STEHEN.

MODIFIZIERTE DNA

Kilobase

MASSEINHEIT FÜR DNA UND RNA ZU JE TAUSEND BASEN. DAS AUFNAHMEVERMÖGEN EINES VIRUS ENTSPRICHT DURCHSCHNITTLICH ETWA 5 KILOBASEN.

GENTHERAPIE OHNE VIREN
Dabei kommen meist physikalische Verfahren zum Einsatz, beispielsweise Elektrizität. Ihr Vorteil besteht darin, dass große Mengen von Material in vitro gewonnen werden können, weil die Transferkapazität nicht durch die Anzahl der Basen begrenzt wird, die ein Virus aufnehmen kann. Allerdings sind diese Verfahren nicht wirkungsvoll genug, um Zielzellen im Organismus zu erreichen. Die wichtigsten Verfahren sind die Mikroinjektion, die Kalziumphosphat-Präzipitation und die Elektroporation (Verwendung eines elektrischen Feldes zur Vergrößerung der Durchlässigkeit der Zellmembran).

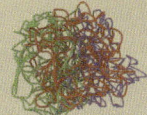

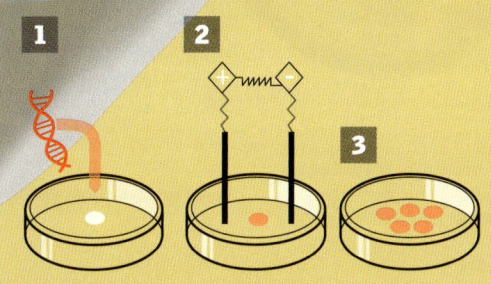

Gentechnik

Die Gentechnik setzt verschiedene Verfahren ein, um DNA zu verändern und auf Organismen zu übertragen. Sie ermöglicht die Verbesserung von Eigenschaften bei Tier- und Pflanzenarten, die Reparatur beschädigter Gene und die Produktion vieler nützlicher Moleküle. So werden beispielsweise manche Mikroorganismen genetisch verändert, sodass sie menschliche Proteine erzeugen können – lebenswichtig für Menschen mit einer gestörten Proteinproduktion.

Gentechnik

Bei der Gentechnik wird die DNA verschiedener Organismen miteinander kombiniert. So kann ein Plasmid, eine meist ringförmige DNA, verwendet werden, um einen bekannten Teil der menschlichen DNA in die DNA eines Bakteriums einzuschleusen. Das Bakterium überträgt diese neue DNA dann auf seine Chromosomen. Bei der Transkription seiner eigenen DNA wird dann auch diese neue DNA transkribiert, und das Bakterium produziert neben seinen eigenen Proteinen auch die fremden – beispielsweise menschliches Insulin.

① Gewinnung

DNA wird aus einer menschlichen Zelle entnommen, um das Gen zu gewinnen, in dem die Produktion von Insulin codiert ist. Mit Restriktionsenzymen, die Anfang und Ende des fraglichen Gens erkennen, wird die DNA aufgespalten. Dieselben Enzyme spalten das Plasmid des Bakteriums auf. So entstehen zwei DNA-Fragmente mit unregelmäßigen, zusammenpassenden Enden.

INSULIN-GEN
Die DNA-Sequenzen für die Produktion von Insulin werden separat in verschiedene Plasmide eingebracht.

② Verbindung

Die Fragmente menschlicher und bakterieller DNA verbinden sich an ihren freien Enden und bilden ein neu zusammengesetztes Plasmid. Dieses enthält das Gen für menschliches Insulin.

NEU ZUSAMMENGESETZTES PLASMID MIT MENSCHLICHER DNA

③ Insertion

Eine Kultur von Rezeptor-Bakterien, die keine Krankheiten auslösen, wird in eine Lösung eingebracht, die das neue Plasmid enthält. Durch chemische und elektrische Reize wird dann die Aufnahme des Plasmids mit dem Insulin-Gen ausgelöst.

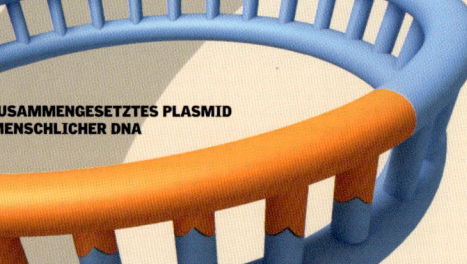

REKOMBINANTE DNA
Das neue Plasmid wird ins Rezeptor-Bakterium eingebracht.

ZUSÄTZLICHE DNA
Plasmiden können außerhalb des Chromosoms bis zu 250 000 Stickstoffbasen enthalten.

RUNDES CHROMOSOM

BAKTERIELLES PLASMID

BAKTERIEN
Escherichia coli enthält Plasmide (DNA-Moleküle, die nicht in der Chromosomen-DNA gebunden sind).

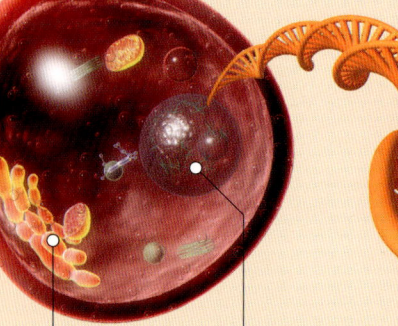

ZELLKERN

MENSCHLICHE ZELLE
Im Kern jeder Körperzelle befinden sich die Gene als Träger der Erbinformation.

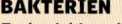

BAKTERIELLES PLASMID

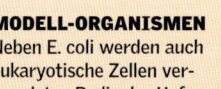

MODELL-ORGANISMEN
Neben E. coli werden auch eukaryotische Zellen verwendet, z. B. die der Hefe.

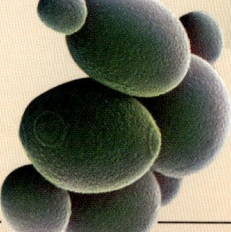

10 Stunden

DAUERT ES, BIS SICH DIE BAKTERIENZAHL IN EINER KULTUR VERDOPPELT HAT.

EINBRINGEN INS CHROMOSOM
Das neu zusammengesetzte Plasmid wird ins Chromosom des Bakteriums eingebracht.

4

Vermehrung

In Fermentationsbehältern mit Wasser und Nährstoffen vermehren sich die Bakterien ständig. Unter diesen Bedingungen transkribieren die genetisch veränderten Bakterien die Information in ihren Chromosomen und produzieren Proteine. Weil auch die Information aus der eingebrachten menschlichen DNA ausgelesen wird, produzieren die Bakterien Insulin.

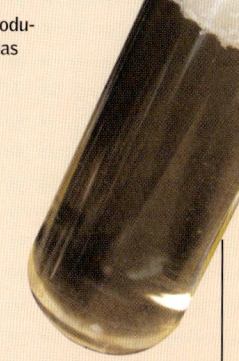

BAKTERIEN
Sie vermehren sich exponentiell und produzieren von nun an das Hormon Insulin.

NEUES INSULIN
Die Transkription der menschlichen DNA sorgt für die Bildung von menschlichem Insulin.

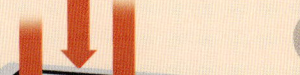

HOHER DRUCK

DÜNNE RÖHRE

5

Reinigung

Die Kultur wird mit hohem Druck durch dünne Röhren gepumpt. Dabei werden die Bakterien zerstört. Die Lösung enthält einen hohen Anteil von Insulin, das von den anderen Proteinen in der Lösung getrennt werden muss.

ZELLRESTE

INSULIN

Erster Einsatz

INSULIN WAR DAS ERSTE GENTECHNISCH PRODUZIERTE PROTEIN. 1982 WURDE ES FÜR DIE BEHANDLUNG VON MENSCHEN ZUGELASSEN.

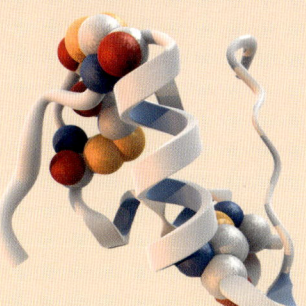

DAS PROTEIN INSULIN

ZENTRIFUGAL-KRAFT
Zentrifugalkraft beschleunigt die Abscheidung.

REAGENZGLÄSER

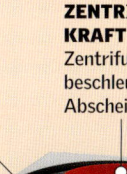

6

Zentrifugation

In Zentrifugen werden die verschiedenen Bestandteile der Lösung von den Überresten der Bakterien und dem menschlichen Insulin getrennt. So werden die Proteine als Feststoff aus der ursprünglichen Lösung gewonnen.

VOR DER ZENTRIFUGATION

NACH DER ZENTRIFUGATION

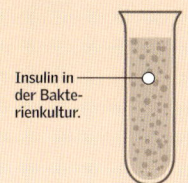

Insulin in der Bakterienkultur.

Abgeschiedenes Material mit bakteriellen Überresten.

Insulin-Bodensatz.

DEKANTATION
Durch Einsatz von Zentrifugen lässt sich die feste Substanz schneller abscheiden.

7

Medikament

Das gewonnene menschliche Insulin wird chemisch behandelt, um ein stabiles und keimfreies Produkt zu gewinnen, das zur Behandlung von Diabetes injiziert werden kann.

Rekombinante Antibiotika und Impfstoffe

WERDEN EBENFALLS MIT GENTECHNISCHEN METHODEN HERGESTELLT.

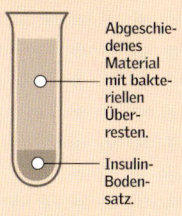

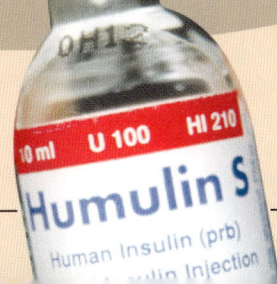

Beweismittel DNA

S eit Sir Alec Jeffreys das DNA-Profil als Mittel zur Identifizierung von Personen erkannt hat, ist die DNA-Analyse zu einem wichtigen Hilfsmittel der Kriminalistik geworden. Weil die DNA so individuell wie ein Fingerabdruck ist, kann aufgrund von Spuren am Tatort (Haare, Sperma, Blut) ein Täter zweifelsfrei identifiziert werden. Auch zur Klärung von Verwandtschaftsverhältnissen werden DNA-Proben verwendet.

1 Sammlung von Spuren

Die DNA einer Person lässt sich in allen Körperflüssigkeiten (Urin, Blut, Sperma, Speichel) sowie in Partikeln oder Zellen von Gewebe, Haut und Haaren nachweisen. Solche Spuren, die als DNA-Proben dienen können, bleiben meist am Tatort zurück.

Zur DNA-Analyse sind nur sehr geringe Mengen erforderlich, beispielsweise nur ein kleiner Teil eines Blutstropfens.

Alle Spuren werden in separate Plastikbeutel verpackt, versiegelt und beschriftet, um Verfälschungen zu vermeiden.

TUPFER
Für Speichelproben. Wird zur Isolierung der DNA in ein spezielles Lösemittel getaucht.

FAKTOREN, DIE DNA VERÄNDERN

Durch Feuchtigkeit zerfallen DNA-Proben schneller.

Hitze ist besonders zerstörerisch.

2 Isolierung der DNA

HAARWURZELN
Die DNA aus einer Haarwurzel ist relativ leicht zu isolieren.

1 AUFLÖSUNG DES HAARS
Das Haar wird in Abschnitte geteilt. Diese werden in separate Röhrchen gelegt und mit Lösemitteln behandelt.

MIKROPIPETTE
Nur die Substanz, die an der Oberfläche schwimmt, wird aufgenommen. Darin befindet sich die DNA.

PINZETTE
Muss sorgfältig sterilisiert sein.

2 ZENTRIFU-GATION
In einer Zentrifuge wird die DNA vom restlichen Zellmaterial getrennt.

3 AUSFÄLLUNG
Eine 95-prozentige Ethanollösung wird hinzugefügt. Dann wird die Probe geschüttelt und nochmals bei höherer Geschwindigkeit zentrifugiert.

BESCHRIFTUNG
Unerlässlich, um Verwechslungen der Proben zu vermeiden.

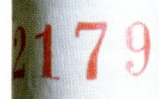

FLÜSSIGE BESTANDTEILE UND BODENSATZ

3 DNA-Vervielfachung

Mithilfe eines Geräts wird die Polymerase-Kettenreaktion (PCR) ausgeführt. Durch Verwendung von Hitze, synthetischen kurzen Nukleotidketten und Enzymen werden alle Fragmente der DNA so oft wie nötig kopiert. So bleibt die ursprüngliche DNA erhalten, und es steht dennoch genug Material für Tests zur Verfügung. Später werden die DNA-Fragmente mit einem Verfahren aufgetrennt, das sich kapillare Elektrophorese nennt.

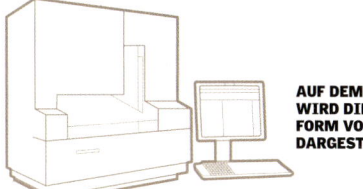

AUF DEM MONITOR WIRD DIE DNA IN FORM VON KURVEN DARGESTELLT.

DNA-GRAFIK DES BEWEISMITTELS

○ **ÜBEREINSTIMMUNG GENETISCHER MUSTER**

Die Zahlen bezeichnen bestimmte Positionen innerhalb der DNA-Sequenz.

100 — 105 — 110

CYTOSIN
GUANIN
THYMIN
ADENIN

DNA-GRAFIK, VERDÄCHTIGER A

4 DNA-Abgleich

Das Gerät stellt die Ergebnisse in Form von Kurven für die einzelnen Basen dar. Nun können die Kurven der DNA-Proben vom Tatort mit denen der DNA-Proben der Verdächtigen verglichen werden. An mindestens 13 bekannten Positionen muss eine Übereinstimmung der Kurven nachgewiesen werden, um die DNA-Analyse als Beweismittel heranzuziehen.

DNA-GRAFIK, VERDÄCHTIGER B

13 Überein-stimmungen

MÜSSEN MINDESTENS NACHGEWIESEN WERDEN, DAMIT EINE DNA-ANALYSE IN DEN USA VOR GERICHT ALS BEWEIS ANERKANNT WIRD.

EINWEGMATERIAL
Um Verunreinigungen der DNA zu vermeiden, wird ausschließlich mit Einwegmaterial gearbeitet.

4 FLÜSSIGKEIT AN DER OBERFLÄCHE
Eine 70-prozentige Ethanollösung wird zugesetzt, dann wird die Mischung mit Wasser gespült. Danach ist die DNA frei von Verunreinigungen und kann analysiert werden.

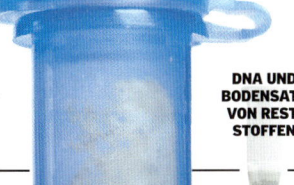

DNA UND BODENSATZ VON REST-STOFFEN

Trefferquote

Damit eine DNA-Analyse als Beweismittel gelten kann, sollte sie zumindest theoretisch eine Trefferwahrscheinlichkeit von mehr als 99,9999999 Prozent aufweisen. Angegeben wird der Wert in Prozenten, aber er drückt sich aus als Zahl von Personen, die als Träger der untersuchten DNA infrage kämen. Darum wird willkürlich eine Probe von einer anderen Person hinzugezogen und mit der DNA vom Tatort und der des Verdächtigen verglichen. Die Analyse muss so genau sein, dass zumindest theoretisch die Wahrscheinlichkeit, dass eine andere Person das gleiche DNA-Testergebnis hat, mindestens eins zu einer Milliarde beträgt. In der Praxis gilt der Test als gültig, wenn dieser Wert statistisch erreicht wird. Diese Vorgaben sind notwendig, damit DNA-Tests und ihre Ergebnisse vor Gericht anerkannt werden. Natürlich werden Verdächtige nicht willkürlich ausgewählt. Es liegen normalerweise weitere Verdachtsmomente oder Beweismittel vor, die durch die DNA-Analyse bestätigt werden können.

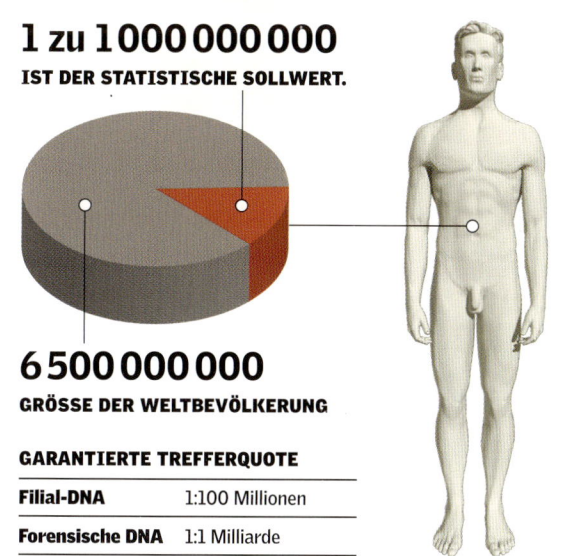

1 zu 1 000 000 000
IST DER STATISTISCHE SOLLWERT.

6 500 000 000
GRÖSSE DER WELTBEVÖLKERUNG

GARANTIERTE TREFFERQUOTE

Filial-DNA	1:100 Millionen
Forensische DNA	1:1 Milliarde

Der genetische Vorfahr

Seit Darwin seine Thesen über den Ursprung der Arten veröffentlichte, haben die Menschen viele Ideen und Theorien entwickelt, um mehr über ihre Herkunft zu erfahren. Nachdem nun das Humangenom entschlüsselt ist, gewinnen alte Vermutungen neue Beweiskraft. Viele Forscherteams haben rund 100 000 DNA-Proben aus aller Welt untersucht, um die Entwicklung und Ausbreitung des Menschen zu einem gemeinsamen Vorfahren zurückzuverfolgen – der „mitochondrialen Eva", die vor etwa 150 000 Jahren südlich der Sahara in Afrika lebte. Sie war zwar nicht der einzige weibliche Mensch ihrer Zeit, aber die gemeinsame Vorfahrin aller Frauen, die heute leben. Das Geheimnis der Ausbreitung liegt in den Mutationen der DNA.

Genetisches Material

Bei der Zeugung eines neuen Lebewesens kommt genetisches Material zu gleichen Teilen von beiden Eltern zusammen. Wegen der enormen Zahl möglicher Kombinationen ist es nicht möglich, dieses Material durch die Geschichte zurückzuverfolgen. Darum verwenden Forscher mitochondriale DNA aus Körperzellen und auch DNA aus Chromosomen. So lassen sich die möglichen Kombinationen für jedes Geschlecht auf eine Reihe von zurückverfolgbaren Vererbungslinien reduzieren. Diese Methode kann nur angewendet werden, wenn die DNA der Zelle, die Positionen der Gene und die rekombinanten Bereiche bekannt sind.

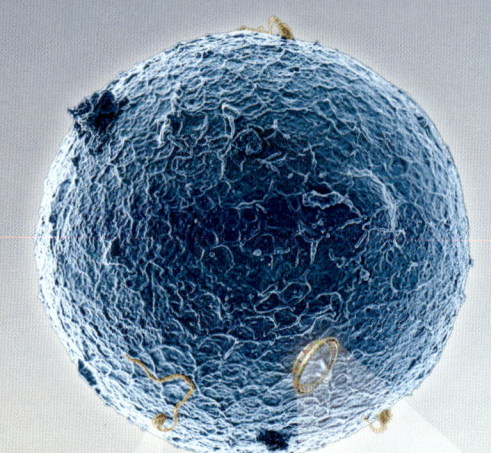

Eizelle (Ovum)

Dies ist eine haploide Zelle, die im Moment der Befruchtung die Zellorganellen und die Hälfte der Chromosomen beisteuert. Die Mitochondrien sind diejenigen Organellen, die für genetische Studien von besonderer Bedeutung sind.

Spermium (Spermatozoon)

Wenn ein Spermium eine Eizelle befruchtet, lösen sich der Schwanz und weiteres Zellmaterial ab. Übrig bleibt nur der Zellkern, der alle genetische Information für das neue Lebewesen enthält.

Mitochondrien

Diese Organellen versorgen durch den Stoffwechsel der Zellatmung die Zelle mit Energie. Sie enthalten einen Teil der DNA.

Haplotyp

EINE GRUPPE ENG VERBUNDENER ALLELE AUF EINEM CHROMOSOM.

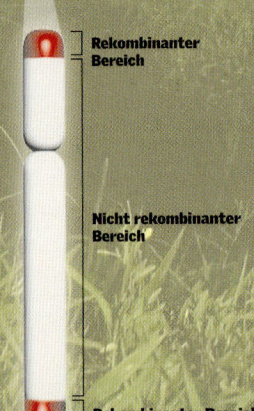

Rekombinanter Bereich

Nicht rekombinanter Bereich

Rekombinanter Bereich

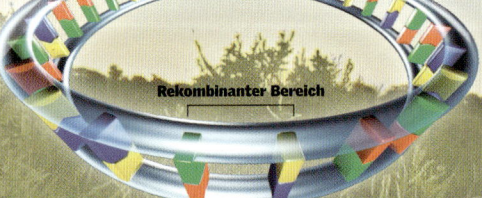

Rekombinanter Bereich

Das Y-Chromosom

Das einzelne Spermium, das eine Eizelle befruchtet, entscheidet über das Geschlecht eines Kindes. Das männliche Geschlecht wird durch das Y-Chromosom bestimmt, das vom Vater an den Sohn vererbt wird. Um eine fortgesetzte Linie von Mutationen im rekombinanten Bereich zu verfolgen, müssen die Marker jeder Mutation von den Enden zur Mitte hin gelesen werden, um einen gemeinsamen männlichen Vorfahren zu finden. Er wird als „Adam des Y-Chromosoms" bezeichnet und lebte vor schätzungsweise 90 000 Jahren in Afrika.

Mitochondriale DNA

Die Mitochondrien enthalten ringförmige DNA. Diese besitzt nur einen rekombinierbaren Bereich, der HVR 1 und 2 genannt wird. Nur hier können Mutationen stattfinden. Mit der Zeit hinterlassen diese Mutationen Spuren, die sich anhand ihrer Lage von den Enden zur Mitte verfolgen lassen. Weil die Mitochondrien von der Mutter vererbt werden, lassen sich die Mutationen zu einer weiblichen, genetischen Vorfahrin zurückverfolgen. Diese „mitochondriale Eva" lebte vor etwa 150 000 Jahren südlich der Sahara in Afrika. Sie war damals weder allein noch die einzige Vertreterin ihrer Art, aber sie war das einzige Mitglied ihrer Gemeinschaft, deren genetisches Erbe bis heute erhalten geblieben ist.

Genetische Vielfalt und Phylogenetik

Genetiker haben statistisch ermittelt, dass alle drei Generationen eine Mutation stattfindet, die in der DNA der Nachkommen erhalten bleibt. Mithilfe dieser Berechnung und demografischer Untersuchungen konnten die Forscher das Alter der „mitochondrialen Eva" und das des „Adams des Y-Chromosoms" berechnen. Verfolgt man den Weg der Mutationen von der Gegenwart in die Vergangenheit, würde die Linie zu diesen genetischen Vorfahren führen. Andererseits waren zahlreiche Mutationen auch genetische Sackgassen, von denen heute aus verschiedensten Gründen keine Nachkommen mehr existieren. Mit solchen Fragen befasst sich das Forschungsfeld der Phylogenetik. Es untersucht auch die Haplogruppen, die für die genetische Vielfalt einer Art stehen.

Urgroßeltern
Erste Generation

Großeltern
Zweite Generation

Eltern
Dritte Generation
Wissenschaftlichen Berechnungen zufolge ist dies die Generation, in der die Mutationen auftreten können.

Kinder
Vierte Generation

Andere Chromosomen
Y-Chromosom
Mitochondriale DNA

Väterliche Linie   **Mütterliche Linie**

Genetische Drift

Jedes Mal, wenn eine Mutation auftritt, wirkt sie sich auf folgende Generationen aus. Durch die genetische Drift wird erklärt, wie sich diese Mutation ausbreitet und wie die Auswirkungen ihrer Ausbreitung sich auf die Individuen einer Gruppe, ihre Lebenszeit in einer bestimmten Region und die Umgebung auswirken. Wenn die Gruppe klein ist, hat sie bessere Erfolgschancen, weil die genetische Drift die genetischen Muster wirkungsvoller verändern kann. Je länger eine Gruppe an einem Ort bleibt, desto mehr Mutationen finden statt.

In afrikanischer DNA wurde die größte Zahl von Mutationen entdeckt. Deshalb vermutet man, dass hier der Mensch entstand.

Vor 30 000–40 000 Jahren
Ausbreitung des Homo sapiens über die restliche Welt.

Haplogruppe
EINE GRUPPE VON MENSCHEN MIT GLEICHER GENETISCHER ABSTAMMUNG, DIE AN BESTIMMTEN MUTATIONEN ZU ERKENNEN IST.

Vor 50 000–70 000 Jahren
Ausbreitung über das Rote Meer auf andere Kontinente.

L0 UND L1, DIE ÄLTESTEN
Diese Haplogruppen weisen in ihrer DNA die größte Zahl von Mutationen auf. Sie sind genetisch die ältesten Gruppen der Menschen. Es handelt sich um die Völker San und Khoekhoe in Afrika.

Vor 150 000 Jahren
Homo sapiens ist nur in Afrika vertreten.

Der gemeinsame Verwandte

In genetischer Hinsicht können wir durch die DNA auf unsere ursprünglichen genetischen Vorfahren schließen, gewissermaßen unsere(r) Adam und Eva. Bei dem gemeinsamen Ahnen aller heute lebenden Menschen verhält es sich jedoch anders. Verschiedene wissenschaftliche Schätzungen besagen, dass der Vorfahr, mit dem wir alle verwandt sein könnten, vor 1000 bis 10 000 Jahren lebte.

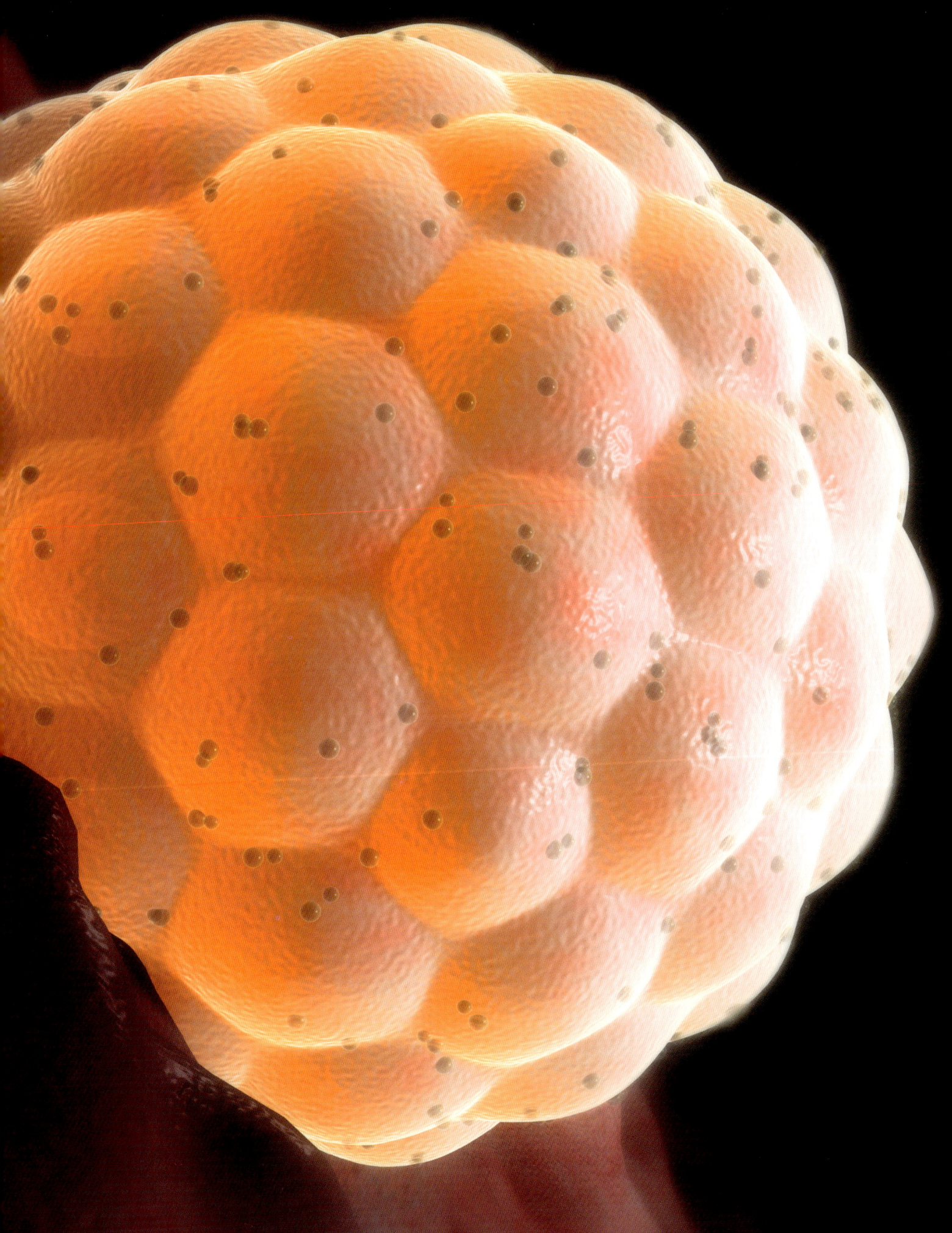

Von der Eizelle zum Embryo

Was geschieht in den ersten drei Monaten nach der Befruchtung einer Eizelle im Körper der Mutter? Was genau ereignet sich tagtäglich während dieser besonders kritischen Phase der Schwangerschaft bei der Zellteilung? Im folgenden Kapitel sehen Sie in faszinierenden Bildern den Embryo von seiner Entstehung bis zu dem Moment, in dem er sich in die Gebärmutter einnistet und etwa 5 Millimeter groß ist. Welche Veränderungen durchläuft der Embryo in seiner Entwicklung? Wann beginnt das Herz des Embryos zu schlagen, wann bilden sich Augen, Mund und Beine? Und welche Rolle hat die Plazenta, die das ungeborene Kind mit Nährstoffen und Sauerstoff versorgt, die es für seine Entwicklung braucht? Die Antworten hierzu finden Sie auf den nächsten Seiten.

BEFRUCHTETE EIZELLE (gegenüber)
Nach der Befruchtung nistet sich die Eizelle in der Gebärmutter ein und seine Entwicklung beginnt.

Sexualität und Leben

Menschen pflanzen sich sexuell fort. Die Fortpflanzungsfähigkeit beginnt mit der Pubertät, wenn sich die Geschlechtsorgane entwickeln. Frauen können von der ersten Menstruation bis zum Einsetzen der Menopause im Alter von etwa 45 Jahren schwanger werden. Die sexuelle Aktivität dauert auch nach diesem Alter an, aber Frauen produzieren keine Eizellen mehr, die von einem Spermium befruchtet werden können.

Die männlichen Geschlechtsorgane

Unterhalb des Beckens befinden sich die männlichen Sexualdrüsen – Hoden – im Hodensack oder Skrotum. Hier werden die beweglichen Fortpflanzungszellen produziert, die man Spermien nennt. Wenn diese Spermien beim Geschlechtsverkehr in die weibliche Vagina gelangen, schwimmen sie auf die Eizelle zu, damit eines der Spermien diese befruchten kann. Auf dem Weg durch den Samenleiter mischen sich die Spermien mit Substanzen aus der Bläschendrüse sowie der Prostata und bilden das Ejakulat, das in Momenten starker sexueller Erregung durch die im Penis verlaufende Harnröhre aus dem Körper austritt.

1 VOM RUHEZUSTAND ZUR EREKTION
Durch einen körperlichen oder mentalen Reiz füllen sich die Schwellkörper mit Blut, der Penis schwillt an.

2 EJAKULATION
Wenn das aufgerichtete Geschlechtsorgan intensiv stimuliert wird, ziehen sich die Bläschendrüsen zusammen, und die Ejakulation von Sperma wird ausgelöst.

Die weiblichen Geschlechtsorgane

Mit Ausnahme der außen liegenden Vulva befinden sich die weiblichen Geschlechtsorgane in der Bauchhöhle, wo sie durch das Becken gestützt und geschützt werden. Sie ermöglichen es der Frau, ein aktives Sexualleben zu führen, schwanger zu werden und ein Kind zur Welt zu bringen. Im Wesentlichen bilden Vagina und Uterus eine Höhlung. In den Eierstöcken werden Hormone und Eizellen produziert. In regelmäßigen Intervallen verlässt eine reife Eizelle den Eierstock (Eisprung) und nistet sich im Uterus ein. Wenn die Eizelle nicht im Eileiter von einem Spermium befruchtet wurde, stößt der Körper sie bei der Menstruation zusammen mit Resten des Endometriums (Gebärmutterschleimhaut) ab.

EILEITER
Eine Röhre von 10 bis 12 cm Länge und etwa 3 mm Durchmesser. Im Inneren befinden sich Flimmerhärchen (Cilien), die die Eizelle zum Uterus befördern.

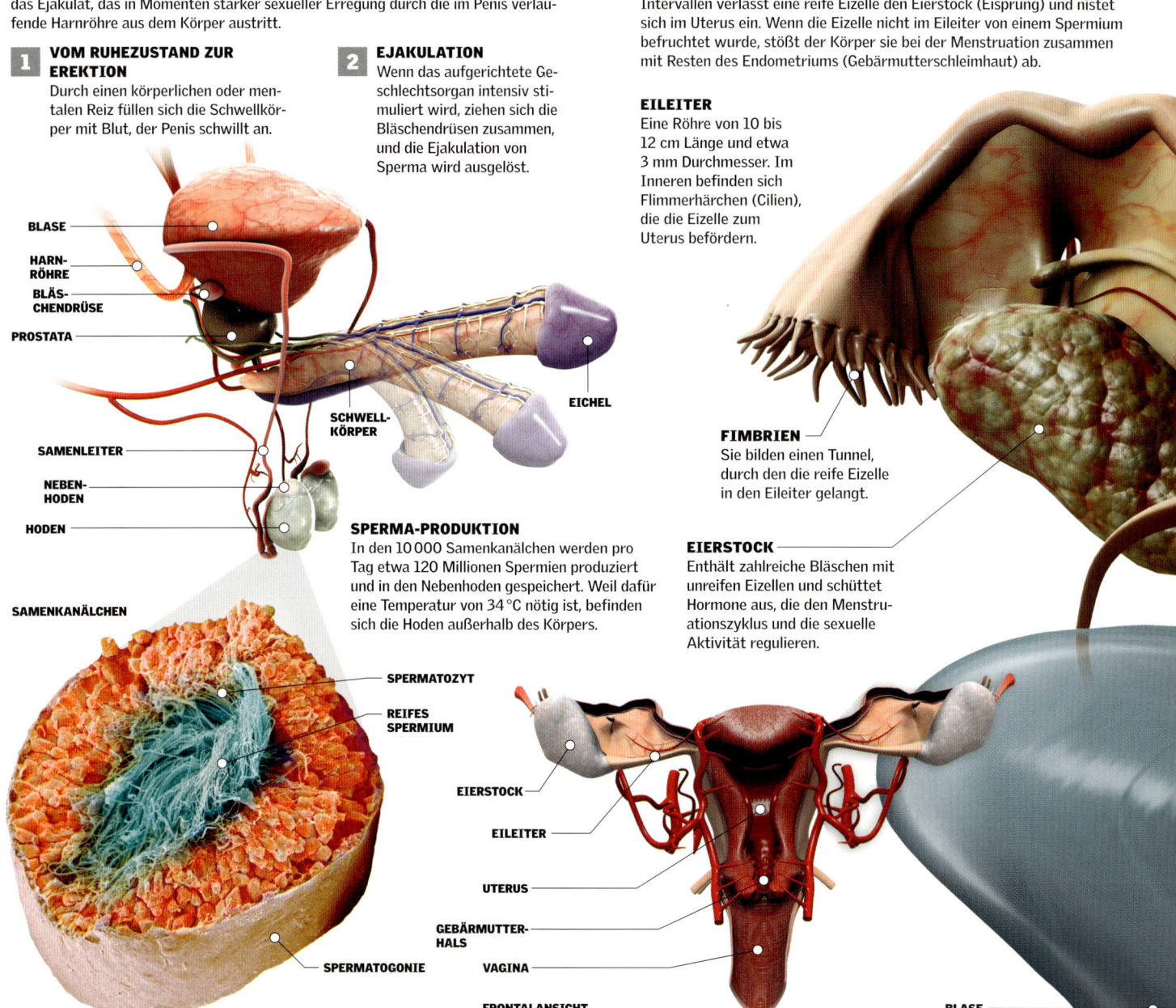

BLASE

HARN-RÖHRE

BLÄS-CHENDRÜSE

PROSTATA

EICHEL

SCHWELL-KÖRPER

SAMENLEITER

NEBEN-HODEN

HODEN

FIMBRIEN
Sie bilden einen Tunnel, durch den die reife Eizelle in den Eileiter gelangt.

EIERSTOCK
Enthält zahlreiche Bläschen mit unreifen Eizellen und schüttet Hormone aus, die den Menstruationszyklus und die sexuelle Aktivität regulieren.

SPERMA-PRODUKTION
In den 10 000 Samenkanälchen werden pro Tag etwa 120 Millionen Spermien produziert und in den Nebenhoden gespeichert. Weil dafür eine Temperatur von 34 °C nötig ist, befinden sich die Hoden außerhalb des Körpers.

SAMENKANÄLCHEN

SPERMATOZYT

REIFES SPERMIUM

EIERSTOCK

EILEITER

UTERUS

GEBÄRMUTTER-HALS

SPERMATOGONIE

VAGINA

FRONTALANSICHT

BLASE

Der Menstruationszyklus

Der Uterus (Gebärmutter) ist für die Einnistung einer befruchteten Eizelle geschaffen. Um das zu ermöglichen, sorgen weibliche Hormone dafür, dass sich die Schleimhaut in seinem Inneren (Endometrium) verdickt. Nistet sich kein befruchtetes Ei ein, löst sich die verdickte Schleimhaut ab und wird zusammen mit der unbefruchteten Eizelle ausgeschieden. Dieser Ablauf wiederholt sich in zeitlicher Abstimmung mit dem Eisprung regelmäßig während der fortpflanzungsfähigen Lebensphase einer Frau – von der Pubertät bis zur Menopause.

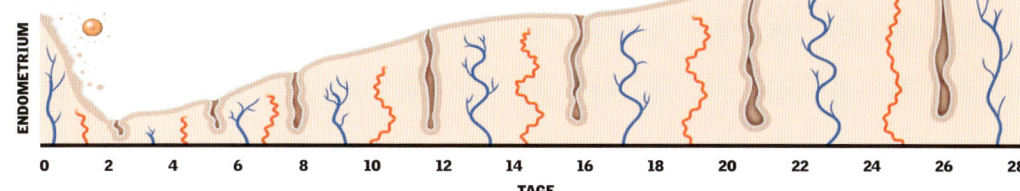

MENSTRUATION
Der weibliche Körper stößt die abgestorbenen Zellen des Endometriums ab.

VERDICKUNG
Die Blutgefäße des Uterus werden länger, die Schleimhaut wird dicker.

HÖCHSTER HORMONSPIEGEL
Östrogen, luteinisierendes Hormon (LH) und follikelstimulierendes Hormon (FSH).

EISPRUNG
Findet etwa 14 Tage nach der Menstruation statt.

ANSTIEG DES PROGESTERON-SPIEGELS
Dieses Hormon bereitet das Endometrium auf die Einnistung vor.

ANKUNFT DER EIZELLE
Ist sie befruchtet, nistet sie sich ein. Anderenfalls setzt die Menstruation ein.

ENDOMETRIUM

0   2   4   6   8   10   12   14   16   18   20   22   24   26   28
TAGE

Gameten und Hormone

Hoden und Eierstöcke sind Drüsen, in denen Gameten produziert werden: Spermien und Eizellen. Diese Fortpflanzungszellen sind haploid, das bedeutet, sie enthalten nur 23 Chromosomen, während alle anderen Körperzellen 46 Chromosomen enthalten. Bei der Befruchtung entsteht eine neue Zelle mit 46 Chromosomen, wobei jede Fortpflanzungszelle die Hälfte beisteuert. In den Hoden und Eierstöcken werden auch die Hormone produziert, die für die Ausbildung der sekundären Geschlechtsmerkmale sorgen und die bei Frauen die Eireifung steuern.

EILEITER

UTERUS
Ein birnenförmiger Hohlkörper mit dicker Muskelwand. Das Endometrium bildet seine Innenwand.

28 Tage
DURCHSCHNITTLICHE DAUER EINES MENSTRUATIONS-ZYKLUS.

EIERSTOCK

Reifung einer Eizelle

Im Inneren des Eierstocks befinden sich Tausende von unreifen Eizellen. Jede ist von einem Follikel oder Bläschen umgeben. In jedem Zyklus wandert eine reife Eizelle zum Uterus.

1 DAS EI BEGINNT ZU WACHSEN
In einem Follikel, angeregt vom Hormon FSH.

2 SCHUTZ
Die Follikelzelle bildet eine Schutzhülle um das Ei.

3 REIFUNG DES EIS
Das Ei wölbt sich von der Wand des Eierstocks vor, die Hormonausschüttung nimmt zu.

4 VOLLE GRÖSSE
Der Follikel bildet eine Höhlung, die mit Flüssigkeit gefüllt ist.

5 EISPRUNG
Nach der Hälfte des Zyklus platzt der Follikel und gibt die reife Eizelle frei.

6 BILDUNG DES GELBKÖRPERS
Der Follikel schließt sich wieder und schüttet Progesteron aus.

7 RÜCKBILDUNG DES GELBKÖRPERS
Geschieht, wenn die Eizelle nicht befruchtet wurde.

VAGINA
Eine Höhlung, die anatomisch so geformt ist, dass sie beim Geschlechtsverkehr den Penis aufnehmen kann.

Befruchtung der Eizelle

Tag 1

Mit der Befruchtung beginnt eine Schwangerschaft. Nach dem Geschlechtsverkehr verschmelzen zwei Gameten oder Fortpflanzungszellen miteinander. Die menschlichen Gameten sind das Spermium und die Eizelle. Sie bilden eine Zygote, in der die Chromosomen der beiden Gameten vereint sind. Damit neues Leben entstehen kann, muss sich ein Spermium gegen Hunderte Millionen anderer Spermien durchsetzen und die Eizelle befruchten.

Die Reise eines Spermiums

Nach der Ejakulation beginnen Millionen von Spermien ihre Reise durch den weiblichen Genitaltrakt. Nur etwa 200 von ihnen erreichen die Eizelle. Ihr Weg durch die Eileiter dauert zwischen 15 Minuten und mehreren Stunden. Zur Fortbewegung benutzten die Spermien ihren Ruderschwanz. Außerdem werden sie durch Kontraktionen von Vagina und Uterus vorwärts befördert. Nur der Kopf eines einzigen Spermiums, der die Erbinformation enthält, dringt durch die Plasmahülle der Eizelle. Die Befruchtung steht bevor. Nach dem Eindringen in die Eizelle lösen sich Schwanz und Mittelteil des Spermiums auf.

Von der Penetration zur Befruchtung

VERGRÖSSERTER BEREICH

3 BEFRUCHTUNG
Im Eileiter befruchtet ein Spermium die Eizelle.

2 EJAKULATION
250 Millionen Spermien werden in die Vagina ausgeschüttet.

1 PENETRATION
Der Penis dringt in die feuchte und geweitete Vagina ein.

EIERSTOCK
EILEITER
UTERUS
GEBÄRMUTTERHALS
VAGINA
PENIS

250 Millionen

SPERMIEN GEHEN NACH DER EJAKULATION AUF DIE REISE DURCH DEN WEIBLICHEN GENITALTRAKT. NUR EINS WIRD DIE EIZELLE BEFRUCHTEN.

2 Nur ein Sieger
Das Spermium, das schließlich die Eizelle befruchtet, sondert Enzyme ab. Diese ermöglichen ihm, die äußeren Eihüllen zu durchdringen. Dabei verliert es seinen Schwanz und den mittleren Teil. In die Eizelle selbst dringt nur der Kopf mit dem genetischen Material ein.

Das Spermium

Männliche Fortpflanzungszelle mit Kopf, Mittelteil und Schwanz. Millionen von Spermien treten den Weg an, um die Eizelle zu befruchten, aber nur eins erfüllt diese Mission. Es ist etwa 0,05 mm lang.

MITTELTEIL
Enthält Mitochondrien, die Energie zur Bewegung des Schwanzes abgeben.

SCHWANZ
Hilft dem Spermium, durch die äußeren Membranen der Eizelle zu gelangen.

KOPF
Enthält die Erbinformation (DNA).

1 Im Rennen
Unmittelbar nach der Ejakulation treten Hunderte Millionen Spermien die Reise zur Eizelle an.

③ Befruchtung

Spermium und Eizelle verschmelzen miteinander und bilden die Zygote. Diese Zelle beginnt nun sich zu teilen (Mitose).

④ Mitose

Neue Zellen entstehen. Die Zellteilung beginnt mit der Verdopplung der DNA, bei der identische Kopien aller 46 Chromosomen jeder Zelle entstehen. So bilden sich aus einer Mutterzelle zwei identische Tochterzellen. Sie enthalten dieselbe genetische Information wie die Mutterzelle. Die Mitose (Zellteilung) der Zygote verläuft wie in den anderen Körperzellen des Menschen.

Ablauf der Mitose

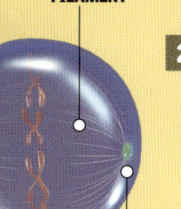

1 PROPHASE
Die DNA der Chromosomen ist bereits kopiert. Zwei identische Stränge wurden gebildet. Ihre Verbindungsstelle in der Mitte nennt man Zentromer.

ZELLPLASMA — ZELLKERN

ZENTROMER

CHROMATIN

SCHWESTER-CHROMATIDEN

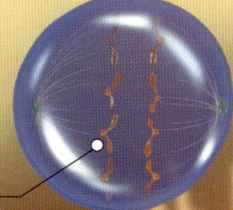

FILAMENT

2 METAPHASE
Die Membran, die den Zellkern umgibt, verschwindet. In der Zelle bilden sich Filamente. Die Chromosomen reihen sich an diesen Filamenten in der Mitte der Zelle auf.

ZENTRIOL

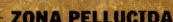
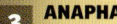

ZONA PELLUCIDA
Dicke Schicht außerhalb der Zellmembran. Sie wird vom Spermium durchdrungen.

KERN DER EIZELLE
Enthält die genetische Information (DNA).

ZELLMEMBRAN
Schütz die Eizelle. Das Spermium durchdringt sie, nachdem es die Zona pellucida passiert hat.

3 ANAPHASE
Die Filamente „ziehen" an den verdoppelten Chromosomen, sodass diese zu den beiden Seiten der Zelle auseinander rücken.

TOCHTER-CHROMOSOMEN

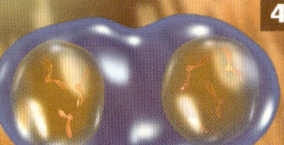

4 TELOPHASE
Die Filamente verschwinden. Um jede Gruppe von 46 Chromosomen bildet sich eine neue Hülle. Der Zellkern hat sich zweigeteilt.

Die Eizelle

Wenn die Eizelle durch ein Spermium befruchtet wurde, beginnt die Schwangerschaft. Die Befruchtung findet im äußeren Teil des Eileiters statt. Dort trifft das Spermium auf die Eizelle und verschmilzt mit ihm. Zwei Tage später wird die befruchtete Eizelle (Zygote) durch die Muskelbewegung des Eileiters in den Uterus transportiert. Die äußere Wand der Zygote verdickt sich, damit kein weiteres Spermium eindringen kann. Dann setzt der Prozess der Zellteilung (Mitose) ein.

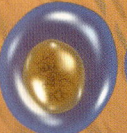
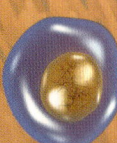

5 SPÄTE TELOPHASE
Zwei neue Zellen sind entstanden. Die Tochterzellen enthalten dieselben genetischen Informationen wie die Mutterzelle.

Zona pellucida

Die Plasmamembran einer weiblichen Fortpflanzungszelle ist von einer Schicht aus Glykoproteinen umgeben. Sie ziehen das Spermium an und fördern die Auflösung seines Kopfes. Beim Menschen wird diese Schicht fünf Tage nach der Befruchtung natürlich abgebaut.

3 mm

ENTFERNUNG, DIE EIN SPERMIUM PRO MINUTE ZURÜCKLEGT.

Tag 2

Befruchtung

Die Befruchtung findet im oberen Teil des Eileiters statt. Wenn der Kopf des Spermiums in die reife Eizelle eindringt, verschmelzen die Kerne der beiden Fortpflanzungszellen miteinander. Jeder enthält 23 Chromosomen. Bei der Verschmelzung entsteht die Zygote mit 46 Chromosomen. Sie tritt in einen Prozess wiederholter Zellteilung ein, und wandert langsam durch den Eileiter zur Gebärmutter, wo sie sich im Endometrium einnistet.

Zygote

Die Zelle, die durch Verschmelzung eines männlichen Gameten (Spermium) mit einem weiblichen Gameten (Eizelle) entsteht, nennt man Zygote. Ihr Zellplasma und ihre Organellen stammen von der mütterlichen Eizelle. Die Zygote enthält die gesamte genetische Information, die für die Entwicklung eines Fötus nötig ist.

0,1 mm

DURCHMESSER DER ZYGOTE.

Morula

Das zweite wichtige Entwicklungsstadium vor der Bildung der Blastozyste. Die Morula entsteht durch wiederholte Mitose der Zygote. Zunächst enthält ihr Inneres 16 Blastomeren. Dies sind die ersten Zellen, die sich aus der Zygote entwickeln. Form, Größe und physiologische Möglichkeiten dieser Zellen im Inneren der Morula sind gleich.

Tag 4

Bildung der Morula

Die Zygote durchläuft drei Phasen der Zellteilung. Auf dem Weg durch den Eileiter entstehen zuerst 2, dann 4 identische Zellen. Nach 72 Stunden sind 16 Zellen entstanden – die Morula. Der Name leitet sich von dem lateinischen Wort Morum für Maulbeere ab. Die Morula wandert weiter durch den Eileiter, bis sie den Uterus erreicht. Durch weitere Zellteilung entsteht ein größeres, kugelförmiges Gebilde aus 64 Zellen, die Blastozyste. Diese nistet sich in der Innenwand des Uterus ein.

12 Stunden

SO LANGE DAUERT DIE TEILUNG DER ZYGOTE. DURCH DIE VERVIELFÄLTIGUNG DER ZELLEN ENTSTEHEN ALLMÄHLICH KOMPAKTERE GEBILDE.

Die Reise der Zygote

Wenn durch Verschmelzung von Spermium und Eizelle eine Zygote entstanden ist, wandert diese durch den Eileiter zum Uterus. Dabei kommt es zu mehreren Zellteilungen. Vor Ankunft in der Uterushöhle ist ein himbeerförmiges Zellgebilde entstanden, die Morula. Innerhalb des Uterus finden alle 12 Stunden weitere Zellteilungen statt, bis das Stadium der Blastozyste (etwa 64 Zellen) erreicht ist. Erreicht die Blastozyste die Uterusschleimhaut, bleibt sie daran haften und nistet sich wenig später ein. Dann beginnt das Wachstum des Embryos.

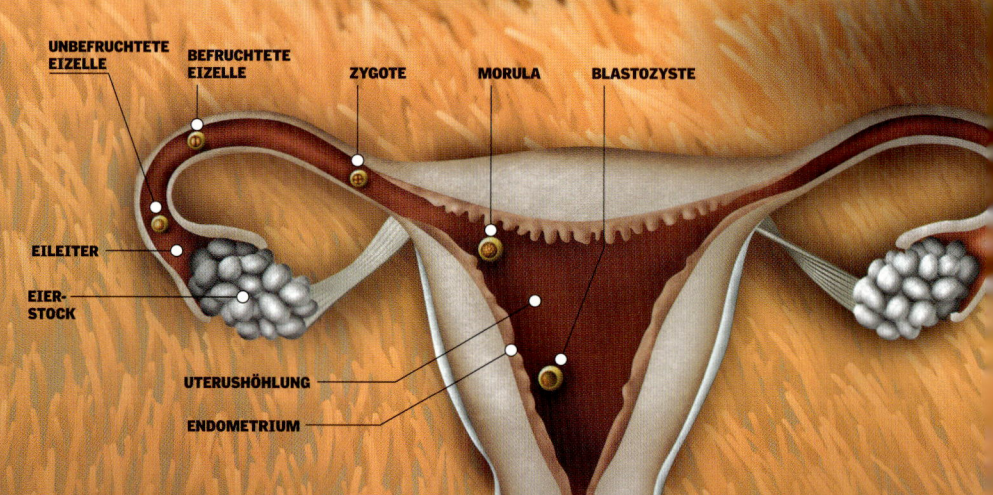

UNBEFRUCHTETE EIZELLE · BEFRUCHTETE EIZELLE · ZYGOTE · MORULA · BLASTOZYSTE · EILEITER · EIERSTOCK · UTERUSHÖHLUNG · ENDOMETRIUM

9 Tage

**NACH DER BEFRUCHTUNG
NISTET SICH DIE BLASTOZYSTE,
DER VORLÄUFER DES EMBRYOS,
IN DER UTERUSSCHLEIMHAUT
(ENDOMETRIUM) EIN.**

Einnistung

Nachdem durch Zellteilung 64 Zellen entstanden sind, ist aus der Morula die Blastozyste geworden. Dieses größere, kompaktere Zellgebilde bewegt sich 48 Stunden frei im Uterus, bis es einen Platz findet, um sich im Endometrium einzunisten. Um die Einnistung zu erleichtern, wird das Endometrium lockerer. Neun Tage nach der Befruchtung hat die Blastozyste ihren Platz an der Uterus-Innenwand eingenommen und nun beginnt das Wachstum des Embryos. Wenn die Mutter jedoch ungewöhnlich wenig Östrogen und Progesteron ausschüttet, kann das Endometrium reißen, was zur Einnistung an einer falschen Stelle führen kann.

Tag 9

Röntgenaufnahme der Morula

Die Morula besteht zunächst aus 16 Zellen. Durch Teilung wächst ihre Zahl an. Wenn das Gebilde aus 64 Zellen besteht, nennt man es Blastozyste.

BLASTOMEREN
Kleine Zellen, aus denen die Morula besteht.

MEMBRAN
Besteht aus Proteinen und umgibt das Zellgebilde.

FLÜSSIGKEIT
Bildet sich zwischen den Zellen.

Blastozyste

Der letzte Schritt vor Entwicklung des Embryos. Die Gesamtheit der Zellen ist von einer äußeren Schicht umgeben, dem Trophoblast. Dieser sondert Enzyme ab, die für die Verbindung zur Uteruswand sorgen.

TROPHOBLAST
Bildet den embryonalen Teil der Plazenta.

HÖHLUNG ODER BLASTOCOEL
Enthält Flüssigkeit, die aus der Uterushöhle durch die Zona pellucida dringt.

EMBRYOBLASTEN
Sie bilden den Embryo.

EINNISTUNG NEUN TAGE NACH DER BEFRUCHTUNG.

EKTODERM
Die äußere Schicht. Aus ihr entwickeln sich Haut, Haare, Fingernägel, zentrales Nervensystem, Teile der Augen, Nasenhöhlung und Zahnschmelz.

AMNION-HÖHLE

FURCHE

Dreischichtiger Aufbau

Nach etwa 15 Tagen hat die erste Differenzierung in drei Zellschichten (Gastrulation) stattgefunden: Mesoderm, Endoderm und Ektoderm. Aus ihnen entwickeln sich später verschiedene Teile des Körpers.

MESODERM
Daraus entwickeln sich Knochen, Muskeln, Knorpel, Bindegewebe, Herz, Blut, Blutgefäße, Lymphzellen, Lymphgefäße und verschiedene Drüsen.

ENDODERM
Die innere Schicht. Aus ihr entwickeln sich die Schleimhäute von Verdauungs- und Atmungsorganen, sowie verschiedene Drüsen wie Schilddrüse und Speicheldrüse.

DOTTER-SACK

Das Endometrium

Die innere Wand des Uterus besteht aus einer äußeren Muskelschicht (Myometrium) und einer innen liegenden Schleimhaut (Endometrium), in der sich das befruchtete Ei einnistet. Liegt keine Schwangerschaft vor, wird das Endometrium im Verlauf der Menstruation abgestoßen.

Erste menschliche Formen

Neun Tage nach der Befruchtung nistet sich die Blastozyste im Endometrium an der Uterus-Innenwand ein. Sie ist kaum größer als 0,1 mm. Die Eierstöcke schütten Hormone aus, die dafür sorgen, dass die Uteruswand dicker wird und eine schwammige Konsistenz bekommt. Hier findet nun die weitere Entwicklung von der Blastozyste zum Embryo und zum Fötus statt: Die verschiedenen Gewebe werden gebildet, und in der dritten Woche beginnt das Herz zu schlagen.

Schützende Membran

▶ Durch die Reibung der Blastozyste an der Zona pellucida und dem Endometrium – normalerweise im hinteren Bereich des Uterus, der nahe der Wirbelsäule liegt – wird ein Enzym ausgeschüttet, das auch auf den Embryo wirkt. Die Blastozyste kann leicht in die poröse Schleimhautwand eindringen. Gleichzeitig bildet sich die Chorionmembran, die schützende Hülle des Embryos.

BEWEGUNG
Die Zellen, die den Embryo bilden, bewegen sich abhängig von ihrer Funktion nach innen oder außen.

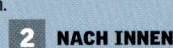 **1 NACH AUSSEN**

2 NACH INNEN

1 NACH AUSSEN

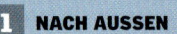

Tag 10

CHORION
Eine Membran aus lebendem, mehrschichtigem Gewebe, die den Embryo umhüllt und schützt.

Bildung der Plazenta

▶ Aus der eingenisteten Blastozyste bilden sich neue Zellformationen, die sich über das Chorion verzweigen. Aus diesen Verzweigungen (Trophoblasten) entwickelt sich die Plazenta, ein scheibenförmiges Austauschorgan, das sich zwischen dem Chorion und den Geweben des Endometriums bildet. In der Plazenta sind die Blutgefäße der Mutter mit denen des Embryos verflochten, eine direkte Verbindung besteht jedoch nicht. Unter der schützenden Plazenta wächst der Embryoblast, der eine primitive Vorstufe von Blut zur Bildung von Leber und Knochenmark besitzt.

Differenzierung der Zellen

Der Embryo enthält Zellen, aus denen sich das Skelett entwickelt, und andere, aus denen die inneren Organe gebildet werden. Sie sind zunächst noch undifferenziert, doch sie beginnen sich zu bewegen und ihren Platz zu suchen. Manche bewegen sich nach außen (sie bilden das Skelett), andere nach innen (sie bilden die Organe). Neueste Forschungen zeigen, dass manche Zellen Stoffe abgeben, die andere Zellen dazu anregen, bestimmte Aufgaben zu übernehmen. Diese Stoffe nennt man Morphogene.

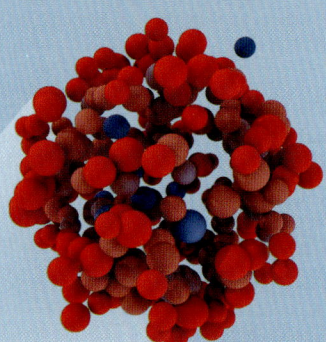

1 Zuerst wandern Zellen, die zur Skelettbildung benötigt werden, nach außen. Sie platzieren sich an der Wandung des Embryos.

2 Wenig später wandern Zellen für die Bildung innerer Organe nach innen. Der Zellaufbau des Embryos verändert sich.

Morphogenese

Der Vorgang der Bildung von Organen und Geweben beim Embryo. Dabei wandern die Zellen an die Positionen, an denen sie zur Bildung der jeweiligen Organe und Gewebe benötigt werden.

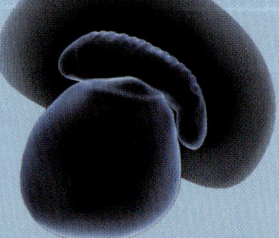

Tag 13

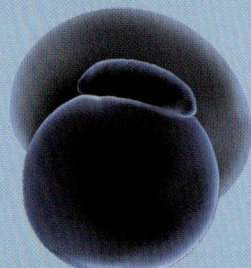

VERÄNDERUNGEN DER FORM
Wenn die Zellen, aus denen innere Organe werden, ihren Platz gefunden haben, verändert sich der Embryo innerhalb weniger Stunden. Am 13. Tag hat er noch eine Scheibenform. Nun bilden diese Zellen Filamente, die ihm eine Röhrenform geben.

1000 Zellen

ENTHÄLT EIN MENSCHLICHER EMBRYO, WENN AM 13. TAG DIE PLAZENTA GEBILDET WIRD UND DIE GASTRULATION BEGINNT.

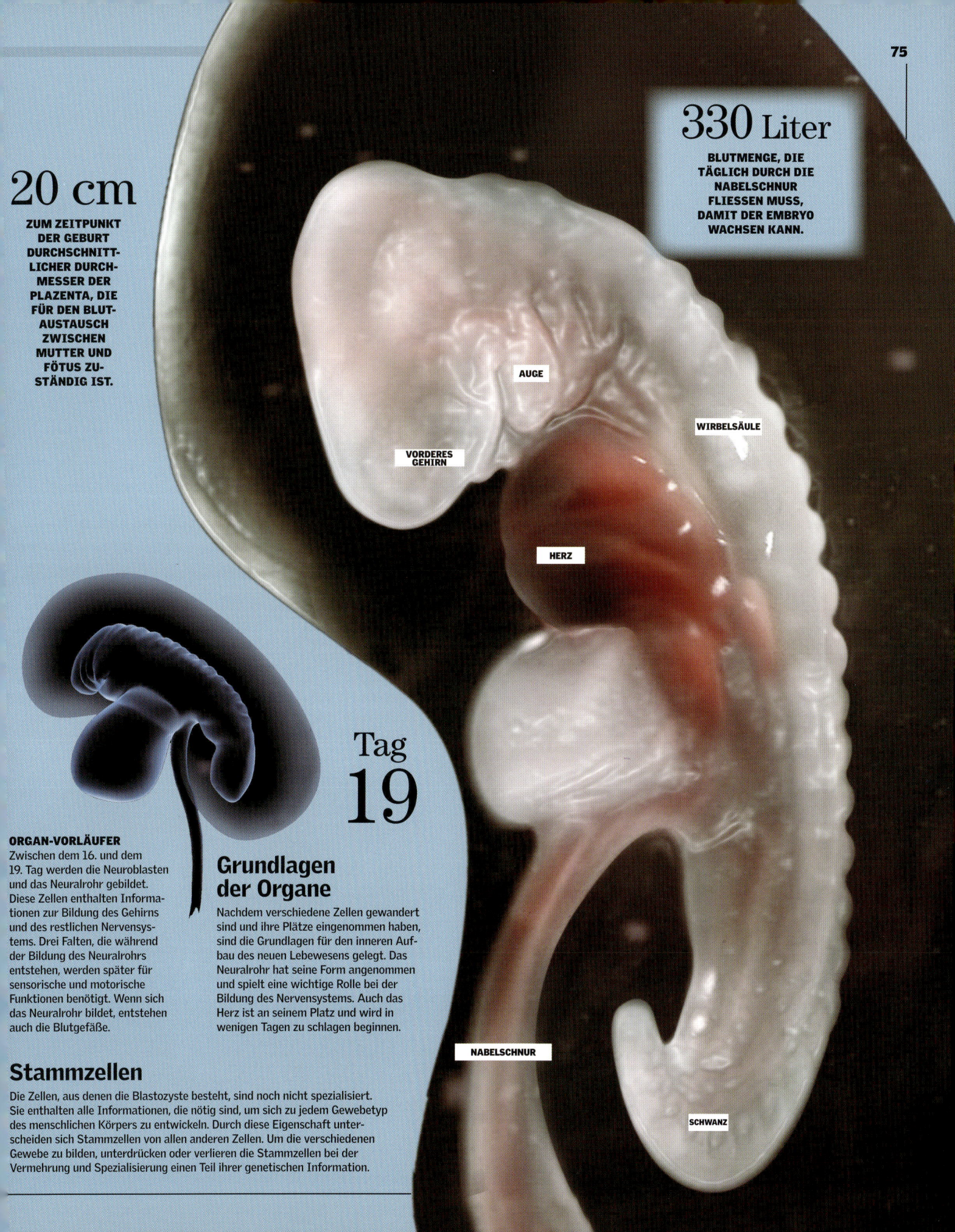

20 cm

ZUM ZEITPUNKT DER GEBURT DURCHSCHNITT-LICHER DURCH-MESSER DER PLAZENTA, DIE FÜR DEN BLUT-AUSTAUSCH ZWISCHEN MUTTER UND FÖTUS ZU-STÄNDIG IST.

330 Liter

BLUTMENGE, DIE TÄGLICH DURCH DIE NABELSCHNUR FLIESSEN MUSS, DAMIT DER EMBRYO WACHSEN KANN.

AUGE

VORDERES GEHIRN

WIRBELSÄULE

HERZ

NABELSCHNUR

SCHWANZ

ORGAN-VORLÄUFER

Zwischen dem 16. und dem 19. Tag werden die Neuroblasten und das Neuralrohr gebildet. Diese Zellen enthalten Informationen zur Bildung des Gehirns und des restlichen Nervensystems. Drei Falten, die während der Bildung des Neuralrohrs entstehen, werden später für sensorische und motorische Funktionen benötigt. Wenn sich das Neuralrohr bildet, entstehen auch die Blutgefäße.

Tag 19

Grundlagen der Organe

Nachdem verschiedene Zellen gewandert sind und ihre Plätze eingenommen haben, sind die Grundlagen für den inneren Aufbau des neuen Lebewesens gelegt. Das Neuralrohr hat seine Form angenommen und spielt eine wichtige Rolle bei der Bildung des Nervensystems. Auch das Herz ist an seinem Platz und wird in wenigen Tagen zu schlagen beginnen.

Stammzellen

Die Zellen, aus denen die Blastozyste besteht, sind noch nicht spezialisiert. Sie enthalten alle Informationen, die nötig sind, um sich zu jedem Gewebetyp des menschlichen Körpers zu entwickeln. Durch diese Eigenschaft unterscheiden sich Stammzellen von allen anderen Zellen. Um die verschiedenen Gewebe zu bilden, unterdrücken oder verlieren die Stammzellen bei der Vermehrung und Spezialisierung einen Teil ihrer genetischen Information.

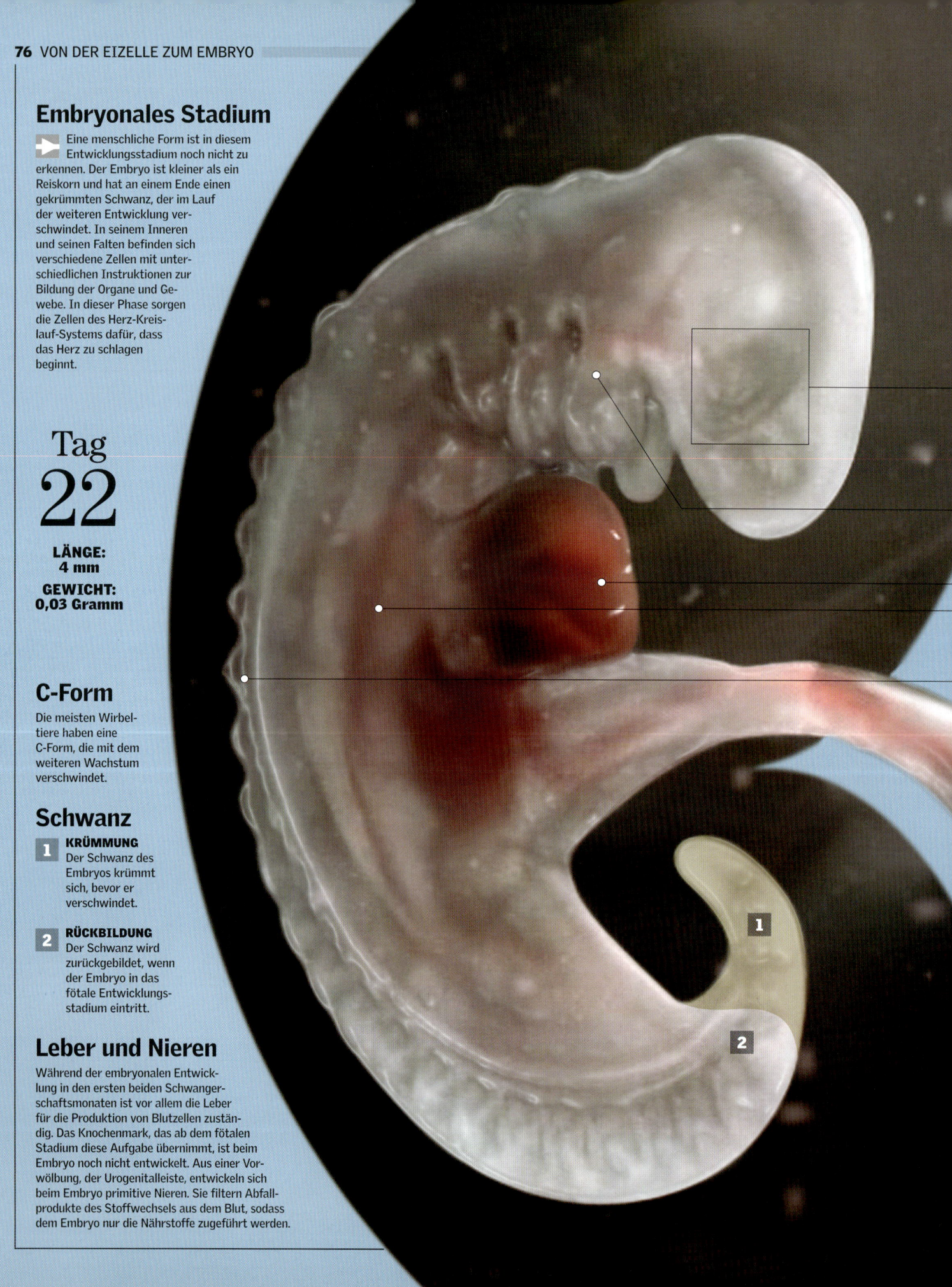

Embryonales Stadium

Eine menschliche Form ist in diesem Entwicklungsstadium noch nicht zu erkennen. Der Embryo ist kleiner als ein Reiskorn und hat an einem Ende einen gekrümmten Schwanz, der im Lauf der weiteren Entwicklung verschwindet. In seinem Inneren und seinen Falten befinden sich verschiedene Zellen mit unterschiedlichen Instruktionen zur Bildung der Organe und Gewebe. In dieser Phase sorgen die Zellen des Herz-Kreislauf-Systems dafür, dass das Herz zu schlagen beginnt.

Tag
22

LÄNGE:
4 mm
GEWICHT:
0,03 Gramm

C-Form

Die meisten Wirbeltiere haben eine C-Form, die mit dem weiteren Wachstum verschwindet.

Schwanz

1 **KRÜMMUNG**
Der Schwanz des Embryos krümmt sich, bevor er verschwindet.

2 **RÜCKBILDUNG**
Der Schwanz wird zurückgebildet, wenn der Embryo in das fötale Entwicklungsstadium eintritt.

Leber und Nieren

Während der embryonalen Entwicklung in den ersten beiden Schwangerschaftsmonaten ist vor allem die Leber für die Produktion von Blutzellen zuständig. Das Knochenmark, das ab dem fötalen Stadium diese Aufgabe übernimmt, ist beim Embryo noch nicht entwickelt. Aus einer Vorwölbung, der Urogenitalleiste, entwickeln sich beim Embryo primitive Nieren. Sie filtern Abfallprodukte des Stoffwechsels aus dem Blut, sodass dem Embryo nur die Nährstoffe zugeführt werden.

127 Millionen

DURCHSCHNITTLICHE ANZAHL VON ZELLEN IM VOLLSTÄNDIG AUSGEBILDETEN AUGE.

DAS VOLLSTÄNDIG AUSGEBILDETE AUGE KANN

10 Millionen

FARBEN UND HELLIGKEITSSTUFEN UNTERSCHEIDEN.

QUERSCHNITT

Entwicklung des Auges

▶ Die Entwicklung der Augen verläuft bei allen Wirbeltieren gleich. Nach bestimmten Veränderungen im Ektoderm und Einstülpungen auf der Oberfläche des Embryos entwickelt sich zunächst eine „umgekehrte" Netzhaut, auf deren äußerstem Bereich die Wahrnehmung von Lichtstrahlen erfolgt. Die lichtempfindlichen Teile liegen also im äußeren Bereich, die Nervenverbindungen zum Gehirn im Inneren. In der Netzhaut befinden sich lichtempfindliche Zellen, deren Aufgabe darin besteht, Licht wahrzunehmen und dies als Information ans Gehirn zu übermitteln. Die endgültige Entwicklung des Auges ist etwa im siebten Monat abgeschlossen. Dann öffnet das Baby zum ersten Mal die Augen und reagiert auf Hell-Dunkel-Veränderungen.

Entwicklung des Auges

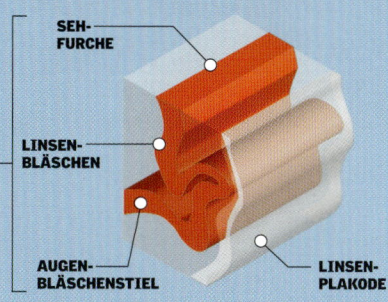

SEH-FURCHE

LINSEN-BLÄSCHEN

AUGEN-BLÄSCHENSTIEL

LINSEN-PLAKODE

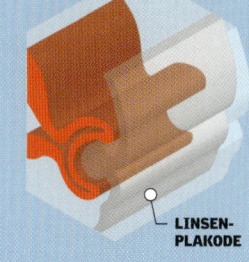

LINSEN-PLAKODE

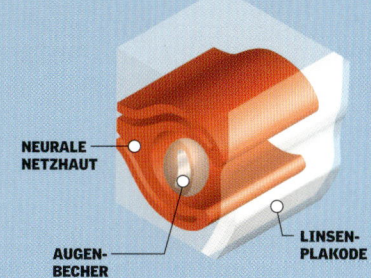

NEURALE NETZHAUT

AUGEN-BECHER

LINSEN-PLAKODE

1 ENTWICKLUNG DER PLAKODE
Etwa am 30. Tag kommt die Linsenplakode, ein Bereich auf der Oberfläche des Embryos, in Berührung mit dem Augenbläschenstiel.

2 BILDUNG DES AUGEN-BLÄSCHENS
Einen Tag später erfolgt die Einstülpung der Linsenplakode, und das Augenbläschen bildet sich.

3 ENTWICKLUNG DER NETZHAUT
Am 32. Tag werden die Netzhaut und das Pigmentepithel gebildet. Das Augenbläschen löst sich von der Plakode.

SPEISERÖHRE
Trennt sich von der Luftröhre, sodass die Entwicklung des Verdauungssystems möglich wird.

HERZ

LUNGE
Beginnt sich zu entwickeln, erreicht aber als letztes Organ ihre volle Form und Funktionsfähigkeit.

WIRBELSÄULE
Umfasst 40 Muskelpaare und 33 Wirbel. Sie ist der härteste Teil des Embryos.

Das Herz beginnt zu schlagen

▶ Am 22. Tag sind Herz und Gehirn bereits aktiv. Die Aufgliederung in Unterregionen hat begonnen, Herz und Gehirn machen zusammen die Hälfte der Größe des Embryos aus. Zunächst ist das Herz lediglich eine Pumpe, die für einen kontinuierlichen Blutstrom durch den Körper und zur Plazenta sorgt. Wenn die vier Kammern ausgebildet sind, ist es in der Lage, Blut von den Lungen aufzunehmen und zu den Organen des Körpers weiterzuleiten.

Entwicklung des Herzen

Nach der Differenzierung der Zellen, die die Blutgefäße bilden, entsteht der Herzmuskel und beginnt infolge seiner Zellaktivität zu pumpen.

3 BULBUS CORDIS
Er besteht aus drei Teilen: dem arteriellen Stamm, dem arteriellen Kegel und der primitiven rechten Herzkammer.

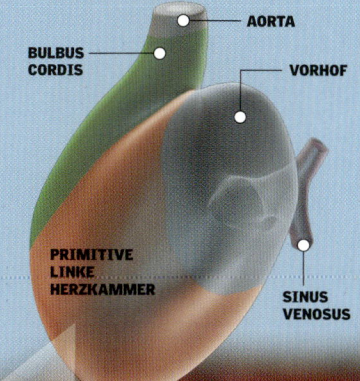

AORTA

BULBUS CORDIS

VORHOF

PRIMITIVE LINKE HERZKAMMER

SINUS VENOSUS

VERGRÖSSERTER BEREICH

AORTA

BULBUS CORDIS

HERZ-KAMMER

VORHOF

SINUS VENOSUS

AUFWÄRTS-BEWEGUNG

2 UMFORMUNG
Weil das noch primitive Herz größer ist als der Hohlraum, in dem es liegt, nimmt es eine S-Form an.

1 WACHSTUM
Das Herz – noch röhrenförmig – wächst und gliedert sich in verschiedene Bereiche, die äußerlich durch Rillen zu erkennen sind.

4 HERZZELLEN
Die Herzzellen beginnen zu schlagen und pumpen gemeinsam das Blut. Das Herz hat seine Funktion aufgenommen.

50%

DES EMBRYOS WERDEN VON NUR ZWEI ORGANEN GEBILDET: HERZ UND GEHIRN.

FRUCHTBLASE
Enthält die Flüssigkeit, in der der Embryo schwimmt. Sie besteht aus zwei Schichten, die den Embryo schützen.

HERZ-OBERFLÄCHE

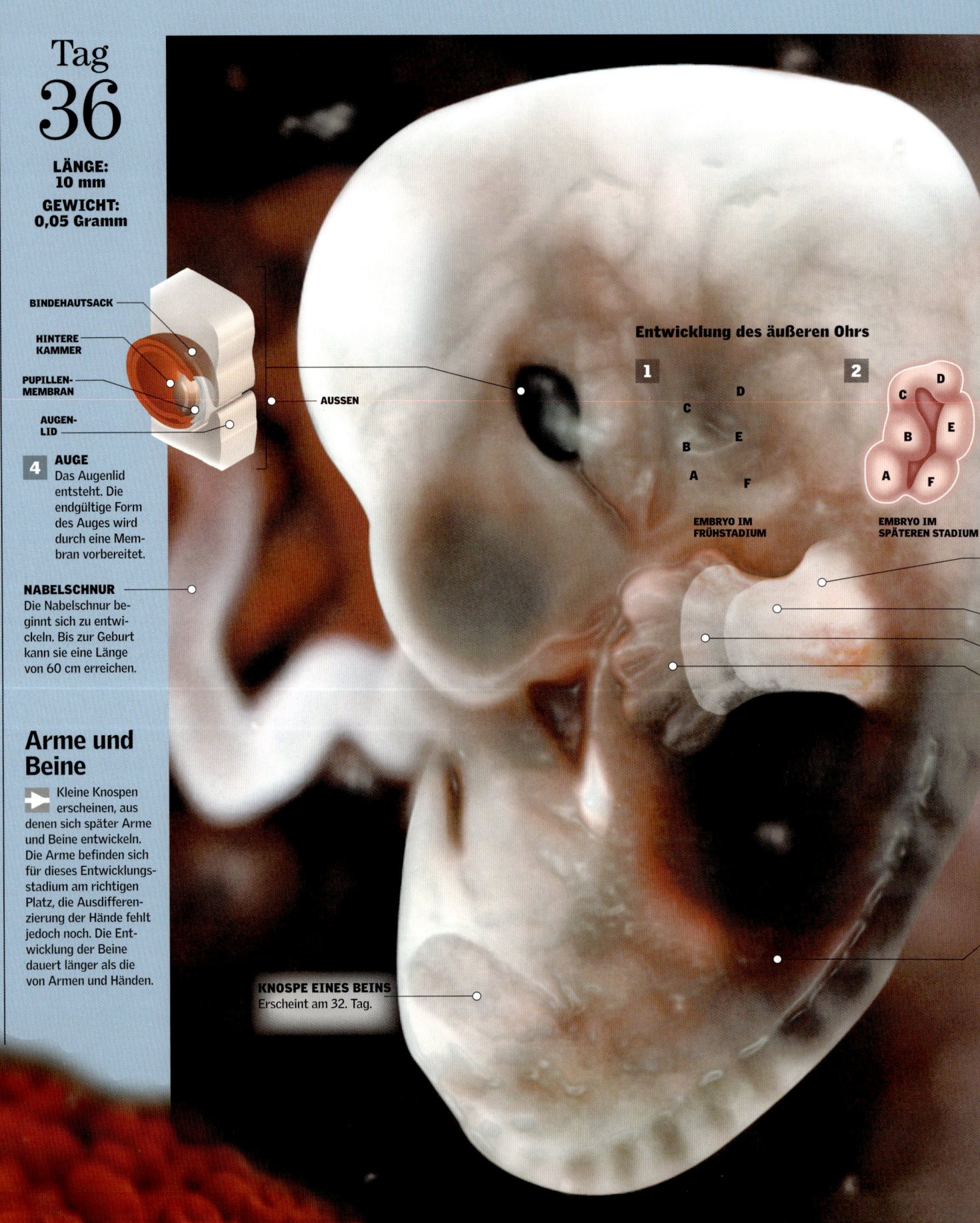

Tag
36

LÄNGE:
10 mm

GEWICHT:
0,05 Gramm

BINDEHAUTSACK

HINTERE KAMMER

PUPILLEN-MEMBRAN

AUGEN-LID

4 **AUGE**
Das Augenlid entsteht. Die endgültige Form des Auges wird durch eine Membran vorbereitet.

NABELSCHNUR
Die Nabelschnur beginnt sich zu entwickeln. Bis zur Geburt kann sie eine Länge von 60 cm erreichen.

Arme und Beine

Kleine Knospen erscheinen, aus denen sich später Arme und Beine entwickeln. Die Arme befinden sich für dieses Entwicklungsstadium am richtigen Platz, die Ausdifferenzierung der Hände fehlt jedoch noch. Die Entwicklung der Beine dauert länger als die von Armen und Händen.

AUSSEN

Entwicklung des äußeren Ohrs

1

D
C
B
A
E
F

EMBRYO IM FRÜHSTADIUM

2

D
C
B
A
E
F

EMBRYO IM SPÄTEREN STADIUM

KNOSPE EINES BEINS
Erscheint am 32. Tag.

Veränderungen im Kopf

Das Gehirn, das als Organ des zentralen Nervensystems alle Muskelbewegungen steuert, beginnt sich zu entwickeln. In seinem Inneren entsteht die Hirnanhangdrüse (Hypophyse), die Wachstums- und andere Hormone produziert. Die Muskeln von Kiefer und Gesicht bilden sich heraus.

Tag
40

LÄNGE:
10 mm
GEWICHT:
0,1 Gramm

Die Falten des Gehirns

Sie entwickeln sich allmählich in den Monaten vor der Geburt.

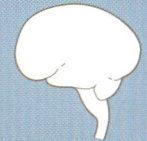 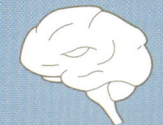 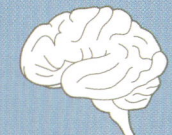

1 **GLATTES GEHIRN**
Zu Anfang hat das Gehirn des Embryos eine glatte Oberfläche.

2 **WENIGE FALTEN**
Nach sechs Monaten sind erste Falten erkennbar.

3 **ERWACHSEN**
Sämtliche Falten, die für die optimale Funktion nötig sind.

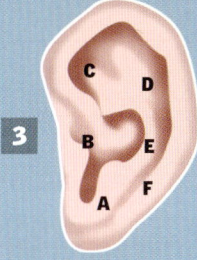

3

GEBURT

Das Außenohr

Drei Gehörhügel befinden sich im ersten Bogen, drei weitere im zweiten. Wenn sich Kiefer und Zähne entwickeln, rücken die Ohren vom Hals weiter hinauf zu den Seiten des Kopfes. Dann finden mit der Bildung der Ohrplakode und der Linsenplakode zwei Veränderungen des Ektoderms am Kopf des Embryos statt. Bei der Geburt hat das Außenohr seine typische Form.

Augen

Die Augenbläschen bilden sich an den Seiten des Kopfes, rücken weiter zur Mitte und bilden die Augen. Auch die inneren Gehörgänge entwickeln sich.

ARM
Ist entwickelt, aber die Finger sind noch nicht ausgebildet.

KNOSPE DES ARMS
Erscheint am 26. Tag.

HANDFLÄCHE
Erscheint am 33. Tag.

FINGERSTRAHLEN
Erscheinen am 40. Tag.

GEWEBE
Bindegewebe wird gebildet. Es erzeugt Zellen, aus denen Knorpel, Knochen und stützendes Gewebe entstehen.

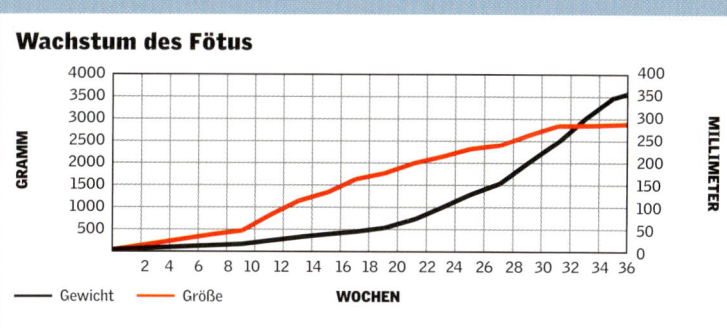

Wachstum des Fötus

GRAMM — MILLIMETER — WOCHEN

— Gewicht — Größe

Entwicklung des Gesichts

Die Gesichtszüge werden erkennbar. Die Pharynxbögen, die das Stomodäum in der Mitte des Gesichts umgeben, bilden sich heraus. Unterkiefer, Oberkiefer entwickeln sich, eine Vorwölbung der Nase ist zu beobachten, auch Jochbein und Teile der Schläfenknochen formen sich aus. Im oberen Bereich des embryonalen Mundes entsteht ein primitiver Gaumen. Durch eine Einstülpung der frontonasalen Vorwölbung entsteht die Form der Nase. Dasselbe geschieht mit dem Kinn, das etwa nach dem 40. Schwangerschaftstag seine normalen Proportionen erreicht.

Gesichtszüge werden erkennbar

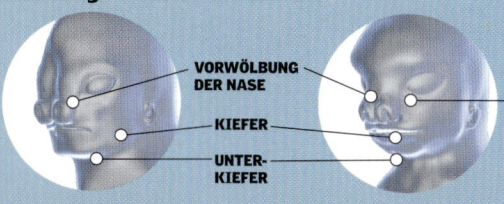 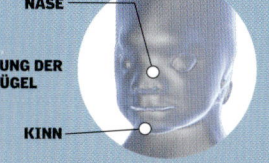 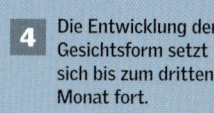

VORWÖLBUNG DER NASE

KIEFER

UNTERKIEFER

AUSBILDUNG DER NASENFLÜGEL

NASE

KINN

4 Die Entwicklung der Gesichtsform setzt sich bis zum dritten Monat fort.

1 **UNTERKIEFER**
Entwickelt sich zusammen mit den Lippen um den 37. Tag.

2 **NASE**
Zeichnet sich ab Tag 39 durch die Einstülpung der frontonasalen Vorwölbung ab.

3 **KINN**
Hat etwa am 40. Tag seine Proportionen. Auch die Nase hat jetzt eine erkennbare Form.

Entwicklung der Plazenta

Die Plazenta ist ein spezielles Organ, das den Embryo mit verschiedenen Nährstoffen und Sauerstoff versorgt. Außerdem nimmt sie Abfallstoffe des Embryos auf und bildet eine Barriere, die ihn vor Schadstoffen schützt. Die Plazenta entwickelt sich aus dem Trophoblast, der äußeren Schicht der Blastozyste (das frühe Gebilde aus Zellen, das sich nach der Befruchtung im Uterus einnistet). Ihre Entwicklung beginnt nach der Einnistung und dauert zehn Tage. Die Hormone der Plazenta sorgen dafür, dass das Endometrium (Gebärmutterschleimhaut) nicht wie bei der Menstruation abgestoßen wird.

Tag 44

LÄNGE:
16 mm

GEWICHT:
0,5 Gramm

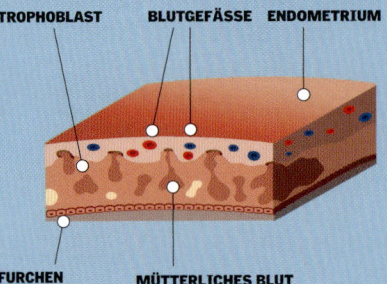

TROPHOBLAST BLUTGEFÄSSE ENDOMETRIUM

FURCHEN MÜTTERLICHES BLUT

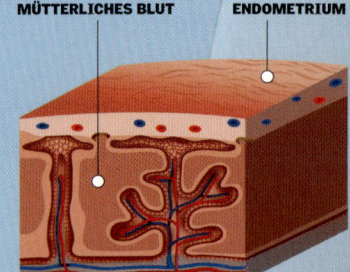

MÜTTERLICHES BLUT ENDOMETRIUM

Veränderungen im Gehirn

In dieser Phase findet das Gehirn Anschluss an das Nervensystem. Die Drüse, die für die Hormonproduktion zuständig ist, beginnt sich in seinem Inneren zu entwickeln.

1 BILDUNG DER PLAZENTA
Die Trophoblast-Zellen dehnen sich in den Blutgefäßen des Uterus aus. Blut aus dem mütterlichen Körper fließt durch diese Gefäße in Leerräume innerhalb der Trophoblast-Schicht.

2 DIE PLAZENTA ALS FILTER
Das Blut von Mutter und Embryo kommt innerhalb der Plazenta nicht direkt miteinander in Berührung. Dafür sorgt eine Barriere von Zellen. Sie lässt jedoch Sauerstoff, Nährstoffe und Antikörper durch, damit diese dem Embryo zunutze kommen. Embryonale Abfallstoffe werden durch die Plazenta abtransportiert.

Innen- und Mittelohr

OHRBLÄSCHEN

SCHLUND-FURCHE

SCHLUND-TASCHE

OHRBLÄSCHEN

STEIG-BÜGEL

AMBOSS

HAMMER

PAUKENHÖHLE

OHRKNORPEL

ÄUSSERER GEHÖRGANG

PAUKENRING

1 22 TAGE
An der Position des Ohrs wird eine Furche erkennbar.

2 28 TAGE
Strukturen, aus denen die Knochen des Mittelohrs entstehen, werden erkennbar.

3 32 TAGE
Das Mittelohr ist ausgebildet (Steigbügel, Hammer und Amboss).

Der Schwangerschaftstest

Kurz nach der Befruchtung schüttet die Plazenta das Hormon HCG (Humanchoriongonadotropin) aus. Das Vorhandensein und der schnelle Anstieg der Konzentration dieses Hormons sind Anzeichen für eine Schwangerschaft. Viele Schwangerschaftstests enthalten Antikörper, die auf das HCG reagieren. Die saugfähige Spitze des Teststreifens wird mit Urin in Berührung gebracht. Sind nach einer gewissen Wartezeit im Sichtfeld zwei Streifen erkennbar, liegt eine Schwangerschaft vor. Liegt keine Schwangerschaft vor, ist nur ein Streifen zu sehen. Bei einem negativen Testergebnis ist eine Wiederholung empfehlenswert.

So funktioniert es

AUFNAHME DES URINS
Die saugfähige Spitze sechs Sekunden unter den Urinstrahl halten, bis sie durchfeuchtet ist.

ERGEBNIS
Zwei Linien zeigen eine Schwangerschaft an, bei einer Linie liegt keine vor. Der Test sollte nach 48 bis 72 Stunden wiederholt werden.

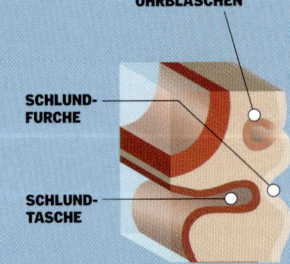

99%
ZUVERLÄSSIGE ERKENNUNG EINER SCHWANGERSCHAFT.

6 Wochen

DIE FINGER WERDEN ERKENNBAR, DIE HÄNDE ÄHNELN ABER NOCH KLEINEN PADDELN.

ENDOMETRIUM

BLUTGEFÄSS DES EMBRYOS

NABELSCHNUR-ARTERIEN

NABELSCHNUR

NABELSCHNUR-VENE

3 DAS ENDE DER PLAZENTA
Die Plazenta entwickelt sich, solange der Embryo wächst. Am Ende der Schwangerschaft hat sie einen Durchmesser von etwa 20 cm. Sie ist durch die Nabelschnur mit dem Baby verbunden.

MEMBRANÖSES LABYRINTH

SCHLÄFENKNOCHEN

TROMMELFELL

ÄUSSERER GEHÖRGANG

PAUKENHÖHLE

4 60 TAGE
Aus der Schlundfurche entwickelt sich der äußere Gehörgang.

Alles an seinem Platz und einsatzbereit

In dieser Phase entwickeln sich Gehirn und Nervensystem schnell. Auf beiden Seiten des Kopfes haben sich die Augenbläschen gebildet, aus denen sich die Augen entwickeln. Auch die Gänge, aus denen das Innenohr wird, sind vorhanden. Das Herz schlägt kräftig, Verdauungs- und Atmungssystem nehmen Form an. Kleine Knospen, aus denen sich Arme und Beine entwickeln, sind erkennbar. Sechs Wochen nach der Befruchtung hat der Embryo vom Kopf bis zum Steißbein eine Länge von etwa 16 mm.

GEHIRN
Nach 51 Tagen steuert der vierte Ventrikel des Gehirns den Blutstrom. Das Kreislaufsystem beginnt sich zu entwickeln.

DER THALAMUS
Der Schädel beginnt sich zu formen. Am 52. Tag entwickelt sich der Thalamus. Die Augen rücken weiter nach vorn.

DAS OHR
Die Entwicklung beginnt in der vierten Woche, ist aber erst im sechsten Monat abgeschlossen. Erst dann kann es auch für das Gleichgewicht des Körpers sorgen.

INNERE ORGANE
Nun entwickeln sich alle wesentlichen Organe des Verdauungs-, Atmungs- und Fortpflanzungssystems.

Tag
60

LÄNGE:
3 cm

GEWICHT:
3 g

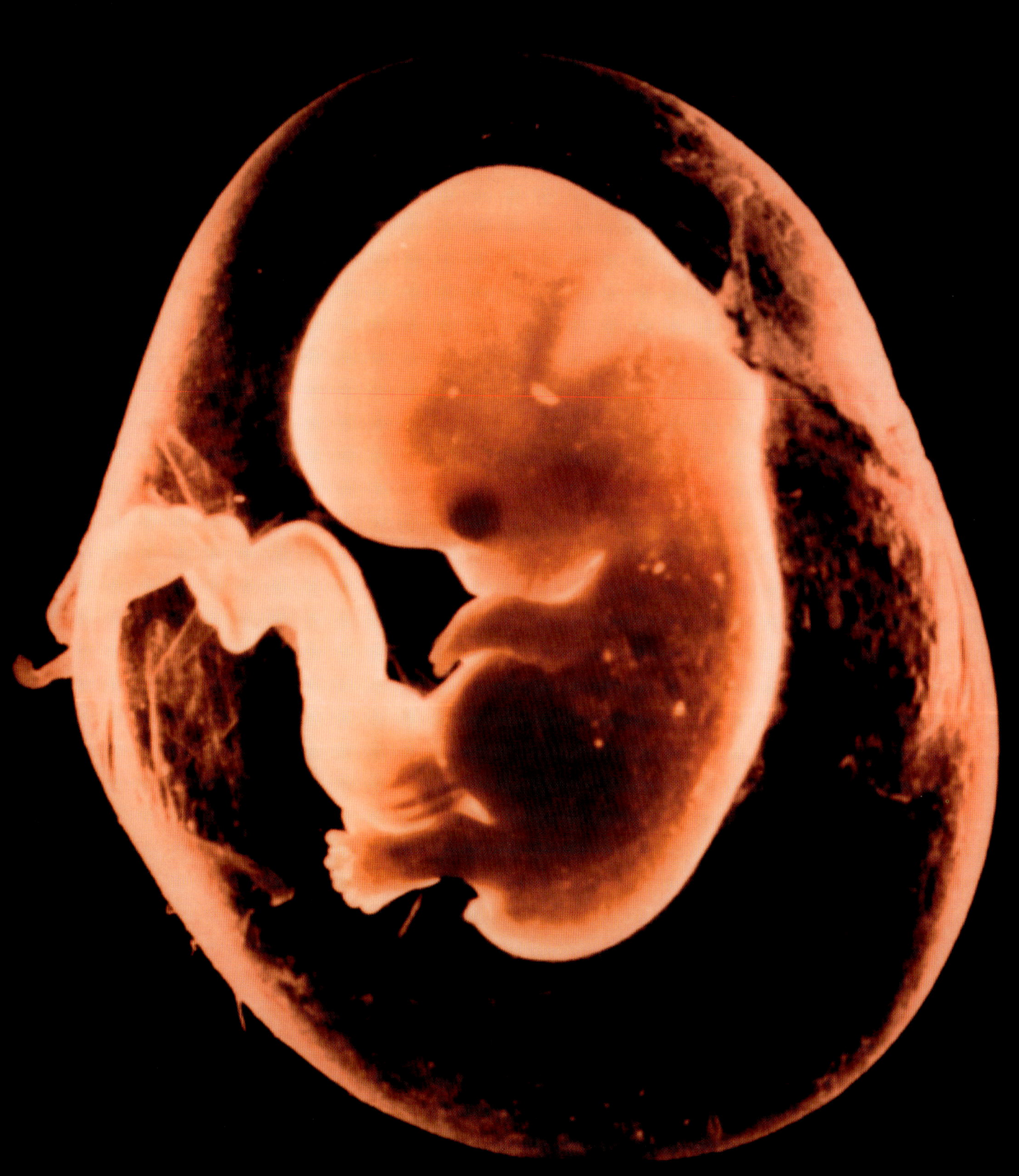

Entwicklung des Fötus und Geburt

Das Wachstum des Fötus schreitet tagtäglich voran. In diesem Kapitel werden die bemerkenswertesten Veränderungen gezeigt, die zu beobachten sind. Jetzt lassen sich Eierstöcke und Hoden unterscheiden, die äußeren Teile des Ohrs sind zu erkennen, und man kann sehen, wie das Kind die Gliedmaßen streckt. Daneben wird anhand von anschaulichen Abbildungen erklärt, wie es die DNA ermöglicht, dass bestimmte Merkmale von einer Generation zur nächsten vererbt werden. Es wird erklärt, welche Untersuchungen für Schwangere sinnvoll sind, um sich von der gesunden Entwicklung des Fötus zu überzeugen, welche Veränderungen im mütterlichen Körper stattfinden und was geschieht, wenn das Kind selbstständig atmet und sein eigenständiges Leben außerhalb des mütterlichen Körpers beginnt.

ERSTES SCHWANGERSCHAFTS-DRITTEL (gegenüber)
Foto eines acht Wochen alten Babys. Die Entwicklung von Gehirn, Herz und Extremitäten ist bereits zu erkennen.

Entwicklung von Neuronen

Im dritten Schwangerschaftsmonat ereignen sich im Vergleich zu früheren Stadien beachtliche Veränderungen. Das heranwachsende Kind wird nicht mehr als Embryo, sondern als Fötus bezeichnet. Die Zahl der Neuronen im Gehirn nimmt schnell zu, und am Ende des Monats ist sie so groß wie im Gehirn eines Erwachsenen. Allerdings bestehen zwischen den Neuronen noch keine Verbindungen. In diesem Monat bildet sich durch Nervenimpulse das Netzwerk, das später die willensgesteuerte Bewegung der Gliedmaßen ermöglicht.

100 Milliarden

NEURONEN WERDEN ZWISCHEN DEM DRITTEN UND SIEBTEN MONAT DER FÖTALEN ENTWICKLUNG IM MUTTERLEIB GEBILDET.

Das Nervensystem

Im dritten Schwangerschaftsmonat verändert sich das Gehirn des heranwachsenden Fötus im Vergleich zu früheren Phasen stark. Gegen Ende des Monats umfasst es ebenso viele Nervenzellen wie das Gehirn eines Erwachsenen. Die vom Gehirn ausgehenden Nerven entwickeln ihre Myelinschicht. Diese schützende Lipidschicht isoliert die Axone mancher Neuronen, um die Übertragung von Signalen zu beschleunigen. Erste Verbindungen zwischen Nerven und Muskeln entstehen. Sie bilden die Grundlage dafür, dass die Bewegungen von der Großhirnrinde gesteuert werden können. Der Fötus kann zwar Fäuste ballen und öffnen, aber diese Bewegungen sind unwillkürlich, weil das Nervensystem noch unvollständig ist.

Neuronen

Neuronen sind die wichtigsten Zellen des Nervensystems. Durch die Übertragung von Nervenimpulsen stellen sie Verbindungen zu anderen Neuronen her, um ein Funktionieren des Gehirns zu ermöglichen.

MYELINSCHICHT
Fetthaltige Schicht, die die Axone mancher Neuronen isoliert und die Übermittlung von Signalen beschleunigt.

DAS AXON
Nervenfaser, die aus der Zelle vorragt und Nervenimpulse übermittelt.

1 Elektrische Signalübertragung

Nervenimpulse bewegen sich in Form elektrischer Impulse durch die Neuronen fort, ausgelöst durch unterschiedliche Ionenkonzentrationen innerhalb und außerhalb der Zellen.

ELEKTRISCHER IMPULS

VON NEURON 1

2 Chemische Signalübermittlung

Die Verbindung zwischen Neuronen erfolgt über die Synapsen. Dort werden die Impulse auf chemischem Wege durch Neurotransmitter weitergeleitet.

Chemische Signalübertragung

Die Signalübertragung zwischen Neuronen findet auf chemischem Wege statt, und zwar durch chemische Botenstoffe (Neurotransmitter). Die Neurotransmitter werden in Vesikeln (winzigen Behältnissen an den Nervenenden) gespeichert und ausgeschüttet, wenn ein elektrisches Signal das Nervenende erreicht. Die Transmitter bewegen sich von der Synapse des Neurons zur Zellmembran einer anderen Zelle, die mit ihren Rezeptoren die ausgeschütteten Chemikalien aufnimmt. Diese elektrisch geladenen Teilchen (Ionen) dringen in die neue Nervenzelle ein und lösen dort einen neuen Impuls aus, der zu einem anderen Neuron weitergeleitet wird.

AXON-ENDE

SYNAPTISCHES VESIKEL

IONEN

NEUROTRANSMITTER

SYNAPTISCHER SPALT

OFFENER KANAL

ZELLKÖRPER
Hier werden die Neurotransmitter zur Übertragung von Nervenimpulsen produziert.

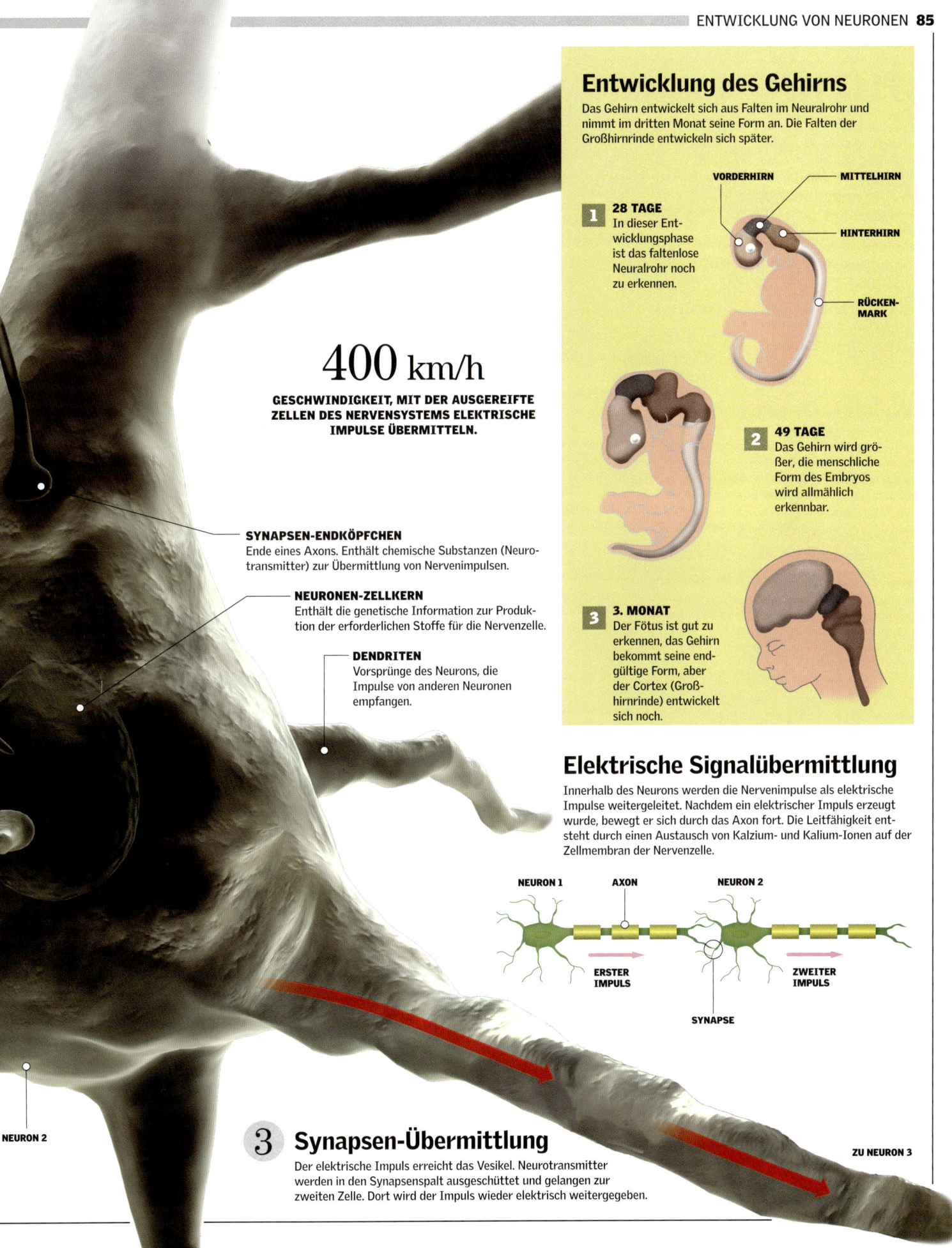

Entwicklung des Gehirns

Das Gehirn entwickelt sich aus Falten im Neuralrohr und nimmt im dritten Monat seine Form an. Die Falten der Großhirnrinde entwickeln sich später.

VORDERHIRN   MITTELHIRN

HINTERHIRN

1 **28 TAGE**
In dieser Ent-
wicklungsphase
ist das faltenlose
Neuralrohr noch
zu erkennen.

RÜCKEN-
MARK

2 **49 TAGE**
Das Gehirn wird grö-
ßer, die menschliche
Form des Embryos
wird allmählich
erkennbar.

3 **3. MONAT**
Der Fötus ist gut zu
erkennen, das Gehirn
bekommt seine end-
gültige Form, aber
der Cortex (Groß-
hirnrinde) entwickelt
sich noch.

400 km/h

**GESCHWINDIGKEIT, MIT DER AUSGEREIFTE
ZELLEN DES NERVENSYSTEMS ELEKTRISCHE
IMPULSE ÜBERMITTELN.**

SYNAPSEN-ENDKÖPFCHEN
Ende eines Axons. Enthält chemische Substanzen (Neurotransmitter) zur Übermittlung von Nervenimpulsen.

NEURONEN-ZELLKERN
Enthält die genetische Information zur Produktion der erforderlichen Stoffe für die Nervenzelle.

DENDRITEN
Vorsprünge des Neurons, die
Impulse von anderen Neuronen
empfangen.

Elektrische Signalübermittlung

Innerhalb des Neurons werden die Nervenimpulse als elektrische
Impulse weitergeleitet. Nachdem ein elektrischer Impuls erzeugt
wurde, bewegt er sich durch das Axon fort. Die Leitfähigkeit entsteht durch einen Austausch von Kalzium- und Kalium-Ionen auf der
Zellmembran der Nervenzelle.

NEURON 1   AXON   NEURON 2

ERSTER
IMPULS

ZWEITER
IMPULS

SYNAPSE

NEURON 2

3 ## Synapsen-Übermittlung

Der elektrische Impuls erreicht das Vesikel. Neurotransmitter
werden in den Synapsenspalt ausgeschüttet und gelangen zur
zweiten Zelle. Dort wird der Impuls wieder elektrisch weitergegeben.

ZU NEURON 3

Junge oder Mädchen?

Alle Mütter fragen sich, ob das ungeborene Baby ein Junge oder ein Mädchen ist. Das Geschlecht des Fötus ist zwar im Moment der Zeugung festgelegt, doch es ist in der frühen Entwicklungsphase nicht erkennbar. Erst im dritten Schwangerschaftsmonat, etwa ab der zwölften Woche, entwickeln sich allmählich die äußeren Geschlechtsorgane des Fötus. Anfangs bilden sie nur eine undifferenzierte Wölbung, die nicht als männlich oder weiblich zu erkennen ist. Aus ihr entwickelt sich später ein Penis oder eine Klitoris.

Welches Geschlecht?

Bis zur fünften Woche nach der Befruchtung sind die Geschlechtsanlagen von männlichen und weiblichen Embryonen identisch. Genetisch ist das Geschlecht zwar bereits festgelegt, aber unter dem Mikroskop sind die Genitalregionen nicht zu unterscheiden. Die männlichen und weiblichen Genitalien sind noch nicht ausgebildet. Später bildet sich zunächst eine Wölbung mit einer charakteristischen Form, aus der sich im dritten Monat ein Penis oder eine Klitoris entwickelt. Die Genitalien zeigen einen auffälligen Spalt im Bereich der Harnröhre. Schließt er sich, ist das Kind ein Junge. Bleibt er offen, ist es ein Mädchen. In der vierten Woche beginnen die Genitalien zu wachsen, ab der achten Woche werden sie erkennbar – aber unterscheidbar sind sie erst nach der zwölften Woche.

UNDIFFERENZIERTE
GENITALREGION

GONADEN

A Undefiniert

Der Genitalbereich jedes Embryos ist undifferenziert und verfügt über Elemente zur Ausbildung beider Geschlechter. Auch die Gonaden enthalten zunächst noch männliche und weibliche Bestandteile.

B Mädchen

Wenn es ein Mädchen ist, entwickeln sich aus den ursprünglich gemeinsamen Anlagen die Vulva (mit getrennten Öffnungen für Harnröhre und Vagina) sowie die Vagina. Die Klitoris bildet sich aus dem Genitalhöcker, einer Wölbung in der Urogenitalspalte. Hormone spielen die Hauptrolle dafür, dass sich aus einer anfangs identischen Form die unterschiedlichen männlichen und weiblichen Geschlechtsorgane entwickeln.

KLITORIS

VAGINA

DIE NABELSCHNUR
Sie ist voll ausgebildet und ausgerollt, sodass sich der Fötus gefahrlos bewegen kann.

C Junge

Etwa in der elften Woche entwickelt sich der Genitalhöcker bei einem männlichen Fötus zum Penis. Auch die übrigen gemeinsamen Anlagen bilden sich nun allmählich zu den äußeren männlichen Geschlechtsorganen um: Hoden, Hodensack und Penis.

PENIS

HODENSACK

Monat
3

LÄNGE:
10 cm

GEWICHT:
45 Gramm

DER KOPF
Er ist im Verhältnis zum Körper noch sehr groß und macht etwa ein Drittel der Gesamtgröße des Fötus aus.

DIE AUGEN
Sie sind komplett ausgebildet, stehen aber noch weit auseinander. Im Lauf der embryonalen und fötalen Entwicklung rücken sie allmählich weiter in die Gesichtsmitte.

DIE HÄNDE
Die Finger sind voll entwickelt und besitzen bereits Fingernägel. Die Form der Extremitäten ist klar erkennbar.

9 cm

ZU BEGINN DES ZWEITEN SCHWANGERSCHAFTSDRITTELS IST DER FÖTUS ETWA 9 CM LANG.

Das Sonogramm

Ein Sonogramm oder Ultraschallbild macht mit Schallwellen, die für das menschliche Ohr nicht hörbar sind, den Körper eines ungeborenen Kindes sichtbar. Bei der Untersuchung wird ein kleiner Signalgeber auf die Haut gesetzt. Er erzeugt hochfrequente Schallwellen, die den mütterlichen Körper durchdringen und ein Echo erzeugen, wenn sie auf Organe, Blutgefäßwände und Gewebe treffen. Ein Spezialcomputer wandelt dieses Echo in ein Bild um.

Entstehung eines Ultraschallbildes

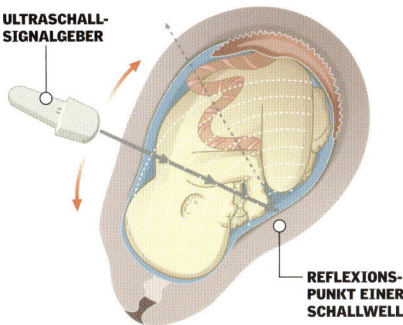

ULTRASCHALL-SIGNALGEBER

REFLEXIONS-PUNKT EINER SCHALLWELLE

1 SENDEN VON IMPULSEN
Der Ultraschall-Signalgeber sendet hochfrequente Schallwellen aus.

2 DER WEG
Die Schallwellen durchdringen manche Körpergewebe und werden von anderen zurückgeworfen.

3 AUFFANGEN DES ECHOS
Die reflektierten Schallwellen (Echo) werden vom Signalempfänger aufgefangen und an den Sonographen übermittelt.

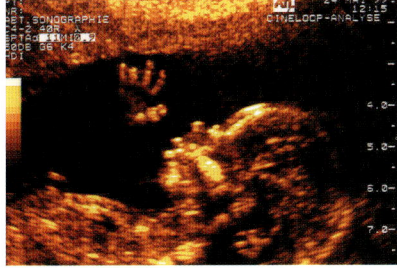

Das Bild entsteht

Der Sonograph berechnet in Sekundenbruchteilen den Abstand zwischen Signalgeber und reflektierendem Gewebe, die Intensität des Echos und die Wiederholungsrate des Echos. Manche Sonographen können die gesamte Oberfläche des Fötus abbilden. Das ist hilfreich zur Früherkennung von Missbildungen.

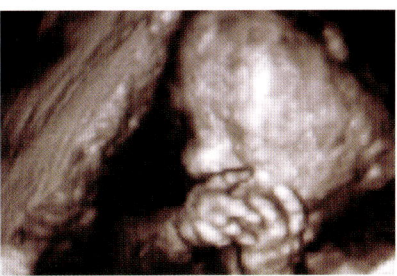

Das Spermium

Einem verbreiteten Glauben zufolge sollte ein Paar, das sich einen Sohn wünscht, am Tag des Eisprungs Geschlechtsverkehr haben. Spermien mit einem Y-Chromosom (bestimmt das männliche Geschlecht) schwimmen schneller als Spermien mit einem X-Chromosom (weiblich) und erreichen darum die Eizelle zuerst. Wünscht sich das Paar eine Tochter, sollte der Geschlechtsverkehr einige Tage früher stattfinden. X-Spermien sind langsamer, aber ausdauernder und langlebiger.

Lebensdauer eines Spermiums

X	72 STUNDEN
Y	48 STUNDEN

Spermien mit einem X-Chromosom sind langsamer, haben aber mehr Ausdauer. Ihre Lebensdauer beträgt bis zu 72 Stunden. Spermien mit einem Y-Chromosom sind schneller, leben aber nur etwa 48 Stunden.

Das Wachstum beginnt

Im vierten Monat spürt die Mutter die ersten Bewegungen des Kindes. Der Fötus verändert sich, sein Gesicht formt sich jetzt voll aus. Die Haut hat einen rosa Farbton, die ersten Rippen und Knorpel bilden sich. Die Ausbildung der äußeren Geschlechtsorgane wird abgeschlossen, die inneren differenzieren sich. Die ersten Bewegungen des Fötus sind kaum zu spüren, weil er noch sehr klein ist. Er nimmt nun den gesamten Innenraum des Uterus ein, und der Bauch beginnt sich zu wölben. Seine Extremitäten sind klar zu erkennen und das Wachstum setzt verstärkt ein.

Ausprägung der Geschlechter

In dieser Phase bilden sich die männlichen und weiblichen Geschlechtsorgane weiter aus. Bereits beim Embryo entwickelten sich undifferenzierte Gonaden mit männlichen und weiblichen Bestandteilen. Diese differenzieren sich nun und bilden die geschlechtstypischen Merkmale: die Eierstöcke eines Mädchens oder die Hoden eines Jungen.

160

ANZAHL DER HERZSCHLÄGE PRO MINUTE IN DEN ERSTEN PHASEN DER FÖTALEN ENTWICKLUNG. ZUM ENDE DER SCHWANGERSCHAFT SINKT DIE ZAHL AUF ETWA 120.

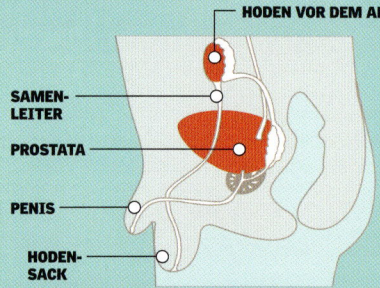

HODEN VOR DEM ABSTIEG

SAMEN-LEITER

PROSTATA

PENIS

HODEN-SACK

SAMEN-LEITER

PROSTATA

PENIS

HODEN

1 MÄNNLICHE GONADEN
In der siebten Woche steht bereits fest, ob das Kind männlich oder weiblich ist. Bei der Ausbildung von Hoden nimmt die Größe der undifferenzierten Gonaden zu und sie verlagern sich in den Hodensack.

2 ABSTIEG DER HODEN
Etwa in der achten Woche verlassen die Hoden die Bauchhöhle und steigen ins Skrotum ab. Das Vorhandensein der Hoden und die Wirkung ihrer Hormone sind für die Ausprägung des männlichen Geschlechts notwendig.

Amniozentese

Dies ist eine Untersuchung des Fruchtwassers, von dem der Fötus umgeben ist. Eine Hohlnadel wird durch Bauchdecke und Uteruswand der Mutter eingestochen, um eine kleine Menge der Flüssigkeit zu entnehmen. Die Untersuchung gehört nicht zur üblichen Vorsorge und ist für Mutter und Kind belastend. Sie wird durchgeführt, wenn Verdacht auf Anomalien besteht, der sich durch andere Methoden nicht klären lässt.

KNOCHEN
Sind auf Röntgenbildern zu erkennen. Knorpel verwandelt sich durch Kalkablagerung (Kalzifizierung) in feste Knochensubstanz.

UNTERE GLIED-MASSEN
Die Beine wachsen in dieser Phase verhältnismäßig schnell und werden länger als die Arme.

ZUSAMMENSETZUNG DES FRUCHTWASSERS

Wasser	98%
Gelöste organische Stoffe: Proteine, Lipide, Kohlenhydrate und gehärtete, proteinfremde Bestandteile	2%
Gelöste anorganische Stoffe: Zink, Kupfer, Eisen und Magnesium	

Untersuchung der Chromosomen

Mithilfe der Amniozentese lassen sich durch genetische Untersuchungen auch Chromosomen-Anomalien feststellen, beispielsweise das Down-Syndrom (verursacht durch ein drittes Chromosom 21). Ebenso lassen sich Gendefekte erkennen, die zu Nerven- oder Stoffwechselkrankheiten führen können.

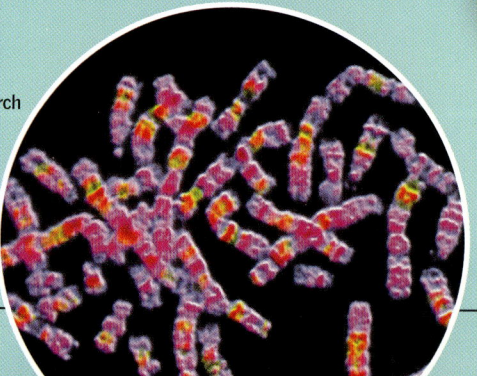

Die Geschmacksknospen

Sie entwickeln sich in diesem Stadium, werden aber erst im letzten Schwangerschaftsdrittel aktiviert. Auf der Zunge befinden sich etwa 10 000 Geschmacksknospen.

Die Zunge

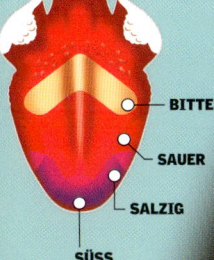

BITTER

SAUER

SALZIG

SÜSS

Veränderungen im Gehirn

Das Gehirn wächst weiter, erste Falten bilden sich. Während der Schwangerschaft werden in jeder Sekunde zahlreiche neue Neuronenzellen gebildet. Ein großer Teil der Energie wird vorwiegend zur Entwicklung dieses lebenswichtigen Organs benötigt. In dieser Phase entwickeln sich vor allem Gehirnbereiche, die für das Gedächtnis und die Bewegungssteuerung notwendig sind. Auch Regionen, die Grundbedürfnisse wie Hunger steuern, entstehen jetzt.

PRÄMOTORISCHER CORTEX
Er steuert schwierigere Bewegungsabläufe wie das Spielen von Musikinstrumenten.

MOTORISCHER CORTEX
Sendet Signale an die Muskeln, die den Körper bewegen.

FINGER
Die Einzigartigkeit des Fötus kommt auch dadurch zum Ausdruck, dass sich jetzt seine Fingerabdrücke entwickeln.

OHREN
Die Ohrknöchelchen härten aus. Der Fötus kann Stimme und Herzschlag der Mutter hören.

RECHTER VORHOF

OBERE HOHLVENE

FORAMEN OVALE

AORTA

ECHTE HERZKAMMER

LINKER VORHOF

LINKE HERZKAMMER

Das Herz

In dieser Phase schlägt es mit derselben Frequenz wie das der Mutter und pumpt täglich 25 Liter Blut. Im Verhältnis zum Körper ist es groß. Das Foramen ovale ist eine Öffnung im fötalen Herz, durch die Blut aus dem rechten Vorhof in den linken fließen kann. Es schließt sich in den ersten drei Monaten nach der Geburt.

OBERE GLIEDMASSEN
Der Fötus beginnt, sich zu bewegen und die Gelenke seiner Extremitäten zu beugen.

Kreislauf

Der Fötus wird durch die Nabelschnur mit Sauerstoff und Nährstoffen von der Plazenta versorgt. Sein Kreislauf unterscheidet sich von dem eines Neugeborenen. Bis zur Geburt bildet das Herz das Zentrum eines Systems, das durch Arterien und Venen mit Lunge und Leber in Verbindung steht. Nach der Geburt werden einige dieser Verbindungen durch Membranen verschlossen.

NABELSCHNUR

PLAZENTA

FÖTUS

ARTERIEN UND VENEN IN DER NABELSCHNUR

HERZ

DIE HAUT
Sie ist noch runzlig, dünn und so durchscheinend, dass man die sich entwickelnden Blutgefäße und Knochen sehen kann.

Kräftige Bewegungen

D er fünfte Schwangerschaftsmonat bringt deutliche Veränderungen mit sich. Die Bewegungen des Fötus werden stärker und sind von außen zu spüren. Während dieser Phase sollten durch Ultraschall-Untersuchungen regelmäßig die Lage der Plazenta, die Blutzirkulation zwischen Uterus und Plazenta sowie das Risiko einer Frühgeburt kontrolliert werden. Die Gesichtszüge des Kindes sind nun gut zu erkennen.

Energische Bewegungen

▶ Weil die inneren Organe schnell wachsen und sich entwickeln, ist der Fötus nun deutlich aktiver. Er dreht sich, bewegt sich hin und her und sucht nach einer komfortablen Lage im Uterus. Außerdem erkundet er die Umgebung, in der er lebt. Dabei führt er kräftige Bewegungen aus, die zu spüren sind. Mit einem Stethoskop und Hörrohr kann man durch die Bauchdecke der Mutter den Puls des Kindes in ihrem Bauch hören.

Rückenmark

Nun entwickelt sich das Rückenmark, das die Verbindung zwischen dem Gehirn und dem restlichen Körper darstellt. Durch die Nervenfasern empfängt und übermittelt das Rückenmark Informationen. Die Nervenimpulse regen die Muskeln an, sich zu bewegen.

Muskelbewegung

1 Das Gehirn verarbeitet sensorische Informationen und sendet Signale an das Rückenmark.

2 Das Rückenmark empfängt den Nervenimpuls vom Gehirn und sendet ein Signal an den Muskel.

DER KOPF
Hier ist eine besonders aktive Entwicklung zu beobachten. Augen, Mund, Nase und Ohren sind fast vollständig ausgebildet.

GRAUE SUBSTANZ

WEISSE SUBSTANZ

SENSO-RISCHES NERVEN-ENDE

MOTORISCHES NERVENENDE

HIRN-HÄUTE

ZU DEN MUSKELN

Innere Organe

Die meisten sind bereits entwickelt und reifen nun aus. Nur Lunge und Verdauungssystem sind noch nicht vollständig ausgebildet. Der Fötus kann seine Körpertemperatur nicht regulieren und noch nicht außerhalb des Uterus überleben.

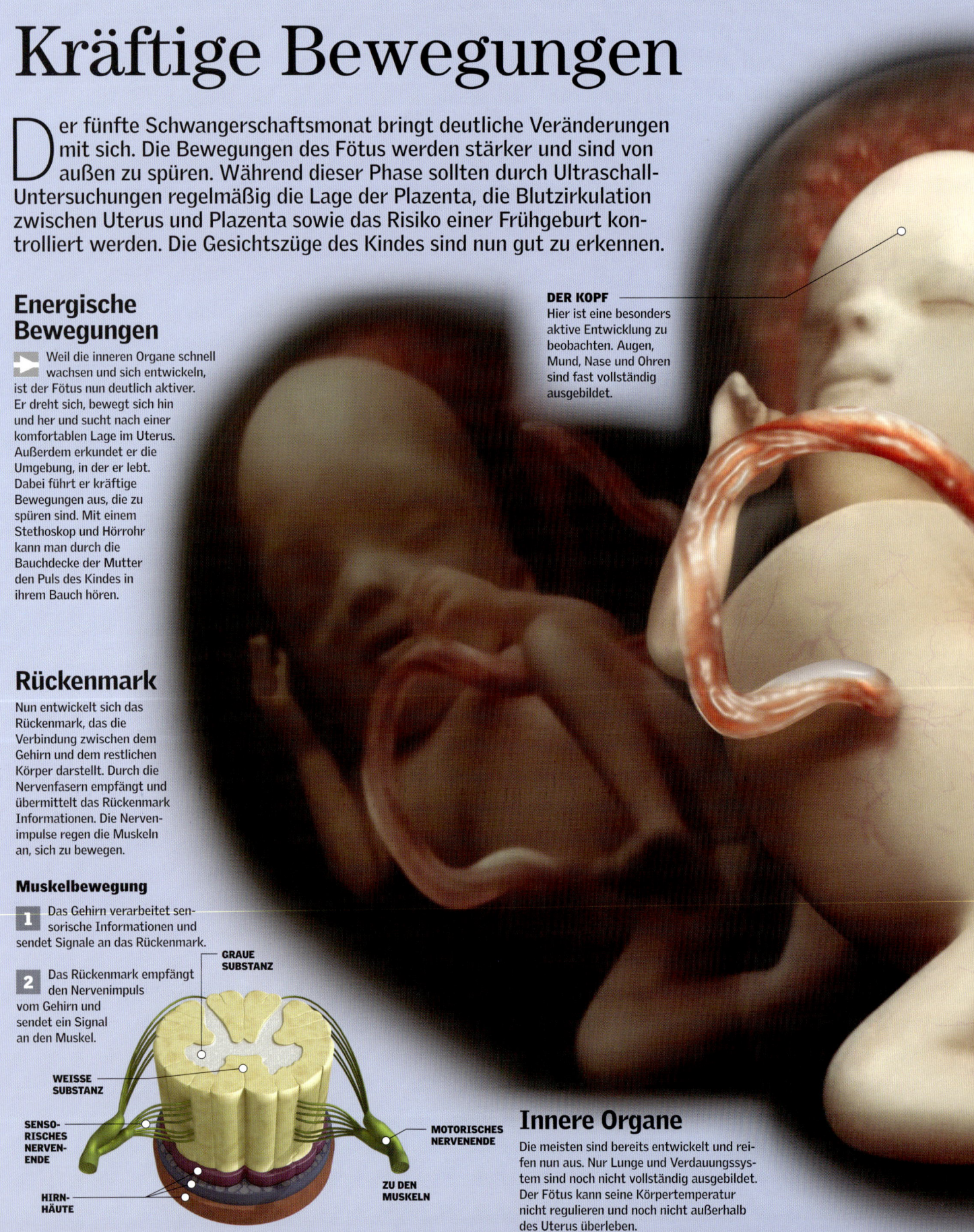

Monat 5

LÄNGE:
20 cm
GEWICHT:
500 g

Vorsorge

Es ist wichtig, dass eine Schwangere regelmäßig Vorsorgeunter-
suchungen durchführen lässt, damit Probleme und Anomalien
früh erkannt werden können. Zur Untersuchung von Lage und Entwicklung des Fötus gibt es verschiedene Methoden. Ultraschallbilder der
inneren Organe und Körpermassen können zu diagnostischen Zwecken
genutzt werden. Bei der Magnetresonanztomographie (MRT) entstehen
dreidimensionale Bilder. Sie eignen sich zur Diagnose von Krankheiten
und Störungen, die bisher schwer zu erkennen waren. Mit 4D-Ultra-
schall kann der Fötus in Echtzeit betrachtet werden.

FRUCHTWASSER
Das Baby kann es schlucken
und – da sich seine Geschmacksknospen schon entwickeln – die
Stoffe schmecken, die darin
enthalten sind.

LANUGO
So nennt man die feinen
Haare, die im fünften Schwan-
gerschaftsmonat erscheinen
und den ganzen Körper des
Fötus bedecken.

MRT

Mit der Magnetresonanztomographie lässt sich die Lage des
Fötus feststellen, wenn dies mit
anderen Mitteln nur schwer möglich ist. Das kann zur Geburts-
vorbereitung wichtig sein. Im
Gegensatz zu konventionellen
Röntgenstrahlen schadet die MRT
dem Fötus nicht, weil die Geräte
keine ionisierende Strahlung
aussenden. Das Verfahren wird
vom ersten Verdacht einer Ano-
malie bis zur Geburt empfohlen.

Nabelschnur und
Extremitäten
sind auf dem
MRT-Bild gut zu
erkennen.

4D-Ultraschall

Mit diesem Gerät kann der
Arzt bewegte 3D-Ultraschall-
bilder vom Fötus erstellen.
Dadurch können auch die
Eltern seine Bewegungen
erstmals dreidimensional in
Echtzeit sehen. Die Untersuchungsmethode dient nicht
nur zur Überwachung der
fötalen Entwicklung. Sie wird
auch genutzt, um den Zu-
stand der mütterlichen Organe, z. B. Leber, Uterus und
Ovarien, zu kontrollieren.

IN BEWEGUNG
Auf dem dreidimensionalen Ultraschallbild kann man das Kind klar
erkennen und seine Bewegungen
beobachten.

Abwehrsystem

Nachdem Körper und Organe nun gut ausgebildet sind, tritt der Fötus in ein Reifungs-
stadium ein, in dem sich unter anderem sein Abwehrsystem entwickelt. Fettdepots
lagern sich am Hals, an der Brust und anderen Körperteilen ab, um Wärme zu erzeugen und die Körpertemperatur zu regulieren. Auch ein noch unreifes Immunsystem
entsteht, das den Fötus zumindest teilweise vor einigen Infektionen schützt.

Feinfühlig

Obwohl das Ohr noch nicht voll entwickelt ist, kann der Fötus neben Geräuschen aus dem mütterlichen Körper (Herz, Verdauungsgeräusche) auch Außengeräusche hören. Außerdem nimmt er ständig
wahr, ob es der Mutter gut geht. Ihr körperlicher Zustand und ihre Stimmung haben großen Einfluss
auf seine Entwicklung.

Ausbildung des Gehörs

Im sechsten Schwangerschaftsmonat kommt die Entwicklung des Gehörs zum Abschluss. Der Fötus nimmt auch Geräusche außerhalb des Uterus wahr und kann sehr laute Geräusche hören. Die Cochlea (Gehörschnecke) im Innenohr ist für die Verarbeitung von Geräuschen zuständig und hat nun ihre typische Form angenommen.

Monat 6

LÄNGE:
25 cm
GEWICHT:
1 kg

Die Stimmen der Eltern

Die volle Entwicklung des Gehörs bewirkt nicht nur, dass das Baby Geräusche und Stimmen hört. Es kann sich auch an sie erinnern und beispielsweise die Stimmen von Mutter und Vater erkennen. Weil der Fötus nun auf Außenreize reagiert, wird werdenden Eltern oft empfohlen, viel zu reden oder Musik zu hören. Der Fötus kann schon musikalische Vorlieben zeigen und sich im Rhythmus der Musik bewegen. Weil die Trommelfelle voll entwickelt sind, hört er auch Geräusche seines eigenen Körpers, z. B. den Herzschlag.

Gleichgewicht

Im menschlichen Ohr sind Gehör- und Gleichgewichtsorgan vereint. Im Innenohr befindet sich Flüssigkeit, die ständig Nervenimpulse über die Bewegungen des Körpers ans Gehirn sendet. Diese Signale helfen dabei, das Gleichgewicht und die Position beizubehalten.

Der Weg der Schallwellen

HAMMER (MALLEUS)

AMBOSS (INCUS)

VESTIBULAR-KANAL

STEIGBÜGEL

HÖRNERV

ÄUSSERER GEHÖRGANG

TROMMELFELL

BASILIAR-MEMBRAN

TEKTORIAL-MEMBRAN

NERVENIMPULS

PRIMÄRER AUDITORISCHER CORTEX
Empfängt ankommende Geräusche.

ASSOZIATIVER CORTEX
Interpretiert die Geräusche.

VERGRÖSSERTER BEREICH

1 Schallwellen dringen in den äußeren Gehörgang ein und treffen auf das Trommelfell.

2 Das Trommelfell gerät in Schwingung. Diese Schwingungen werden zur Gehörschnecke (Cochlea) weitergeleitet.

3 In der Cochlea fängt das Corti-Organ die Schwingungen mit feinen Haarzellen auf.

4 Filamente in der Cochlea geraten in Bewegung und erzeugen einen Nervenreiz zur Übertragung des Signals ans Gehirn.

15 000

HAARZELLEN BEFINDEN SICH IM CORTI-ORGAN. SIE WANDELN SCHWINGUNGEN IN NERVENIMPULSE UM, DIE ANS GEHIRN GELEITET UND DORT ALS GERÄUSCHE ERKANNT WERDEN.

3 mm

GRÖSSE DES STEIGBÜGELS, DES KLEINSTEN KNOCHENS IM INNENOHR.

Querschnitt durch die Nabelschnur

**NABEL-
SCHNURARTERIE**

NABELSCHNURVENE
Befördert sauerstoff-
reiches Blut von der
Plazenta zum Fötus.

NABENSCHNURARTERIE
Befördert sauerstoff-
armes Blut vom Fötus
zur Plazenta.

**AMNION-
EPITHEL**
Produziert das
Fruchtwasser und
beschleunigt
seinen Austausch.

**VERGRÖSSERTER
BEREICH**

ALLANTOIS
Dieser Durchlass spielt bei
der Entwicklung der Harn-
blase eine Rolle.

Die Nabelschnur

Sie stellt die Verbindung zwischen Fötus und Plazenta
dar und sorgt für die Versorgung des Fötus mit Nährstoffen, Hormonen und Abwehrstoffen aus dem mütterlichen
Körper. Die Nabelschnur enthält zwei Arterien und eine Vene,
die für den Austausch von Nährstoffen und sauerstoffreichem bzw. sauerstoffarmem Blut zwischen Embryo und
Plazenta sorgen. Sie ist 30 bis 100 cm lang und führt vom
Nabel des Kindes zur Plazenta. Sie stellt die erste körperliche
Verbindung zwischen werdender Mutter und Fötus dar.
Komplikationen treten selten auf, nur selten kommen Knoten
vor, die den Blutstrom blockieren und tödlich sein können,
wenn sie nicht gelöst werden.

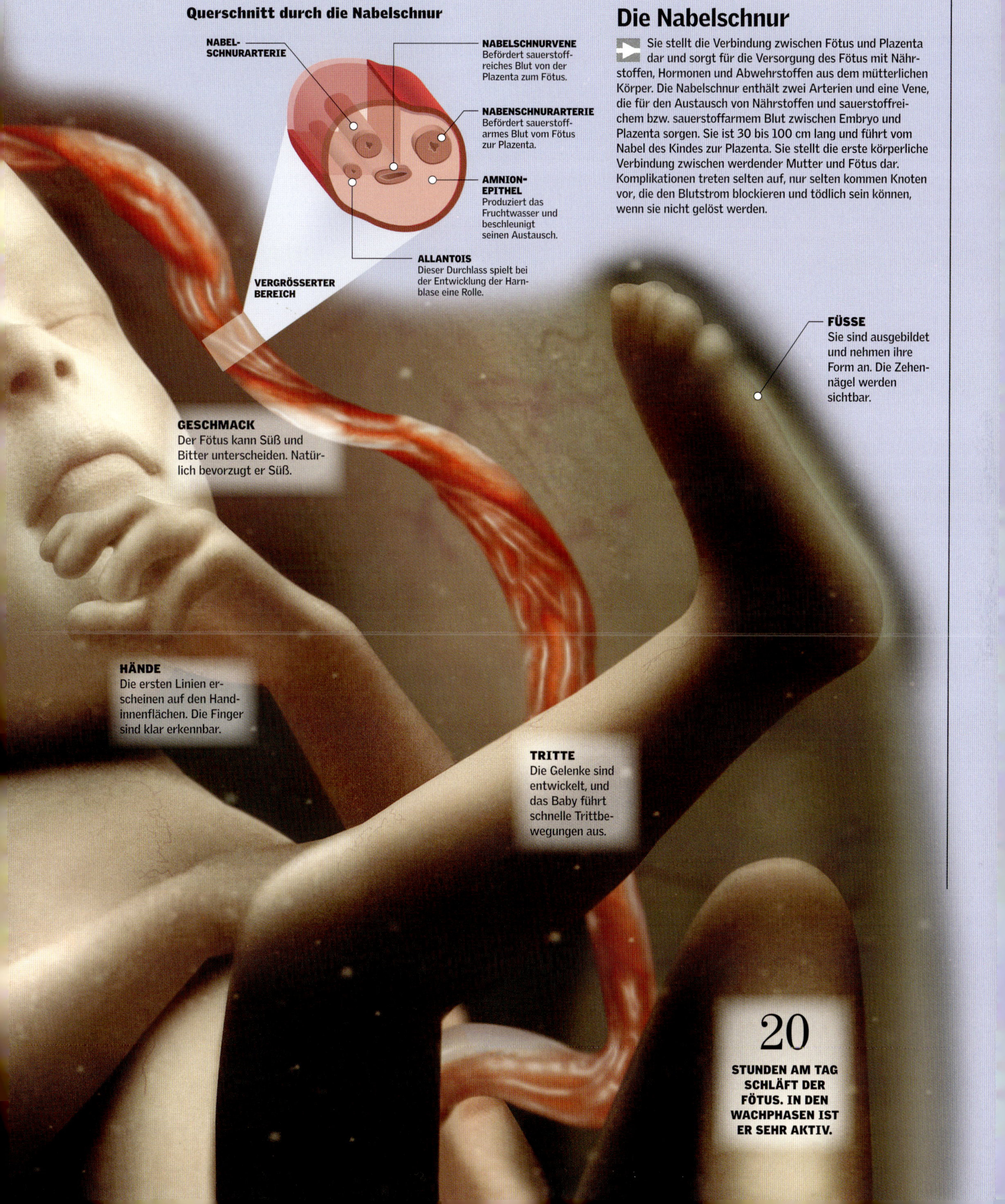

FÜSSE
Sie sind ausgebildet
und nehmen ihre
Form an. Die Zehen-
nägel werden
sichtbar.

GESCHMACK
Der Fötus kann Süß und
Bitter unterscheiden. Natür-
lich bevorzugt er Süß.

HÄNDE
Die ersten Linien er-
scheinen auf den Hand-
innenflächen. Die Finger
sind klar erkennbar.

TRITTE
Die Gelenke sind
entwickelt, und
das Baby führt
schnelle Trittbe-
wegungen aus.

20
STUNDEN AM TAG
SCHLÄFT DER
FÖTUS. IN DEN
WACHPHASEN IST
ER SEHR AKTIV.

Immer näher

Der Beginn des letzten Schwangerschaftsdrittels ist ein wichtiger Zeitpunkt. Nun beginnen sich die Knochen durch Einlagerung von Kalzium zu festigen. Der kindliche Körper braucht Nährstoffe wie Kalzium, Folsäure und Eisen. Das Baby kann seine Hände (die bald ausgeprägte Fingerabdrücke aufweisen) öffnen und schließen. Es öffnet und schließt den Mund, steckt die Zunge heraus und kann den Daumen in den Mund nehmen. Die Haut ist noch sehr dünn, wird aber langsam undurchsichtiger. Knochen und Muskeln formen sich stärker aus. Die Organe sind voll entwickelt.

Festigung der Knochen

Die Knochen des Babys werden fester, weil sich in ihnen Kalzium und Phosphor ablagert. Das Knochenwachstum wird durch verschiedene Hormone gesteuert. Wenn sich die Knochen festigen, ist eine gesunde Ernährung sehr wichtig, um das Kind mit ausreichend Kalzium, Vitamin D, Proteinen, Eisen und Folsäure zu versorgen.

KOMPAKTER KNOCHEN
Die schwere, dichte Außenschicht des Knochens.

KNOCHENHAUT
Eine dünne Membran, die die äußere Oberfläche des Knochens bedeckt.

SCHWAMM-KNOCHEN
Innere Schicht des Knochens, bestehend aus einem Netzwerk von Trabekeln (Knochenbälkchen).

KNOCHENMARK
Die Substanz in den inneren Hohlräumen der Knochen produziert rote Blutkörperchen.

OSTEON
Eine Schicht des kompakten Knochens, die Schichten von Knochengewebe enthält.

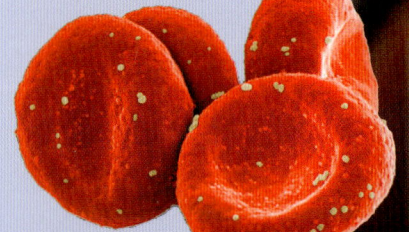

Rote Blutkörperchen

Rote Blutkörperchen werden vor allem im Knochenmark produziert, das sich in Hohlräumen im Inneren der langen Röhrenknochen (z.B. Oberschenkelknochen) befindet.

Monat 7

LÄNGE:
30 cm
GEWICHT:
1,5 kg

Der Fötus öffnet die Augen

Die Entwicklung des Sehvermögens ist fast abgeschlossen. Der Fötus kann die Augen öffnen und schließen. Sie sind blau und behalten diese Farbe bis zur zweiten Woche nach der Geburt, weil sich die Pigmentierung erst durch Einwirkung von Sonnenlicht ausprägt. Aufgrund der weit entwickelten Augen kann der Fötus nun Helligkeit und Dunkelheit unterscheiden. Eventuell erkennt er auch seine Hand, denn er steckt sie treffsicher in den Mund.

Reaktion auf Licht

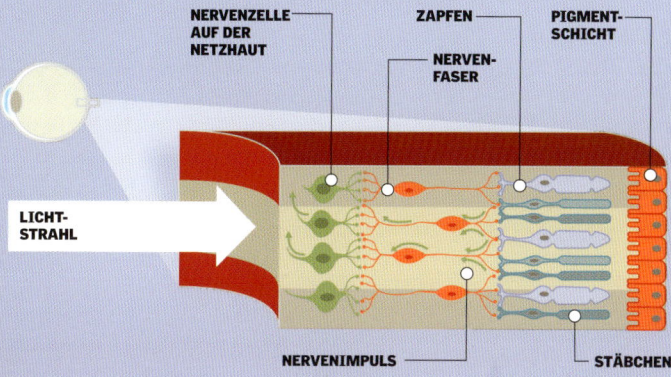

NERVENZELLE AUF DER NETZHAUT — ZAPFEN — PIGMENTSCHICHT — NERVENFASER — LICHTSTRAHL — NERVENIMPULS — STÄBCHEN

1 LICHT TRITT EIN
Es fällt durch die Pupille auf die Pigmentschicht auf der Netzhaut (Retina).

2 NERVENIMPULS
Wenn die Stäbchen- und Zapfenzellen den Reiz empfangen, übermitteln sie Impulse an die Nervenfasern.

3 EMPFANG
Die Nervenzellen der Netzhaut empfangen den Impuls und senden die Information weiter an das Gehirn.

DIE HAUT
Sie ist nicht mehr transparent und nimmt Farbe an. Weil sich Fettschichten unter der Epidermis bilden, wird sie glatter.

300

ANZAHL DER KNOCHEN EINES FÖTUS. NACH DER GEBURT WACHSEN EINIGE KNOCHEN ZUSAMMEN, SODASS ES IM ERWACHSENENALTER NUR NOCH 206 SIND.

Zentrales Nervensystem

Die Falten in der Großhirnrinde entwickeln sich schnell, vor allem am Ende des Monats. Das zentrale Nervensystem reguliert bereits die Körpertemperatur und die Atembewegung.

Glukose-Toleranztest

Im siebten Schwangerschaftsmonat wird ein wichtiger Test durchgeführt, um das Vorliegen einer eventuellen Schwangerschaftsdiabetes festzustellen. Bei diesem Glukose-Toleranztest oder O'Sullivan-Test wird der Mutter nüchtern eine Glukosemenge von 50 g verabreicht. Nach einer Stunde wird eine Blutprobe entnommen und auf den Glukosegehalt hin untersucht.

REFLEX
Der Saugreflex ist im siebten Monat voll ausgebildet – das Baby saugt am Daumen.

Wichtige Momente

Monat 8

LÄNGE:
35 cm
GEWICHT:
2,5 kg

Im achten Schwangerschaftsmonat durchläuft der Fötus noch einmal wesentliche Veränderungen. Der Flaum (Lanugo) verschwindet aus seinem Gesicht, und die Gliedmaßen werden stämmiger. Die Geburt steht bald bevor. Vor Ablauf des achten Monats drehen sich die meisten Föten mit dem Kopf nach unten. Ansonsten verhält sich das Kind nun ruhiger, weil es im Uterus nur noch wenig Bewegungsfreiheit hat. Die Organe sind voll funktionsfähig, mit Ausnahme der Lunge – darum bergen Geburten in diesem Monat viele Gefahren.

Letzte Vorbereitungen

Am Anfang des achten Monats werden die Tritte des ungeborenen Kindes häufiger und kräftiger. Es beginnt, sich in seine Geburtsposition zu drehen. In den meisten Fällen ist dies die Hinterhauptslage (d. h. mit dem Kopf in Richtung Geburtskanal). Bei einer Beckenendlage kann ein Kaiserschnitt erforderlich sein. Durch Ultraschalluntersuchungen wird jetzt festgestellt, ob das Kind ein ausreichendes Gewicht hat.

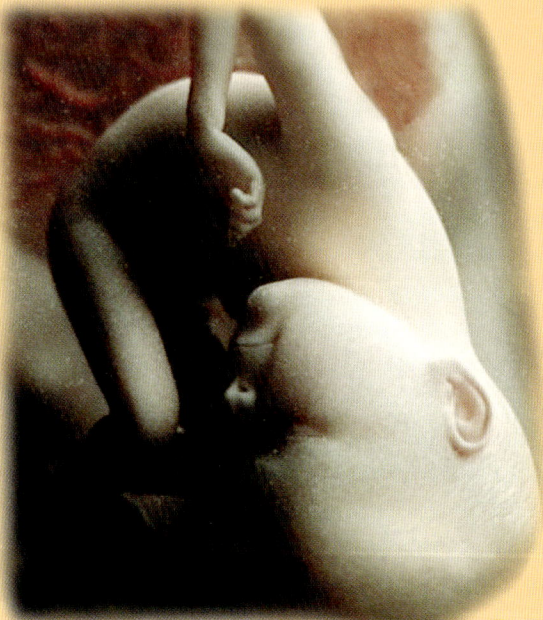

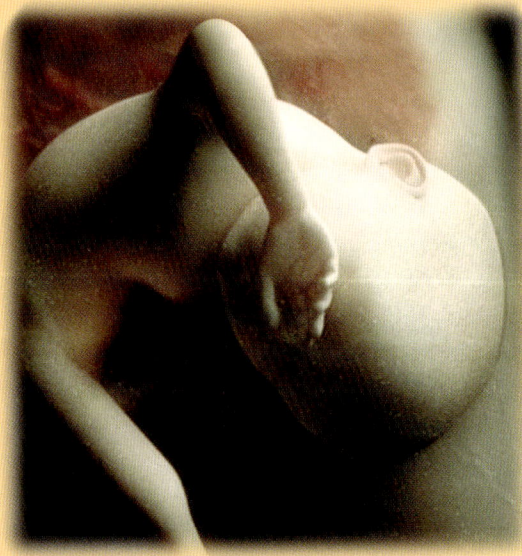

2 Kopf voran

In 90 Prozent der Fälle dreht sich der Fötus so, dass er bei der Entbindung mit dem Kopf zuerst aus dem Mutterleib kommt.

3 Endgültige Lage

Der Fötus hat seine Geburtsposition eingenommen. Sein Gesäß drückt nun zunehmend gegen das Zwerchfell der Mutter.

1 Wenig Platz

Weil der Fötus schon recht groß ist, hat er wenig Spielraum für Bewegungen. Darum muss er sich durch kräftige Tritte drehen.

Das Surfactant der Lunge

Im achten Schwangerschaftsmonat wird in den Lungenbläschen ein Stoff gebildet, der als Surfactant bezeichnet wird. Er bedeckt die Lungenbläschen, die von Blutgefäßen umgeben sind und für den Gasaustausch sorgen. Surfactant erhält das Gleichgewicht in der Lunge aufrecht und stellt sicher, dass die Lungenbläschen nicht nach jeder Atembewegung in sich zusammenfallen. Proteine und Lipide erzeugen hydrophobe Bereiche, die Wasser aufnehmen, und hydrophile, die Luft aufnehmen. Wird ein Kind im achten Monat geboren, können Probleme auftreten, weil ihm das Surfactant fehlt.

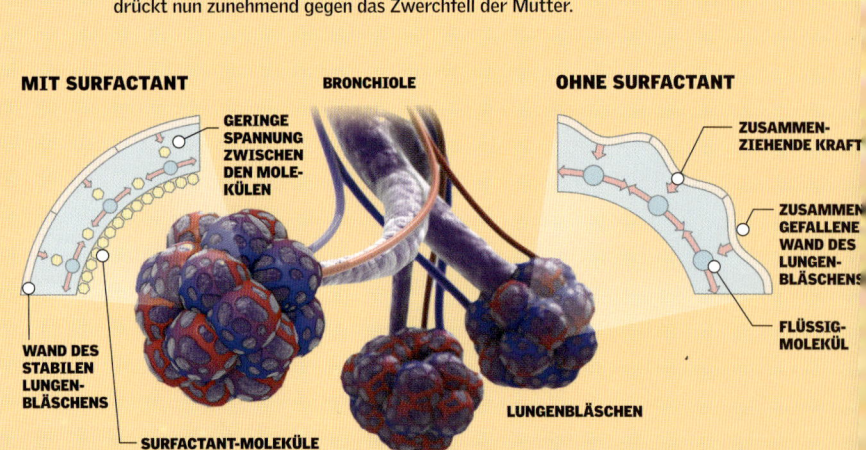

MIT SURFACTANT

GERINGE SPANNUNG ZWISCHEN DEN MOLE-KÜLEN

BRONCHIOLE

OHNE SURFACTANT

ZUSAMMEN-ZIEHENDE KRAFT

ZUSAMMEN-GEFALLENE WAND DES LUNGEN-BLÄSCHENS

WAND DES STABILEN LUNGEN-BLÄSCHENS

FLÜSSIG-MOLEKÜL

LUNGENBLÄSCHEN

SURFACTANT-MOLEKÜLE

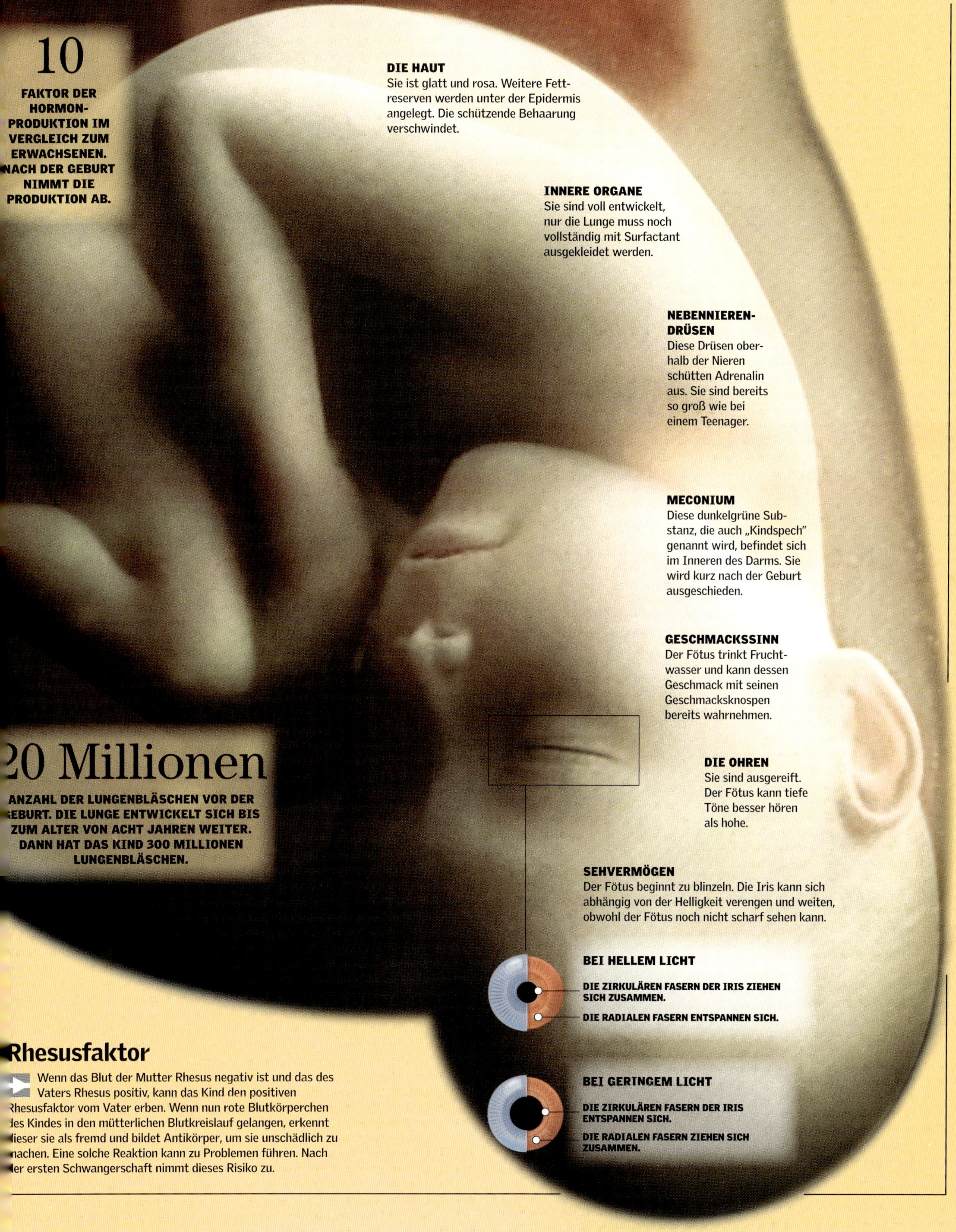

10

FAKTOR DER HORMON-PRODUKTION IM VERGLEICH ZUM ERWACHSENEN. NACH DER GEBURT NIMMT DIE PRODUKTION AB.

DIE HAUT
Sie ist glatt und rosa. Weitere Fettreserven werden unter der Epidermis angelegt. Die schützende Behaarung verschwindet.

INNERE ORGANE
Sie sind voll entwickelt, nur die Lunge muss noch vollständig mit Surfactant ausgekleidet werden.

NEBENNIEREN-DRÜSEN
Diese Drüsen oberhalb der Nieren schütten Adrenalin aus. Sie sind bereits so groß wie bei einem Teenager.

MECONIUM
Diese dunkelgrüne Substanz, die auch „Kindspech" genannt wird, befindet sich im Inneren des Darms. Sie wird kurz nach der Geburt ausgeschieden.

GESCHMACKSSINN
Der Fötus trinkt Fruchtwasser und kann dessen Geschmack mit seinen Geschmacksknospen bereits wahrnehmen.

DIE OHREN
Sie sind ausgereift. Der Fötus kann tiefe Töne besser hören als hohe.

SEHVERMÖGEN
Der Fötus beginnt zu blinzeln. Die Iris kann sich abhängig von der Helligkeit verengen und weiten, obwohl der Fötus noch nicht scharf sehen kann.

BEI HELLEM LICHT

DIE ZIRKULÄREN FASERN DER IRIS ZIEHEN SICH ZUSAMMEN.

DIE RADIALEN FASERN ENTSPANNEN SICH.

BEI GERINGEM LICHT

DIE ZIRKULÄREN FASERN DER IRIS ENTSPANNEN SICH.

DIE RADIALEN FASERN ZIEHEN SICH ZUSAMMEN.

20 Millionen

ANZAHL DER LUNGENBLÄSCHEN VOR DER GEBURT. DIE LUNGE ENTWICKELT SICH BIS ZUM ALTER VON ACHT JAHREN WEITER. DANN HAT DAS KIND 300 MILLIONEN LUNGENBLÄSCHEN.

Rhesusfaktor

Wenn das Blut der Mutter Rhesus negativ ist und das des Vaters Rhesus positiv, kann das Kind den positiven Rhesusfaktor vom Vater erben. Wenn nun rote Blutkörperchen des Kindes in den mütterlichen Blutkreislauf gelangen, erkennt dieser sie als fremd und bildet Antikörper, um sie unschädlich zu machen. Eine solche Reaktion kann zu Problemen führen. Nach der ersten Schwangerschaft nimmt dieses Risiko zu.

Vierzig Wochen Vorfreude

Die Schwangerschaft neigt sich dem Ende zu. In den letzten Monaten haben sich Bauch und Brüste der Mutter vergrößert, aber sie hat aufgrund des veränderten Hormonspiegels auch andere physiologische und emotionale Veränderungen erlebt. Kurz vor der Geburt können Schlafschwierigkeiten auftreten, eventuell ermüdet die Mutter auch leicht. Natürlich können in dieser Zeit auch Sorgen oder Ängste auftreten. Darum ist es umso wichtiger, sich gründlich zu informieren.

Die Brüste

▲ Sie bestehen aus Fettgewebe und einem Netzwerk von Milchgängen, das von den Brustdrüsen zur Brustwarze führt. Die Gänge sind von zwei Zellschichten umgeben: einer inneren (Epithel) und einer nicht durchgehenden äußeren (Myoepithel). Zu Beginn der Schwangerschaft steigt die Ausschüttung des Hormons Progesteron an. Dadurch vergrößern sich die Brüste – bis zu einer BH-Größe in den ersten sechs Wochen.

PHYSIOLOGISCHE VERÄNDERUNGEN
In der Schwangerschaft vergrößern sich die Brüste, Brustwarze und Warzenhof werden dunkler. Die Haut der Brüste wird gedehnt, und die Milchgänge weiten sich.

BRUSTWARZE
Hierher führen die Milchgänge.

MILCHGÄNGE
Die größten befinden sich in der Brustwarze. Von dort verzweigen sie sich im Brustgewebe.

ALVEOLEN (MILCHBLÄSCHEN)

WARZENHOF
Runder, dunkler Bereich von 15 bis 25 cm Durchmesser mit Talgdrüsen. Die Größe kann sich in der Schwangerschaft ändern.

MILCHGANG ZUR BRUSTWARZE

RESERVOIR

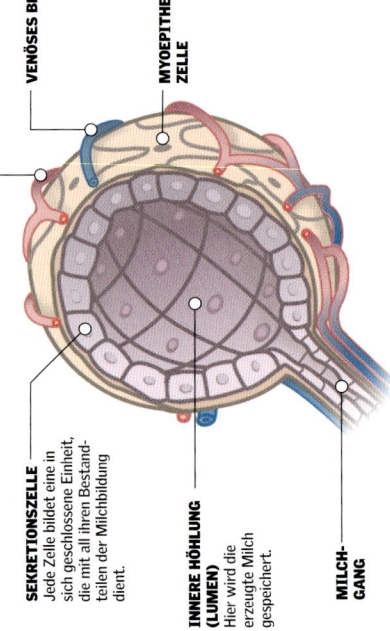

Stillen

NICHT NUR DIE MUTTERMILCH BEKOMMT DEM KIND GUT, SONDERN AUCH DER ENGE KÖRPERKONTAKT ZUR MUTTER.

Muttermilch

ELEMENTE	%
Wasser	87
Proteine	1,5
Kasein	0,5
Fett	3,8
Kohlenhydrate	7,0
Sonstige	0,2

Die Alveolen

Dies sind bläschenförmige Funktionseinheiten, in denen Milch produziert wird.

ARTERIELLES BLUT

VENÖSES BLUT

MYOEPITHELZELLE

SEKRETIONSZELLE
Jede Zelle bildet eine in sich geschlossene Einheit, die mit all ihren Bestandteilen der Milchbildung dient.

INNERE HÖHLUNG (LUMEN)
Hier wird die erzeugte Milch gespeichert.

MILCHGANG

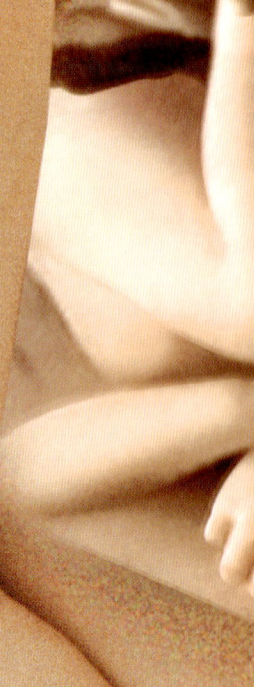

Milchaustritt

Wenn sich die Kanälchen als Reaktion auf die Ausschüttung von Oxytocin zusammenziehen (Stillreflex), fließt die Milch durch die Milchgänge zum Speicherorgan der Brustdrüse.

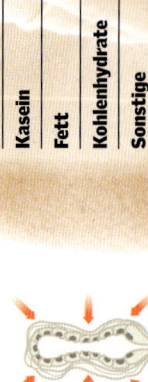

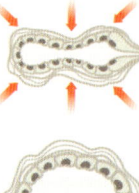

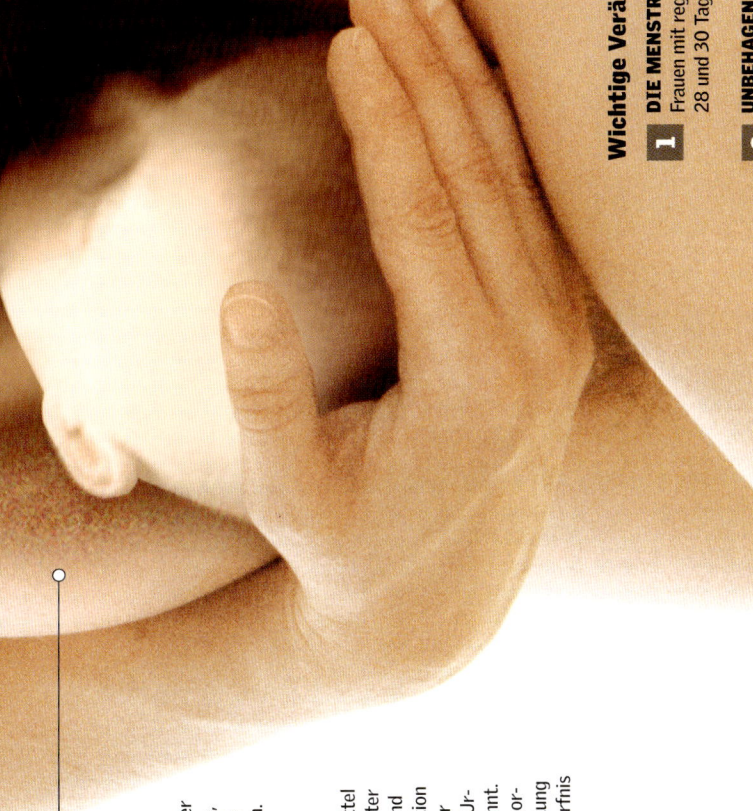

Veränderungen in Phasen

Eine Schwangerschaft dauert 40 Wochen, der Zeitraum wird aber meist in Drittel unterteilt. In jedem Schwangerschaftsdrittel durchläuft der Fötus bestimmte Entwicklungsstadien. Manche der Veränderungen in der Schwangerschaft können etwas unangenehm für die werdende Mutter sein, etwa der Druck des vergrößerten Uterus gegen die Wirbelsäule. Auch Gewichtszunahme, Stimmungs- und Pulsschwankungen treten häufiger auf.

NEUES LEBEN

Das Baby ist aus einem winzigen Embryo herangewachsen, und der gesamte Bauch der Mutter dehnt sich, um sich an dessen Größe anzupassen.

1 Erstes Drittel

Im ersten Schwangerschaftsdrittel bereitet sich der Körper der Mutter vor. Die Brüste werden größer und stellen sich auf die Milchproduktion ein. In dieser Zeit treten häufiger Schwindel und Übelkeit auf, die Ursachen hierfür sind aber unbekannt. Verstärkter Harndrang ist eine normale Reaktion auf die Ausschüttung mancher Hormone, die das Bedürfnis verursachen, die Blase häufig zu entleeren.

2 Zweites Drittel

Nun wird die Schwangerschaft sichtbar. Der Uterus wölbt sich zwischen dem Schambein und dem Nabel vor und erzeugt einen erkennbaren Bauch. Die Pulsfrequenz ändert sich infolge von Veränderungen im Kreislaufsystem. Weil der Rückfluss des Blutes aus den unteren Gliedmaßen erschwert ist, können sich Krampfadern in den Beinen bilden.

3 Drittes Drittel

Die Haut spannt sich über dem Bauch und schwache Kontraktionen können spürbar werden. Der stark vergrößerte Uterus drückt auf die Blase, was in manchen Fällen zu Blasenschwäche führen kann. Rückenbeschwerden treten häufiger auf, das große Volumen des Bauches kann sogar Verformungen der Wirbelsäule zur Folge haben. Manche Frauen leiden an Atembeschwerden oder sind schnell erschöpft. Auch die Entwicklung von Hämorrhoiden gehört zu den normalen Beschwerden.

Wichtige Veränderungen

1 DIE MENSTRUATION SETZT AUS
Frauen mit regelmäßiger Periode (zwischen 28 und 30 Tagen) bemerken dies schneller.

2 UNBEHAGEN
Jucken der Brüste, Übelkeit, Schwindel und Müdigkeit bereits vor Ende des ersten Monats.

3 DER UTERUS WEITET SICH
Das ist nach acht Wochen durch eine gynäkologische Untersuchung feststellbar.

4 KINDSBEWEGUNGEN
Vom vierten Monat an kann man die Bewegungen der Hände und Füße des Fötus mit Ultraschall beobachten.

40%

MEHR BLUT MUSS DAS HERZ EINER SCHWANGEREN FRAU PUMPEN.

Geburt: Der letzte Schritt

Nach langer Wartezeit ist das Ende der Schwangerschaft gekommen. Das Einsetzen der Wehen äußert sich durch regelmäßige Kontraktionen des Uterus. Man unterscheidet zwischen Eröffnungswehen, Presswehen, den Geburtswehen und den Nachwehen beim Abstoßen der Plazenta. Mit jeder Kontraktion kommt der Kopf des Kindes etwas weiter ans Licht.
Nach etwa 15 Minuten folgt der restliche Körper.

Wehen

▶ Die Wehenphase kostet Mutter und Kind große Anstrengung. Sie beginnt mit den Eröffnungswehen. Durch die Presswehen wird das Kind in den Geburtskanal geschoben, durch die Geburtswehen kommt es ans Licht. Mit den letzten Kontraktionen wird die Plazenta abgestoßen. Sobald die Nabelschnur durchtrennt ist, beginnt das Neugeborene selbstständig, mit seinem eigenen Atmungssystem zu atmen.

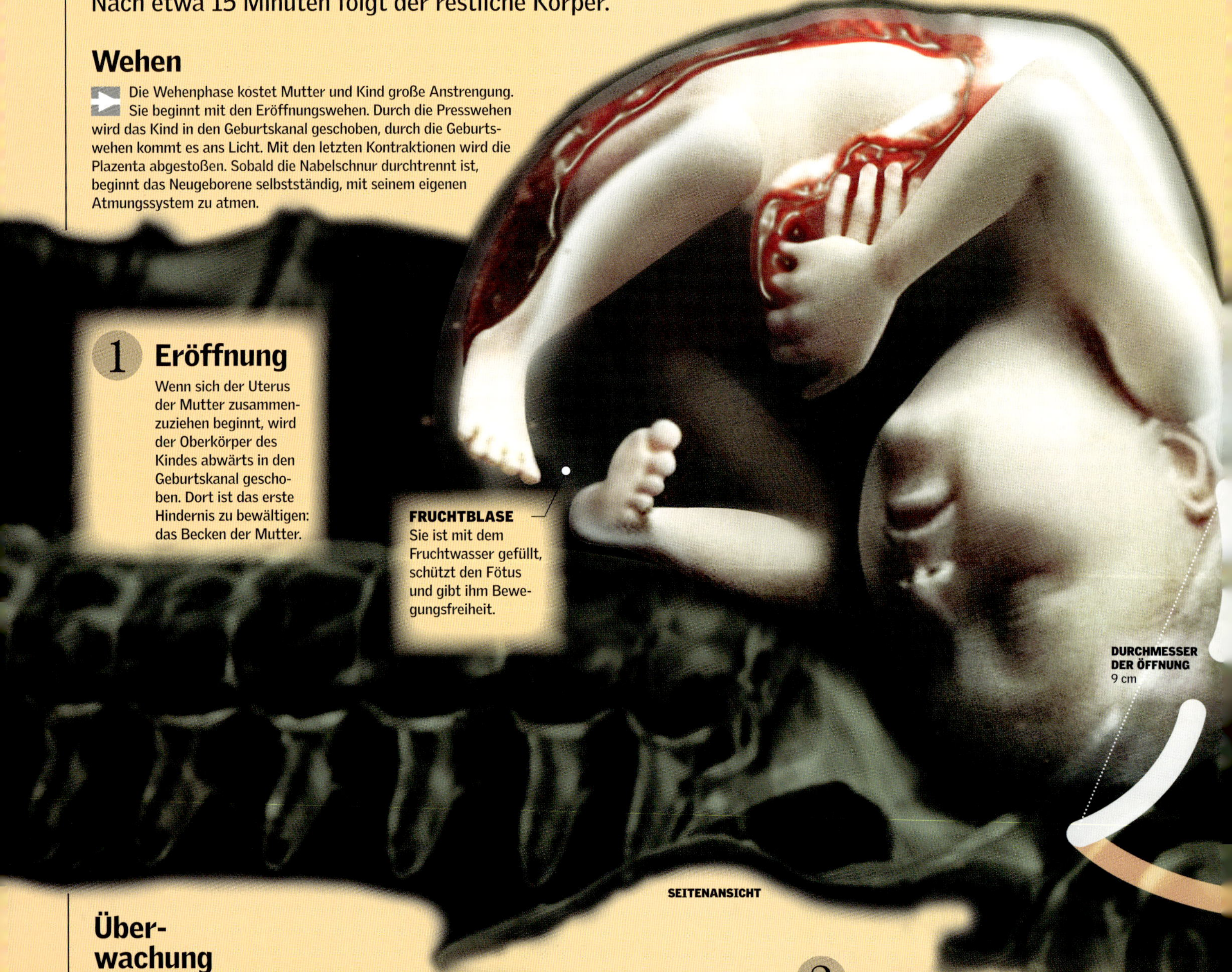

① Eröffnung

Wenn sich der Uterus der Mutter zusammenzuziehen beginnt, wird der Oberkörper des Kindes abwärts in den Geburtskanal geschoben. Dort ist das erste Hindernis zu bewältigen: das Becken der Mutter.

FRUCHTBLASE
Sie ist mit dem Fruchtwasser gefüllt, schützt den Fötus und gibt ihm Bewegungsfreiheit.

DURCHMESSER DER ÖFFNUNG
9 cm

SEITENANSICHT

Überwachung

Während der Geburt wird der Puls des Kindes ständig überwacht. Er liegt zwischen 120 und 160 Schlägen pro Minute. Mit jeder Kontraktion fällt er ab und steigt dann wieder auf Normalwert an. Wenn das nicht geschieht, kann ein Problem vorliegen.

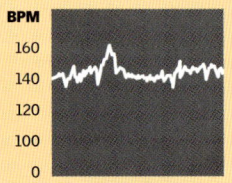

NORMALE PULSFREQUENZ

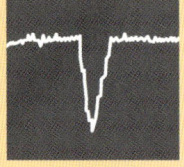

NORMALE VERLANGSAMUNG

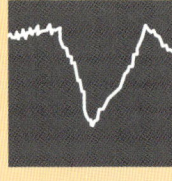

ZU LANGE VERLANGSAMUNG

BPM
160
140
120
100
0

② Das erste Hindernis

Der Kopf des Kindes hat an seiner breitesten Stelle einen Durchmesser von 11 cm, die Beckenöffnung der Mutter ist etwa 9 cm groß. Um sie zu passieren, muss das Kind seinen Kopf drehen.

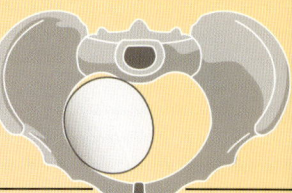

Kontraktionen

Die regelmäßigen Kontraktionen des Uterus setzen normalerweise am Tag der Geburt ein. Sie sind für eine natürliche, spontane Geburt unerlässlich. Der Uterus ist ein Muskel. Jede Kontraktion seiner Fasern verkürzt die Muskelfasern des Gebärmutterhalses (Cervix), sodass dieser sich öffnen kann. Diese Eröffnungswehen leiten die Geburt ein und sind von größter Wichtigkeit. Wenn sie normal verlaufen, kann das Kind auf natürliche Weise seinen Weg aus dem Uterus antreten. Ohne die Kontraktionen ist die Mutter nicht in der Lage, das Kind herauszupressen. In diesem Fall sind unterstützende Medikamente oder weitere Maßnahmen nötig.

Eröffnungsphase

1 Zur Einleitung der Geburt beginnt der Uterus, sich in kurzen Zeitabständen zusammenzuziehen.

2 Durch die Kontraktionen wird Druck auf den Fötus ausgeübt, und dieser wird in den Geburtskanal geschoben.

3 Mit jeder Kontraktion öffnet sich der Cervix etwas weiter. Vollständig geöffnet hat er einen Durchmesser von 10 Zentimetern.

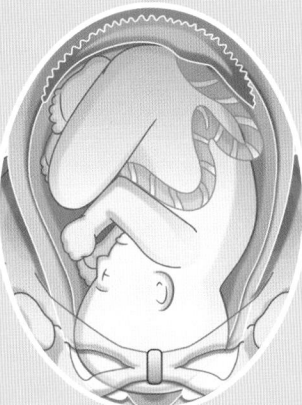

10 ZENTIMETER

Der Cervix

Durch die regelmäßigen Kontraktionen weitet sich der Cervix (Gebärmutterhals) allmählich, bis seine Öffnung einen Durchmesser von 10 cm hat. Dann setzt die zweite Wehenphase ein. Die Fruchtblase kann jederzeit platzen.

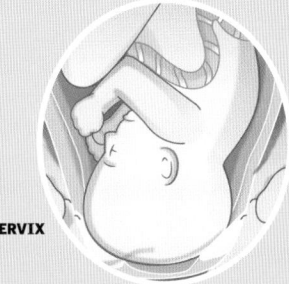

CERVIX

Monat
9

LÄNGE:
50 cm

GEWICHT:
3 kg

1 cm pro Stunde

DURCHSCHNITTLICHE WEITUNG DES CERVIX BEI ERSTGE-BÄRENDEN. BEI FOLGENDEN GEBURTEN GEHT ES SCHNELLER.

Das Becken

Es ist wichtig, Form und Größe des Beckens der Mutter zu kennen, um Schwierigkeiten bei der Geburt einzuschätzen. Wenn der Kopf des Fötus wesentlich größer als das mütterliche Becken ist, kann dies eine normale Geburt erschweren.

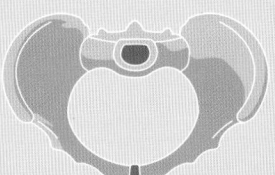

BECKEN-EINGANG
13 cm

RUNDES BECKEN
Dies ist die häufigste Beckenform, auch ovale Varianten kommen vor. Der Beckenausgang ist meist rautenförmig.

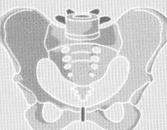

BECKENAUSGANG
11 cm

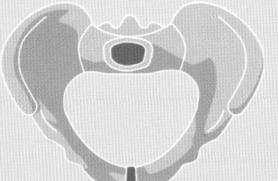

BECKEN-EINGANG
12 cm

DREIECKIGES BECKEN
Manchmal ist der Beckeneingang dreieckig und der Beckenausgang kleiner. In solchen Fällen kann es zu Komplikationen kommen.

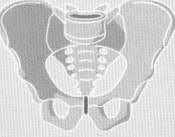

BECKENAUSGANG
10 cm

BECKENÖFFNUNG
11 cm

DER SCHÄDEL
Noch bis zum 18. Monat nach der Geburt besteht der Schädel aus separaten Knochenplatten. Erst dann wachsen sie fest zusammen.

Entspannung

Nach jeder Kontraktion sollte die Mutter den Uterus entspannen können, damit der Fötus genug Sauerstoff bekommt. Bleibt die Entspannung aus, gelangt eine geringere Blutmenge zum Fötus, denn während der Kontraktionen werden die Blutgefäße flach zusammengedrückt.

Schmerzlinderung

Natürliche Methoden wie Entspannungstechniken und Tiefenatmung können der Mutter helfen, die Wehen als weniger schmerzhaft wahrzunehmen. Manche Ärzte geben zu Beginn jeder Wehe Lachgas mithilfe einer Maske. Eine weitere Möglichkeit zur Linderung der Schmerzen im Becken ist die Epiduralanästhesie, bei der ein Anästhetikum in den Rückenmarkskanal injiziert wird. Dadurch werden die Nerven des Beckens und des unteren Bauches betäubt, sodass die Mutter die Schmerzen nicht mehr spürt.

3 Geburtskanal

Wenn sich der Geburtskanal geweitet hat, übt der im Becken liegende Kopf des Fötus Druck auf den Muttermund aus, bis sich der Kopf hindurchschiebt.

4 Der Weg nach draußen

Wenn der Kopf den Geburtskanal passiert hat, folgen nacheinander die Schultern des Kindes. Der restliche Köper gleitet dann leicht heraus. Zum Schluss wird die Nabelschnur durchtrennt.

Nach der Geburt

Auch nach der Geburt erleben Mutter und Kind viele Veränderungen. Nach dem Durchtrennen der Nabelschnur atmet das Baby selbstständig, und auch sein Kreislaufsystem funktioniert unabhängig. Wundschmerz, der Druck der Milch in den Brüsten und das schreiende Kind können für die Mutter belastend sein. In dieser ganz neuen Situation ist es am besten, auf die Bedürfnisse des lange erwarteten Babys einfach gefühlsmäßig zu reagieren. Ein Vater, der unterstützend Anteil nimmt, kann die Entwicklung einer tiefen und intensiven Bindung zu dem Kind nur fördern.

Veränderungen des Kreislaufs

Das Kreislaufsystem des Fötus, das über die Plazenta mit Sauerstoff und Nährstoffen versorgt wird, unterscheidet sich von dem des Neugeborenen nach dem Abnabeln. Das Herz des Fötus, das durch die Nabelschnur Blut von der Mutter erhält, hat eine ovale Öffnung, das Foramen ovale. Diese Öffnung, durch die Blut vom linken in den rechten Vorhof fließt, schließt sich nach der Geburt. Auch der Ductus arteriosus, der Blut von der Lunge in die Aorta befördert, und die Blutgefäße der Nabelschnur schließen sich. Die Teile dieser Blutbahnen, die im kindlichen Körper zurückbleiben, verwandeln sich in Bänder.

Vor dem Abnabeln

1 Sauerstoffreiches Blut gelangt durch die Nabelschnur in den rechten Vorhof.

2 Weil die Lungen kontrahiert sind, üben sie Druck in entgegengesetzter Richtung aus und zwingen das Blut, seine Richtung zu ändern.

3 Das Blut gelangt hauptsächlich durch das Foramen ovale und in geringerem Maße durch den Ductus arteriosus in die Aorta. Hat es die Aorta erreicht, wird es im Körper verteilt. So wird der Fötus mit Sauerstoff und Nährstoffen versorgt.

Nach dem Abnabeln

4 Das Neugeborene macht seinen ersten Atemzug und füllt erstmals seine Lunge mit Luft. Die Richtung des Blutstroms kehrt sich um.

5 Nach dem Durchtrennen der Nabelschnur bekommt das Baby kein Blut mehr von der Mutter.

6 Das Blut wird in der Lunge mit Sauerstoff angereichert und gelangt durch die Lungenvenen in die Aorta. Das Foramen ovale schließt sich, an seiner Stelle entstehen Bänder.

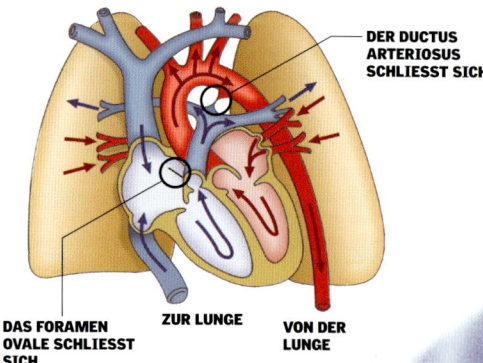

DER DUCTUS ARTERIOSUS SCHLIESST SICH

DAS FORAMEN OVALE SCHLIESST SICH

ZUR LUNGE

VON DER LUNGE

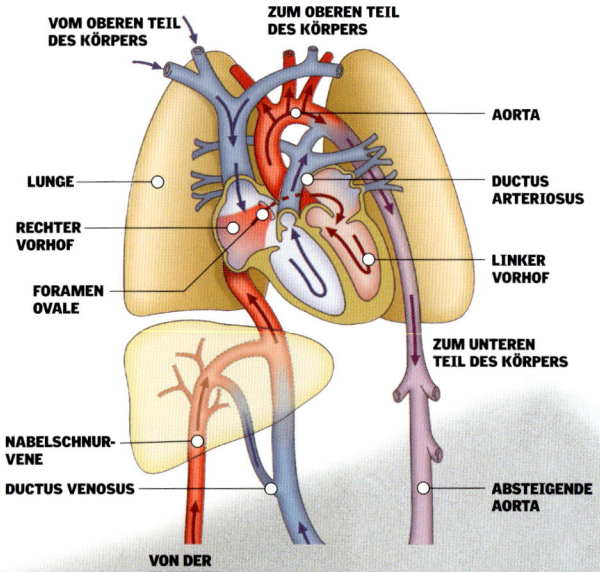

VOM OBEREN TEIL DES KÖRPERS

ZUM OBEREN TEIL DES KÖRPERS

AORTA

LUNGE

DUCTUS ARTERIOSUS

RECHTER VORHOF

LINKER VORHOF

FORAMEN OVALE

ZUM UNTEREN TEIL DES KÖRPERS

NABELSCHNUR-VENE

DUCTUS VENOSUS

ABSTEIGENDE AORTA

VON DER PLAZENTA

Sexuelle Schwierigkeiten

In den ersten Monaten nach der Geburt kann das Sexualleben eines Paares gestört sein. Anfangs wird die Lust vielleicht gebremst, weil das Baby alle Aufmerksamkeit auf sich zieht. In den ersten drei Monaten kann die Frau an Scheidentrockenheit leiden, die durch hormonelle Umstellungen verursacht wird. Überdies ist Geschlechtsverkehr auch wegen der verheilenden Wunden von der Entbindung oft schmerzhaft. Das ist aber nur eine Frage der Zeit – Zeit, sich an die neue Lebenssituation zu gewöhnen und sich zu erlauben, neue Empfindungen zu erleben.

Hormonelle Veränderungen

Während der Schwangerschaft steigt der Prolaktinspiegel an. Dieses Hormon wird im hinteren Bereich der Hirnanhangdrüse (Hypophyse) produziert und erreicht seinen höchsten Spiegel, wenn die Mutter stillt. Prolaktin ist das Hormon, das die Milchproduktion in den Brustdrüsen in Gang setzt. Auch das Hormon Oxytocin wird während der Schwangerschaft ausgeschüttet. Es wird im vorderen Bereich der Hirnanhangdrüse produziert und verursacht einen Reflex, der die Milch aus den Brustwarzen austreten lässt. Die Produktion dieser beiden Hormone, die für das Stillen notwendig sind, wird durch das Saugen des Kindes an der Brust gefördert. Die Milchproduktion nimmt zu, wenn das Kind wächst und mehr Milch braucht.

30 Liter

MILCH PRODUZIERT EINE MUTTER DURCHSCHNITTLICH IM MONAT. MUTTERMILCH ENTHÄLT LAKTOSE (EINE ZUCKERART), PROTEINE UND FETTE.

Rückkehr zum Normalzustand

Nach der Entbindung bildet sich der Genitaltrakt allmählich wieder zu der Form zurück, die er vor der Schwangerschaft hatte. Der Uterus stößt Reste von Plazentagewebe mit dem sogenannten Wochenfluss (Lochia) ab, der erst rot und später weißlich ist. Auch die Vagina nimmt langsam wieder ihre vorherige Größe an.

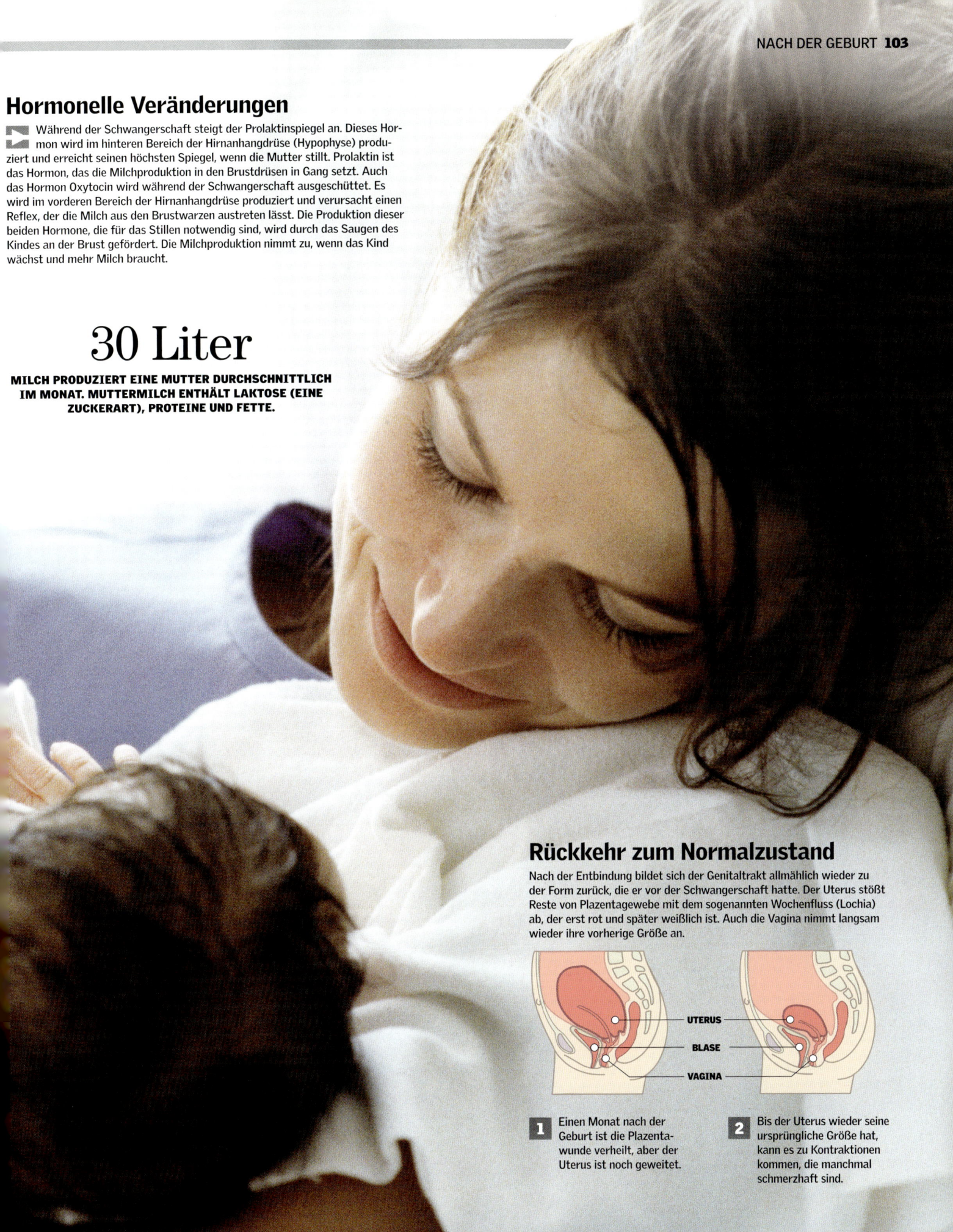

UTERUS
BLASE
VAGINA

1 Einen Monat nach der Geburt ist die Plazentawunde verheilt, aber der Uterus ist noch geweitet.

2 Bis der Uterus wieder seine ursprüngliche Größe hat, kann es zu Kontraktionen kommen, die manchmal schmerzhaft sind.

2 PERFEKTER MECHANISMUS

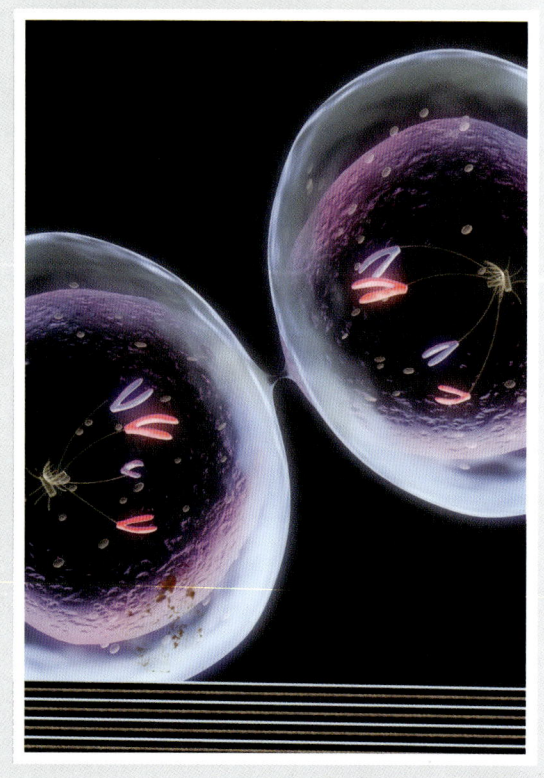

108

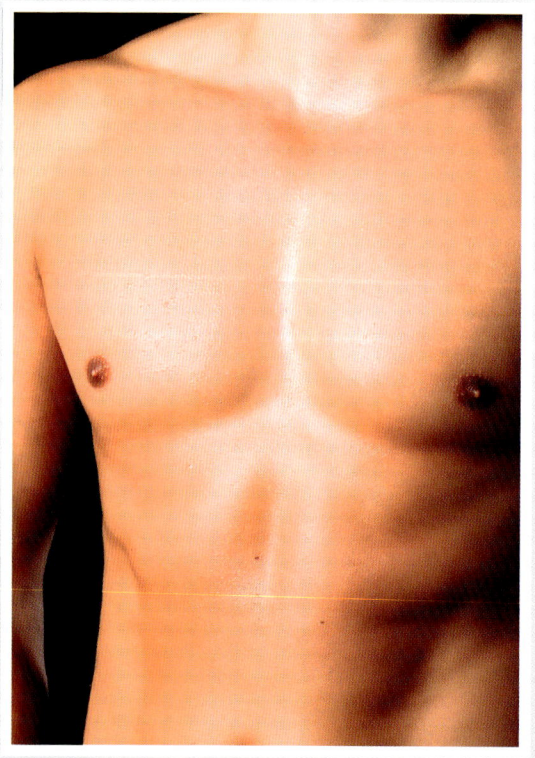

120

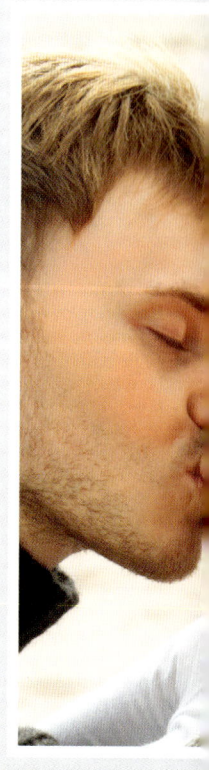

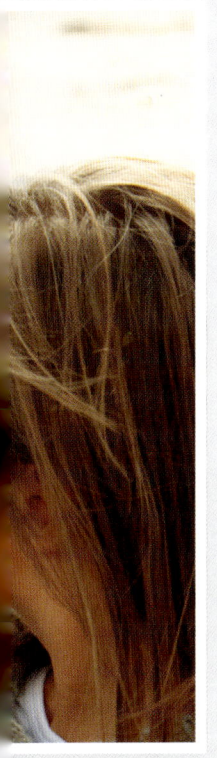

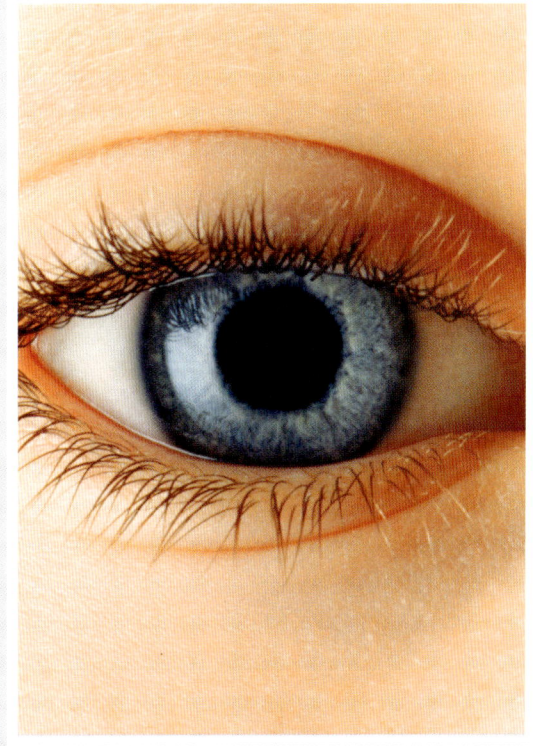

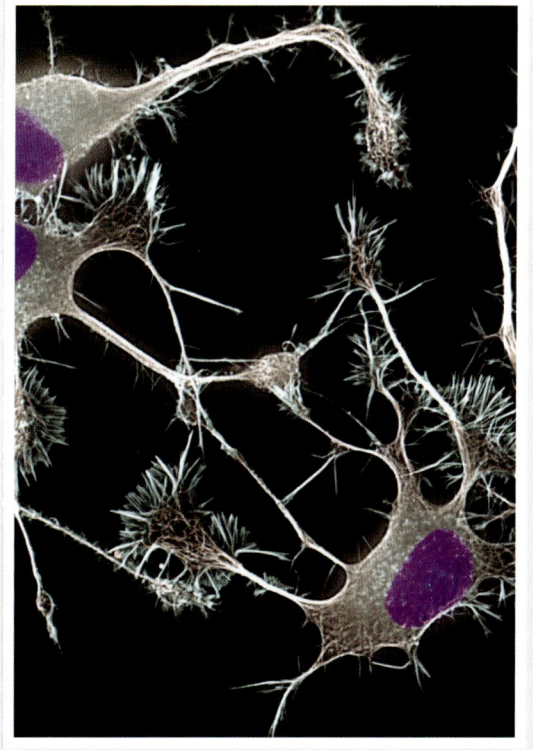

PERFEKTER MECHANISMUS

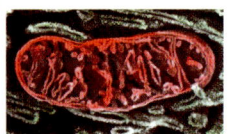 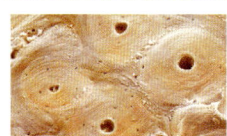 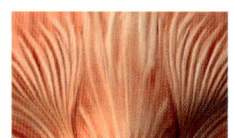 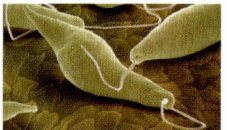 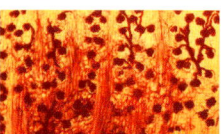 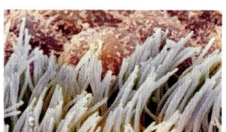 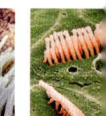

Wie können wir verstehen, wer und was wir sind? Woraus bestehen wir? Sind wir uns dessen bewusst, dass alles, was wir tun, das Werk eines faszinierenden Mechanismus ist?

Darüber, wie es möglich ist, dass wir uns unseres eigenen Handelns bewusst sind, wissen wir wenig. Und jenseits unseres Bewusstseins arbeitet die Gesamtheit aller Organe und Systeme unseres Körpers in perfekt abgestimmter Harmonie zusammen: Gehirn, Herz, Lunge, Leber, Nieren, Muskeln, Knochen, Haut und Drüsen. Der dynamischen Struktur unserer Knochen und Knorpel verdanken wir es, dass der Körper im Gleichgewicht bleibt. Der Körper besitzt außerdem die faszinierende Fähigkeit, die Nahrung, die er verdaut, in lebendes Gewebe, Knochen und Zähne zu verwandeln, die allesamt zu seinem Wachstum beitragen. Durch dieselben Abläufe gewinnen wir auch Energie zum Arbeiten oder Spielen. Es ist schwer vorstellbar, dass vor vielleicht gar nicht langer Zeit die Zellen der Person, die dieses Buch liest, sich im Uterus der Mutter selbstständig reduplizierten und teilten. Dennoch trug jede dieser Zellen die gesamte Information in sich, die für die Entwicklung dieser Person notwendig war. Die Vorgänge im Inneren unseres Körpers sind wirklich faszinierend.

Wie sehen Zellen aus, und wie bilden sie Gewebe? Was ist Blut, und warum sind Proteine so wichtig? Das Herz, das wir romantisch als Quelle von Liebe und Emotionen betrachten, ist eigentlich der Motor des Kreislaufsystems. Es sorgt dafür, dass alle Zellen des Körpers ständig mit Nährstoffen, Sauerstoff und anderen wichtigen Substanzen versorgt werden. Das Nervensystem arbeitet ununterbrochen, sammelt Informationen über den Organismus und dessen Umgebung und gibt Anweisungen für die richtigen Reaktionen des Körpers. Dieser hoch spezialisierte „Computer" gibt uns unser Denk- und Erinnerungsvermögen und macht uns letztlich zu dem, was wir sind.

Das Nervensystem ist ein komplexes Netzwerk aus sensorischen Zellen, die vom Gehirn und Rückenmark gesteuert

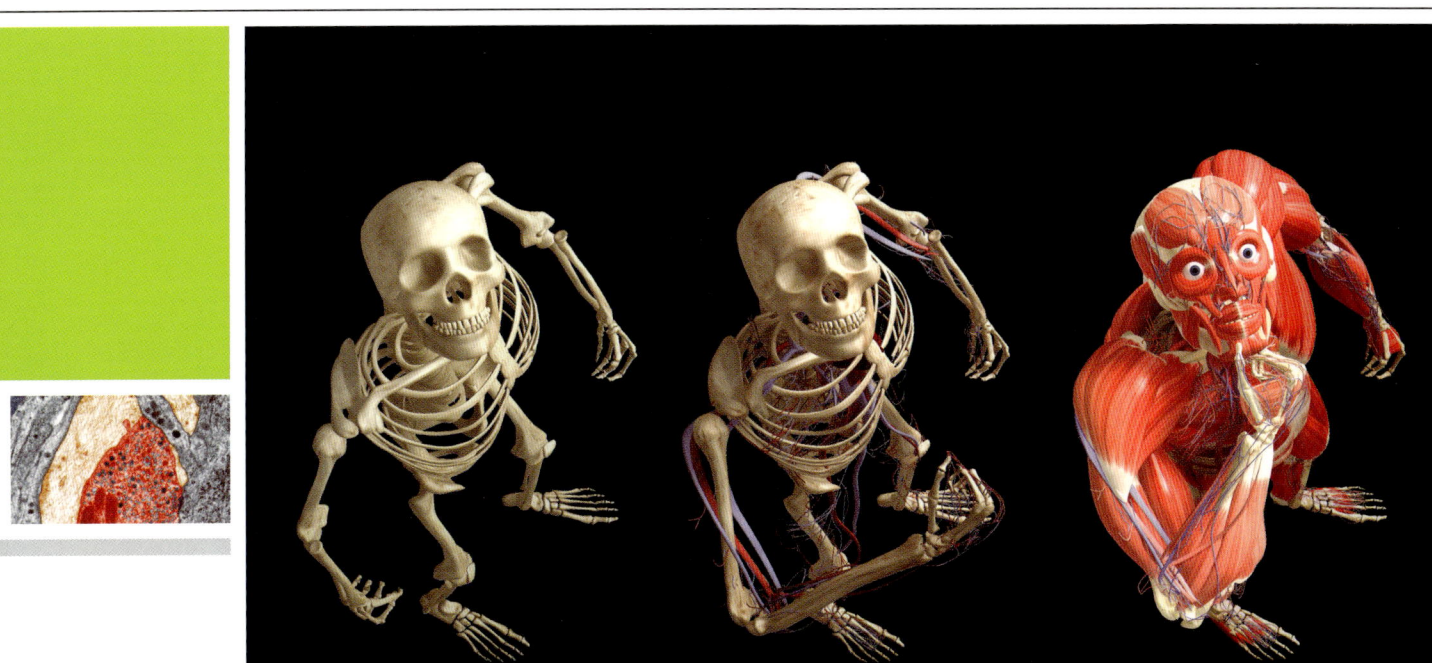

Ein lebendes Gerüst
Das Skelett besteht aus 206 Knochen, die sich in Form, Größe und Bezeichnung unterscheiden. Es stützt den Körper, gibt ihm seine Form und schützt die inneren Organe. Im Mark bestimmter Knochen werden verschiedene Arten von Blutzellen produziert.

werden. Zur Übermittlung von Signalen im Körper verwendet es verschiedene chemische Botenstoffe, die Sinneswahrnehmungen von Nase, Augen, Gehör, Tast- und Geschmackssinn verständlich machen. Moderne Kameras werden nach demselben Prinzip konstruiert wie das menschliche Auge, dennoch können sie sich mit dessen Sehvermögen nicht messen. Scharfstellung und „automatische Blendenwahl" des menschlichen Auges sind perfekt. Ähnlich komplex ist auch unser Ohr aufgebaut, das uns ein ausgezeichnetes Hören ermöglicht. Die Ohrmuschel fängt Schallwellen aus der Luft auf. Sie gelangen in den Gehörgang und werden von den Knochen des Mittelohrs zur Gehörschnecke (Cochlea) weitergeleitet. Sie ist mit Flüssigkeit gefüllt und wie ein Schneckenhaus aufgebaut. In der Cochlea werden die Schallwellen in Flüssigkeitsschwingungen umgewandelt. Spezielle, unterschiedlich lange Härchen im Ohr fangen die verschiedenen Schwingungen ein und leiten sie in Form von Nervenimpulsen an das Gehirn weiter, damit wir das Gehörte interpretieren und erkennen können. Im folgenden Abschnitt erfahren Sie ebenso alles Wissenswerte über die Funktionen der Haut. Sie ist das größte Organ des Körpers und dient als elastische Schutzschicht für alles, was sich im Körperinneren befindet. Detaillierte Abbildungen und faktenreiche Texte veranschaulichen den menschlichen Organismus und das einzigartige Zusammenspiel seiner Systeme.

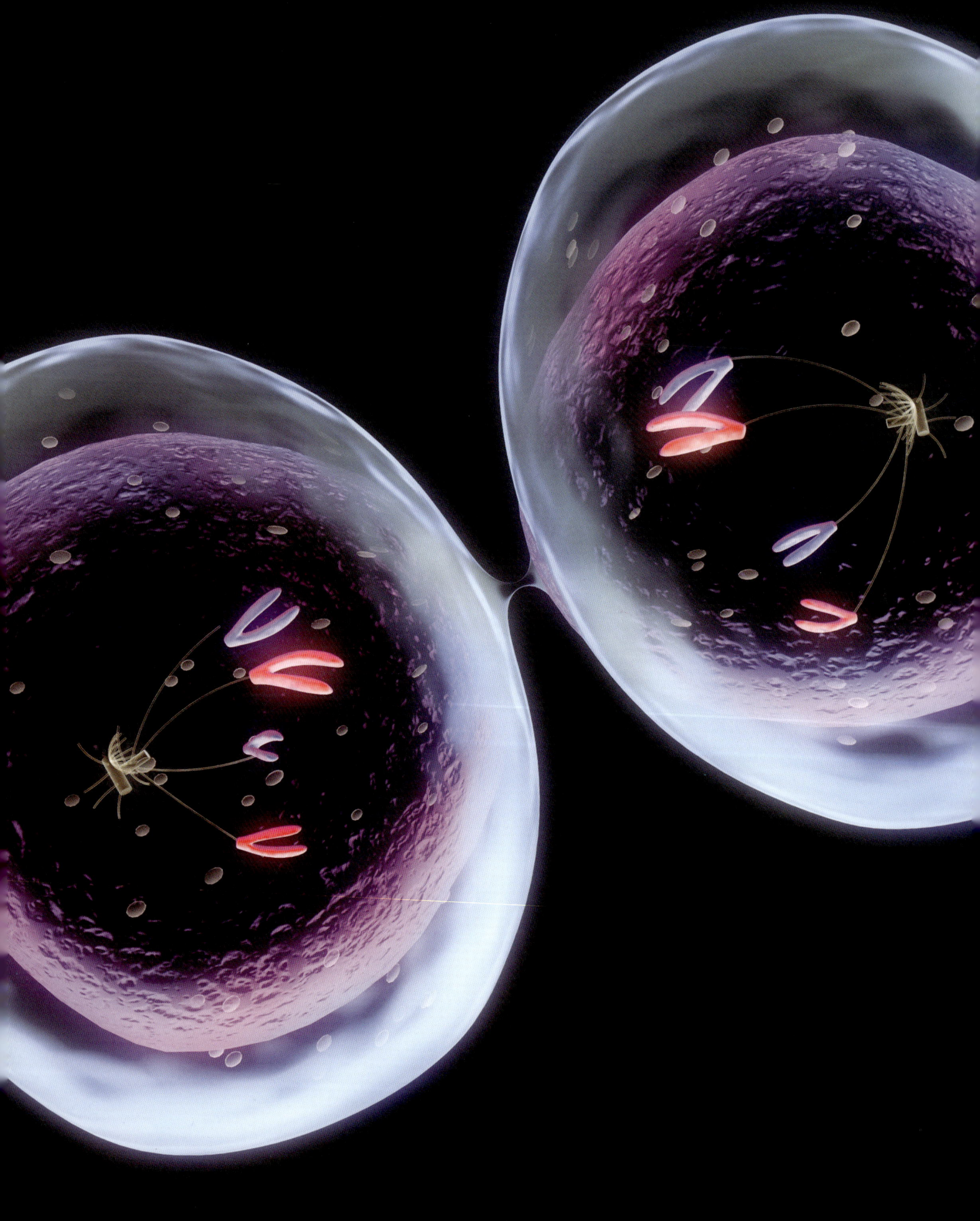

Woraus bestehen wir?

Um die grundlegenden Merkmale des Lebens zu verstehen, müssen wir mit der Zelle beginnen – dem kleinsten Bauteilchen aller lebenden Organismen. Die meisten Zellen sind so klein, dass man sie mit bloßem Auge nicht erkennen kann, aber unter einem herkömmlichen Mikroskop sind sie gut zu sehen. Menschliche Gewebe bestehen aus Gruppen von Zellen, deren Form und Größe davon abhängen, welchem Gewebe sie angehören. Wussten Sie, dass ein Embryo eine Ballung von Zellen ist, die sich rasch teilen und sich bis ins Kleinkindalter hinein entwickeln? Blättern Sie um und entdecken Sie noch mehr erstaunliche Fakten aus der faszinierenden und komplexen Welt des menschlichen Körpers.

MITOSE (gegenüber)
Die Vergrößerung zeigt den Vorgang der Mitose, der häufigsten Form der Zellteilung.

Neuronen

Jedes Neuron kann im Gehirn mit mehreren Tausend anderen Neuronen in Verbindung treten und 100 000 Signale pro Sekunde empfangen.

Die Signale werden mit einer Geschwindigkeit von 360 km/h durch das Nervensystem übermittelt. Aufgrund dieses komplexen Kommunikationsnetzwerks ist das Gehirn unter anderem in der Lage, Wissen abzuspeichern oder Denkvorgänge zu steuern.

DENDRITEN

Dies sind Verästelungen, durch die ein Neuron Signale empfängt und sendet. Sie ermöglichen es, dass jedes Neuron von Tausenden anderer Neuronen stimuliert werden kann und seinerseits Tausende anderer Neuronen stimulieren kann.

Ungeteilte Aufmerksamkeit

Von der Geburt an entwickeln sich die Gehirnzellen eines Kindes schnell. Sie stellen Verbindungen her, die seine Lebenserfahrung prägen können. Die ersten drei Jahre sind von besonderer Bedeutung. Wenn Neuronen von Augen, Gehör oder Geschmackssinn Reize empfangen, senden sie Signale, die neue physische Verbindungen zu benachbarten Zellen knüpfen. Die Signale werden mithilfe eines komplexen elektrochemischen Vorgangs über Zwischenräume (Synapsen) zwischen den Neuronen hinweg übermittelt. Wodurch wird die Bildung der Synapsen und des Nervensystems einer Person bestimmt? Man vermutet, dass dabei die ungeteilte Aufmerksamkeit und geistige Anstrengung, die diese Person aufbringt, eine Rolle spielen.

Lernen

Jedes Kind lernt dadurch, dass Sinneseindrücke synaptische Verknüpfungen verursachen. Wenn diese flüchtigen Verknüpfungen im Kurzzeitgedächtnis verfestigt werden, kann man das Gelernte im Langzeitgedächtnis dauerhaft abrufen.

360 km/h

DIE ÜBERTRAGUNGSGESCHWINDIGKEIT VON SIGNALEN IM NERVENSYSTEM.

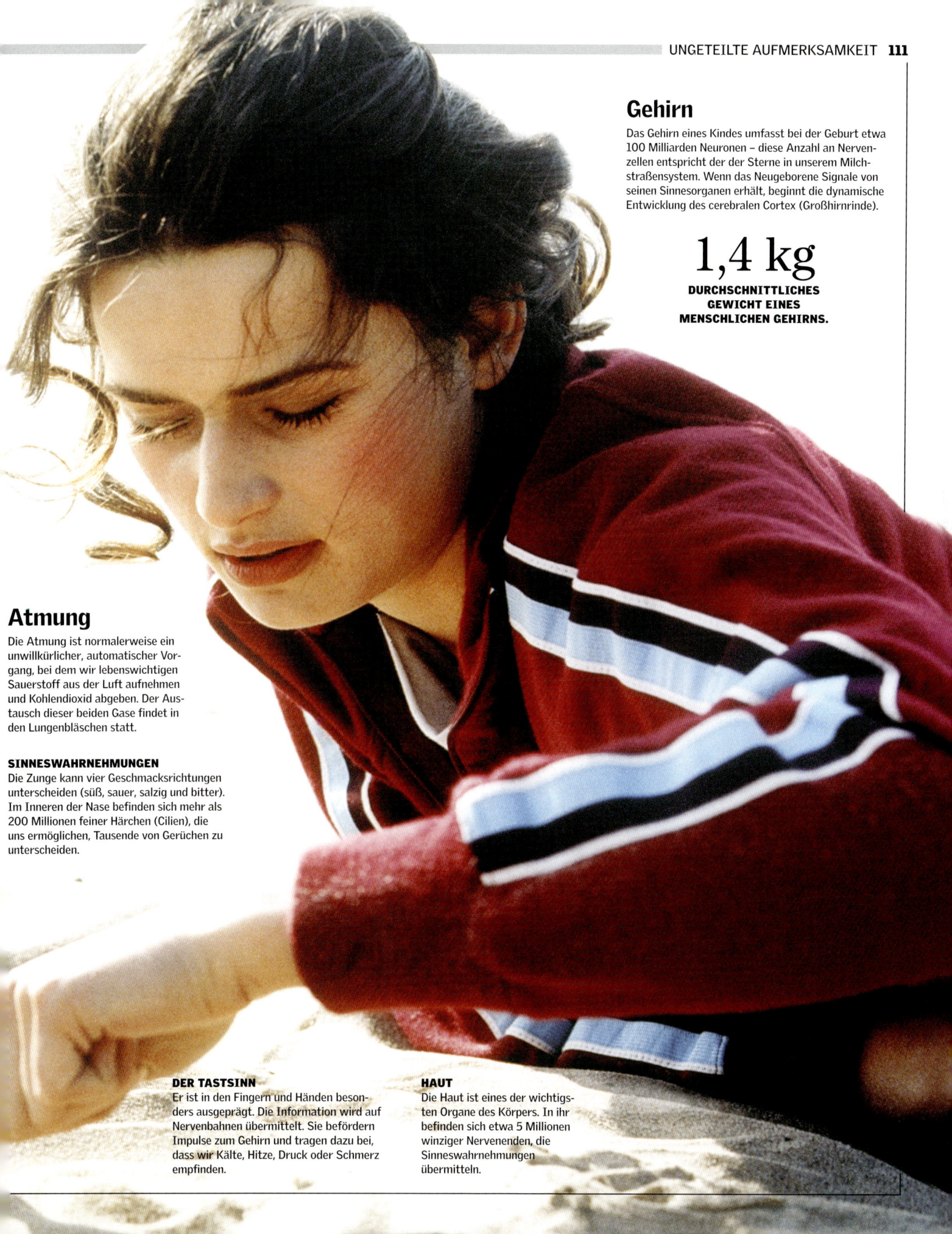

Gehirn

Das Gehirn eines Kindes umfasst bei der Geburt etwa 100 Milliarden Neuronen – diese Anzahl an Nervenzellen entspricht der der Sterne in unserem Milchstraßensystem. Wenn das Neugeborene Signale von seinen Sinnesorganen erhält, beginnt die dynamische Entwicklung des cerebralen Cortex (Großhirnrinde).

1,4 kg
DURCHSCHNITTLICHES GEWICHT EINES MENSCHLICHEN GEHIRNS.

Atmung

Die Atmung ist normalerweise ein unwillkürlicher, automatischer Vorgang, bei dem wir lebenswichtigen Sauerstoff aus der Luft aufnehmen und Kohlendioxid abgeben. Der Austausch dieser beiden Gase findet in den Lungenbläschen statt.

SINNESWAHRNEHMUNGEN

Die Zunge kann vier Geschmacksrichtungen unterscheiden (süß, sauer, salzig und bitter). Im Inneren der Nase befinden sich mehr als 200 Millionen feiner Härchen (Cilien), die uns ermöglichen, Tausende von Gerüchen zu unterscheiden.

DER TASTSINN

Er ist in den Fingern und Händen besonders ausgeprägt. Die Information wird auf Nervenbahnen übermittelt. Sie befördern Impulse zum Gehirn und tragen dazu bei, dass wir Kälte, Hitze, Druck oder Schmerz empfinden.

HAUT

Die Haut ist eines der wichtigsten Organe des Körpers. In ihr befinden sich etwa 5 Millionen winziger Nervenenden, die Sinneswahrnehmungen übermitteln.

Wasser und Flüssigkeiten

Wasser ist enorm wichtig, weil es etwa zwei Drittel des menschlichen Körpergewichts ausmacht. Es ist in allen Geweben des Körpers enthalten. Außerdem spielt es eine bedeutende Rolle für die Verdauung und Aufnahme von Stoffwechselprodukten sowie die Ausscheidung unverdaulicher Bestandteile. Wasser bildet die Grundlage des Kreislaufsystems, das mithilfe des Blutes Nährstoffe im ganzen Körper verteilt. Außerdem wirkt Wasser bei der Regulierung der Körpertemperatur mit, indem es bei Hitze als kühlender Schweiß aus der Haut austritt und verdunstet. Der Gewichtsverlust beim Sport ist hauptsächlich auf das Schwitzen und die Verdunstung zurückzuführen.

Wasserhaushalt und Ernährung

Da der Körper ständig Wasser aufnimmt und ausscheidet, besteht eine seiner wichtigsten Aufgaben darin, stets für ein ausgewogenes Verhältnis zwischen dem aufgenommen und dem ausgeschiedenen Wasser zu sorgen. Der Organismus des Menschen besitzt kein Speicherorgan für Wasser, daher müssen verlorene Mengen ständig ergänzt werden. Der Mensch kann mehrere Wochen ohne Nahrung überleben, aber nur wenige Tage ohne Wasser. Täglich nimmt ein Erwachsener etwa 2,5 bis 3 Liter Wasser auf – etwa die Hälfte durch Trinken. Die andere Hälfte rührt aus fester Nahrung sowie Stoffwechselreaktionen. Manche Obst- und Gemüsearten enthalten 95 Prozent Wasser, Eier 90 Prozent, rotes Fleisch und Fisch zwischen 60 und 70 Prozent.

60 %

ANTEIL DES WASSERS AM KÖRPERGEWICHT EINES MENSCHEN. EIN WASSERVERLUST VON 10 PROZENT FÜHRT ZU ERNSTEN STÖRUNGEN, EIN VERLUST VON 20 PROZENT ZUM TOD.

WIE WIRD DER DURST GESTEUERT?

Durst ist ein Gefühl, durch dass das Nervensystem das Gehirn darüber informiert, dass der Körper Wasser braucht. Das Steuerungszentrum liegt im Hypothalamus. Wenn die Plasmakonzentration im Blut zunimmt, bedeutet das, dass der Körper Wasser verliert. Auch ein trockener Mund oder ein Mangel an Speichel zeigen, dass der Körper Wasser braucht.

WIE WIRD WASSER AUFGENOMMEN?

Wasser wird hauptsächlich durch Trinken und Verdauen fester Nahrung aufgenommen, aber auch durch chemische Stoffwechselreaktionen im Körper.

50 % des Wassers stammen aus Flüssigkeiten.

35 % des Wassers kommen aus der Aufnahme fester Nahrung.

15 % rühren aus Stoffwechseltätigkeiten.

WIE WIRD WASSER AUSGESCHIEDEN?

Wasser wird nicht nur in Form von Urin ausgeschieden, sondern auch mit dem Stuhlgang, als Schweiß und durch Verdunstung aus der Lunge sowie von der Haut.

60 % werden mit dem Urin ausgeschieden.

18 % werden durch Schweiß und Verdunstung über die Haut abgegeben.

14 % werden beim Ausatmen über die Lunge ausgeschieden.

8 % werden mit dem Stuhlgang abgeführt.

Chemische Elemente

Der Körper enthält zahlreiche chemische Elemente. Die wichtigsten sind Sauerstoff, Wasserstoff, Kohlenstoff und Stickstoff, die hauptsächlich in Proteinen vorkommen. Neun essenzielle Elemente sind in mittleren Mengen vorhanden, Zink und einige andere nur in sehr kleinen Mengen. Letztere bezeichnet man daher als Spurenelemente.

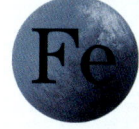

0,004 % EISEN
Flüssigkeiten und Gewebe, Knochen, Proteine. Eisenmangel führt zu Blutarmut (Anämie), die sich durch Blässe und Müdigkeit äußert. Eisen wird für die Bildung von Hämoglobin im Blut benötigt.

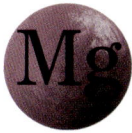

MAGNESIUM 0,05 %
Lunge, Nieren, Leber, Schilddrüse, Gehirn, Muskeln, Herz.

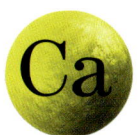

KALZIUM 1,5 %
Knochen, Lunge, Nieren, Leber, Schilddrüse, Gehirn, Muskeln, Herz.

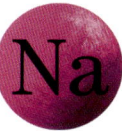

NATRIUM 0,15 %
Flüssigkeiten (Blutserum) und Gewebe, essenziell für die Wasserverteilung im Körper.

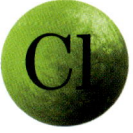

CHLORID 0,2 %
Reguliert den Wasserhaushalt im Körper.

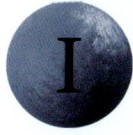

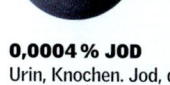

0,0004 % JOD
Urin, Knochen. Jod, das durch Nahrungsaufnahme ins Blut gelangt, wird von der Schilddrüse benötigt zur Produktion von Wachstumshormonen für die meisten Organe und für die Gehirnentwicklung.

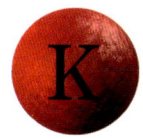

KALIUM 0,3 %
Nerven und Muskeln; im Inneren der Zelle.

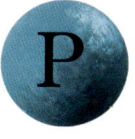

PHOSPHOR 1 %
Urin, Knochen.

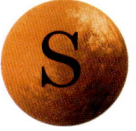

SCHWEFEL 0,3 %
In zahlreichen Proteinen enthalten, vor allem in kontraktilen Proteinen.

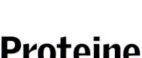

Proteine

Proteine entstehen durch die Verbindung der vier häufigsten chemischen Elemente im Körper. Zu den Proteinen gehört das Insulin, das von der Bauchspeicheldrüse produziert wird und den Blutzuckerspiegel reguliert.

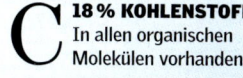

C **18 % KOHLENSTOFF**
In allen organischen Molekülen vorhanden.

H **10 % WASSERSTOFF**
Vorhanden in Wasser, Nährstoffen und organischen Molekülen.

N **3 % STICKSTOFF**
Vorhanden in Proteinen und Nukleinsäuren.

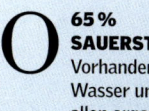

O **65 % SAUERSTOFF**
Vorhanden in Wasser und fast allen organischen Molekülen.

Die Zelle

Die Zelle ist der kleinste Baustein des menschlichen Körpers und aller anderen Lebewesen, der selbstständig funktioniert. Sie ist nur unter dem Mikroskop zu erkennen. Ihre Hauptbestandteile sind der Zellkern und das Zellplasma, die von einer Membran umgeben sind. Jede Zelle vermehrt sich selbst durch Teilung (Mitose). Im Tierreich gibt es einzellige Lebewesen, aber im Körper des Menschen sind Milliarden von Zellen zu Geweben und Organen angeordnet. Der Begriff „Zelle" leitet sich vom lateinischen Wort cella ab, was „hohl" bedeutet. Die Wissenschaft, die sich mit Zellen beschäftigt, nennt man Zytologie.

Zelltheorie

Vor der Erfindung des Mikroskops konnte man Zellen nicht sehen. Darum gründeten sich manche biologischen Theorien auf logische Vermutungen und nicht auf Beobachtungen. Ursprünglich nahmen die Forscher an, Zellen entstünden spontan, weil sie sich nicht vorstellen konnten, dass sich die Zellen selbst vervielfältigen könnten. Erst die Erfindung des Mikroskops und – im 20. Jahrhundert – des Elektronenmikroskops ermöglichten, den inneren Aufbau der Zellen zu erforschen. Robert Hooke sah 1665 erstmals tote Zellen. 1838 beobachtete Mathias Schleiden lebende Zellen, und 1839 entwickelte er zusammen mit Theodor Schwann die erste Zelltheorie. Sie besagt, dass alle lebenden Organismen aus Zellen bestehen.

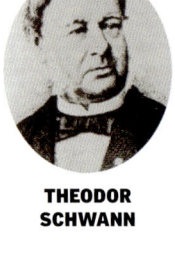

THEODOR SCHWANN

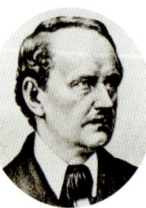

MATHIAS SCHLEIDEN

UNTER DEM MIKROSKOP
Eine Zelle unter dem Elektronenmikroskop in 4000-facher Vergrößerung. Im grünen Zytoplasma sind der Zellkern und einige andere typische Organellen gut zu erkennen.

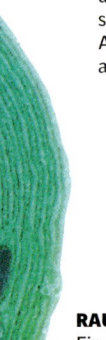

ZELLKERN

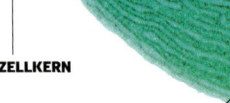

MITOCHON-DRIEN

RAUES ENDOPLASMATISCHES RETIKULUM

ZELLSKELETT
Besteht aus Fasern. Das Zellskelett (Zytoskelett) ist zuständig für die Bewegung der Zelle (Zytokinese).

DNA
Befindet sich in den Chromosomen im Zellkern. Die DNA ist das Erbmaterial, in dem die Informationen zur Synthese von Proteinen und zur Zellreplikation gespeichert sind.

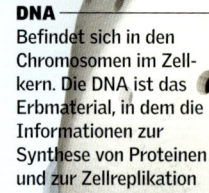

LYSOSOM
Der „Magen" der Zelle, der mit seinen Enzymen Abfall-Moleküle auflöst.

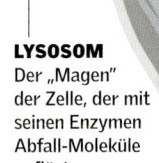

GOLGI-APPARAT
Er verarbeitet Proteine, die vom rauen endoplasmatischen Retikulum produziert wurden, und lagert sie in kleinen Bläschen (Vesikeln) ein.

RAUES ENDOPLASMATISCHES RETIKULUM
Ein Labyrinth aus Kanälen und Hohlräumen mit Membranen, durch die Proteine transportiert werden. An der Synthese verschiedener Stoffe beteiligt.

RIBOSOM
In dieser Organelle finden die letzten Stadien der Proteinsynthese statt.

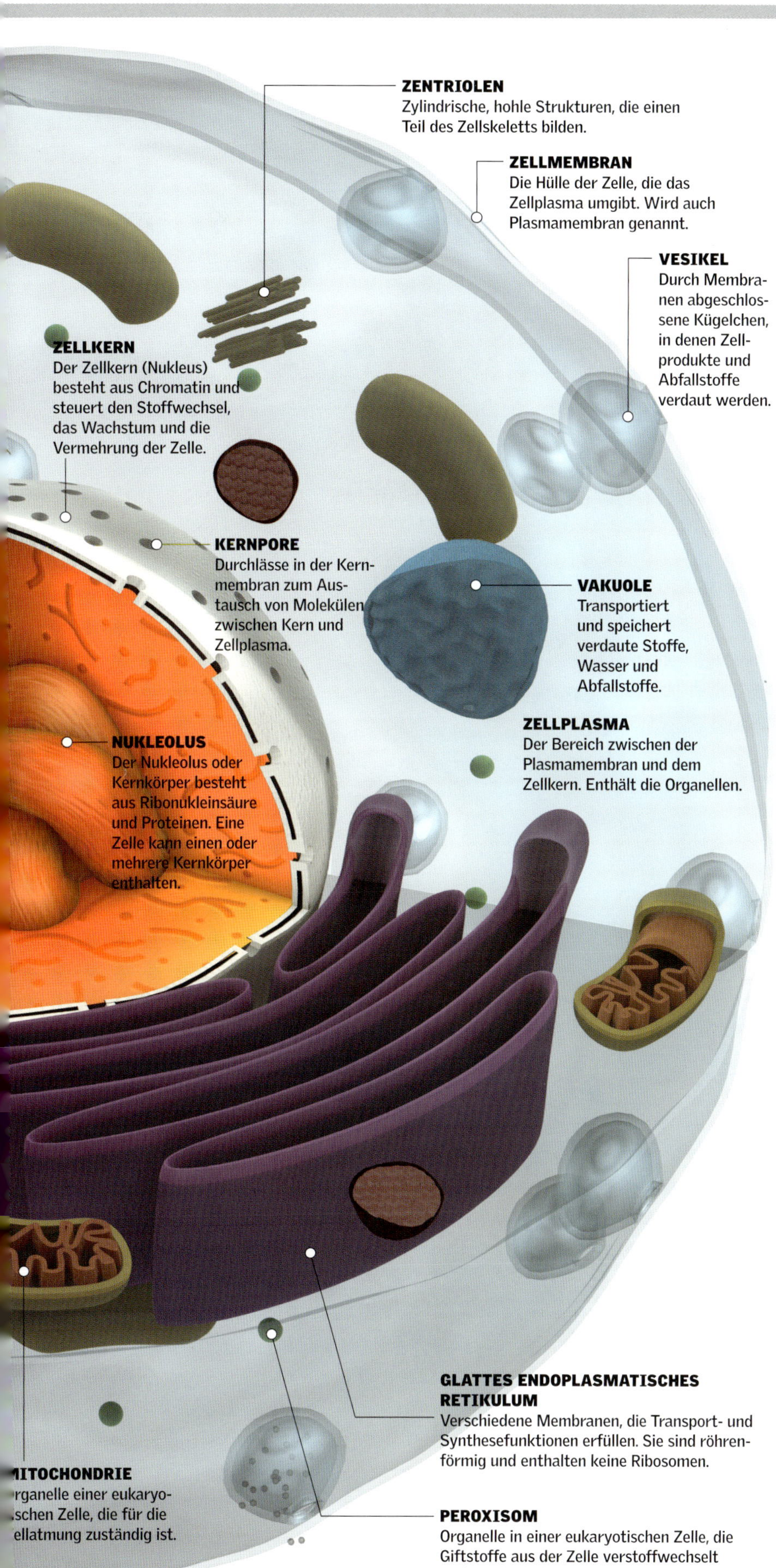

ZENTRIOLEN
Zylindrische, hohle Strukturen, die einen Teil des Zellskeletts bilden.

ZELLMEMBRAN
Die Hülle der Zelle, die das Zellplasma umgibt. Wird auch Plasmamembran genannt.

VESIKEL
Durch Membranen abgeschlossene Kügelchen, in denen Zellprodukte und Abfallstoffe verdaut werden.

ZELLKERN
Der Zellkern (Nukleus) besteht aus Chromatin und steuert den Stoffwechsel, das Wachstum und die Vermehrung der Zelle.

KERNPORE
Durchlässe in der Kernmembran zum Austausch von Molekülen zwischen Kern und Zellplasma.

VAKUOLE
Transportiert und speichert verdaute Stoffe, Wasser und Abfallstoffe.

ZELLPLASMA
Der Bereich zwischen der Plasmamembran und dem Zellkern. Enthält die Organellen.

NUKLEOLUS
Der Nukleolus oder Kernkörper besteht aus Ribonukleinsäure und Proteinen. Eine Zelle kann einen oder mehrere Kernkörper enthalten.

GLATTES ENDOPLASMATISCHES RETIKULUM
Verschiedene Membranen, die Transport- und Synthesefunktionen erfüllen. Sie sind röhrenförmig und enthalten keine Ribosomen.

MITOCHONDRIE
Organelle einer eukaryotischen Zelle, die für die Zellatmung zuständig ist.

PEROXISOM
Organelle in einer eukaryotischen Zelle, die Giftstoffe aus der Zelle verstoffwechselt und unschädlich macht.

TRANSPORTMECHANISMEN
Die Zellmembran ist eine halb-durchlässige Barriere. Durch aktive und passive Transportmechanismen findet ein Austausch von Nähr- und Abfallstoffen zwischen dem Zellplasma und dem Medium außerhalb der Zelle statt.

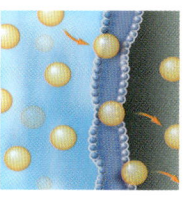

FREIE DIFFUSION Ein passiver Transportmechanismus, für den die Zelle keine Energie benötigt. Moleküle durchqueren die Zellmembran aufgrund eines Konzentrationsunterschiedes. Wasser, Sauerstoff und Kohlendioxid werden durch freie Diffusion transportiert.

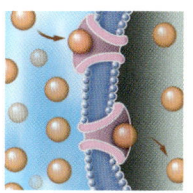

ERLEICHTERTE DIFFUSION Passiver Transportmechanismus, bei dem Substanzen, meist Ionen, die wegen ihrer Größe die Zellmembran eigentlich nicht durchdringen könnten, an einer aus Proteinen bestehenden Pore Durchlass finden. Auf diese Weise gelangt Glukose in die Zellen.

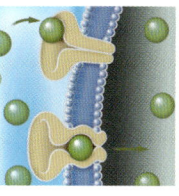

AKTIVER TRANSPORT Erfolgt durch Proteine und verbraucht Energie, weil der Ionentransport entgegen dem Konzentrationsgefälle erfolgt. In Neuronen und einigen anderen Zellen werden Na+/K+-Ionen mithilfe aktiven Transports in die Zelle oder hinaus befördert.

100 Billionen

DURCHSCHNITTLICHE ANZAHL VON ZELLEN IM KÖRPER EINES ERWACHSENEN. EINE ZELLE KANN SICH BIS ZU 50-MAL TEILEN, BEVOR SIE ABSTIRBT.

Mitochondrien

Die Mitochondrien versorgen die Zelle mit großen Mengen von Energie. Sie enthalten verschiedene Enzyme, die zusammen mit Sauerstoff Stoffe abbauen, die bei der Glykolyse anfallen und für die Zellatmung sorgen. Die Energiemenge, die auf diese Weise gewonnen wird, ist fast 20-mal höher als die durch Glykolyse im Zellplasma erzeugte. Mitochondrien unterscheiden sich durch ihre besondere Struktur von den anderen Zellorganellen. Eine äußere Membran umschließt eine innere Membran mit zahlreichen Falten, die den Innenraum (die mitochondriale Matrix) gliedern. Außerdem besitzen Mitochondrien, ähnlich wie Bakterien, ein rundes Chromosom, das ihnen ermöglicht, sich zu reduplizieren. Zellen mit einem hohen Energiebedarf besitzen zahlreiche Mitochondrien, weil sich diese Zellen häufig vermehren.

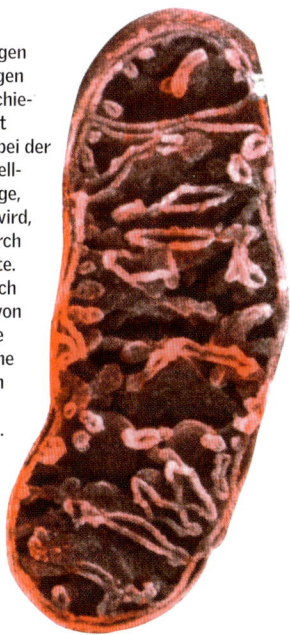

Mitose

Durch Zellteilung können aus einer Zelle viele Tochterzellen entstehen. Beim Teilungsvorgang werden die Chromosomen mit der genetischen Information verdoppelt und dann geteilt. So erhalten die Tochterzellen in Form der Chromosomen dieselben Erbinformationen wie die Mutterzelle. Die Mitose ist charakteristisch für eukaryotische Zellen. Sie sorgt dafür, dass die genetische Information der Art und des Individuums erhalten bleibt. Außerdem ermöglicht sie die Vermehrung von Zellen, die für Entwicklung, Wachstum und Regeneration des Organismus nötig ist. Der Begriff „Mitose" leitet sich von dem griechischen Wort mitos für „Faden" oder „weben" ab.

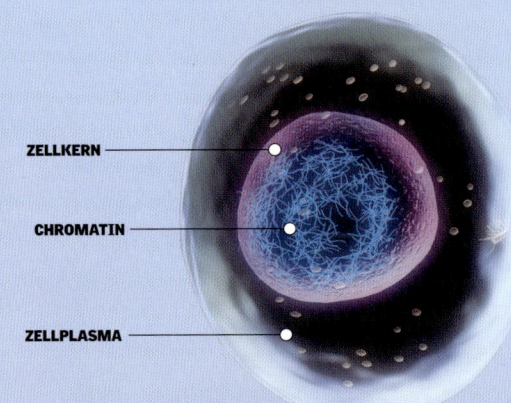

ZELLKERN

CHROMATIN

ZELLPLASMA

1 Interphase

Eine eigenständige Phase, die der Mitose vorausgeht. Das Chromatin besteht aus DNA.

Antioxidantien

Als Antioxidantien bezeichnet man verschiedene Stoffe (Vitamine, Enzyme, Mineralien etc.), die den schädlichen Wirkungen freier Radikale entgegenwirken. Freie Radikale sind hoch reaktionsfähige Moleküle, die sich durch Oxidation bilden (dabei verliert ein Atom ein Elektron). Ursache ist häufig der Kontakt mit Sauerstoff. Eine Folge dieser oxidierenden Wirkung ist die Alterung des Körpers. Antioxidantien regulieren unter anderem die Mitose. In der präventiven Geriatrie werden sie eingesetzt, um Krankheiten vorzubeugen und den Alterungsprozess zu verlangsamen. Für beides spielt eine gut regulierte Mitose eine wichtige Rolle.

CHROMOSOM

2 Prophase

In der Prophase verdichtet sich das Chromatin und bildet Chromosomen. Die Kernhülle beginnt sich aufzulösen. Chromosomen bestehen aus zwei Chromatiden, die am Zentromer miteinander verbunden sind.

Haut im ständigen Wandel

Die Mitose findet intensiv in der Haut statt, die eines der wichtigsten Organe für den Tastsinn ist. Tote Zellen auf der Hautoberfläche werden ständig durch neue Zellen ersetzt, die durch Mitose in der untersten Hautschicht (Basalschicht) entstehen. Von dort rücken sie allmählich zur äußersten Hautschicht (Epidermis) vor. Pro Minute verliert ein Mensch durchschnittlich 30 000 abgestorbene Hautzellen.

ABSTOSSUNG VON HAUTZELLEN

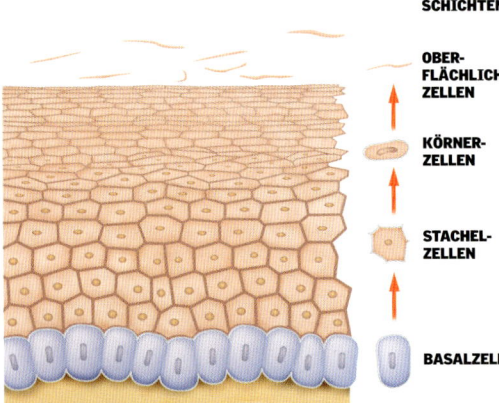

HAUT-SCHICHTEN

OBER-FLÄCHLICHE ZELLEN

KÖRNER-ZELLEN

STACHEL-ZELLEN

BASALZELLEN

ZENTROMER

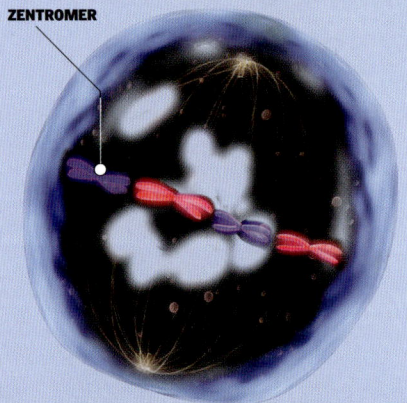

3 Metaphase

Nun bildet sich die Spindel. Die Chromosomen reihen sich in der Äquatorialebene zwischen den Spindelpolen auf. Die Kernmembran ist völlig verschwunden.

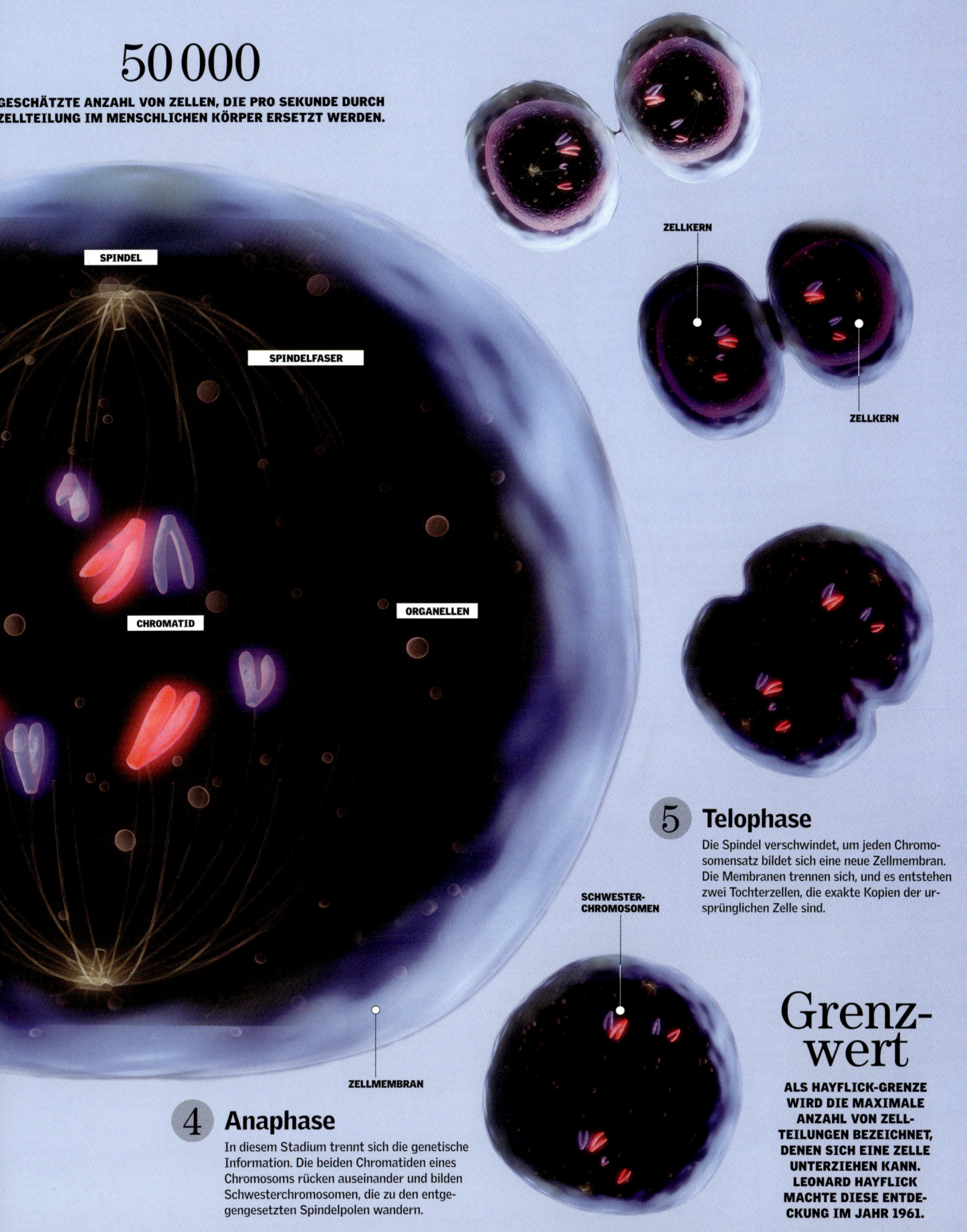

50 000

GESCHÄTZTE ANZAHL VON ZELLEN, DIE PRO SEKUNDE DURCH ZELLTEILUNG IM MENSCHLICHEN KÖRPER ERSETZT WERDEN.

SPINDEL

SPINDELFASER

CHROMATID

ORGANELLEN

ZELLKERN

ZELLKERN

SCHWESTER-CHROMOSOMEN

ZELLMEMBRAN

5 Telophase

Die Spindel verschwindet, um jeden Chromosomensatz bildet sich eine neue Zellmembran. Die Membranen trennen sich, und es entstehen zwei Tochterzellen, die exakte Kopien der ursprünglichen Zelle sind.

4 Anaphase

In diesem Stadium trennt sich die genetische Information. Die beiden Chromatiden eines Chromosoms rücken auseinander und bilden Schwesterchromosomen, die zu den entgegengesetzten Spindelpolen wandern.

Grenz-wert

ALS HAYFLICK-GRENZE WIRD DIE MAXIMALE ANZAHL VON ZELL-TEILUNGEN BEZEICHNET, DENEN SICH EINE ZELLE UNTERZIEHEN KANN. LEONARD HAYFLICK MACHTE DIESE ENTDE-CKUNG IM JAHR 1961.

Die Systeme des Körpers

Der Körper besitzt verschiedene Systeme mit unterschiedlichen Aufgaben. Diese reichen von der Zellteilung bis zur Erzeugung eines neuen Menschen, vom Transport des Bluts bis zur Aufnahme von Sauerstoff aus der Luft, von der Nahrungsverarbeitung durch mechanisches Zerkleinern und chemische Umwandlungen bis zur Nährstoffaufnahme und Ausscheidung von Abfallprodukten. All diese Funktionen greifen harmonisch ineinander und sind in ihrem Zusammenwirken erstaunlich effizient.

Herz-Kreislauf-System

Dieses System transportiert Blut vom Herzen zu den Organen und Zellen in allen Körperteilen und wieder zurück. Eine leistungsfähige Pumpe – das Herz – befördert das lebenswichtige Blut durch die Arterien in den Körper. Auf dem Rückweg fließt es durch die Venen. Das Herz schlägt ständig, was es zum zentralen Antriebsorgan des Körpers macht. **Siehe S. 138.**

Skelett

Das Skelett stellt das tragende Gerüst des Körpers dar. Es besteht aus Knochen, die von Knorpel und Bändern gehalten werden. Seine Funktion besteht darin, dem Körper seine Form zu geben und ihn zu stützen. Es schützt die inneren Organe und gewährleistet die Beweglichkeit. Die Knochen des Skeletts sind auch für die Produktion von roten Blutkörperchen (Erythrozyten) zuständig. **Siehe S. 122.**

Nervensystem

Das zentrale Nervensystem besteht aus dem Gehirn, der Steuerungszentrale des Körpers, und dem Rückenmark. Das periphere Nervensystem besteht aus den Schädelnerven (Cranialnerven) und den Spinalnerven. Gemeinsam übermitteln sie Signale aus dem Körperinneren und der Außenwelt ans Gehirn, das sie verarbeitet und entsprechende Reaktionen veranlasst. Das geschieht ständig, auch im Schlaf. **Siehe S. 184.**

Fortpflanzungssystem

MÄNNLICH

Die männlichen Fortpflanzungsorgane steuern eine der beiden Zellen (Gameten) bei, die zur Entstehung eines neuen Menschen nötig sind. Die Hauptorgane des Fortpflanzungssystems des männlichen Körpers sind die Hoden und der Penis. Das System ist ständig aktiv und produziert Millionen kleiner Zellen, die man Spermatozoen (Spermien) nennt. **Siehe S. 166.**

Lymphsystem

Es hat zwei grundlegende Aufgaben. Eine besteht darin, den Körper vor Fremdorganismen wie Bakterien und Viren zu schützen. Die andere ist der Transport von Gewebeflüssigkeit und Stoffen aus dem Verdauungstrakt durch die Lymphbahnen in den Blutstrom. **Siehe S. 144.**

Atmungssystem

Die Luft gelangt durch die oberen Atemwege in den Körper. Die Lunge, das Hauptorgan des Atmungssystems, nimmt Sauerstoff aus der Atemluft auf und gibt Kohlendioxid ab. Das Kreislaufsystem befördert sauerstoffreiches Blut zu allen Zellen und transportiert Blut, das von Kohlendioxid gereinigt werden muss, wieder zur Lunge zurück. **Siehe S. 148.**

Hormonsystem

Das Hormonsystem oder endokrine System besteht aus Drüsen, die überall im Körper verteilt sind. Seine Hauptfunktion besteht darin, etwa 50 verschiedene Hormone zu produzieren. Diese chemischen Botenstoffe werden in die Blutbahn ausgeschüttet und mit dem Kreislaufsystem zu den Organen befördert, auf die sie einwirken sollen, um beispielsweise das Wachstum oder den Stoffwechsel anzuregen. **Siehe S. 164.**

WEIBLICH

Die Fortpflanzungsorgane im Inneren des weiblichen Körpers sind die Vagina, der Uterus, die Eierstöcke und die Eileiter. Die Hauptaufgabe der Eierstöcke besteht in der Produktion von Eizellen. Im Uterus nistet sich die durch ein Spermium (eine reife, männliche Samenzelle) befruchtete Eizelle ein. Nach der Befruchtung findet eine Reihe von Vorgängen statt, die zur Entwicklung des Embryos führen. **Siehe S. 168.**

Muskulatur

Die Muskulatur gibt dem Organismus seine Form und schützt ihn. Sie dient hauptsächlich zur Bewegung. Muskeln sind Organe aus fleischigem Gewebe, das sich zusammenziehen (kontrahieren) kann. Man unterscheidet zwischen zwei Arten von Muskeln: gestreiften und glatten. Gestreifte Muskeln setzen an den Knochen an und steuern die bewusste, willensgesteuerte Bewegung. Glatte Muskeln gehorchen ebenfalls dem Gehirn, ihre Bewegung wird aber nicht durch den Willen kontrolliert. Das Myokard, das Muskelgewebe des Herzen, spielt eine Sonderrolle im Bereich der Muskulatur. **Siehe S. 132.**

Verdauungssystem

Dieses System ist wie ein langgezogener Trakt, der am Mund beginnt, dann durch Rachen, Speiseröhre, Magen, Dünn- und Dickdarm führt und schließlich am Darmausgang endet. In seinem Verlauf ändert der Verdauungstrakt mehrfach seine Form und Funktion. Leber und Bauchspeicheldrüse wirken bei der Verarbeitung der Nahrung mit, um ihr chemische Stoffe zu entziehen. Manche dieser Stoffe sind wichtige Nährstoffe, die vom Körper aufgenommen werden. Andere sind nutzlos und werden ausgeschieden. **Siehe S. 152.**

Harnsystem

Das Harnsystem ist wichtig für das innere Gleichgewicht des Körpers (Homöostase). Es reguliert den Wasser- sowie Salzhaushalt des Körpers und filtert Stoffe heraus, die schädlich oder überflüssig sind. Die Hauptorgane des Harnsystems sind Blase und Nieren. Durch die Harnleiter wird der Urin von den Nieren zur Blase transportiert, durch die Harnröhre wird er ausgeschieden. **Siehe S. 160.**

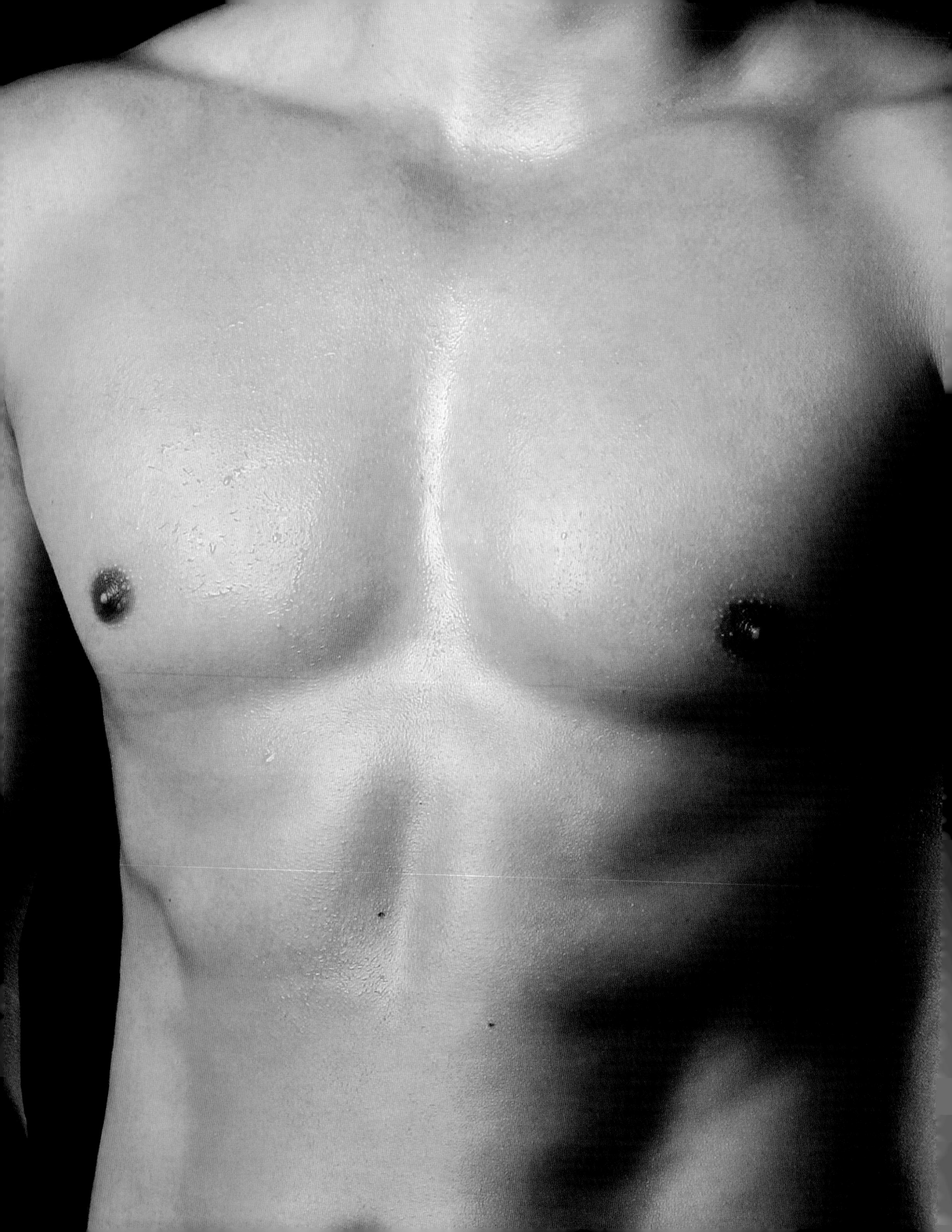

Knochen und Muskeln

Der Bewegungsapparat des Menschen besteht aus dem Skelett, dessen Knochen an den Gelenken mit Bändern verbunden sind, sowie den Skelettmuskeln, die durch Sehnen an den Knochen befestigt sind. Das Skelett verleiht dem Körper Stabilität und gibt den Muskeln Halt, damit sie arbeiten und Bewegungen ausführen können. Die Knochen dienen außerdem als Schutzschild für die inneren Organe. In diesem Kapitel sehen Sie im Detail – bis ins Innere einer Muskelfaser –, wie die einzelnen Teile arbeiten. Wussten Sie, dass Knochen ständig regeneriert werden und dass sie nicht nur den Körper stabilisieren, sondern auch für die Produktion von roten Blutkörperchen zuständig sind? Das folgende Kapitel erläutert anhand der zahlreichen, detaillierten Illustrationen alles Wissenswerte zu diesem Bereich der Anatomie des menschlichen Körpers.

DIE BRUSTMUSKULATUR (gegenüber)
Sie ist wichtig für die Atmung, weil sie
das Zusammenziehen und Ausdehnen des
Brustraums unterstützt.

Das Skelett

D as Skelett ist ein starkes, widerstands-
fähiges Gerüst. Es besteht aus Knochen,
verbindenden Bändern und Knorpel. Es
gibt dem Körper seine Form und Struktur,
schützt innere Organe und ermöglicht Bewegungen. In den Knochen werden Mineralien
eingelagert, und im Knochenmark werden
rote Blutkörperchen produziert.

Wohlgeformte Struktur

◤ Der Aufbau des Skeletts lässt sich als senkrechte Säule aus miteinander verbundenen Wirbeln beschreiben, auf dem der Schädel sitzt.
Die oberen Gliedmaßen oder Arme sind über die Schulterblätter und
Schlüsselbeine mit der Wirbelsäule verbunden und bilden den Schulter-
gürtel. Die unteren Gliedmaßen bilden zusammen mit den Hüften den
Beckengürtel. Die Gelenke sind so perfekt gestaltet, dass moderne
Designer sie oft als Vorbild verwenden, etwa beim Gestalten von Kränen
oder Schreibtischleuchten. Obwohl die Knochen des Skeletts hart sind,
haben sie eine flexible Struktur und bestehen teilweise aus schwam-
migem Gewebe. Dennoch kann ein kleiner Knochen bis zu 9 Tonnen
tragen, ohne zu brechen. Ein entsprechender Betonblock würde
von dieser Last zerdrückt werden. Lange Zeit dachten die
Forscher, dass die Knochen selbst keine lebende Substanz
seien, sondern nur die anderen Organe stützen. Heute ist aber bekannt, dass es sich bei
den Knochen um lebendige Körperteile
handelt, die mit Nerven ausgestattet
sind und mit Blut versorgt
werden.

Leonardo

**ZUR ZEIT DER RENAISSANCE,
DIE ALS WIEGE DER MODERNE
GILT, FERTIGTE LEONARDO DA
VINCI DIE ERSTEN EXAKTEN
ZEICHNUNGEN VOM MENSCH-
LICHEN KNOCHENAPPARAT AN.
SOLCHE ZEICHNUNGEN
DIENTEN SEINERZEIT ZUM
STUDIUM DER ANATOMIE,
WEIL ES DAMALS NOCH KEINE
FOTOS ODER RÖNTGENGERÄTE
GAB.**

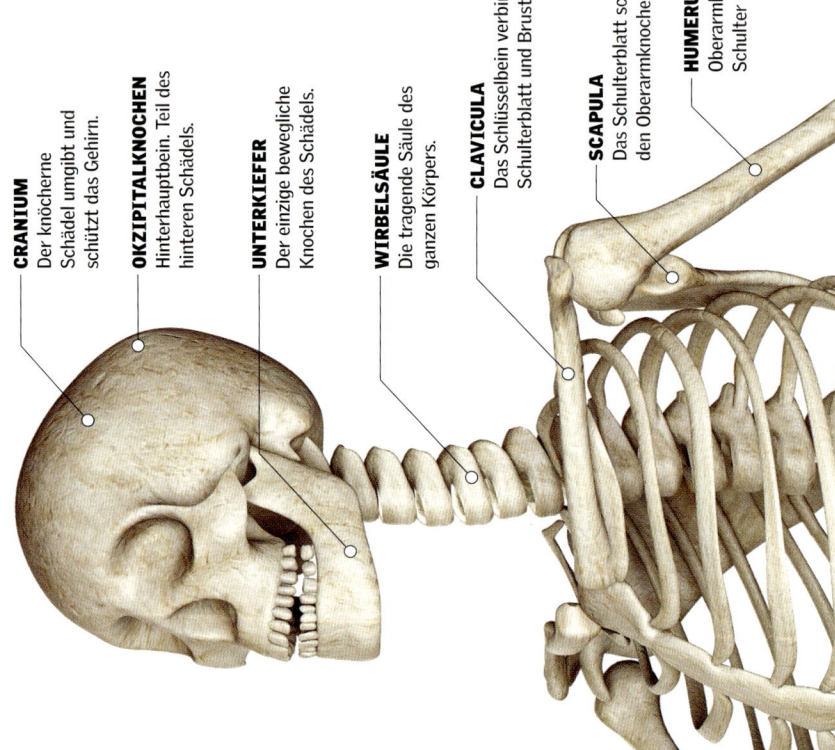

CRANIUM
Der knöcherne
Schädel umgibt und
schützt das Gehirn.

OKZIPITALKNOCHEN
Hinterhauptbein. Teil des
hinteren Schädels.

UNTERKIEFER
Der einzige bewegliche
Knochen des Schädels.

WIRBELSÄULE
Die tragende Säule des
ganzen Körpers.

CLAVICULA
Das Schlüsselbein verbindet
Schulterblatt und Brustbein.

SCAPULA
Das Schulterblatt schließt an
den Oberarmknochen an.

HUMERUS
Oberarmknochen, zwischen
Schulter und Ellenbogen.

RADIUS
Speiche, der kürzere
Unterarmknochen.

ULNA
Elle, der längere
Unterarmknochen.

RIPPEN
Umgeben und
schützen Herz
und Lunge.

ILIUM
Das Darmbein bildet den
hinteren Teil des Beckens.

SACRUM
Das Kreuzbein am
Ende der Wirbelsäule.

STERNUM
Das Brustbein. Durch
Knorpelstreifen mit
den Rippen verbunden.

BECKEN
Umgibt und schützt die
Organe im unteren
Bauch.

KARPALKNOCHEN
Die Knochen des
Handgelenks.

**METAKARPAL-
KNOCHEN**
Die Knochen der
Mittelhand.

PHALANGEN
Die Knochen der
Finger.

Knochentypen

Anhand von Merkmalen wie Größe und Form kann man die Knochen des menschlichen Körpers in die folgenden Gruppen einteilen:

Kurze Knochen: Sie haben eine Kugel- oder Kegelform. Das Fersenbein ist ein kurzer Knochen.

Lange Knochen: Haben einen Mittelteil und zwei Enden (Epiphysen). Zu ihnen gehört der Oberschenkelknochen.

Flache Knochen: Dünne Knochenplatten wie die meisten Knochen des Schädels.

Unregelmäßige Knochen: Können verschiedene Formen haben. Die Sphenoiden (Keilbeine) des Schädels gehören in diese Gruppe.

Sesambeine: Sind kleine, runde Knochen, die in Sehnen eingelagert sind. Auch die Kniescheibe und die Knochen in den Hand- und Fußgelenken sind Sesambeine.

Appendikularskelett

ES UMFASST DIE 126 KNOCHEN DER ARME, SCHULTERN, HÜFTEN UND BEINE. DIESE KNOCHEN ERMÖGLICHEN VIELFÄLTIGE BEWEGUNGEN.

43 cm

MISST DER LÄNGSTE KNOCHEN IM KÖRPER, DER OBERSCHENKEL-KNOCHEN.

3 mm

LÄNGE DES KÜRZESTEN KNOCHENS, DES STEIGBÜGELS, IM MITTELOHR.

CALCANEUS
Fersenbein, der größte Knochen im Fuß.

PATELLA
Die Kniescheibe ist von Sehnen umgeben.

PHALANGEN
Die Knochen der Zehen.

ILIOSAKRALGELENK
Das Gelenk, das das Gewicht des Körpers von der Wirbelsäule auf das Becken überträgt.

SACRUM (KREUZBEIN)

OS COXAE (HÜFTBEIN)

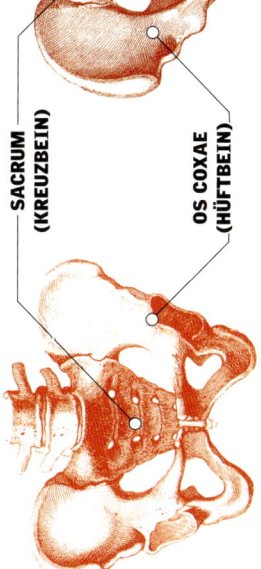

Axialskelett

DER TEIL DES SKELETTS, DER VON WIRBELSÄULE, RIPPEN UND SCHÄDEL GEBILDET WIRD. ER BESTEHT AUS ETWA 80 KNOCHEN.

206 Knochen

EIN ERWACHSENER KÖRPER BESTEHT AUS ETWA 206 KNOCHEN. MANCHE MENSCHEN HABEN ABER AUCH 208 KNOCHEN. DAS KANN VORKOMMEN, WENN EINZELNE KNOCHEN IM KREUZBEIN ODER STEISSBEIN NICHT ZUSAMMENWACHSEN.

FEMUR
Der Oberschenkelknochen zwischen Hüfte und Knie ist der längste Knochen des Skeletts.

FIBULA
Das Wadenbein ist der äußere Knochen im Unterschenkel.

TIBIA
Das Schienbein trägt im Unterschenkel das Hauptgewicht.

TARSAL-KNOCHEN
Fußwurzelknochen.

METATARSAL-KNOCHEN
Fünf Mittelfußknochen zwischen Fußwurzel und Zehen.

Geschlechtsunterschiede

Das Skelett ist bei beiden Geschlechtern grundsätzlich gleich. Frauen haben aber eine größere untere Beckenöffnung, damit bei einer Geburt der Kopf des Kindes hindurchpasst. Der Beckengürtel besteht aus zwei Hüftknochen, die hinten ans Kreuzbein anschließen und vorn am Schambein zusammengewachsen sind. Zum Beckengürtel gehören auch die Hüftgelenke, an denen die Oberschenkelknochen (Femur) ansetzen. Sie übertragen das Gewicht des oberen Körpers nach unten. Beckengürtel und Kreuzbein bilden das Becken, in dem sich die Organe des Verdauungs-, Fortpflanzungs- und Harnsystems befinden.

Knochengewebe

Die Hauptaufgabe der Knochen besteht darin, die Organe des Körpers zu schützen. Knochen sind hart und widerstandsfähig, darum können sie Stöße abfangen und verhindern Schäden an den inneren Organen. Unter ihrer harten äußeren Schicht befindet sich eine schwammige Knochensubstanz. Im Laufe eines Lebens werden die Knochen ständig regeneriert. Dieser Prozess setzt sich auch noch im Erwachsenenalter fort. Neben ihrer Stützfunktion sind die Knochen auch für die Produktion roter Blutkörperchen zuständig. Täglich werden im Knochenmark Tausende neuer Blutzellen erzeugt – ein nie endender Prozess, der dem Ersatz alter Zellen dient.

Kalzium und Knochenmark

Alle harten Teile, die bei Menschen und anderen Wirbeltieren das Skelett bilden, nennt man Knochen. Sie fühlen sich hart an, bestehen aber aus lebenden Zellen, Nerven und Blutgefäßen. Sie können einen Druck von bis zu 450 kg verkraften. Aufgrund ihrer speziellen Eigenschaften können sie sich sogar selbst reparieren, wenn sie einmal brechen. Das Äußere eines Knochens ist von einer widerstandsfähigen Knochenhaut (Periosteum) umgeben. Das Endosteum, eine dünne Schicht von Bindegewebe in der inneren Höhlung des Knochens, enthält den Schwammknochen, der von zahllosen Poren durchzogen ist. Das Knochenmark befindet sich im Inneren der großen Knochen. Es wird auch als Medulla ossea bezeichnet und ist der Ort, an dem die roten Blutkörperchen produziert werden. Mineralien wie Kalzium sind an der Knochenbildung beteiligt. Milch enthält viel Kalzium, darum wird für das Wachstum und die Entwicklung der Knochen empfohlen, reichlich Milchprodukte zu sich zu nehmen. Kalzium, Phosphor und andere Stoffe machen die Knochen stabil und widerstandsfähig, während Proteine wie Collagen für die nötige Biegsamkeit und Elastizität sorgen.

Knochenmark

Eine weiche, fetthaltige Substanz, die sich in den inneren Höhlungen des Knochens befindet und rote Blutkörperchen erzeugt. Mit der Zeit verliert das Knochenmark in den langen Knochen aber seine Fähigkeit, rote Blutkörperchen zu produzieren.

VENE

ARTERIE

LAMELLENKNOCHEN
Seine äußere Schicht ist fest und schwer. Eines der härtesten Materialien im menschlichen Körper.

KNOCHENSCHAFT (DIAPHYSE)
Enthält das Knochenmark, in dem rote Blutkörperchen produziert werden, und ist von einem Netz von Blutgefäßen durchzogen.

Kanäle

Der Lamellenknochen ist in konzentrischen Ringen oder Laminae aufgebaut. Die inneren Durchgänge heißen Havers-Kanäle.

Schwammknochen

Das Innere des Knochens besteht aus einem wabenartigen Netzwerk von miteinander verbundenen Knochenbälkchen (Trabekel), zwischen denen sich Hohlräume befinden.

ZWEIERLEI KNOCHENZELLEN

Knochengewebe besteht aus zwei Arten von Zellen: Osteoblasten und Osteoklasten. Beide werden vom Knochenmark erzeugt, und nur durch ihre Ausgewogenheit und ihr Zusammenwirken werden Stabilität und eine ständige Erneuerung des Knochens gewährleistet. Ein Osteoklast absorbiert Knochengewebe und hinterlässt Hohlräume, die ein Osteoblast füllt. Osteozyten, eine Variante der Osteoblasten, haben die Aufgabe, die Form des Knochens aufrechtzuerhalten.

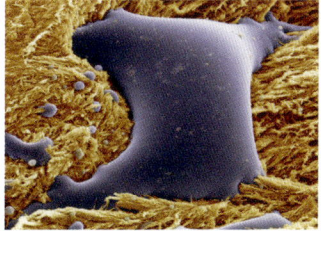

OSTEOBLAST
Produziert Knochengewebe, das für die Stabilität des Knochens wichtig ist.

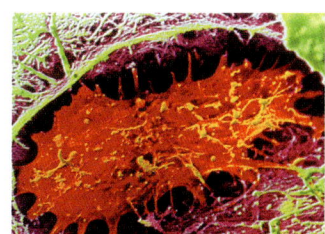

OSTEOKLAST
Baut älteres Knochengewebe ab, damit es durch neues ersetzt werden kann.

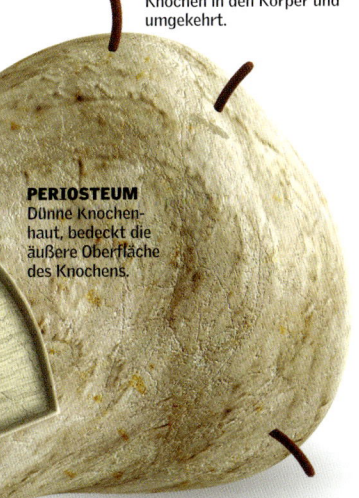

BLUTGEFÄSSE
Transportieren Blut von den Knochen in den Körper und umgekehrt.

PERIOSTEUM
Dünne Knochenhaut, bedeckt die äußere Oberfläche des Knochens.

Warum heilen Knochenbrüche?

Nach einem Bruch besitzt das Knochengewebe die außerordentliche Fähigkeit, sich durch relativ schnelle Produktion von Zellen selbst zu reparieren.

Durch medizinische Hilfsmaßnahmen (z. B. Gipsschiene) wird dafür gesorgt, dass die Knochen gerade zusammenwachsen.

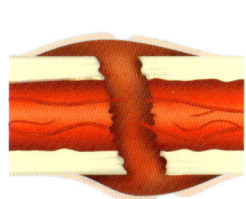

A Nach einem Knochenbruch verklumpen die Blutkörperchen, um die verletzten Blutgefäße zu versiegeln.

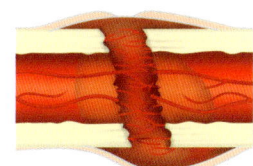

B Nach einigen Tagen bildet sich ein Fasergeflecht, das die Knochenenden verschließt und die Blutkruste ersetzt.

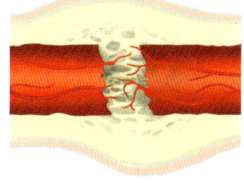

C Innerhalb von einer oder zwei Wochen bildet sich auf dem Fasergewebe neuer Schwammknochen. Die Bruchstelle wird ausgefüllt, bis die Enden miteinander verbunden sind.

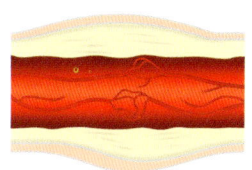

D Innerhalb von zwei bis drei Monaten haben sich neue Blutgefäße gebildet. Um die zusammengewachsene Stelle bildet sich harte Knochensubstanz.

Knochenwachstum

Die Entwicklung der Knochen ist im Alter von etwa 18 bis 20 Jahren abgeschlossen. Die Knochen eines Neugeborenen bestehen weitgehend aus Knorpelsubstanz, die erst allmählich bis ins Erwachsenenalter aushärtet. Ein wichtiges Element für diese Knochenentwicklung ist Kalzium. Bis zum Alter von sechs Monaten wird empfohlen, dass ein Kind täglich 210 Milligramm Kalzium zu sich nehmen sollte.

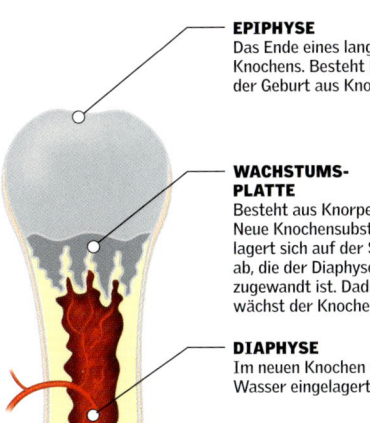

EPIPHYSE
Das Ende eines langen Knochens. Besteht bei der Geburt aus Knorpel.

WACHSTUMSPLATTE
Besteht aus Knorpel. Neue Knochensubstanz lagert sich auf der Seite ab, die der Diaphyse zugewandt ist. Dadurch wächst der Knochen.

DIAPHYSE
Im neuen Knochen wird Wasser eingelagert.

1 BEIM SÄUGLING
Beim Neugeborenen bestehen die Enden der langen Knochen (Epiphysen) aus Knorpel. Zwischen Schaft und Ende des Knochens befindet sich eine „Wachstumsplatte". Sie produziert Knorpel, durch den der Knochen länger wird.

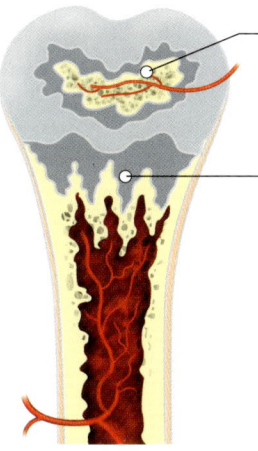

EPIPHYSE
Sekundäres Verknöcherungszentrum. Unterstützt langfristig das Knochenwachstum und die Formentwicklung.

WACHSTUMSPLATTE
Lagert weiterhin Knochensubstanz an der Seite ab, die dem Knochenschaft zugewandt ist.

2 BEIM KIND
Beim Kind bilden sich in den Epiphysen sekundäre Verknöcherungszentren. Sie ermöglichen, dass die Knochen länger werden.

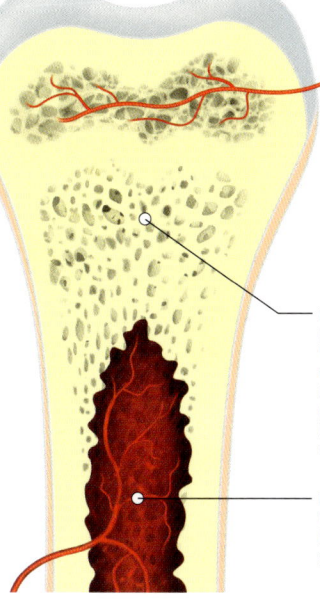

FUSION
Epiphyse, Wachstumsplatte und Diaphyse haben sich in durchgehende Knochensubstanz verwandelt.

DIAPHYSE
Wird auch Knochenschaft genannt.

3 BEIM ERWACHSENEN
Im Alter von etwa 18 bis 20 Jahren ist das Knochenwachstum abgeschlossen. Epiphyse, Wachstumsplatte und Knochenschaft wachsen zu einem durchgehenden Knochen zusammen und härten aus.

Schädel und Gesicht

Der Schädel umgibt und schützt das Gehirn mit Kleinhirn und Hirnstamm. Beim Erwachsenen besteht er aus acht Knochen, die den Hirnschädel und die Schädelbasis bilden. Der vordere Teil des Schädels wird auch Gesichtsschädel genannt. Er besteht aus 14 Knochen, die mit Ausnahme des Unterkiefers unbeweglich sind. Über die 22 Knochen von Hirn- und Gesichtsschädel hinaus werden auch noch die kleinen Knochen im Mittelohr hinzugerechnet.

Knochennähte und Fontanellen

Die Wölbung des oberen Schädels besteht bei der Geburt aus separaten Knochenplatten, die bis zum Erwachsenenalter zusammenwachsen. Die schmalen Spalten zwischen den Knochen, die beim Fötus in den ersten Monaten noch zu erkennen sind, heißen Knochennähte. Punkte, an denen Knochennähte zusammentreffen, heißen Fontanellen. Die Platten sind zunächst nicht miteinander verwachsen, damit das Gehirn noch wachsen kann. Hat es seine endgültige Größe erreicht, wachsen die Platten fest zusammen, denn ihre Aufgabe besteht darin, das Gehirn zu schützen.

Schwingungen

Wenn ein Mensch spricht, vibrieren die Schädelknochen. In Japan wurde auf der Grundlage dieser Schwingungen ein Verfahren entwickelt, das seit 2006 von der Feuerwehr der Stadt Madrid eingesetzt wird: In einen Helm wird ein Mikrophon eingebaut, das Kontakt zum Schädel hat. Dieses verstärkt die Schwingungen des Schädels beim Sprechen und übermittelt sie an ein Funkgerät.

FORAMEN MAGNUM

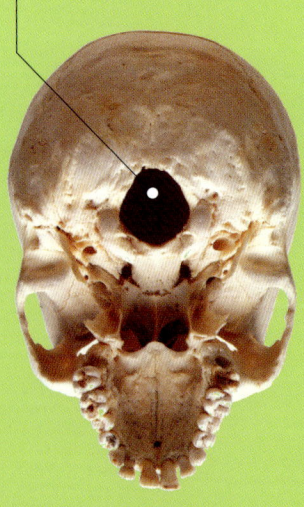

Foramen magnum

Dieser lateinische Ausdruck bedeutet „großes Loch". Es wird auch als Großes Hinterhauptsloch bezeichnet und liegt an der Schädelbasis. Es bildet den Durchlass für die Wirbelsäule, die Medulla oblongata, die Wirbelarterie und den Spinalnerv. Die Lage des Foramen magnum im unteren Bereich des Schädels ist typisch für höher entwickelte Arten.

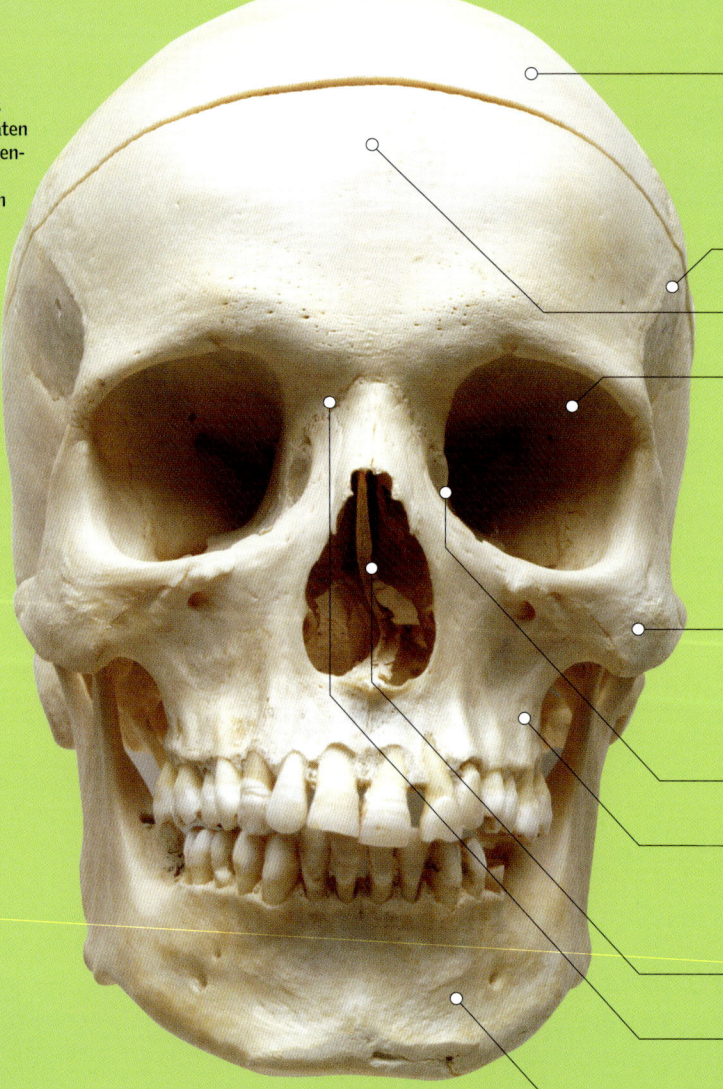

Hirnschädelknochen (8)

OS PARIETALE (2)
Scheitelbein. Oberer und seitlicher Teil des Schädels.

OS OCCIPITALE (1)
Hinterhauptbein. Bildet zusammen mit den Schläfenbeinen die Schädelbasis.

OS TEMPORALE (2)
Schläfenbein, seitlicher Teil des Schädels.

OS FRONTALE (1)
Stirnbein, Knochen der Stirn.

OS SPHENOIDALE (1)
Keilbein. Vorderer Teil des unteren Schädels und Teil der Augenhöhle.

OS ETHMOIDALE (1)
Siebbein. Oberer Teil der Nasenhöhle.

Gesichtsschädel (14)

OS CYGOMATICUM (2)
Jochbein oder Wangenknochen.

OS PALATINUM (2)
Gaumenbein. Oberes Knochendach der Mundhöhle.

OS LACRIMALE (2)
Tränenbein. Bilden die Augenhöhlen.

MAXILLA (2) Oberkiefer.

CONCHAE NASALES (2)
Nasenmuscheln, im Inneren der Nase.

VOMER (1)
Pflugscharbein.

OS NASALE (2)
Nasenbein. Bildet den Nasenrücken. Die restliche Nase besteht aus Knorpel.

MANDIBULA (1)
Unterkiefer. Der einzige frei bewegliche Knochen des Schädels.

1360 cm³

DURCHSCHNITTLICHES VOLUMEN DES SCHÄDELS.

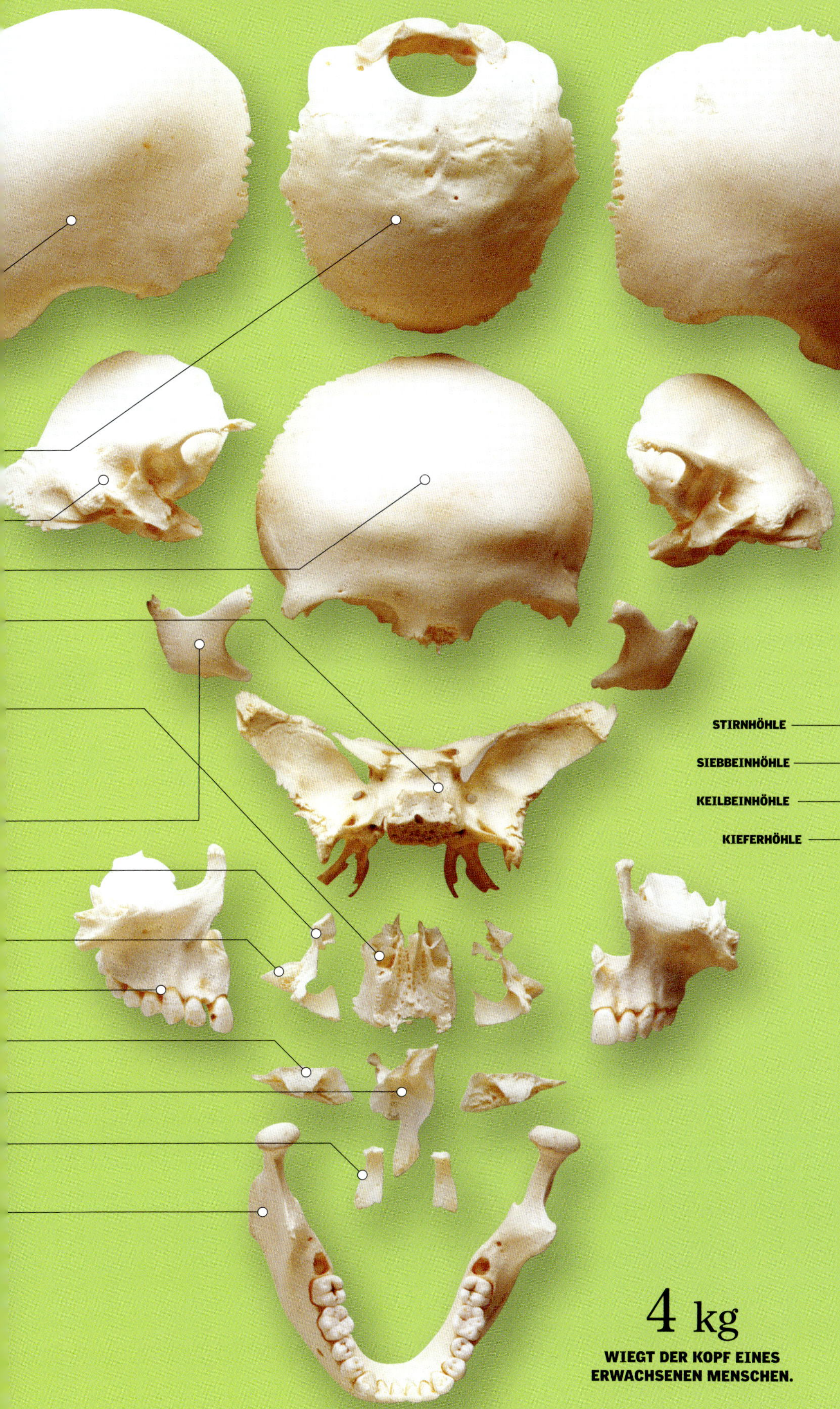

22

ANZAHL DER KNOCHEN DES GESICHTS- UND HIRNSCHÄDELS.

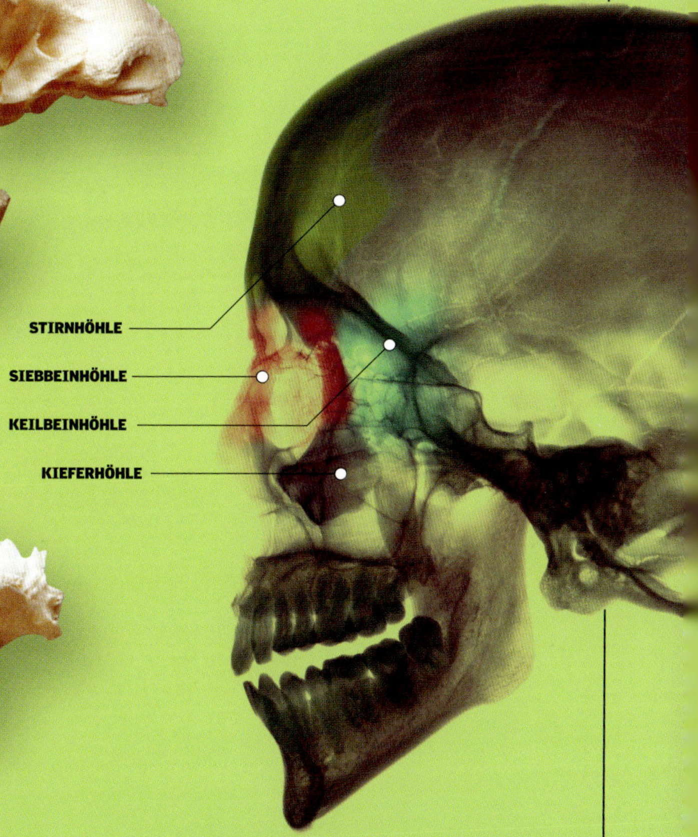

STIRNHÖHLE

SIEBBEINHÖHLE

KEILBEINHÖHLE

KIEFERHÖHLE

Schädelhöhlen

Die Funktion der mit Luft gefüllten Hohlräume im Schädel besteht vor allem darin, die durch die Nase eingeatmete Luft zu erwärmen und anzufeuchten. Außerdem verringern sie das Gewicht des Schädels und dienen als Resonanzkörper, die der Stimme ihr Timbre geben. Die Schädelhöhlen sind mit einer feuchten Schleimhaut ausgekleidet und stehen durch kleine Öffnungen mit dem Inneren der Nasenhöhle in Verbindung. Bei einer Infektion besteht die Gefahr, dass sie sich entzünden oder mit Schleim füllen.

4 kg

WIEGT DER KOPF EINES ERWACHSENEN MENSCHEN.

Die Hauptachse des Körpers

Die Wirbelsäule bildet eine flexible Achse, die den Rumpf aufrecht hält. Sie besteht aus zahlreichen Wirbeln, die zu einer fortlaufenden Kette verbunden sind. Im Inneren der Wirbelsäule verläuft ein Kanal, in dem sich das Rückenmark befindet. Die Rippen setzen an der Wirbelsäule an und bilden den Brustkorb, der lebenswichtige innere Organe wie Herz und Lunge umgibt und schützt.

Stabilität und Beweglichkeit

Der Mittelteil der einzelnen Wirbel trägt das Gewicht des Körpers. Die Wirbel sind übereinander beweglich angeordnet, und an den Fortsätzen der Wirbel setzen Bänder oder Muskeln an. Dadurch ist die Körperachse sehr stabil und gleichzeitig flexibel. Die meisten Nerven des peripheren Nervensystems, das für willensgesteuerte Bewegungen, Schmerzwahrnehmung und den Tastsinn zuständig ist, stehen in Verbindung zum Rückenmark im Inneren der Wirbelsäule. Zwischen den Wirbeln liegen die Bandscheiben aus Knorpelsubstanz mit einem gallertartigen Inneren. Wenn eine Bandscheibe beschädigt ist, kann sie zwischen den Wirbeln vortreten und einen Nerv einklemmen. Diese Erkrankung, die man Bandscheibenvorfall nennt, ist sehr schmerzhaft.

Rippen und Brustkorb

Die zwölf Rippenpaare, die ebenfalls an der Wirbelsäule ansetzen, schützen Herz, Lunge, Hauptarterien und Leber. Diese Knochen sind flach und gekrümmt. Die sieben oberen Paare nennt man „echte Rippen". Sie sind durch Knorpel mit dem Brustbein verbunden, einem flachen Knochen aus zusammengewachsenen Segmenten. Die nächsten zwei oder drei Rippenpaare, die „falschen Rippen", sind nur indirekt mit dem Brustbein verbunden, die restlichen „freien Rippen" haben keine Verbindung zu diesem. Der Brustkorb, der aus Rippen und Muskeln besteht, ist flexibel, denn er muss sich beim Atmen ausweiten und zusammenziehen.

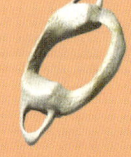

ATLAS
Der erste der sieben Halswirbel. Er stellt die Verbindung zum Schädel her.

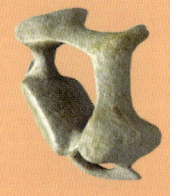

AXIS
Der zweite Halswirbel. Zusammen mit dem Atlas ermöglicht er die Bewegung des Kopfes.

HALSWIRBEL
Diese sieben Wirbel (einschließlich Atlas und Axis) stützen Kopf und Hals.

Abwärts
Alle Wirbel, mit Ausnahme der Halswirbel Atlas und Axis, haben einen zylindrischen, kompakten Wirbelkörper. Zum Becken hin werden sie zunehmend länger und stabiler.

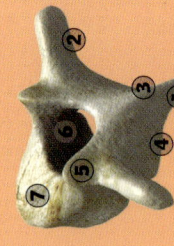

BRUSTWIRBELSÄULE.
Besteht aus 12 Wirbeln, an denen die Rippen ansetzen.

AUFBAU EINES WIRBELS
1 DORNFORTSATZ
2 QUERFORTSATZ (2)
3 GELENKFLÄCHE (4)
   (2 OBERE UND 2 UNTERE)
4 BOGENPLATTE (2)
5 WIRBELBOGEN (2)
6 WIRBELKANAL
7 WIRBELKÖRPER

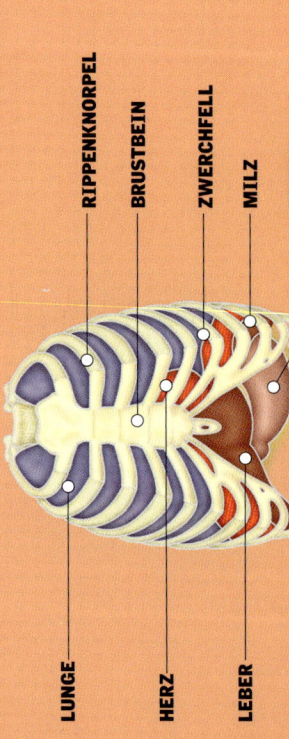

LUNGE

HERZ

LEBER

RIPPENKNORPEL

BRUSTBEIN

ZWERCHFELL

MILZ

MAGEN

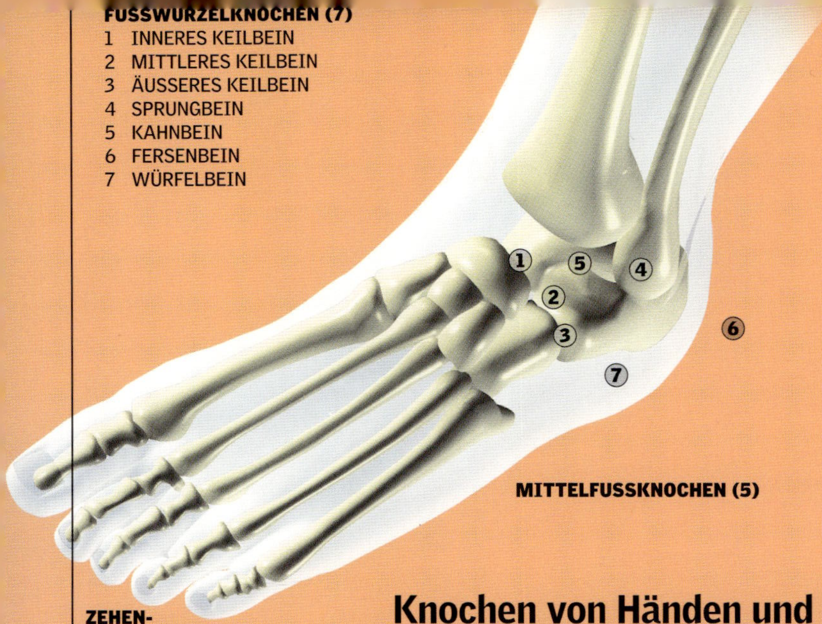

33 Knochen

ODER WIRBEL BILDEN DIE WIRBELSÄULE, BEI MANCHEN MENSCHEN SIND ES AUCH 34. ZWISCHEN IHNEN LIEGEN BANDSCHEIBEN, DIE ALS STOSSDÄMPFER DIENEN. KREUZBEIN UND STEISSBEIN SIND ÜBERRESTE EINES SCHWANZES, DER IM LAUF DER EVOLUTION VERLOREN GEGANGEN IST.

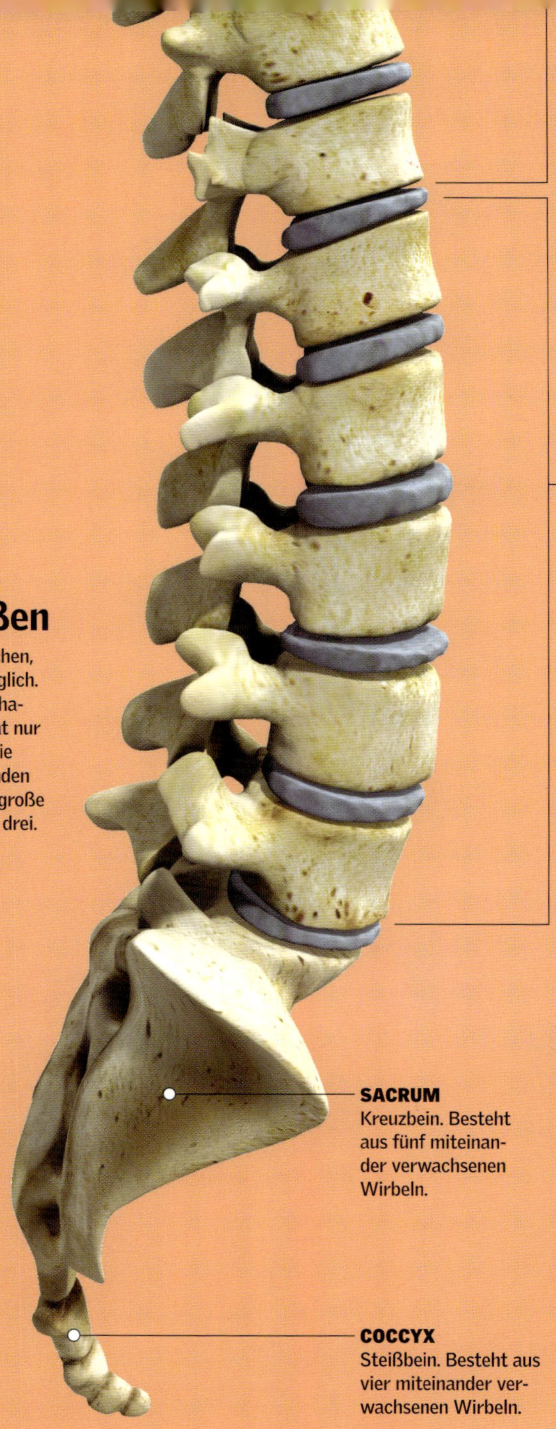

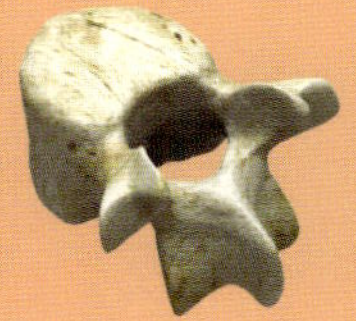

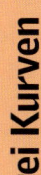

LENDENWIRBEL
Diese fünf Wirbel tragen das Gewicht des Oberkörpers.

Drei Kurven

Die Wirbelsäule zeigt in drei Bereichen natürliche Krümmungen. Konvexe Krümmungen der Wirbelsäule nach vorn nennt man Lordose. Sie sind in der Halswirbelsäule und der Lendenwirbelsäule zu finden. Eine konkave Wirbelsäulenkrümmung nach hinten (Kyphose) liegt im Bereich der Brustwirbelsäule vor. Die Abbildung zeigt die rechte Seite der Wirbelsäule.

BLATT

WIRBELKANAL
Durch die Öffnungen verlaufen Nerven.

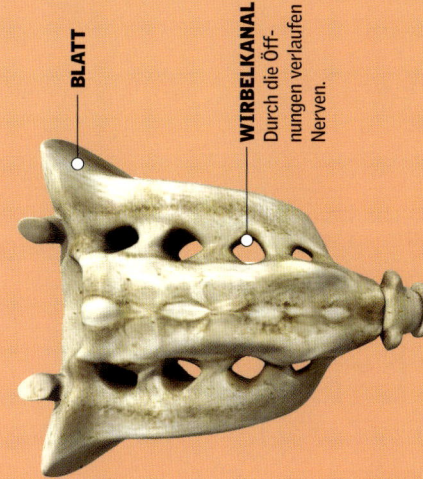

SACRUM
Kreuzbein. Besteht aus fünf miteinander verwachsenen Wirbeln.

COCCYX
Steißbein. Besteht aus vier miteinander verwachsenen Wirbeln.

Knochen von Händen und Füßen

In jeder Hand (siehe Zeichnung unten) befinden sich 27 Knochen, in jedem Fuß (siehe oben) sind es 26. Die Hand ist sehr beweglich. Vier der fünf Finger bestehen aus drei Fingerknochen oder Phalangen (distal, medial und proximal), lediglich der Daumen hat nur zwei. Die Karpalknochen bilden die Handwurzel und stellen die Verbindung zum Unterarm her. Die Metakarpalknochen befinden sich in der Mittelhand. Die Füße sind ähnlich aufgebaut. Der große Zeh hat zwei Phalangen (Zehenknochen), alle anderen haben drei.

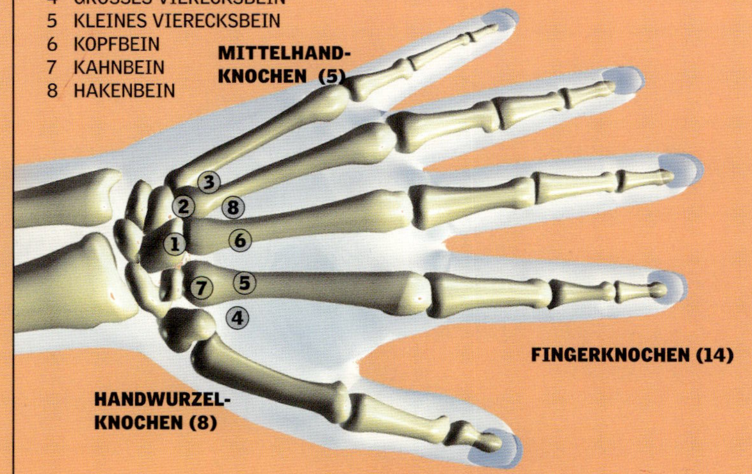

FUSSWURZELKNOCHEN (7)

1. INNERES KEILBEIN
2. MITTLERES KEILBEIN
3. ÄUSSERES KEILBEIN
4. SPRUNGBEIN
5. KAHNBEIN
6. FERSENBEIN
7. WÜRFELBEIN

MITTELFUSSKNOCHEN (5)

ZEHEN-KNOCHEN (14)

HANDWURZELKNOCHEN (8)

1. MONDBEIN
2. ERBSENBEIN
3. DREIECKSBEIN
4. GROSSES VIERECKSBEIN
5. KLEINES VIERECKSBEIN
6. KOPFBEIN
7. KAHNBEIN
8. HAKENBEIN

MITTELHAND-KNOCHEN (5)

FINGERKNOCHEN (14)

HANDWURZEL-KNOCHEN (8)

Gelenke

Gelenke sind die Verbindungsstellen, an denen zwei oder mehr Knochen zusammentreffen – oft wird diese Verbindung von Bändern aus stabilem Gewebe unterstützt. Die meisten Gelenke des Körpers sind Scharniergelenke. Merkmale von Gelenken sind Beweglichkeit, Vielseitigkeit und Schmierung. Um ein Gelenk zu bewegen, ziehen sich die umgebenden Muskeln zusammen. Die Gesamtheit der Knochen, Muskeln und Gelenke sowie der Sehnen, Bänder und des Knorpels bilden den Bewegungsapparat, der für die motorische Aktivität des Körpers zuständig ist und uns ermöglicht, Bewegungen auszuführen.

Hypermobile Gelenke

Man unterscheidet die vielseitigen Gelenke nach ihren Bewegungsmöglichkeiten. Neben mobilen, semi-mobilen und starren Gelenken gibt es auch hypermobile Gelenke. Sie kommen weniger häufig vor, sind aber leicht zu erkennen. Ellenbogen, Handgelenke, Finger und Knie können bei Kindern und manchen Erwachsenen einen übermäßig großen Bewegungsspielraum zeigen. Menschen mit hypermobilen Gelenken können diese flexibler bewegen als andere, ohne dabei eine Ausrenkung riskieren zu müssen.

Mobile Gelenke

Sie werden auch Diarthrosen genannt, gehören zu den echten Gelenken und weisen die größte Beweglichkeit auf. Die Enden der durch sie miteinander verbundenen Knochen sind verschiedenartig aufgebaut, aber stets so, dass sie gut gegeneinander beweglich sind und das Gelenk gleichzeitig stabil ist.

Semi-mobile Gelenke

Die Amphiarthrosen oder straffen Gelenke gehören ebenfalls zu den echten Gelenken. Die Flächen der sich berührenden Knochen sind auch mit Knorpelgewebe überzogen. Ein Beispiel sind die Gelenke der Rückenwirbel. Der Bewegungsspielraum jedes einzelnen straffen Gelenks ist relativ gering, doch geben sie der Wirbelsäule ihre Flexibilität, Streck- und Drehbarkeit.

Unechte Gelenke

Auch Synarthrosen genannt. Die meisten unechten Gelenke befinden sich im Schädel. Sie müssen nicht beweglich sein, weil ihre Hauptfunktion im Schutz der inneren Organe liegt. Sie sind im Zuge des Knochenwachstums mit faserigem Knorpel ausgefüllt worden.

BEWEGUNGEN

Die Gesamtheit der Gelenke, Muskeln und Knochen ermöglicht dem Körper vielfältige Bewegungsabläufe, darunter auch Drehungen und Wendungen.

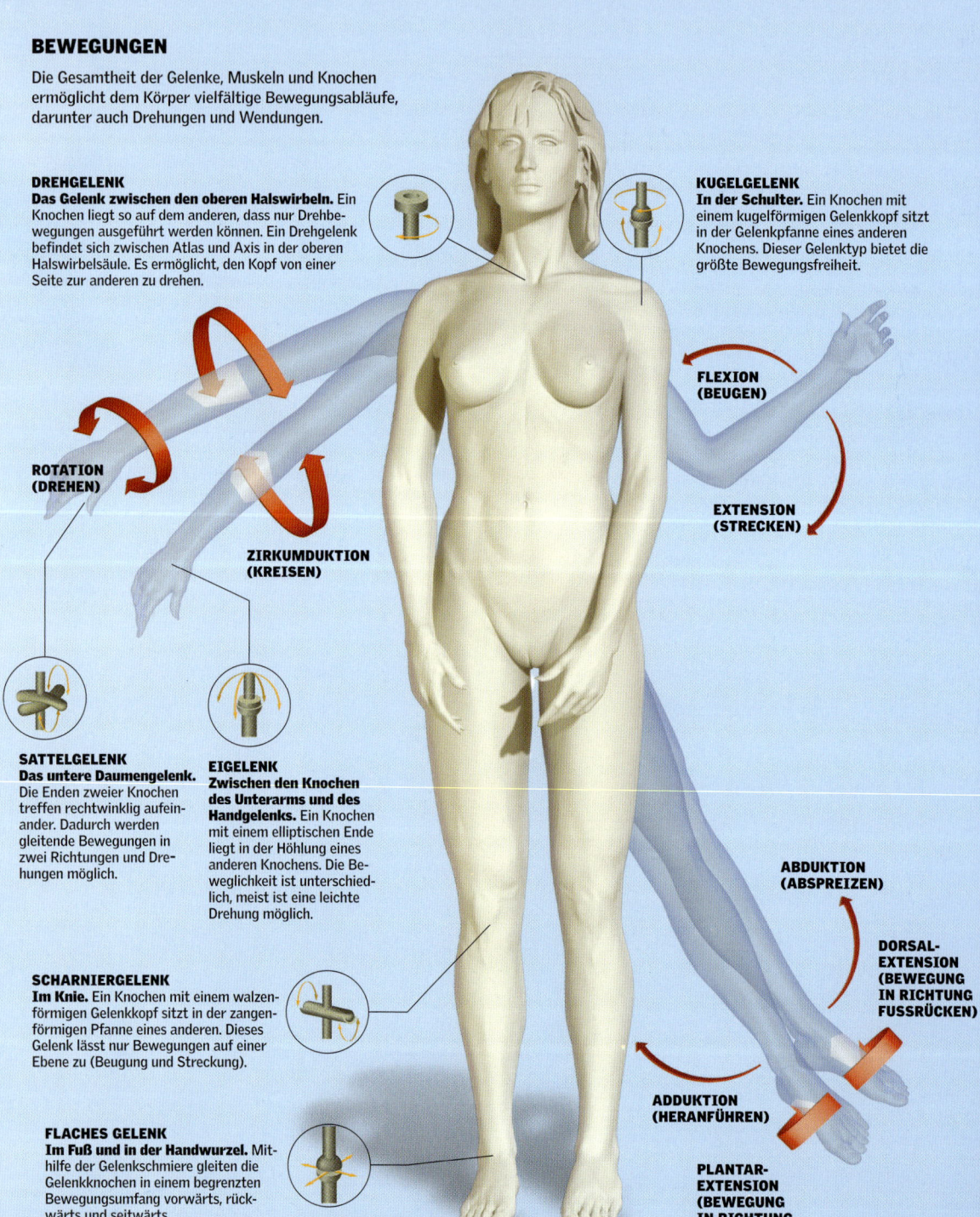

DREHGELENK
Das Gelenk zwischen den oberen Halswirbeln. Ein Knochen liegt so auf dem anderen, dass nur Drehbewegungen ausgeführt werden können. Ein Drehgelenk befindet sich zwischen Atlas und Axis in der oberen Halswirbelsäule. Es ermöglicht, den Kopf von einer Seite zur anderen zu drehen.

KUGELGELENK
In der Schulter. Ein Knochen mit einem kugelförmigen Gelenkkopf sitzt in der Gelenkpfanne eines anderen Knochens. Dieser Gelenktyp bietet die größte Bewegungsfreiheit.

**ROTATION
(DREHEN)**

**ZIRKUMDUKTION
(KREISEN)**

**FLEXION
(BEUGEN)**

**EXTENSION
(STRECKEN)**

SATTELGELENK
Das untere Daumengelenk. Die Enden zweier Knochen treffen rechtwinklig aufeinander. Dadurch werden gleitende Bewegungen in zwei Richtungen und Drehungen möglich.

EIGELENK
Zwischen den Knochen des Unterarms und des Handgelenks. Ein Knochen mit einem elliptischen Ende liegt in der Höhlung eines anderen Knochens. Die Beweglichkeit ist unterschiedlich, meist ist eine leichte Drehung möglich.

SCHARNIERGELENK
Im Knie. Ein Knochen mit einem walzenförmigen Gelenkkopf sitzt in der zangenförmigen Pfanne eines anderen. Dieses Gelenk lässt nur Bewegungen auf einer Ebene zu (Beugung und Streckung).

FLACHES GELENK
Im Fuß und in der Handwurzel. Mithilfe der Gelenkschmiere gleiten die Gelenkknochen in einem begrenzten Bewegungsumfang vorwärts, rückwärts und seitwärts.

**ABDUKTION
(ABSPREIZEN)**

**DORSAL-
EXTENSION
(BEWEGUNG
IN RICHTUNG
FUSSRÜCKEN)**

**ADDUKTION
(HERANFÜHREN)**

**PLANTAR-
EXTENSION
(BEWEGUNG
IN RICHTUNG
FUSSSOHLE)**

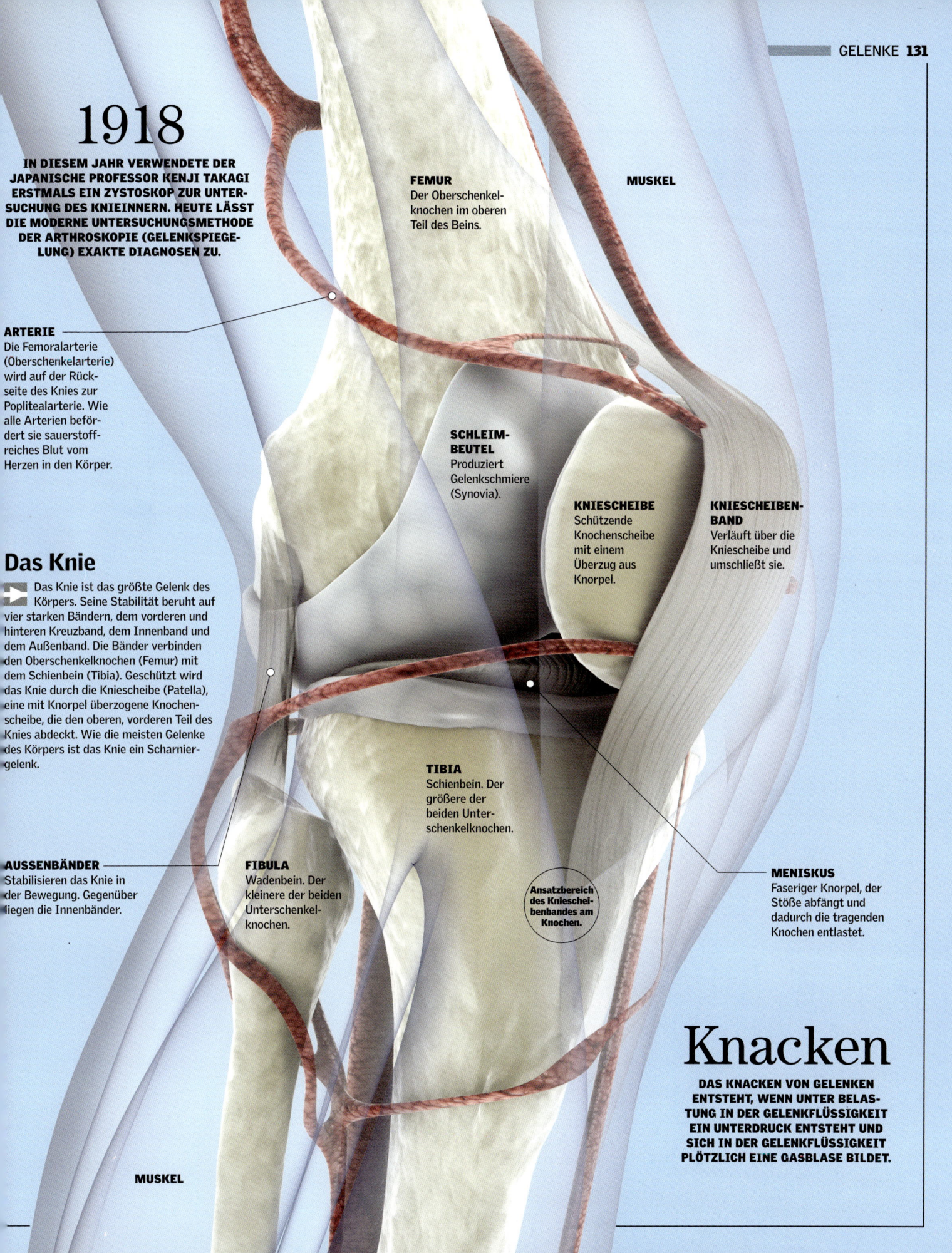

1918

IN DIESEM JAHR VERWENDETE DER JAPANISCHE PROFESSOR KENJI TAKAGI ERSTMALS EIN ZYSTOSKOP ZUR UNTER- SUCHUNG DES KNIEINNERN. HEUTE LÄSST DIE MODERNE UNTERSUCHUNGSMETHODE DER ARTHROSKOPIE (GELENKSPIEGE- LUNG) EXAKTE DIAGNOSEN ZU.

ARTERIE
Die Femoralarterie (Oberschenkelarterie) wird auf der Rück- seite des Knies zur Poplitealarterie. Wie alle Arterien beför- dert sie sauerstoff- reiches Blut vom Herzen in den Körper.

Das Knie

Das Knie ist das größte Gelenk des Körpers. Seine Stabilität beruht auf vier starken Bändern, dem vorderen und hinteren Kreuzband, dem Innenband und dem Außenband. Die Bänder verbinden den Oberschenkelknochen (Femur) mit dem Schienbein (Tibia). Geschützt wird das Knie durch die Kniescheibe (Patella), eine mit Knorpel überzogene Knochen- scheibe, die den oberen, vorderen Teil des Knies abdeckt. Wie die meisten Gelenke des Körpers ist das Knie ein Scharnier- gelenk.

AUSSENBÄNDER
Stabilisieren das Knie in der Bewegung. Gegenüber liegen die Innenbänder.

FEMUR
Der Oberschenkel- knochen im oberen Teil des Beins.

MUSKEL

SCHLEIM- BEUTEL
Produziert Gelenkschmiere (Synovia).

KNIESCHEIBE
Schützende Knochenscheibe mit einem Überzug aus Knorpel.

KNIESCHEIBEN- BAND
Verläuft über die Kniescheibe und umschließt sie.

TIBIA
Schienbein. Der größere der beiden Unter- schenkelknochen.

FIBULA
Wadenbein. Der kleinere der beiden Unterschenkel- knochen.

Ansatzbereich des Knieschei- benbandes am Knochen.

MENISKUS
Faseriger Knorpel, der Stöße abfängt und dadurch die tragenden Knochen entlastet.

MUSKEL

Knacken

DAS KNACKEN VON GELENKEN ENTSTEHT, WENN UNTER BELAS- TUNG IN DER GELENKFLÜSSIGKEIT EIN UNTERDRUCK ENTSTEHT UND SICH IN DER GELENKFLÜSSIGKEIT PLÖTZLICH EINE GASBLASE BILDET.

Die Muskulatur

Muskeln sind Organe aus fleischigem Gewebe, das aus kontraktionsfähigen Fasern besteht. Man unterscheidet zwischen gestreiften und glatten Muskeln. Daneben gibt es einen Sonderfall, das Muskelgewebe des Herzens (Myokard). Die Muskeln geben dem Körper seine Form und schützen ihn. Die Skelettmuskeln setzen an den Knochen an und sind für die Bewegungen notwendig, die vom Willen gesteuert werden. Die glatten Muskeln werden zwar auch vom Gehirn gesteuert, sind aber nicht dem Willen unterworfen, z. B. die Muskeln des Verdauungssystems. Die Muskeln beziehen ihre Energie hauptsächlich aus Kohlenhydraten, die in Form von Glykogen in Leber und Muskeln gespeichert werden können. Später werden sie in die Blutbahn abgegeben und als Glukose verwertet. Bei körperlicher Anstrengung steigt der Bedarf an Sauerstoff und Glukose, gleichzeitig arbeitet der Kreislauf aktiver.

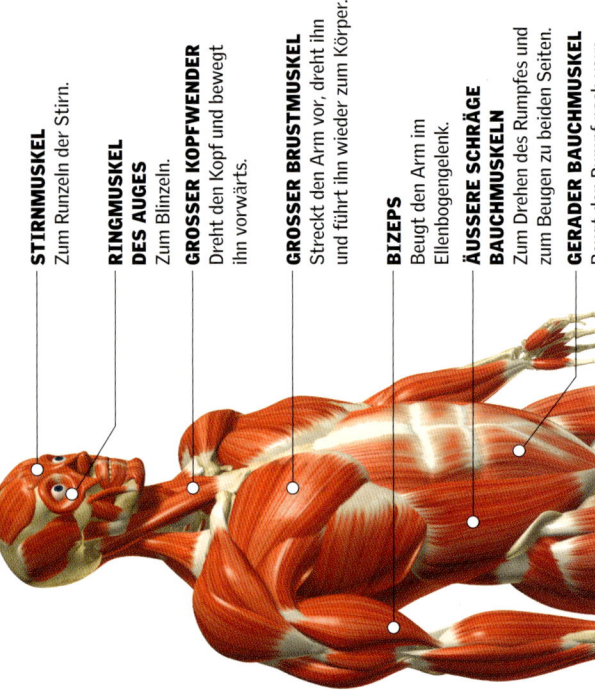

STIRNMUSKEL
Zum Runzeln der Stirn.

RINGMUSKEL DES AUGES
Zum Blinzeln.

GROSSER KOPFWENDER
Dreht den Kopf und bewegt ihn vorwärts.

GROSSER BRUSTMUSKEL
Streckt den Arm vor, dreht ihn und führt ihn wieder zum Körper.

BIZEPS
Beugt den Arm im Ellenbogengelenk.

ÄUSSERE SCHRÄGE BAUCHMUSKELN
Zum Drehen des Rumpfes und zum Beugen zu beiden Seiten.

GERADER BAUCHMUSKEL
Beugt den Rumpf nach vorn.

DELTAMUSKEL
Ein dreieckiger Muskel, der die Schulter umfasst. Er hebt den Arm seitlich und sorgt dafür, dass er beim Gehen mitschwingt.

TRIZEPS
Sorgt für die Streckung im Ellenbogen.

Das Skelett in Bewegung

Weil der menschliche Körper über viele Muskeln verfügt, die sich willentlich steuern lassen, kann er Tausende verschiedener Bewegungen ausführen. Alle Bewegungen, vom einfachen Lidschlag bis zur Rumpfdrehung, geschehen durch Muskelaktivität. Die Augenmuskeln sind besonders aktiv, sie führen pro Tag etwa 100 000 Bewegungen aus. Etwa 30 Muskeln steuern alle Bewegungen des Gesichts und ermöglichen eine enorme Bandbreite mimischer Ausdrücke. Man nimmt an, dass zum Aussprechen eines einzigen Wortes etwa 70 Muskeln der Sprach- und Atmungsorgane bewegt werden. Der kleinste Muskel ist der Steigbügelmuskel, der den Steigbügel-Knochen im Mittelohr bewegt. Er ist nur etwa 1,2 Millimeter lang. Andere Muskeln wie der Latissimus dorsi (großer Rückenmuskel) sind sehr groß. Im Fuß befinden sich etwa 40 Muskeln und mehr als 200 Bänder. Die Muskeln stehen mit zahlreichen Nerven in Verbindung, einen Stoß registriert das Gehirn als Schmerz. Die Muskulatur macht etwa 40 Prozent des gesamten Körpergewichts aus. Wenn dem Organismus weniger Kalorien zugeführt werden, als er normalerweise erhält (beispielsweise bei einer Schlankheitsdiät), verliert er zuerst Wasser, was sich in schnellem Gewichtsverlust zeigt. Dann stellt sich der Stoffwechsel auf die veränderte Ernährung um und baut Muskelgewebe ab, bevor er seine Fettreserven zur Energiegewinnung angreift. Aus diesem Grund kann es in der zweiten Phase einer Schlankheitsdiät zu Schwächegefühlen und verringertem Muskeltonus kommen. Diese Symptome verschwinden bei normaler Ernährung wieder.

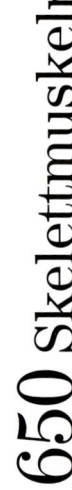

MUSCULUS OCCIPITALIS
Zieht die Kopfhaut zurück und glättet die gerunzelte Stirn.

RIEMENMUSKEL
Hält den Kopf aufrecht.

TRAPEZMUSKEL
Bewegt Kopf und Schultern nach vorn, stabilisiert die Schultern.

650 Skelettmuskeln

ODER WILLKÜRLICHE MUSKELN HAT EIN MENSCH IM DURCHSCHNITT.

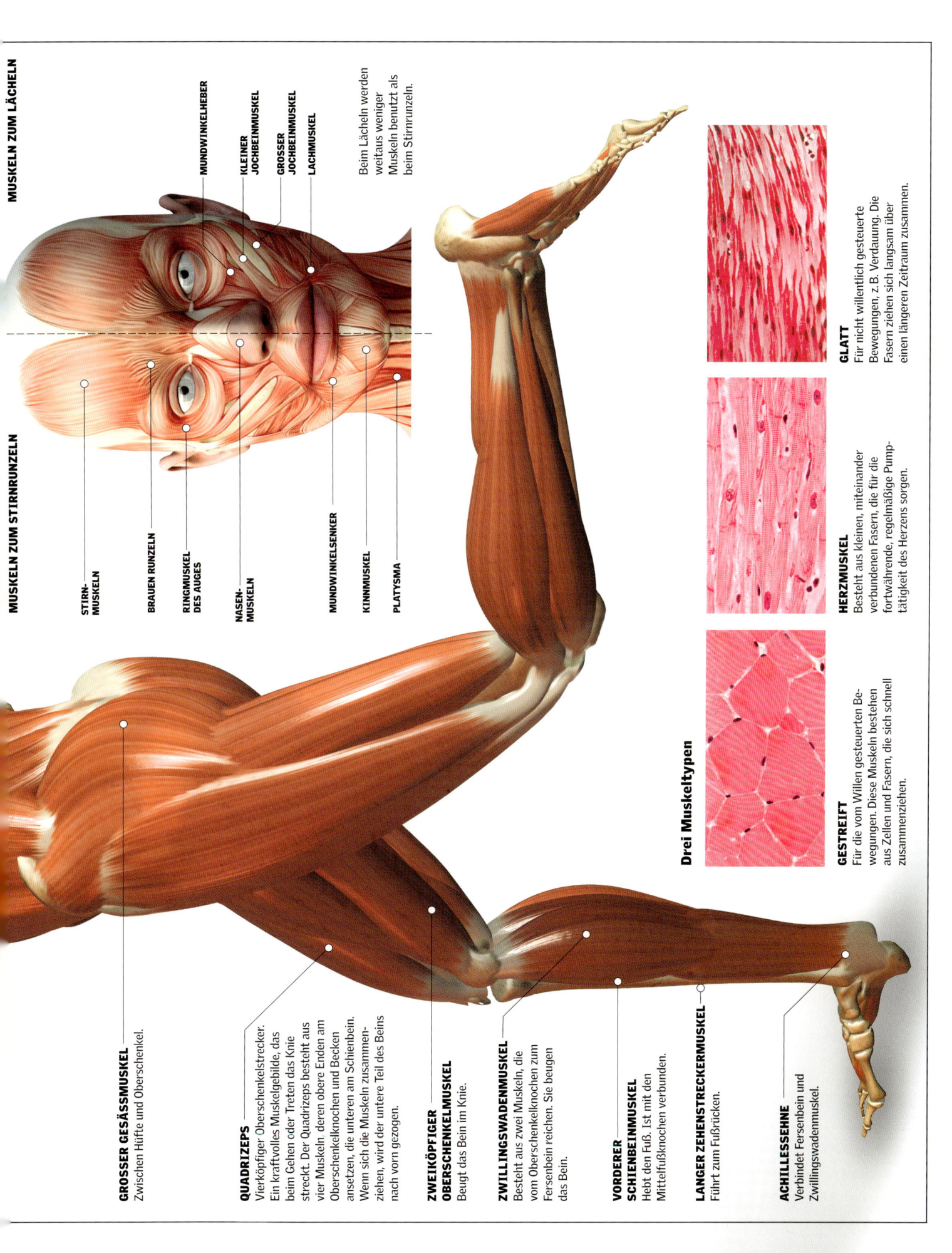

MUNDWINKELHEBER

KLEINER JOCHBEINMUSKEL

GROSSER JOCHBEINMUSKEL

LACHMUSKEL

Beim Lächeln werden weitaus weniger Muskeln benutzt als beim Stirnrunzeln.

MUSKELN ZUM STIRNRUNZELN

STIRN-MUSKELN

BRAUEN RUNZELN

RINGMUSKEL DES AUGES

NASEN-MUSKELN

MUNDWINKELSENKER

KINNMUSKEL

PLATYSMA

GROSSER GESÄSSMUSKEL
Zwischen Hüfte und Oberschenkel.

QUADRIZEPS
Vierköpfiger Oberschenkelstrecker. Ein kraftvolles Muskelgebilde, das beim Gehen oder Treten das Knie streckt. Der Quadrizeps besteht aus vier Muskeln, deren obere Enden am Oberschenkelknochen und Becken ansetzen, die unteren am Schienbein. Wenn sich die Muskeln zusammenziehen, wird der untere Teil des Beins nach vorn gezogen.

ZWEIKÖPFIGER OBERSCHENKELMUSKEL
Beugt das Bein im Knie.

ZWILLINGSWADENMUSKEL
Besteht aus zwei Muskeln, die vom Oberschenkelknochen zum Fersenbein reichen. Sie beugen das Bein.

VORDERER SCHIENBEINMUSKEL
Hebt den Fuß. Ist mit den Mittelfußknochen verbunden.

LANGER ZEHENSTRECKERMUSKEL
Führt zum Fußrücken.

ACHILLESSEHNE
Verbindet Fersenbein und Zwillingswadenmuskel.

Drei Muskeltypen

GESTREIFT
Für die vom Willen gesteuerten Bewegungen. Diese Muskeln bestehen aus Zellen und Fasern, die sich schnell zusammenziehen.

HERZMUSKEL
Besteht aus kleinen, miteinander verbundenen Fasern, die für die fortwährende, regelmäßige Pumptätigkeit des Herzens sorgen.

GLATT
Für nicht willentlich gesteuerte Bewegungen, z. B. Verdauung. Die Fasern ziehen sich langsam über einen längeren Zeitraum zusammen.

Muskelfasern

Eine Faser ist eine lange, dünne, zylindrische Zelle. Hunderte solcher Fasern sind zu Faserbündeln zusammengefasst, aus denen die Muskeln bestehen. Die Anzahl der Fasern hängt von der Funktion des jeweiligen Muskels ab. Man unterscheidet zwischen schnell kontrahierenden (phasischen) weißen Muskelfasern und langsam kontrahierenden (tonischen) roten Muskelfasern. Die phasischen Fasern erzeugen mehr Kraft, ermüden aber schneller. Jede Muskelfaser ist aus zahlreichen fadenförmigen Muskelfilamenten aufgebaut, die aus regelmäßig angeordneten Eiweißkörpern bestehen. Dicke Muskelfilamente enthalten das Protein Myosin, dünne Filamente das Protein Aktin. Gruppen solcher Filamente bilden die Sarkomere, die kleinsten Funktionseinheiten der Muskelfibrille.

Spezialisierung

Die Anzahl der Muskelfasern hängt von der Größe und Funktion des Muskels ab. Weiße (schnell kontrahierende) und rote (langsam kontrahierende) Fasern können in einem Muskel kombiniert sein. Ihre Anteile sind zwar von Person zu Person verschieden, aber die Zusammensetzung der Muskeln in den oberen Extremitäten einer Person scheint identisch mit der in den unteren Extremitäten derselben Person zu sein. Das bedeutet, dass das Verhältnis zwischen motorischen Neuronen und Muskelfasern in den Genen der Person verankert ist. Je nach Art des Neurons, das den Reiz ausübt, unterscheidet man zwischen langsamen Fasern (das Neuron stimuliert 5 bis 180 Fasern) und schnellen Fasern (das Neuron stimuliert 200 bis 800 Fasern). Neuronen und Fasern bilden gemeinsam eine motorische Einheit.

Gegensätze

Je nach auszuführender Bewegung ziehen sich Muskeln zusammen oder entspannen sich. Um Befehle des Gehirns auszuführen, müssen verschiedene Muskeln oft entgegengesetzte Aktionen ausführen.

KAPILLAR-GEFÄSSE
Transportieren Blut zu den Muskelfasern.

FASERBÜNDEL
Muskeln bestehen aus Hunderten solcher Faserbündel.

MUSKELFASER

AXON
Fortsatz der Nervenzelle, dessen Ende Kontakt zum Muskel und anderen Zellen herstellt.

PERIMYSIUM
Hülle des Faserbündels, besteht aus Bindegewebe.

MUSKEL
Besteht aus Hunderten von Faserbündeln.

30 cm
LÄNGE, DIE EINE MUSKELFASER ERREICHEN KANN.

70%
MÖGLICHE KONTRAKTION EINER MUSKELFASER, GEMESSEN AN IHRER FASERLÄNGE.

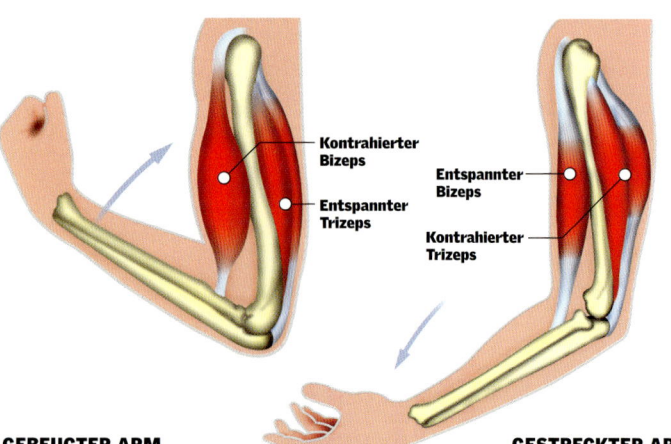

Kontrahierter Bizeps

Entspannter Trizeps

Entspannter Bizeps

Kontrahierter Trizeps

GEBEUGTER ARM

GESTRECKTER ARM

FILAMENTE AUS MYOSIN UND AKTIN
Durch ihre Überlagerung entsteht die Muskelkontraktion.

SARKOMER
Zylinderförmige Struktur der Muskelfibrille, besteht aus Aktin und Myosin.

Z-SCHEIBE
Grenze zwischen Sarkomeren.

DICKES MUSKELFILAMENT (MYOSIN)
Das Hauptprotein in den dicken Muskeln.

MUSKELFIBRILLE
Stäbchenförmige Struktur im Inneren einer Muskelfaser.

VERBUNDENE FILAMENTE
Aktin und Myosin sind in diesen Filamenten verbunden.

KOPF EINES MOLEKÜLS
Der Kopf eines Myosinfilaments dehnt sich aus. Er berührt das Aktin. Durch die Überlagerung der beiden Proteine kommt es zur Kontraktion des Muskels.

DÜNNES MUSKEL-FILAMENT (AKTIN)
Bewirkt in Zusammenarbeit mit Myosin die Muskelkontraktion.

Entspannung

Der Befehl zur Kontraktion, der vom Nervensystem kommt, endet. Die Muskelfasern kehren in den Ruhezustand zurück. Das geschieht mit allen Muskeln, unabhängig davon, wie lange die Kontraktion dauerte.

Kontraktion

Das Nervensystem gibt Muskelfasern den Befehl zur Kontraktion (Verkürzung). Der Fasertyp spielt dabei keine Rolle. Um die Kontraktion zu veranlassen, wird in der Muskelzelle Kalzium ausgeschüttet. Es sorgt dafür, dass die Proteine Actin und Myosin zusammenkommen und einander überlagern.

Knochen als Hebel

Eine Hebelwirkung entsteht, wenn auf das eine Ende eines in einem Drehpunkt fixierten Hebels Kraft ausgeübt wird, um ein Gewicht am anderen Ende anzuheben. Die Knochen des Körpers lassen sich mit Hebeln vergleichen, die Gelenke bilden die Angelpunkte. Die Kraft verhält sich proportional zur Muskelkontraktion.

1 HEBEL TYP 1
Das Gelenk befindet sich zwischen dem kontrahierten Muskel und dem bewegten Körperteil – z.B. die Muskeln, die am Schädel ansetzen und den Kopf nach hinten bewegen.

2 HEBEL TYP 2
Der bewegte Körperteil befindet sich zwischen dem Gelenk und dem kontrahierten Muskel, z.B. die Muskeln in der Wade zum Anheben der Ferse.

3 HEBEL TYP 3
Der häufigste Typ im menschlichen Körper. Der kontrahierte Muskel befindet sich zwischen dem Gelenk und dem bewegten Körperteil, z.B. die Muskeln, die den Ellenbogen beugen.

Last
Kraft
Drehpunkt

Last
Kraft
Drehpunkt

Last
Kraft
Drehpunkt

Laufen

BEI MARATHONLÄUFERN KANN DER ANTEIL DER ROTEN (LANGSAMEN) MUSKELFASERN BIS ZU 90 PROZENT BETRAGEN. BEI GUT TRAINIERTEN 100-M-SPRINTERN LIEGT ER NUR BEI ETWA 25 PROZENT.

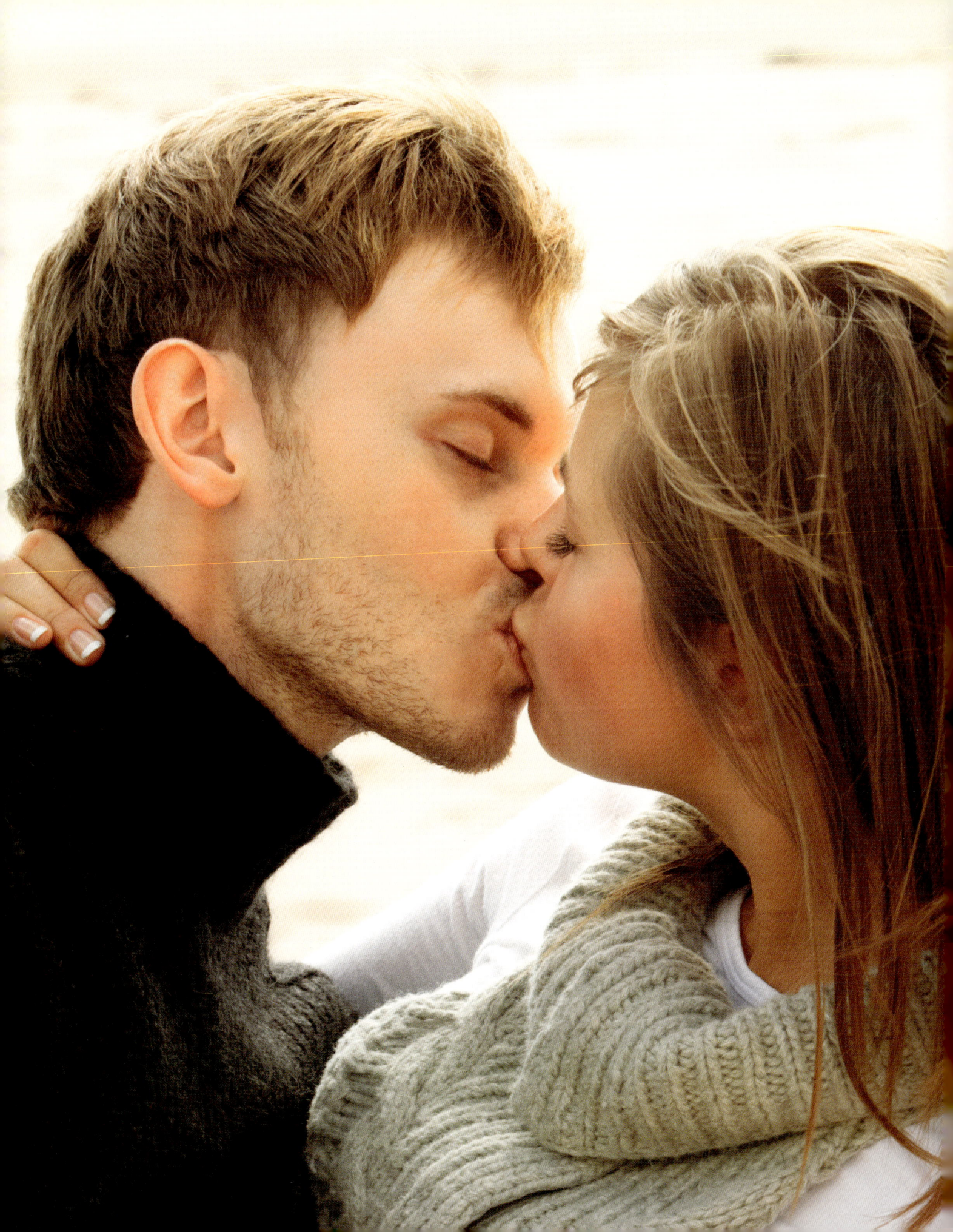

Körpersysteme und innere Organe

Die sexuelle Anziehung zwischen Mann und Frau ist schwierig zu erklären. Etwas, das so natürlich und intim erscheint, ist letztlich ein chemisches Phänomen. Sicher ist: Wenn Menschen sich verliebt fühlen, dann sind bestimmte Hormone aktiv geworden. Finden Sie heraus, in welchem Umfang die Hormone unser Handeln beeinflussen, und erkunden Sie Seite für Seite, wie die zahlreichen Systeme des menschlichen Körpers funktionieren. Sie werden feststellen, dass die verschiedenen Organe wie ein eingespieltes Team zusammenarbeiten. Jedes Organ hat seine eigenen Aufgaben, aber alle stehen miteinander in Verbindung, und gemeinsam sorgen sie für das Funktionieren des gesamten menschlichen Organismus.

DIE CHEMIE DER LIEBE (gegenüber)
Schon ein kurzer Kuss bewirkt eine Ausschüttung von Adrenalin und weckt ein Gefühl von Freude und Euphorie.

Das Kreislaufsystem

Seine Aufgabe besteht darin, Blut zu allen Organen des Körpers zu befördern und von dort abzutransportieren. Damit das Blut ständig in Bewegung bleibt, muss es gepumpt werden. Dafür ist das Herz als Motor des Kreislaufsystems zuständig. Durch die Arterien fließt sauerstoffreiches Blut zu allen Zellen, durch die Venen fließt es wieder zurück, damit es mit Sauerstoff angereichert und von Abfallstoffen befreit werden kann.

Ewiger Kreislauf

Das Zentrum des Kreislaufsystems ist das Herz, das zusammen mit einem Netzwerk aus Blutgefäßen das Herz-Kreislauf-System bildet. Das Herz leistet pro Jahr über 30 Millionen Schläge – und etwa 2 Milliarden Schläge im Leben eines Menschen. Mit jedem Schlag pumpt es etwa 82 Milliliter Blut. Das heißt, dass das Herz eines Erwachsenen ein Becken mit 8000 Liter Fassungsvermögen in nur einem Tag füllen könnte. Vom Herzen gehen zwei Kreislaufsysteme aus: der Haupt- oder Körperkreislauf, der über die Aorta gespeist wird, und der kleinere Lungenkreislauf. Im Hauptkreislauf fließt sauerstoffreiches Blut bis in die Kapillargefäße. Der Lungenkreislauf befördert sauerstoffarmes Blut durch die Lungenarterie zur Lunge. Dort wird Kohlendioxid aus dem Blut entfernt und neuer Sauerstoff zugeführt. Weitere Nebenkreisläufe sind der Leber-Portalkreislauf und der Hypophysen-Portalkreislauf.

2,5 cm

ÄUSSERER DURCHMESSER DER AORTA (GRÖSSTE ARTERIE) UND DER VENA CAVA (GRÖSSTE VENE).

VERTEILUNG DES BLUTES

67 % VENEN

17 % ARTERIEN

11 % HERZ

9 % KAPILLARGEFÄSSE

100 000 km

GESAMTLÄNGE DER BLUTGEFÄSSE. 98 PROZENT DAVON SIND KAPILLARGEFÄSSE.

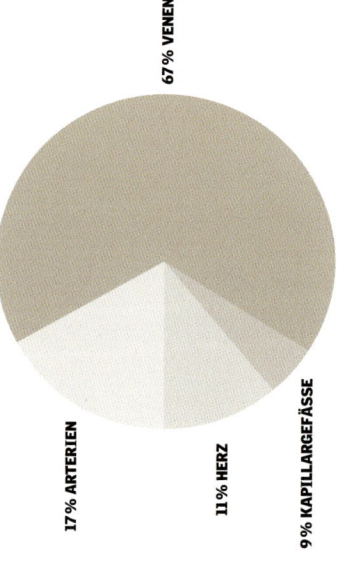

SCHLÄFENARTERIE
Diese Arterie verläuft seitlich am Kopf.

SCHLÄFENVENE
Diese Vene verläuft seitlich am Kopf.

DROSSELVENE
An jeder Seite des Kopfes gibt es zwei: eine innere und eine äußere.

HALSSCHLAGADER
Diese Arterie verläuft durch den Hals und versorgt den Kopf mit Blut.

AORTA
Die größte Arterie des Körpers.

LUNGENARTERIE
Befördert sauerstoffarmes Blut vom Herzen zur Lunge.

ACHSELARTERIE
Einer ihrer Äste zweigt vom Arm-Kopf-Gefäßstamm ab, der andere vom Aortenbogen.

SCHLÜSSELBEINVENE
Verbindet die Achselvene mit der oberen Hohlvene.

SPEICHENARTERIE
Verläuft auf der Speichenseite des Unterarms.

LINKE GEMEINSAME BECKENARTERIE
Versorgt Beine und Becken mit Blut.

LINKE GEMEINSAME BECKENVENE
Die Hauptvene des Hüftbereichs.

OBERE HOHLVENE
Durch sie fließt Blut aus dem oberen Körper, das gereinigt werden muss. Die obere und untere Hohlvene (Vena cava) sind die größten Venen des Körpers.

HERZ
Der Motor des Systems.

STAMM DER LEBER-PFORTADER
Endet in den Sinusoiden der Leber.

NIERENVENE
Durch diese Vene fließt Blut aus den Nieren.

UNTERE HOHLVENE
Befördert Blut aus dem Körperbereich unter dem Zwerchfell zum Herzen.

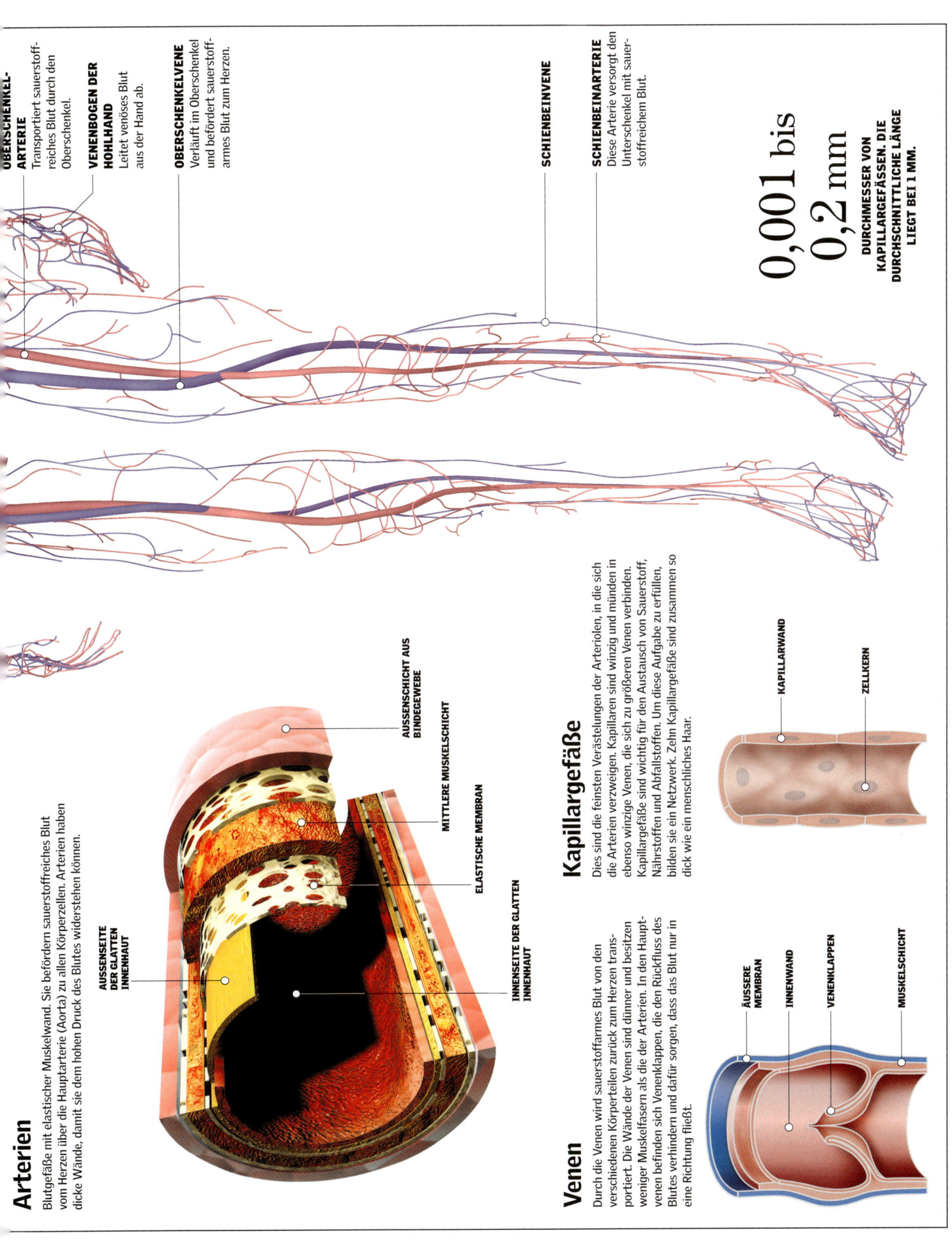

0,001 bis 0,2 mm

DURCHMESSER VON KAPILLARGEFÄSSEN. DIE DURCHSCHNITTLICHE LÄNGE LIEGT BEI 1 MM.

Arterien

Blutgefäße mit elastischer Muskelwand. Sie befördern sauerstoffreiches Blut vom Herzen über die Hauptarterie (Aorta) zu allen Körperzellen. Arterien haben dicke Wände, damit sie dem hohen Druck des Blutes widerstehen können.

AUSSENSEITE DER GLATTEN INNENHAUT

AUSSENSCHICHT AUS BINDEGEWEBE

MITTLERE MUSKELSCHICHT

ELASTISCHE MEMBRAN

INNENSEITE DER GLATTEN INNENHAUT

Kapillargefäße

Dies sind die feinsten Verästelungen der Arteriolen, in die sich die Arterien verzweigen. Kapillaren sind winzig und münden in ebenso winzige Venen, die sich zu größeren Venen verbinden. Kapillargefäße sind wichtig für den Austausch von Sauerstoff, Nährstoffen und Abfallstoffen. Um diese Aufgabe zu erfüllen, bilden sie ein Netzwerk. Zehn Kapillargefäße sind zusammen so dick wie ein menschliches Haar.

KAPILLARWAND

ZELLKERN

Venen

Durch die Venen wird sauerstoffarmes Blut von den verschiedenen Körperteilen zurück zum Herzen transportiert. Die Wände der Venen sind dünner und besitzen weniger Muskelfasern als die der Arterien. In den Hauptvenen befinden sich Venenklappen, die den Rückfluss des Blutes verhindern und dafür sorgen, dass das Blut nur in eine Richtung fließt.

ÄUSSERE MEMBRAN

INNENWAND

VENENKLAPPEN

MUSKELSCHICHT

Das Herz

Das Herz ist der Motor des Blutkreislaufs. Pro Minute pumpt es 4,7 Liter Blut und sorgt durch seine rhythmischen Bewegungen dafür, dass Blut zu allen Körperteilen gelangt. Der Ruhepuls liegt beim Menschen zwischen 60 und 100 Schlägen pro Minute. Bei Anstrengung kann der Puls auf 200 Schläge pro Minute ansteigen. Das Herz ist ein hohles Organ von der Größe einer Faust. Es liegt oberhalb des Zwerchfells in der Mitte der Brusthöhle. Das Herz besteht aus drei Gewebetypen. Von innen nach außen sind dies das Endokard, das Myokard und das Perikard.

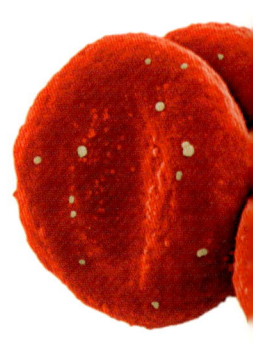

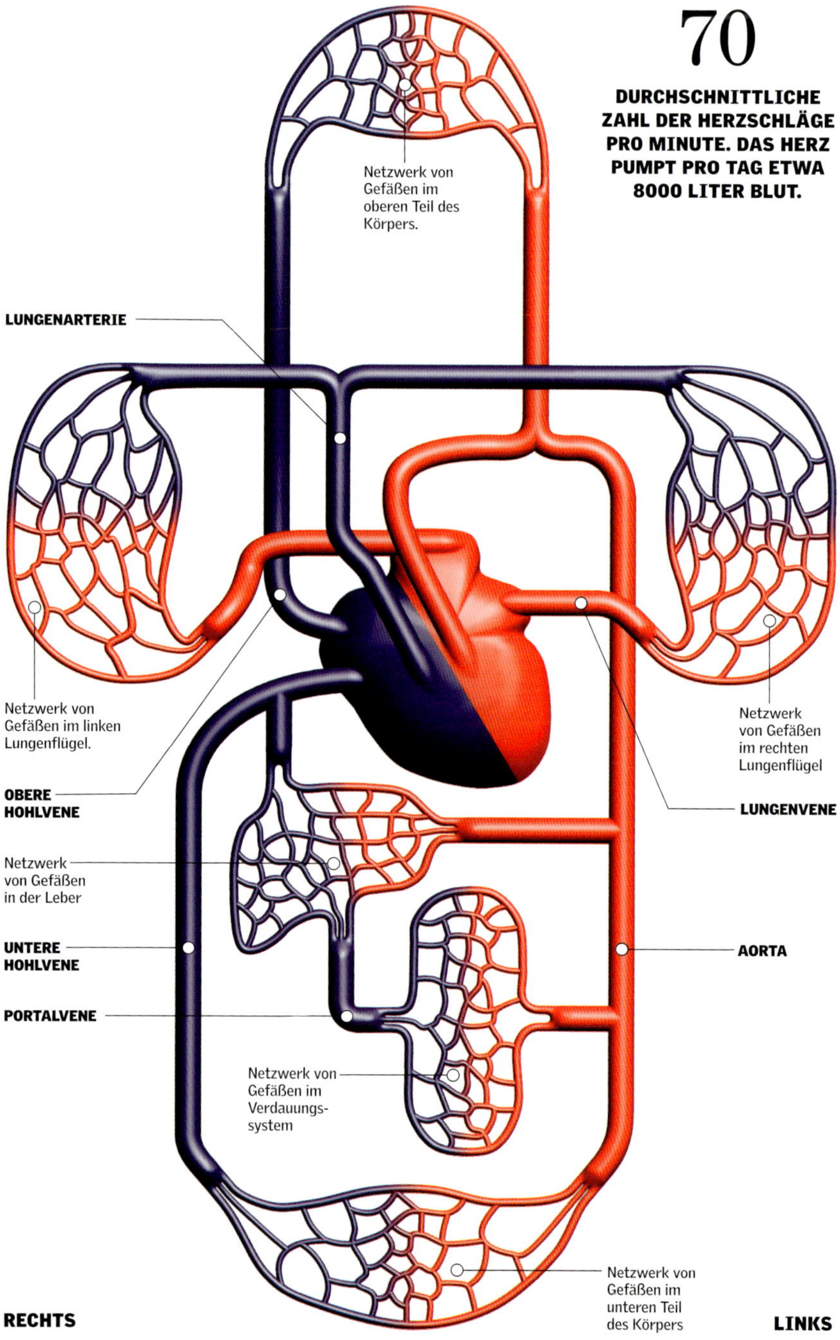

70

DURCHSCHNITTLICHE ZAHL DER HERZSCHLÄGE PRO MINUTE. DAS HERZ PUMPT PRO TAG ETWA 8000 LITER BLUT.

Netzwerk von Gefäßen im oberen Teil des Körpers.

LUNGENARTERIE

Netzwerk von Gefäßen im linken Lungenflügel.

Netzwerk von Gefäßen im rechten Lungenflügel

OBERE HOHLVENE

LUNGENVENE

Netzwerk von Gefäßen in der Leber

UNTERE HOHLVENE

AORTA

PORTALVENE

Netzwerk von Gefäßen im Verdauungssystem

Netzwerk von Gefäßen im unteren Teil des Körpers

RECHTS

LINKS

Der Ablauf des Herzschlags

1 DIASTOLE
Vorhöfe und Herzkammern sind entspannt. Das Blut, angereichert mit Kohlendioxid, strömt aus allen Ecken des Körpers herbei und fließt in den rechten Vorhof. Gleichzeitig strömt Blut, das in der Lunge mit Sauerstoff angereichert wurde, in den linken Teil des Herzens.

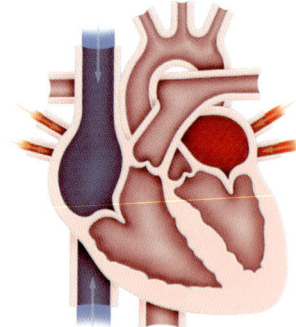

2 VORHOFSYSTOLE
Die Vorhöfe kontrahieren und drücken das Blut in die Herzkammern. In die rechte Kammer gelangt Blut, das zur Sauerstoffanreicherung zur Lunge befördert werden muss. In die linke Kammer fließt Blut, das von der Lunge kommt und bereits mit Sauerstoff angereichert wurde. Es muss in die Aorta gepumpt werden.

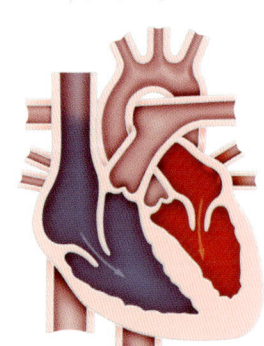

3 KAMMERSYSTOLE
Nach einer kurzen Pause kontrahieren die Herzkammern. Die Systole oder Kontraktion der rechten Herzkammer befördert verunreinigtes Blut zur Lunge. Die Kontraktion der linken Herzkammer pumpt sauerstoffreiches Blut zur Aorta. Von dort wird es durch den ganzen Körper verteilt.

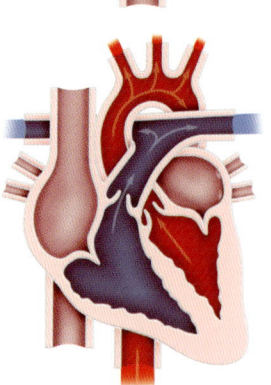

20 Sekunden

BRAUCHT EIN ROTES BLUTKÖRPERCHEN, UM DEN KÖRPER ZU DURCHQUEREN. IM LAUFE SEINES LEBENS LEGT ES EINE ENTFERNUNG VON 12 000 KILOMETERN ZURÜCK.

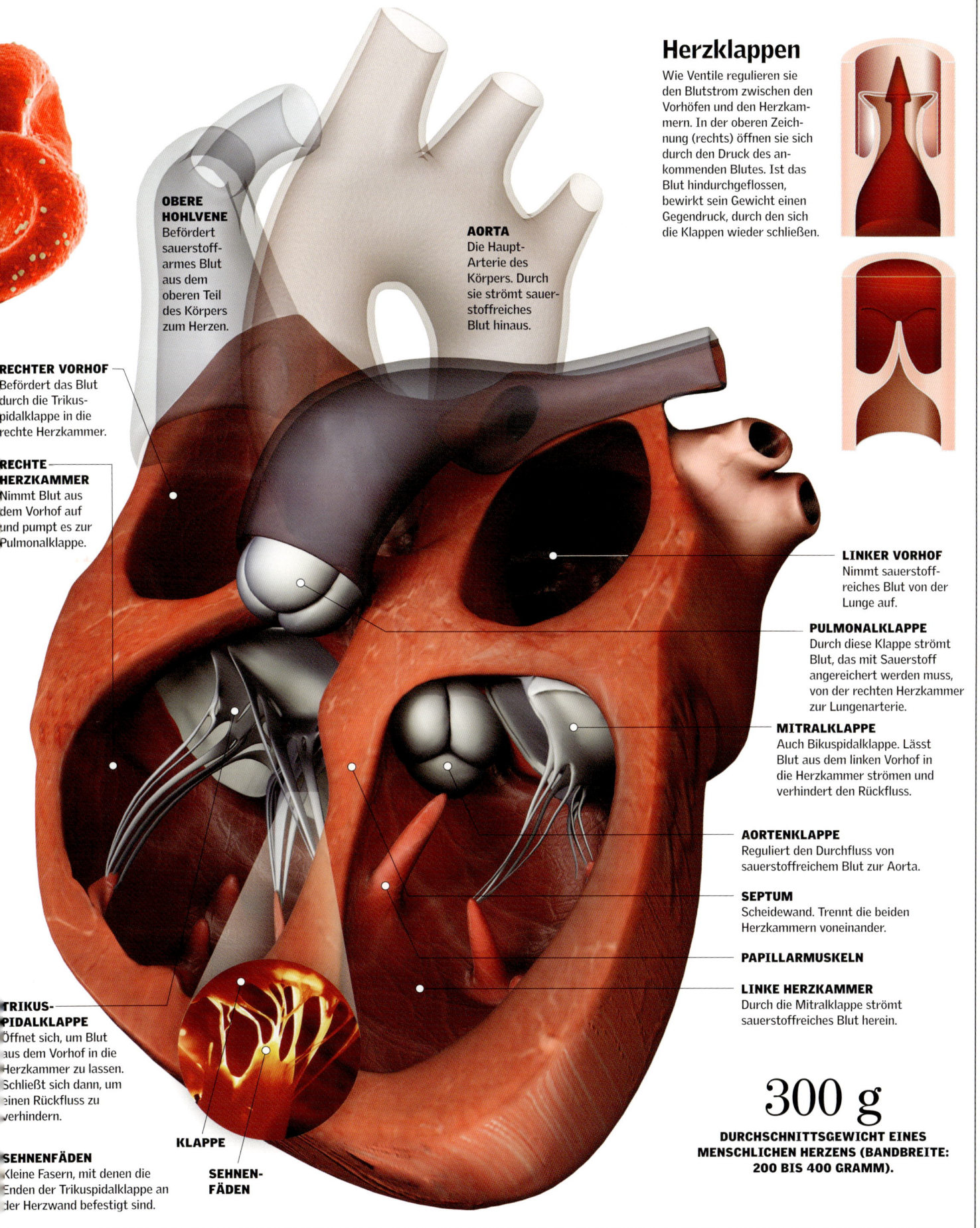

Herzklappen

Wie Ventile regulieren sie den Blutstrom zwischen den Vorhöfen und den Herzkammern. In der oberen Zeichnung (rechts) öffnen sie sich durch den Druck des ankommenden Blutes. Ist das Blut hindurchgeflossen, bewirkt sein Gewicht einen Gegendruck, durch den sich die Klappen wieder schließen.

OBERE HOHLVENE
Befördert sauerstoffarmes Blut aus dem oberen Teil des Körpers zum Herzen.

AORTA
Die Haupt-Arterie des Körpers. Durch sie strömt sauerstoffreiches Blut hinaus.

RECHTER VORHOF
Befördert das Blut durch die Trikuspidalklappe in die rechte Herzkammer.

RECHTE HERZKAMMER
Nimmt Blut aus dem Vorhof auf und pumpt es zur Pulmonalklappe.

LINKER VORHOF
Nimmt sauerstoffreiches Blut von der Lunge auf.

PULMONALKLAPPE
Durch diese Klappe strömt Blut, das mit Sauerstoff angereichert werden muss, von der rechten Herzkammer zur Lungenarterie.

MITRALKLAPPE
Auch Bikuspidalklappe. Lässt Blut aus dem linken Vorhof in die Herzkammer strömen und verhindert den Rückfluss.

AORTENKLAPPE
Reguliert den Durchfluss von sauerstoffreichem Blut zur Aorta.

SEPTUM
Scheidewand. Trennt die beiden Herzkammern voneinander.

PAPILLARMUSKELN

LINKE HERZKAMMER
Durch die Mitralklappe strömt sauerstoffreiches Blut herein.

TRIKUSPIDALKLAPPE
Öffnet sich, um Blut aus dem Vorhof in die Herzkammer zu lassen. Schließt sich dann, um einen Rückfluss zu verhindern.

KLAPPE

SEHNENFÄDEN
Kleine Fasern, mit denen die Enden der Trikuspidalklappe an der Herzwand befestigt sind.

SEHNEN-FÄDEN

300 g
DURCHSCHNITTSGEWICHT EINES MENSCHLICHEN HERZENS (BANDBREITE: 200 BIS 400 GRAMM).

Zusammensetzung des Blutes

Das Blut ist ein flüssiges Gewebe. Es besteht aus Wasser, gelösten Substanzen und Blutzellen oder Blutkörperchen. Durch den Druck, der durch die Kontraktionen des Herzens verursacht wird, zirkuliert es durch die Blutgefäße. Seine Hauptaufgabe besteht darin, die Zellen des Körpers mit Nährstoffen zu versorgen. Rote Blutkörperchen (Erythrozyten) beispielsweise transportieren Sauerstoff, der sich an das Hämoglobin anlagert. Das Hämoglobin gibt dem Blut seine rote Farbe. Außerdem enthält das Blut weiße Blutkörperchen (Leukozyten) und Blutplättchen, die verschiedene Schutzfunktionen ausüben.

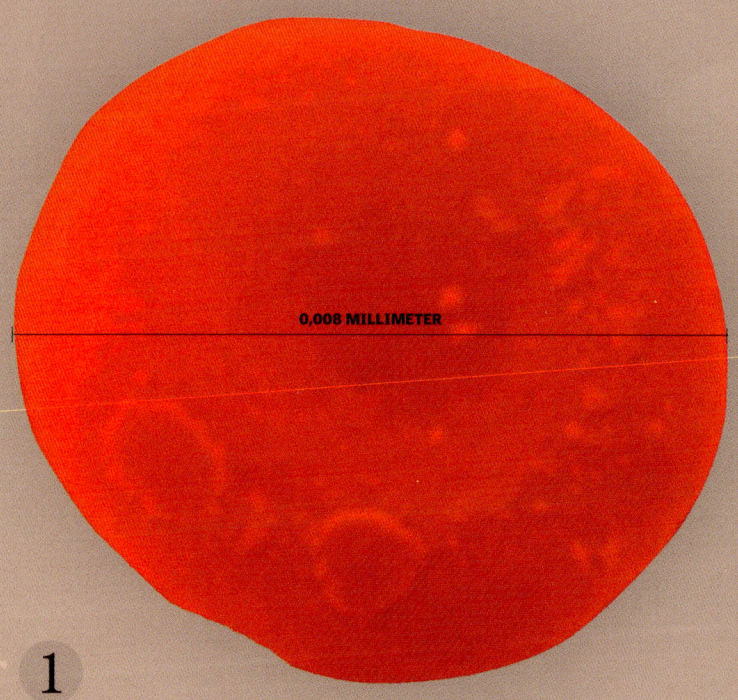

0,008 MILLIMETER

1

Rote Blutkörperchen

Diese Zellen sind Phantomzellen, weil sie nur eine große Menge von Hämoglobin enthalten. Dieses Protein geht bereitwillig eine chemische Verbindung mit Sauerstoff ein. Die roten Blutkörperchen, die im Blutkreislauf zirkulieren, befördern Sauerstoff zu den Zellen, die ihn benötigen, und entfernen einen kleinen Teil des Kohlendioxids, das die Zellen als Abfallstoff abgeben. Weil rote Blutkörperchen sich nicht vermehren können, müssen sie ständig durch neue ersetzt werden, die im Knochenmark produziert werden.

4,7 Liter
DIE UNGEFÄHRE BLUTMENGE EINES ERWACHSENEN.

FLEXIBILITÄT
Rote Blutkörperchen sind biegsam. Um dünne Blutgefäße zu passieren, nehmen sie eine Glockenform an.

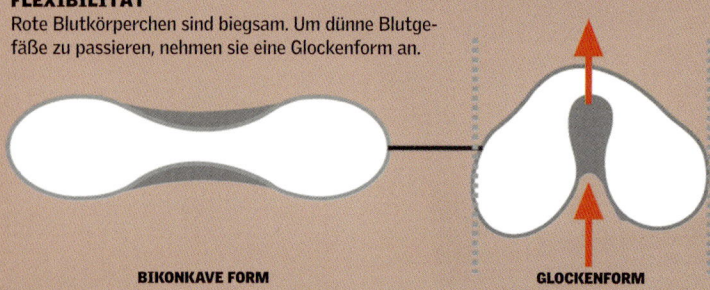

BIKONKAVE FORM — GLOCKENFORM

Die Blutgruppen

Jeder Mensch gehört einer bestimmten Blutgruppe an, die als A, B, AB und 0 bezeichnet werden. Außerdem enthält das Blut von 85 Prozent aller Menschen ein Antigen, das man Rhesusfaktor nennt. Es ist lebenswichtig, die Blutgruppe eines Patienten zu kennen, denn nur diese darf bei einer Bluttransfusion zugeführt werden. Das Immunsystem arbeitet mit Antigenen und Antikörpern. Es nimmt die eigene Blutgruppe an und stößt fremde ab.

BLUTGRUPPE A
Eine Person, deren rote Blutkörperchen in ihrer Membran das Antigen A enthalten, gehört der Blutgruppe A an. Im Blutplasma dieser Person befinden sich Antikörper gegen Typ B. Diese Antikörper erkennen Blutzellen mit dem Antigen B in der Membran als fremd.

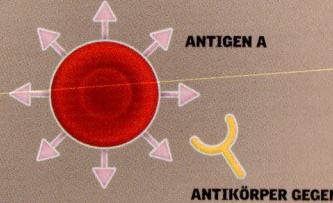

ANTIGEN A

ANTIKÖRPER GEGEN B

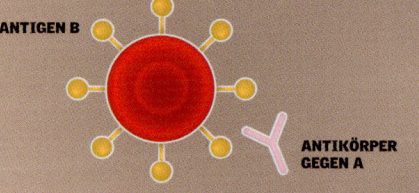

ANTIGEN B

ANTIKÖRPER GEGEN A

BLUTGRUPPE B
Personen dieser Blutgruppe haben in der Membran ihrer roten Blutkörperchen das Antigen B und in ihrem Blutplasma Antikörper gegen Typ A.

BLUTGRUPPE AB
Personen dieser Blutgruppe haben in der Membran ihrer roten Blutkörperchen die Antigene A und B, jedoch keine Antikörper in ihrem Blutplasma.

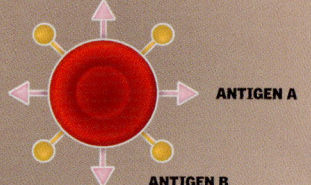

ANTIGEN A

ANTIGEN B

BLUTGRUPPE 0
Personen dieser Blutgruppe haben keine Antigene in der Membran ihrer roten Blutkörperchen, jedoch in ihrem Blutplasma Antikörper gegen die Typen A und B.

ANTIKÖRPER GEGEN A

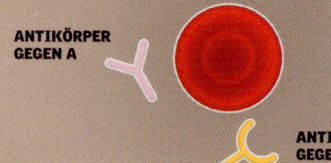

ANTIKÖRPER GEGEN B

VERTRÄGLICHKEIT
Spenderblut der Gruppe 0 kann für alle Empfänger verwendet werden. Spenderblut der Gruppe AB z. B. eignet sich nur Empfänger der Gruppe AB. Die Verträglichkeit des Spenderbluts hängt von den Antikörpern des Empfängers ab.

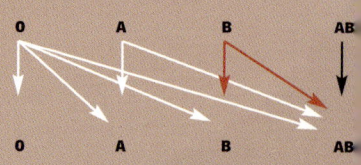

0   A   B   AB

0   A   B   AB

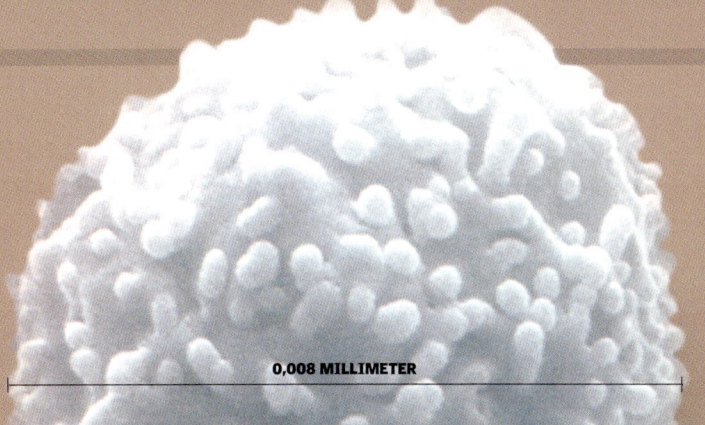

0,008 MILLIMETER

2

Weiße Blutkörperchen oder Leukozyten

So sieht ein Leukozyt oder weißes Blutkörperchen aus, das im Blutplasma schwimmt. Ihren Namen tragen sie, weil sie unter dem Mikroskop weiß erscheinen.

ZUSAMMENSETZUNG

Granulozyten	Neutrophile
	Eosinophile
	Basophile
Agranulozyten	Lymphozyten
	Monozyten

7%

ANTEIL DES BLUTS AM KÖRPERGEWICHT.

Bestandteile des Blutes

Blut ist ein Gewebe, es verfügt also über dieselben Arten von Zellen und interzellularer Substanz wie andere Gewebe. Es unterscheidet sich aber von den anderen Gewebearten des menschlichen Körpers, weil es einen hohen Anteil aus interzellularem Material enthält, der größtenteils aus Wasser besteht. Dieses interzellulare Material, das man Plasma nennt, ist gelblich. Es enthält viele Nährstoffe und andere Substanzen wie Hormone und Antikörper, die an verschiedenen Körperprozessen beteiligt sind.

BESTANDTEILE DES BLUTS IN 1 MIKROLITER

Rote Blutkörperchen	4 bis 6 Millionen
Weiße Blutkörperchen	4500 bis 11 000
Blutplättchen	150 000 bis 400 000
Normaler pH-Wert	7,40

TÄGLICHE PRODUKTION IN MILLIONEN

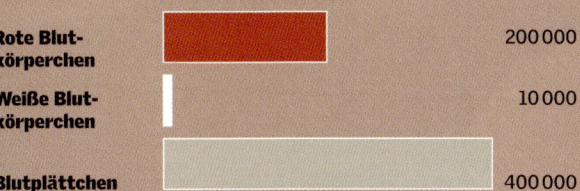

Rote Blutkörperchen	200 000
Weiße Blutkörperchen	10 000
Blutplättchen	400 000

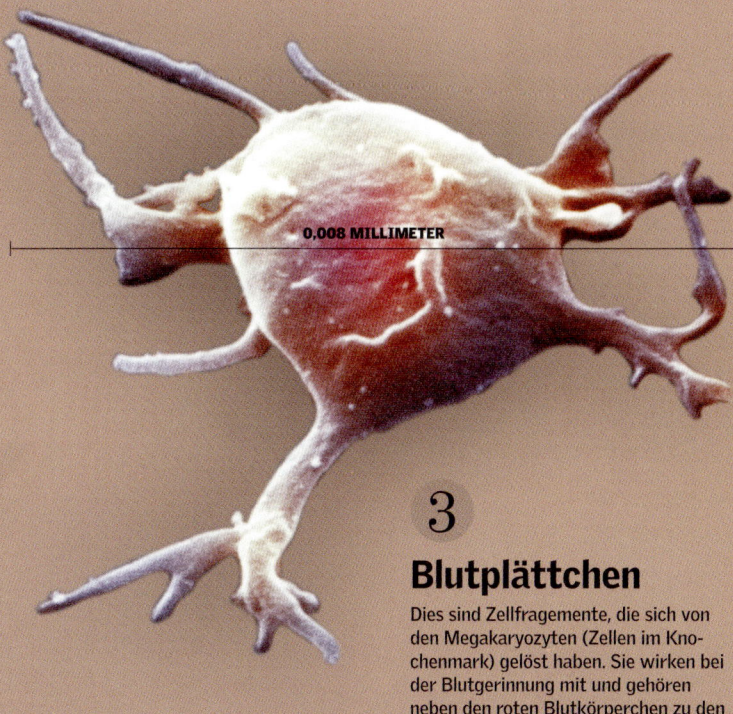

0,008 MILLIMETER

3

Blutplättchen

Dies sind Zellfragmente, die sich von den Megakaryozyten (Zellen im Knochenmark) gelöst haben. Sie wirken bei der Blutgerinnung mit und gehören neben den roten Blutkörperchen zu den zahlenmäßig größten Bestandteilen des Bluts.

4

Plasma

Rote und weiße Blutkörperchen sowie Blutplättchen (die für die Blutgerinnung wichtig sind) machen etwa 45 Prozent des Blutes aus. Die restlichen 55 Prozent bestehen aus Plasma. Diese Flüssigkeit besteht zu 90 Prozent aus Wasser, der Rest sind wertvolle Nährstoffe.

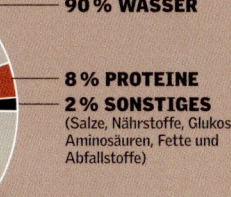

90 % WASSER

8 % PROTEINE

2 % SONSTIGES
(Salze, Nährstoffe, Glukose, Aminosäuren, Fette und Abfallstoffe)

37°C

DAS BLUT HÄLT DEN KÖRPER AUF DIESER DURCHSCHNITTSTEMPERATUR.

Das Lymphsystem

Das Lymphsystem hat zwei Hauptaufgaben: Abwehr gegen Fremdorganismen (z. B. Bakterien) und, durch die Zirkulation der Lymphe, Mitwirkung beim Transport von Flüssigkeit und Substanzen aus den Gewebezwischenräumen und dem Verdauungssystem ins Blut. Die Lymphe enthält verschiedene Zellen wie Lymphozyten und Makrophagen, die zum Immunsystem gehören.

Netzwerk der Lymphbahnen

Dieses Netzwerk besteht aus Bahnen, die sich durch den ganzen Körper erstrecken und Flüssigkeit filtern, die aus der Umgebung der Zellen stammt. Die Lymphe fließt in nur einer Richtung und gelangt durch die Wände der kleinen Blutgefäße ins Blut. Venenklappen verhindern, dass die Lymphe in die entgegengesetzte Richtung fließt. In den Lymphknoten werden der Lymphe schädliche Mikroorganismen entzogen, dann kehrt diese in die Blutbahn zurück, sodass der Flüssigkeitshaushalt im Gleichgewicht bleibt. Die Lymphknoten erhalten zusammen mit den weißen Blutkörperchen das Immunsystem aufrecht.

Lymphgewebe

Ein Teil der Flüssigkeit, die den Blutstrom verlässt und sich im Körper verteilt, kehrt nur durch die Tätigkeit des Lymphgewebes zurück, das sie mithilfe von Lymphkapillaren aufnimmt und über die Lymphgefäße wieder ans Blut abgibt.

RACHENMANDELN
Sie machen eindringende bakterielle Erreger unschädlich.

LINKE SCHLÜSSELBEINVENE
Hat dieselbe Funktion wie die rechte Schlüsselbeinvene. Die Namen beziehen sich auf ihre Position unterhalb des Schlüsselbeins.

ACHSEL-LYMPHKNOTEN
Oberhalb der Achselhöhlen wird die Lymphe aus dem unteren Teil des Körpers aus Brust und Armen gefiltert.

MILZ
Das wichtigste Lymphorgan für den ganzen Körper.

PEYER-PLAQUES
Lymphgewebe im unteren Bereich des Dünndarms.

RECHTE SCHLÜSSELBEINVENE
Diese Vene transportiert Lymphe aus dem unteren Teil des Körpers zur Lymphbahn.

THYMUS
Wandelt die weißen Blutkörperchen im Knochenmark in T-Lymphozyten um.

BRUSTMILCHGANG
Befördert die Lymphe zur linken Schlüsselbeinvene.

SEITLICHE AORTAKNOTEN

24 Liter
FLÜSSIGKEITSMENGE, DIE TÄGLICH DEM BLUT ENTZOGEN WIRD, DAS LYMPHSYSTEM DURCHLÄUFT UND WIEDER IN DIE BLUTBAHN ABGEGEBEN WIRD.

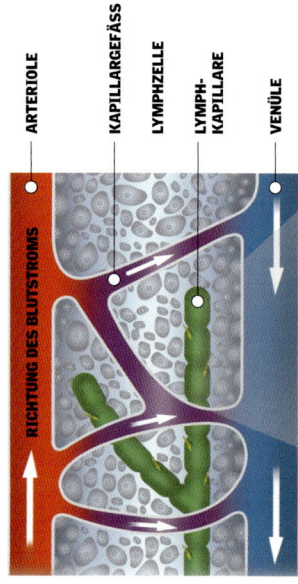

ARTERIOLE

KAPILLARGEFÄSS

LYMPHZELLE

LYMPH-KAPILLARE

VENÜLE

RICHTUNG DES BLUTSTROMS

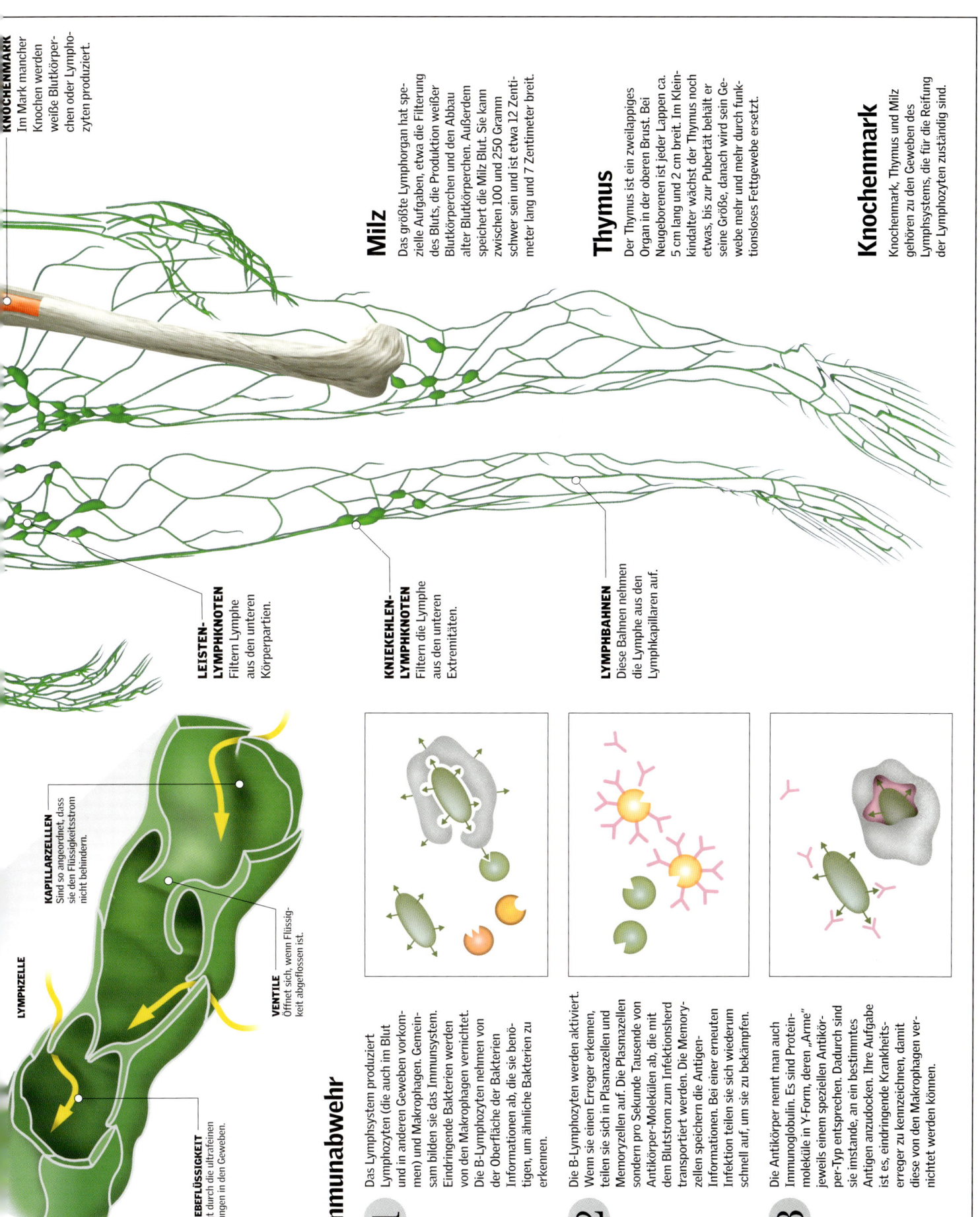

KNOCHENMARK
Im Mark mancher Knochen werden weiße Blutkörperchen oder Lymphozyten produziert.

Milz

Das größte Lymphorgan hat spezielle Aufgaben, etwa die Filterung des Bluts, die Produktion weißer Blutkörperchen und den Abbau alter Blutkörperchen. Außerdem speichert die Milz Blut. Sie kann zwischen 100 und 250 Gramm schwer sein und ist etwa 12 Zentimeter lang und 7 Zentimeter breit.

Thymus

Der Thymus ist ein zweilappiges Organ in der oberen Brust. Bei Neugeborenen ist jeder Lappen ca. 5 cm lang und 2 cm breit. Im Kleinkindalter wächst der Thymus noch etwas, bis zur Pubertät behält er seine Größe, danach wird sein Gewebe mehr und mehr durch funktionsloses Fettgewebe ersetzt.

Knochenmark

Knochenmark, Thymus und Milz gehören zu den Geweben des Lymphsystems, die für die Reifung der Lymphozyten zuständig sind.

LEISTEN-LYMPHKNOTEN
Filtern Lymphe aus den unteren Körperpartien.

KNIEKEHLEN-LYMPHKNOTEN
Filtern die Lymphe aus den unteren Extremitäten.

LYMPHBAHNEN
Diese Bahnen nehmen die Lymphe aus den Lymphkapillaren auf.

LYMPHZELLE

KAPILLARZELLEN
Sind so angeordnet, dass sie den Flüssigkeitsstrom nicht behindern.

VENTILE
Öffnet sich, wenn Flüssigkeit abgeflossen ist.

GEWEBEFLÜSSIGKEIT
Dringt durch die ultrafeinen Öffnungen in den Geweben.

Immunabwehr

1 Das Lymphsystem produziert Lymphozyten (die auch im Blut und in anderen Geweben vorkommen) und Makrophagen. Gemeinsam bilden sie das Immunsystem. Eindringende Bakterien werden von den Makrophagen vernichtet. Die B-Lymphozyten nehmen von der Oberfläche der Bakterien Informationen ab, die sie benötigen, um ähnliche Bakterien zu erkennen.

2 Die B-Lymphozyten werden aktiviert. Wenn sie einen Erreger erkennen, teilen sie sich in Plasmazellen und Memoryzellen auf. Die Plasmazellen sondern pro Sekunde Tausende von Antikörper-Molekülen ab, die mit dem Blutstrom zum Infektionsherd transportiert werden. Die Memoryzellen speichern die Antigen-Informationen. Bei einer erneuten Infektion teilen sie sich wiederum schnell auf, um sie zu bekämpfen.

3 Die Antikörper nennt man auch Immunoglobulin. Es sind Proteinmoleküle in Y-Form, deren „Arme" jeweils einem speziellen Antikörper-Typ entsprechen. Dadurch sind sie imstande, an ein bestimmtes Antigen anzudocken. Ihre Aufgabe ist es, eindringende Krankheitserreger zu kennzeichnen, damit diese von den Makrophagen vernichtet werden können.

Lymphknoten

Ein Lymphknoten hat eine runde Form und einen Durchmesser von etwa 1 cm. Lymphknoten befinden sich an verschiedenen Stellen des Körpers: am Hals, in den Achselhöhlen, im Lendenbereich, in den Kniekehlen, aber auch in Brust und Bauch. Die Lymphgefäße sind die Leitungsbahnen der Lymphe und dienen auch der Kommunikation der Lymphknoten miteinander. Der Abwehrkampf gegen eingedrungene Krankheitserreger findet in den Lymphknoten statt, darum schwellen diese bei einer Infektion an.

Natürliche Abwehr

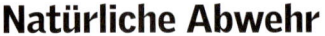

Abgesehen vom Immunsystem, an dem das Lymphsystem beteiligt ist, verfügt der Körper von Geburt an auch über andere Abwehrfunktionen. Eine davon übernimmt die Haut. Wenn es Krankheitserregern aber gelingt, diese Barrieren zu überwinden, kommen spezielle antimikrobielle Zellen und chemische Stoffe im Blut und in der Lymphe zum Einsatz.

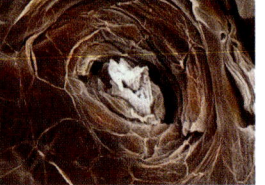

TALGDRÜSE
Diese Drüsen an der Oberfläche der Haut sondern Talg ab, ein fettiges Sekret.

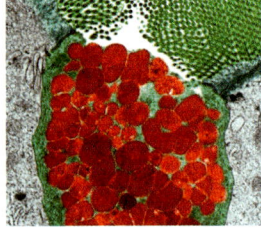

DARMSCHLEIMHAUT
Die Becherzellen dieser Schleimhaut produzieren einen Schleim mit schützender Wirkung.

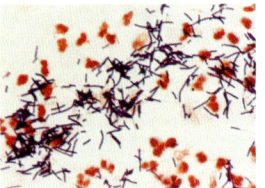

VAGINALFLORA
Unter normalen Bedingungen sind diese Bakterien unschädlich. Sie besiedeln Bereiche, die von Krankheitserregern angegriffen werden könnten.

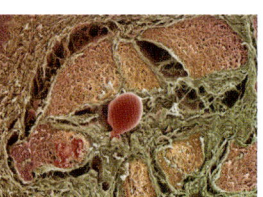

TRÄNENDRÜSE
Tränen schützen die Augen. Wie Speichel und Schweiß töten sie Bakterien ab.

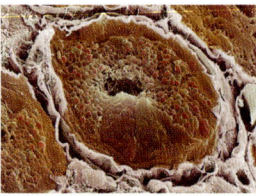

SPEICHELDRÜSE
Die Drüse produziert Speichel mit bakterientötenden Lysozymen.

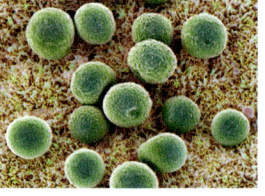

SCHLEIMABSONDERUNGEN
Der Schleim der oberen Atemwege bindet Bakterien und befördert sie in den Hals sowie Rachen, sodass sie ausgespuckt werden können.

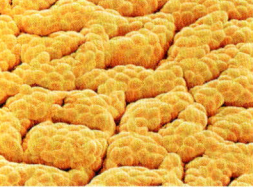

SCHWEISSDRÜSEN
Sie sondern Schweiß ab, der die Körpertemperatur reguliert, Giftstoffe eliminiert und die Haut vor Krankheitserregern schützt.

Abwehrfilter

Die Drüsen sind mit einer Schicht aus Bindegewebe umgeben, in dessen Netzwerk sich wiederum Lymphozyten befinden. Ihre Aufgabe besteht darin, die Flüssigkeit zu filtern, die durch die Blutbahnen und die zuführenden Lymphgefäße herantransportiert wird. Die abführenden Gefäße leiten Lymphozyten zum Herzen weiter, damit sie wieder in den Kreislauf gelangen. Außerdem produzieren sie Abwehrzellen, die Bakterien und krebserregende Zellen angreifen und beseitigen.

600 cm²

FLÄCHE DER HAUT, DIE VON SCHWEISSDRÜSEN BEDECKT IST. SIE ERGÄNZEN DIE ARBEIT DES LYMPHSYSTEMS IM INNEREN DES KÖRPERS.

LYMPHFOLLIKEL
Dieser Bereich enthält B-Lymphozyten. Man unterscheidet zwischen B-Zellen, die Antikörper produzieren, und T-Zellen.

MAKROPHAGEN
Sie bilden zusammen mit den Lymphozyten die Basis des Immunsystems. Sie vernichten eindringende Erreger.

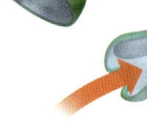

ZUFÜHRENDES LYMPHGEFÄSS
Die zuführenden Gefäße transportieren Lymphflüssigkeit aus dem Blut zu den Lymphknoten.

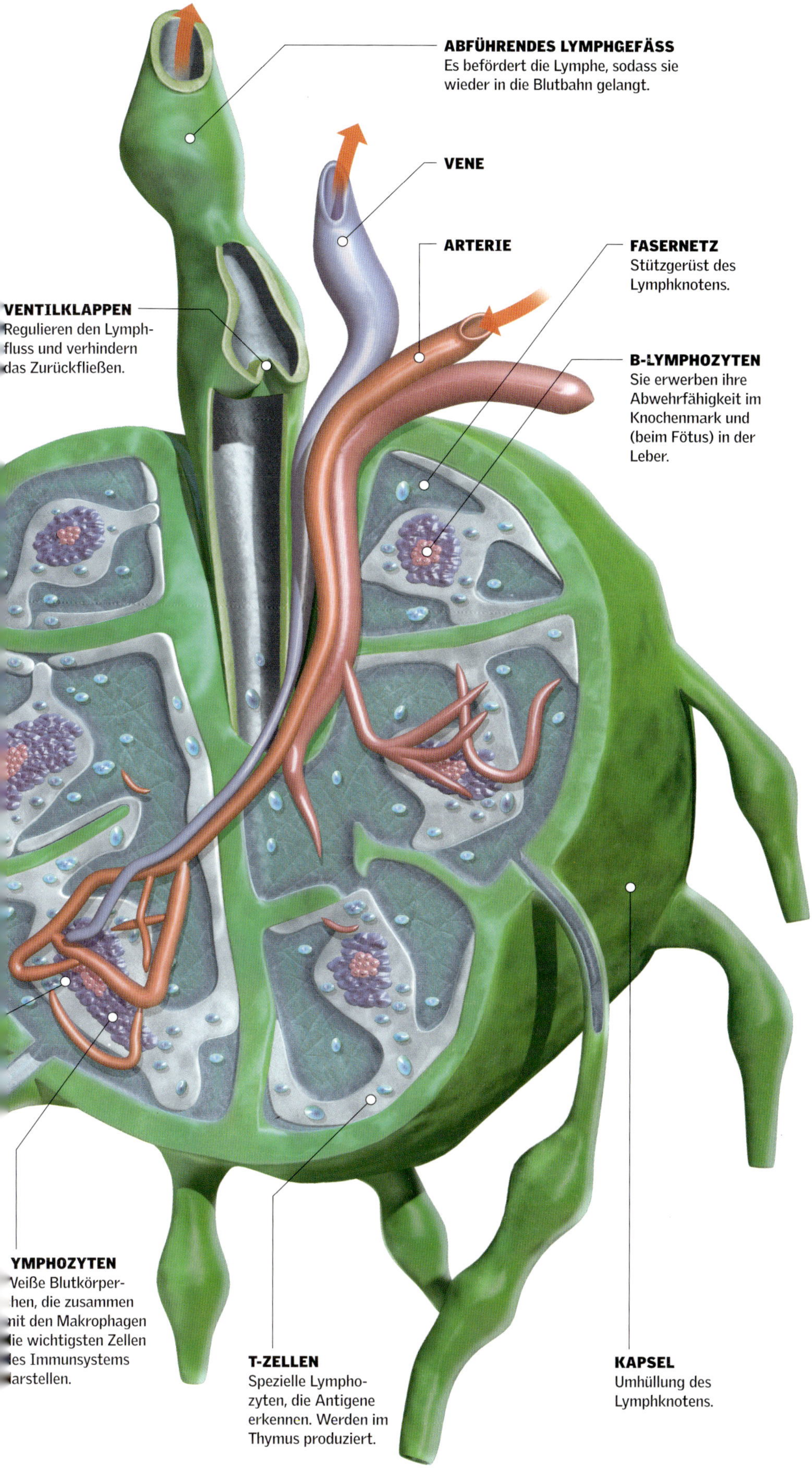

ABFÜHRENDES LYMPHGEFÄSS
Es befördert die Lymphe, sodass sie wieder in die Blutbahn gelangt.

VENE

ARTERIE

FASERNETZ
Stützgerüst des Lymphknotens.

B-LYMPHOZYTEN
Sie erwerben ihre Abwehrfähigkeit im Knochenmark und (beim Fötus) in der Leber.

VENTILKLAPPEN
Regulieren den Lymphfluss und verhindern das Zurückfließen.

LYMPHOZYTEN
Weiße Blutkörperchen, die zusammen mit den Makrophagen die wichtigsten Zellen des Immunsystems darstellen.

T-ZELLEN
Spezielle Lymphozyten, die Antigene erkennen. Werden im Thymus produziert.

KAPSEL
Umhüllung des Lymphknotens.

Eindringlinge

Wenn das innere Gleichgewicht des Körpers gestört ist, kann es zu Krankheiten kommen. Nichtansteckende Krankheiten sind meist erblich bedingt oder auf Lebensgewohnheiten und andere äußere Umstände zurückzuführen. Infektionen (ansteckende Krankheiten) werden durch Schadorganismen wie Bakterien, Viren, Pilze oder Protozoen (einzellige Organismen) verursacht.

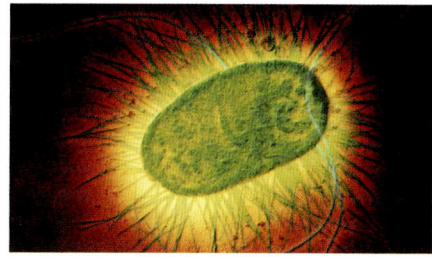

A **BAKTERIEN**
Milliarden dieser Lebewesen sind in allen Substanzen anzutreffen. Nicht alle sind schädlich. Pathogene (krankheitsverursachende) Bakterien sondern Giftstoffe oder Toxine ab.

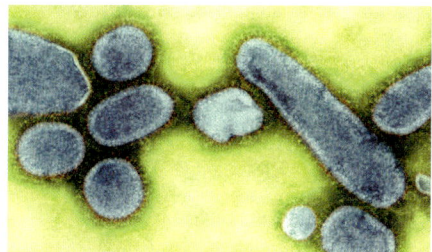

B **VIREN**
Dies sind chemische Bündelungen aus genetischem Material. Wenn sie in den Körper gelangen, dringen sie in eine Zelle ein, vermehren sich darin und breiten sich dann weiter aus.

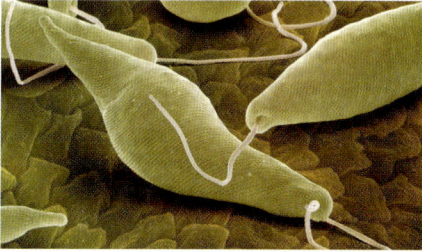

C **PROTOZOEN**
Diese Organismen leben meist im Wasser oder Erdboden. Es gibt etwa 30 pathogene Arten, die Schlafkrankheit, schweren Durchfall, Malaria und andere Krankheiten verursachen können.

Rot

DIE FARBE ENTZÜNDETER HAUT, ETWA WENN IN EINER WUNDE BAKTERIEN AKTIV SIND. UM SIE ZU VERNICHTEN, WIRD MEHR BLUT HERANTRANSPORTIERT, UND DIE GEFÄSSE WEITEN SICH.

Das Atmungssystem

Das Atmungssystem sorgt dafür, dass der Körper Luft einatmet und ihr Sauerstoff entzieht, der über den Blutstrom zu allen Zellen transportiert wird. Abfallprodukte wie Kohlendioxid werden beim Ausatmen von den Atmungsorganen an die Luft abgegeben. Das Ein- und Ausatmen durch Nase und Mund geschieht automatisch und unwillkürlich. Die Atemwege beginnen in der Nase und führen über Rachen, Kehlkopf, Luftröhre und Bronchien zur Lunge. Der Austausch von Sauerstoff gegen Kohlendioxid findet hauptsächlich in den Lungenflügeln statt, die mit Blasebälgen vergleichbar sind. Von dort wird der Sauerstoff mit dem Blut im ganzen Körper verteilt.

Herein und hinaus

STOFF	PROZENT DER EINGEATMETEN LUFT	PROZENT DER AUSGEATMETEN LUFT
Stickstoff	78,6	78,6
Sauerstoff	20,8	15,6
Kohlendioxid	0,04	4
Wasserdampf	0,56	1,8
Summe	100	100

5,5 Liter
DURCHSCHNITTLICHES LUFTVOLUMEN, DAS IN EINER MINUTE EIN- UND AUSGEATMET WIRD.

Kehlkopf

Der Resonanzkörper, in dem sich die Stimmbänder befinden, besteht aus verschiedenen Arten von Knorpel. Äußerlich deutlich sichtbar ist der Adamsapfel oder Schildknorpel in der vorderen Mitte des Halses. Der Kehlkopf ist auch für die Atmung wichtig. Er stellt die Verbindung zwischen Rachen und Luftröhre dar und sorgt dafür, dass Luft leicht passieren kann. Beim Essen schließt sich der Kehldeckel, damit keine Nahrung in die Luftröhre gelangen kann.

Der Weg der Luft

1 Luft gelangt in die Nasenhöhle. Dort wird sie angewärmt, gereinigt und angefeuchtet. Auch durch den Mund tritt Luft ein.

2 Die Luft strömt durch den Rachen, wo die Mandeln Krankheitserreger abfangen und unschädlich machen.

3 Die Luft passiert den Kehlkopf. Dessen Kehldeckel aus Knorpel verhindert, dass beim Schlucken Nahrung in die Luftröhre gelangt. Vom Kehlkopf strömt die Luft in die Speiseröhre.

4 Die Luft strömt durch die Luftröhre. Sie ist mit Flimmerhärchen ausgekleidet. Knorpelringe verhindern, dass sie verformt werden kann. Die Luftröhre befördert die Luft zur Lunge und wieder hinaus.

5 In der Brust verzweigt sich die Luftröhre in zwei Äste, die Hauptbronchien. Diese verzweigen sich in dünnere Bronchiolen. Durch sie gelangt die Luft zu den Lungenbläschen (Alveolen), in denen der Gasaustausch stattfindet.

6 In den Alveolen gelangt der Sauerstoff ins Blut und mit diesem zu allen Körpergeweben. Kohlendioxid wird aus dem Blutstrom in die Alveolen abgegeben und kann ausgeatmet werden. Ausgeatmete Luft enthält mehr Kohlendioxid und weniger Sauerstoff als eingeatmete Luft.

15
DURCHSCHNITTLICHE ZAHL DER ATEMZÜGE PRO MINUTE.

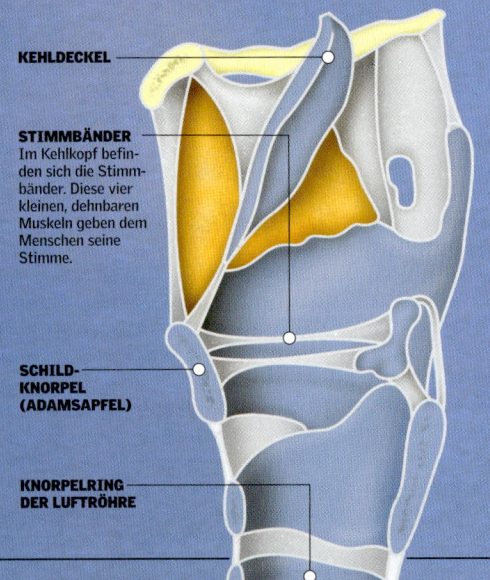

KEHLDECKEL

STIMMBÄNDER
Im Kehlkopf befinden sich die Stimmbänder. Diese vier kleinen, dehnbaren Muskeln geben dem Menschen seine Stimme.

SCHILD-KNORPEL (ADAMSAPFEL)

KNORPELRING DER LUFTRÖHRE

HÄRCHEN
Im Inneren der Nase und der Luftröhre befinden sich Flimmerhärchen (Cilien), die Staub und andere Verunreinigungen aus der Luft auffangen.

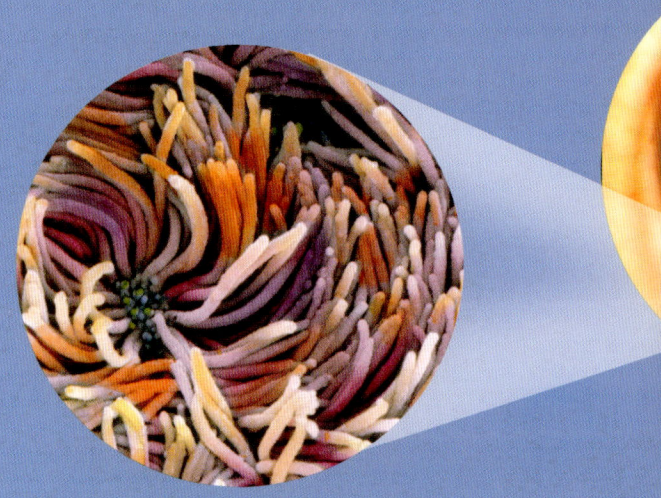

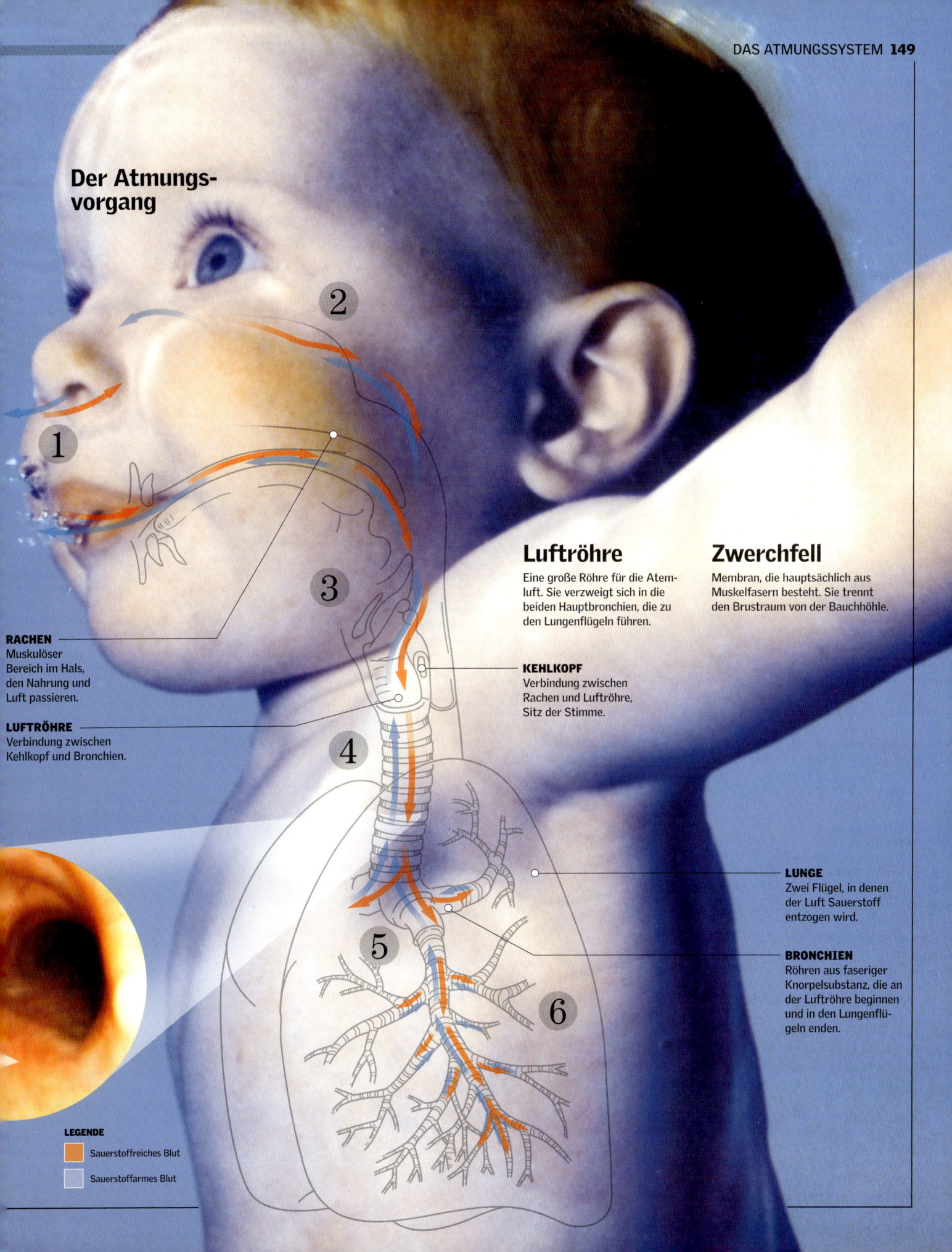

Der Atmungs-vorgang

1

2

3

4

5

6

RACHEN
Muskulöser
Bereich im Hals,
den Nahrung und
Luft passieren.

LUFTRÖHRE
Verbindung zwischen
Kehlkopf und Bronchien.

Luftröhre
Eine große Röhre für die Atemluft. Sie verzweigt sich in die
beiden Hauptbronchien, die zu
den Lungenflügeln führen.

Zwerchfell
Membran, die hauptsächlich aus
Muskelfasern besteht. Sie trennt
den Brustraum von der Bauchhöhle.

KEHLKOPF
Verbindung zwischen
Rachen und Luftröhre,
Sitz der Stimme.

LUNGE
Zwei Flügel, in denen
der Luft Sauerstoff
entzogen wird.

BRONCHIEN
Röhren aus faseriger
Knorpelsubstanz, die an
der Luftröhre beginnen
und in den Lungenflü-
geln enden.

LEGENDE

■ Sauerstoffreiches Blut

■ Sauerstoffarmes Blut

Die Lunge

Ihre Hauptaufgabe besteht im Gasaustausch zwischen dem Blut und der Atemluft. Im Inneren der Lunge wird der Atemluft Sauerstoff entzogen und Kohlendioxid an die Luft abgegeben. Der linke Lungenflügel besteht aus zwei Lappen und der Lingula. Er wiegt etwa 800 Gramm. Der rechte Lungenflügel besteht aus drei Lappen und wiegt etwa 1000 Gramm. Beide Lungenflügel verarbeiten etwa gleich viel Luft. Das Lungenvolumen von Männern liegt bei 3,2 Litern, das von Frauen bei 2,1 Litern. Die Lunge füllt fast den gesamten Brustraum, der das Herz umgibt. Ihre Hauptbewegungen, das Einatmen und Ausatmen, werden durch Brustfell, Zwerchfell und Zwischenrippenmuskeln ermöglicht.

Leistungsfähige Luftpumpe

Die Funktion des Atmungssystems basiert auf verschiedenen automatischen, unwillkürlichen Bewegungen. Die Lungenflügel funktionieren ähnlich wie ein Blasebalg: Sie dehnen sich beim Einatmen aus und werden beim Ausatmen zusammengedrückt. In der Lunge findet der erste Schritt der Verarbeitung der Gase statt, die durch Nase und Luftröhre eingeatmet wurden. Wenn der Austausch von Sauerstoff und Kohlendioxid stattgefunden hat, folgt der zweite Schritt: das Ausatmen und die Verteilung des Sauerstoffs an die Zellen und Gewebe.

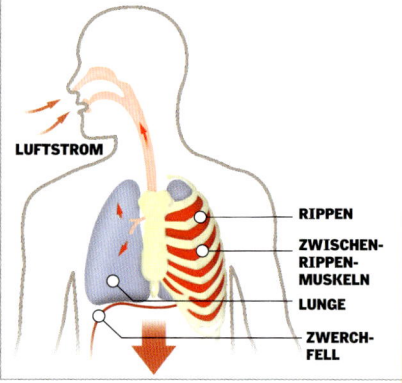

LUFTSTROM

RIPPEN

ZWISCHENRIPPENMUSKELN

LUNGE

ZWERCHFELL

Einatmung

Luft strömt herein. Das Zwerchfell zieht sich zusammen und strafft sich. Die äußeren Zwischenrippenmuskeln kontrahieren und heben die Rippen an. Dadurch weitet sich der Brustkorb, und die Lunge kann sich ausdehnen. Der Luftdruck in der Lunge ist geringer als außerhalb des Körpers, darum wird Luft eingeatmet.

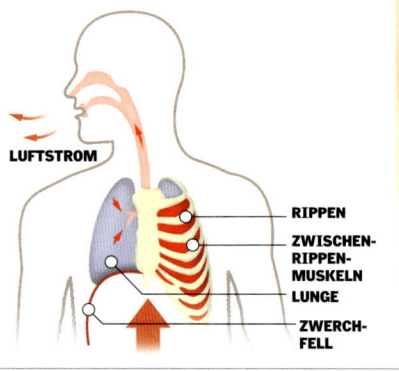

LUFTSTROM

RIPPEN

ZWISCHENRIPPENMUSKELN

LUNGE

ZWERCHFELL

Ausatmung

Das Zwerchfell entspannt sich und nimmt eine gewölbte Form an. Die Zwischenrippenmuskeln entspannen sich. Die Rippen bewegen sich nach innen und unten. Der Brustraum wird kleiner, und die Lunge wird zusammengedrückt. Der Luftdruck in der Lunge ist nun größer als außerhalb des Körpers, darum wird die Luft ausgeatmet.

30 000

ANZAHL DER BRONCHIOLEN (KLEINE BRONCHIALZWEIGE) IN JEDEM LUNGENFLÜGEL.

350 Millionen

ANZAHL DER ALVEOLEN (LUNGENBLÄSCHEN) IN JEDEM LUNGENFLÜGEL (INSGESAMT 700 MILLIONEN).

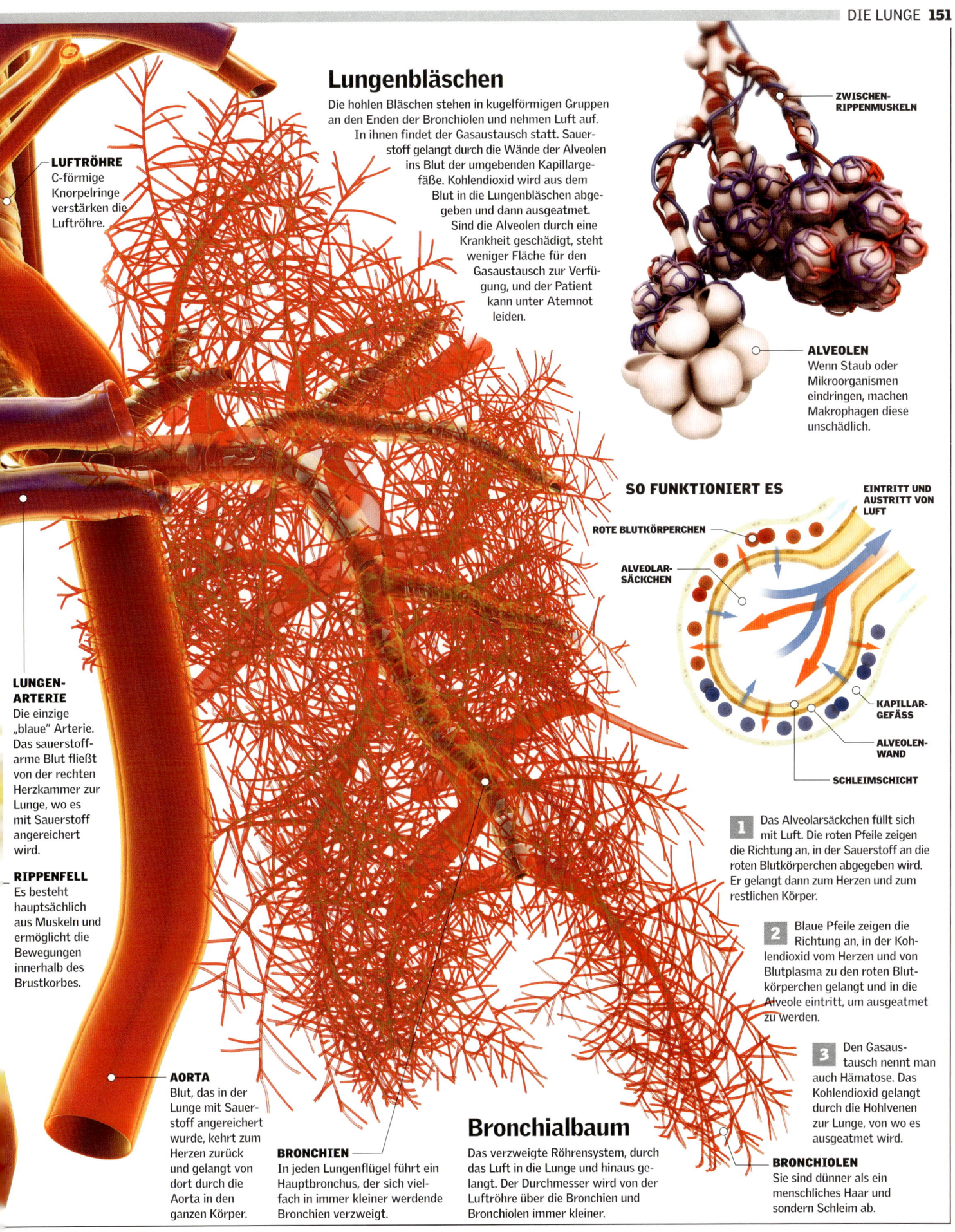

Lungenbläschen

Die hohlen Bläschen stehen in kugelförmigen Gruppen
an den Enden der Bronchiolen und nehmen Luft auf.
In ihnen findet der Gasaustausch statt. Sauerstoff gelangt durch die Wände der Alveolen
ins Blut der umgebenden Kapillargefäße. Kohlendioxid wird aus dem
Blut in die Lungenbläschen abgegeben und dann ausgeatmet.
Sind die Alveolen durch eine
Krankheit geschädigt, steht
weniger Fläche für den
Gasaustausch zur Verfü-
gung, und der Patient
kann unter Atemnot
leiden.

ZWISCHEN-RIPPENMUSKELN

ALVEOLEN
Wenn Staub oder
Mikroorganismen
eindringen, machen
Makrophagen diese
unschädlich.

LUFTRÖHRE
C-förmige
Knorpelringe
verstärken die
Luftröhre.

SO FUNKTIONIERT ES

EINTRITT UND AUSTRITT VON LUFT

ROTE BLUTKÖRPERCHEN

ALVEOLAR-SÄCKCHEN

KAPILLAR-GEFÄSS

ALVEOLEN-WAND

SCHLEIMSCHICHT

LUNGEN-ARTERIE
Die einzige
„blaue" Arterie.
Das sauerstoff-
arme Blut fließt
von der rechten
Herzkammer zur
Lunge, wo es
mit Sauerstoff
angereichert
wird.

1 Das Alveolarsäckchen füllt sich
mit Luft. Die roten Pfeile zeigen
die Richtung an, in der Sauerstoff an die
roten Blutkörperchen abgegeben wird.
Er gelangt dann zum Herzen und zum
restlichen Körper.

RIPPENFELL
Es besteht
hauptsächlich
aus Muskeln und
ermöglicht die
Bewegungen
innerhalb des
Brustkorbes.

2 Blaue Pfeile zeigen die
Richtung an, in der Koh-
lendioxid vom Herzen und von
Blutplasma zu den roten Blutkörperchen gelangt und in die
Alveole eintritt, um ausgeatmet
zu werden.

3 Den Gasaus-
tausch nennt man
auch Hämatose. Das
Kohlendioxid gelangt
durch die Hohlvenen
zur Lunge, von wo es
ausgeatmet wird.

AORTA
Blut, das in der
Lunge mit Sauer-
stoff angereichert
wurde, kehrt zum
Herzen zurück
und gelangt von
dort durch die
Aorta in den
ganzen Körper.

BRONCHIEN
In jeden Lungenflügel führt ein
Hauptbronchus, der sich viel-
fach in immer kleiner werdende
Bronchien verzweigt.

Bronchialbaum

Das verzweigte Röhrensystem, durch
das Luft in die Lunge und hinaus gelangt. Der Durchmesser wird von der
Luftröhre über die Bronchien und
Bronchiolen immer kleiner.

BRONCHIOLEN
Sie sind dünner als ein
menschliches Haar und
sondern Schleim ab.

Das Verdauungssystem

Im Verdauungssystem ereignet sich ein faszinierender Vorgang, bei dem aus Nahrung für den ganzen Körper Energie gewonnen wird. Dieser Prozess beginnt im Mund. Von dort wandert die Nahrung durch die Speiseröhre, den Magen, den Dünndarm und den Dickdarm, bevor die nicht verwerteten Stoffe durch Enddarm und Anus ausgeschieden werden. Auf diesem Weg wirken wichtige chemische Substanzen wie Gallenflüssigkeit, die von der Leber produziert wird, und Enzyme aus der Bauchspeicheldrüse auf die Nahrung ein, um ihr Nährstoffe zu entziehen. Die Nieren filtern aus den im Blut aufgenommenen Stoffen die nützlichen heraus und scheiden die Abfallstoffe mit dem Urin aus.

Der erste Schritt: Essen

Der Verdauungsvorgang beginnt im Mund, dem Eingang zu dem langen Trakt, der mehrfach seine Form und Funktion ändert und mit dem Enddarm und Anus endet. Zunge und Zähne übernehmen die ersten Spezialaufgaben. Die Zunge schmeckt die Nahrung und schiebt sie so zurecht, dass sie von den Zähnen zerkleinert werden kann. Dabei wirken auch die Kieferknochen mit, die von den zugehörigen Muskeln bewegt werden. Das Gaumensegel im hinteren Bereich des Mundes verhindert, dass Nahrung in die Nase gelangt. Der weitere Weg der Nahrung führt durch die Speiseröhre in den Magen.

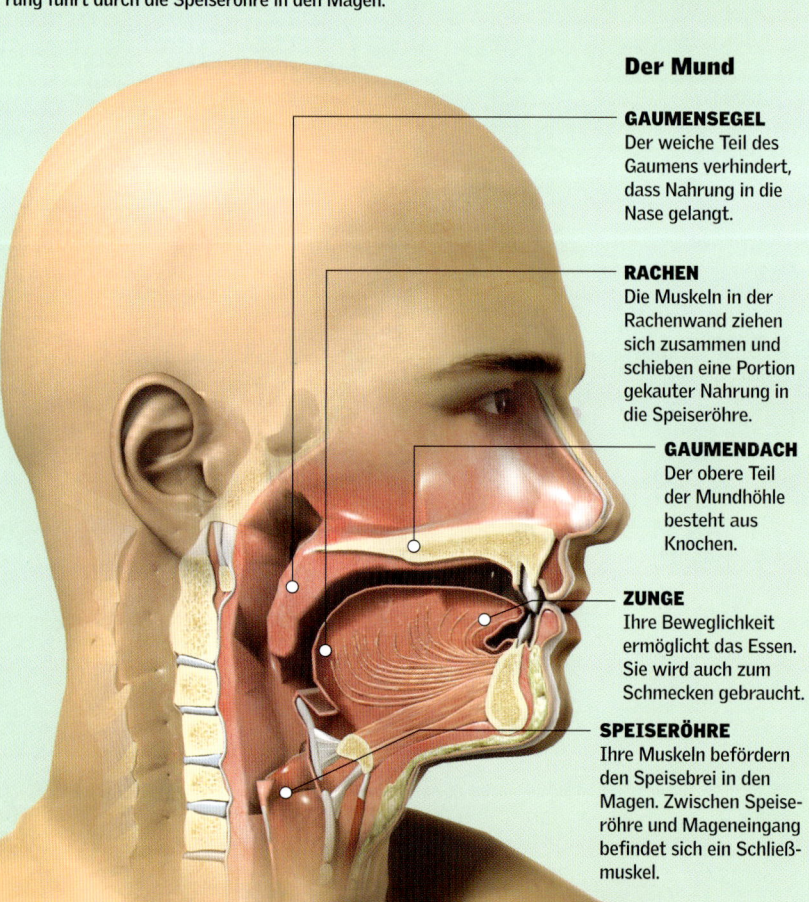

Der Mund

GAUMENSEGEL
Der weiche Teil des Gaumens verhindert, dass Nahrung in die Nase gelangt.

RACHEN
Die Muskeln in der Rachenwand ziehen sich zusammen und schieben eine Portion gekauter Nahrung in die Speiseröhre.

GAUMENDACH
Der obere Teil der Mundhöhle besteht aus Knochen.

ZUNGE
Ihre Beweglichkeit ermöglicht das Essen. Sie wird auch zum Schmecken gebraucht.

SPEISERÖHRE
Ihre Muskeln befördern den Speisebrei in den Magen. Zwischen Speiseröhre und Mageneingang befindet sich ein Schließmuskel.

Zähne

Ein Erwachsener hat 32 Zähne: acht Schneidezähne, vier Eckzähne, acht Prämolaren und zwölf Molaren (Backenzähne). Sie sind sehr hart, was zum Kauen der Nahrung unerlässlich ist. Im Alter von sechs bis zwölf Monaten bekommen Kinder zunächst ein vorläufiges Gebiss (24 Milchzähne), die etwa zwischen dem 5. und 20. Lebensjahr durch die bleibenden Zähne ersetzt werden.

Das bleibende Gebiss

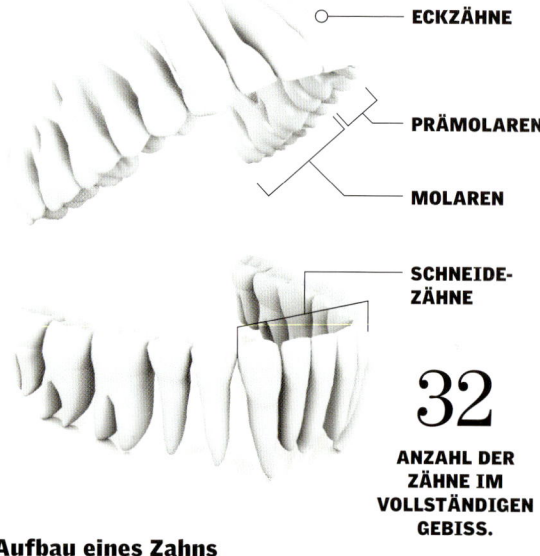

ECKZÄHNE

PRÄMOLAREN

MOLAREN

SCHNEIDE-ZÄHNE

32

ANZAHL DER ZÄHNE IM VOLLSTÄNDIGEN GEBISS.

Aufbau eines Zahns

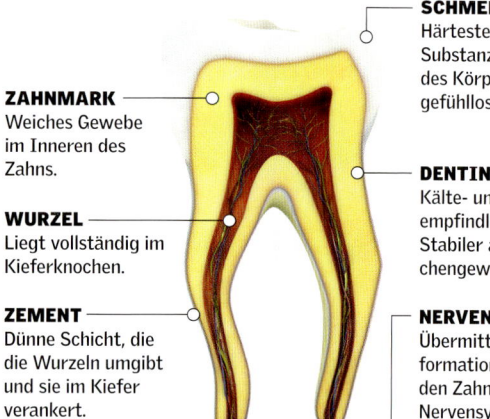

SCHMELZ
Härteste Substanz des Körpers, gefühllos.

ZAHNMARK
Weiches Gewebe im Inneren des Zahns.

WURZEL
Liegt vollständig im Kieferknochen.

ZEMENT
Dünne Schicht, die die Wurzeln umgibt und sie im Kiefer verankert.

DENTIN
Kälte- und hitzeempfindlich. Stabiler als Knochengewebe.

NERVEN
Übermitteln Informationen über den Zahn ans Nervensystem.

Enzyme und Hormone

Das komplexe chemische Verfahren der Nahrungsumwandlung beruht hauptsächlich auf der Wirkung von Enzymen und Hormonen. Beide werden von verschiedenen Drüsen im Verdauungssystem ausgeschüttet, z. B. den Speicheldrüsen. Enzyme wirken vorwiegend als Katalysatoren. Hormone steuern Vorgänge wie Wachstum, Stoffwechsel, Fortpflanzung und Organfunktion.

Verdauung chronologisch

Die Verdauung von Nahrung setzt wenige Sekunden nach dem Essen mit dem Kauen ein. Die durchschnittliche Verdauungszeit liegt bei 32 Stunden, der Vorgang kann aber auch zwischen 20 und 24 Stunden dauern.

1 00:00:00

Der Vorgang beginnt, wenn Nahrung in den Mund gelangt. An dieser Entscheidung ist der ganze Organismus beteiligt, aber das Verdauungssystem spielt die Hauptrolle. Zuerst treten Zähne und Zunge in Aktion, unterstützt von den Speicheldrüsen, die Speichel zur Befeuchtung der Nahrung absondern. Die Nahrung wird gekaut, damit sie durch die Speiseröhre gleiten kann.

2 00:00:10

Nach etwa zehn Sekunden Kauen hat sich die Nahrung in einen feuchten Brei verwandelt, der durch den Rachen in die Speiseröhre und weiter in den Magen gelangt. Dort finden weitere Veränderungen statt.

3 03:00:00

Drei Stunden nach der Ankunft verlässt die Nahrung den Magen. Er hat seine Arbeit getan, die erste Verdauungsphase ist vorbei. Der Nahrungsbrei ist jetzt dickflüssig.

4 06:00:00

Drei Stunden später trifft der verdaute Nahrungsbrei in der Mitte des Dünndarms ein. Nun können die Nährstoffe absorbiert werden.

5 08:00:00

Zwei Stunden später treffen die unverdauten, wässrigen Reststoffe am Übergang zwischen Dünndarm und Dickdarm ein. Stoffe, die vom Körper nicht verwertet werden können, setzen ihren Weg fort und werden darauf vorbereitet, in Form von Exkrementen aus dem Körper ausgeschieden zu werden.

20:00:00

Die Reste der Nahrung bleiben 12 bis 28 Stunden im Dickdarm. In dieser Zeit werden die unverdauten Stoffe in halbfeste Exkremente verwandelt.

6 24:00

20 bis 24 Stunden nach der Nahrungsaufnahme erreicht der halbfeste Brei aus Abfallstoffen den Enddarm und wird ausgeschieden.

Transport

DIE NAHRUNG WIRD IM KÖRPER DURCH MUSKELBEWEGUNGEN (PERISTALTIK) VORWÄRTS BEFÖRDERT. DARUM KANN MAN AUCH KOPFÜBER ODER, WIE DIE ASTRONAUTEN, IN DER SCHWERELOSIGKEIT ESSEN.

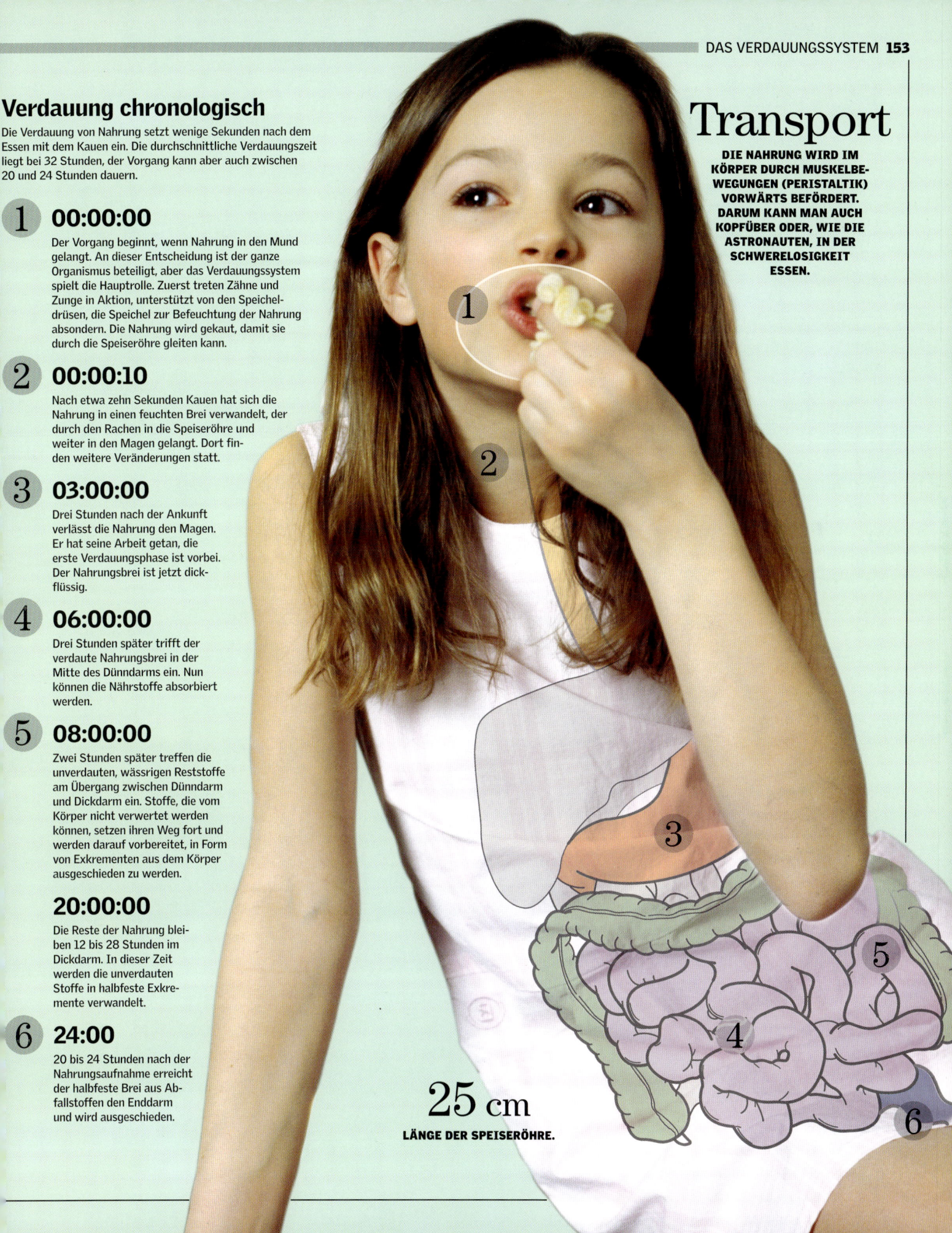

25 cm

LÄNGE DER SPEISERÖHRE.

Der Magen

Der Magen ist der Teil des Verdauungstraktes, der sich an die Speiseröhre anschließt. Manchmal wird er auch als Erweiterung der Speiseröhre betrachtet. Er ist der erste Teil des Verdauungssystems, das sich im Bauchraum befindet, und hat die Form eines gekrümmten Beutels. Im Magen wird die heruntergeschluckte Nahrung durch Magensäure und Enzyme intensiven chemischen Reaktionen unterworfen und gründlich durchmischt. Am Magenausgang befindet sich der Pförtner, dann schließt sich der Zwölffingerdarm an. Durch die Peristaltik (Muskelkontraktionen des Verdauungstrakts) wird der Nahrungsbrei aus dem Magen in den Zwölffingerdarm befördert, wo der nächste Verdauungsschritt erfolgt.

Der Schluckvorgang

Das Schlucken scheint zwar einfach, erfordert aber die Koordination verschiedener Körperteile. Wenn der Nahrungsbrei in die Speiseröhre gleitet, schiebt sich das Gaumensegel nach hinten. Der Kehldeckel senkt sich, damit keine Nahrung in die Atemwege gelangt. Durch die Muskelbewegungen des Verdauungstrakts (Peristaltik) wird der Nahrungsbrei weitertransportiert.

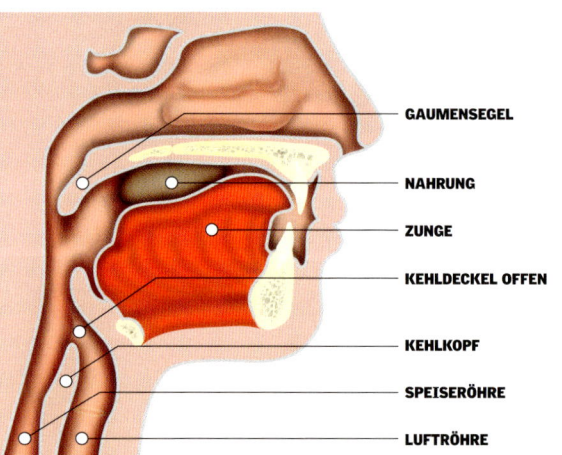

- GAUMENSEGEL
- NAHRUNG
- ZUNGE
- KEHLDECKEL OFFEN
- KEHLKOPF
- SPEISERÖHRE
- LUFTRÖHRE

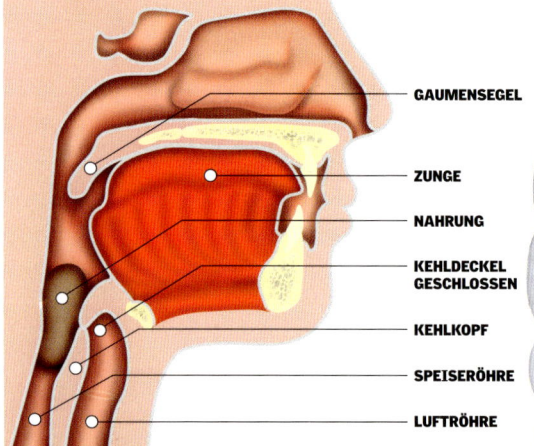

- GAUMENSEGEL
- ZUNGE
- NAHRUNG
- KEHLDECKEL GESCHLOSSEN
- KEHLKOPF
- SPEISERÖHRE
- LUFTRÖHRE

Röntgenaufnahme des Magens

Der Magen ist das bekannteste innere Organ, dennoch gibt es weitverbreitete Irrtümer. Der gekrümmte Beutel dehnt sich, wenn er mit Nahrung gefüllt ist, entzieht ihr aber keine Nährstoffe. Seine Aufgabe besteht darin, die Verdauung in Gang zu setzen, halb verdaute Nahrung zu speichern und allmählich an den Verdauungstrakt weiterzugeben. Durch Magensäure und Enzyme werden die Proteine in der Nahrung aufgespalten, durch Muskelkontraktionen wird der Brei durchmischt.

PFÖRTNER (PYLORUS)
Ein ringförmiger Muskel, der sich öffnet und schließt, um die Nahrung portionsweise in den Darm durchzulassen.

MAGENWAND
Sie besteht auch drei Muskelschichten, die sich in verschiedenen Richtungen zusammenziehen, um die Nahrung zu durchmischen. Sie enthält Millionen mikroskopisch kleiner Drüsen, die Magensäure abgeben.

ZWÖLFFINGERDARM
Das erste Stück des Dünndarms.

20-fach

DER MAGEN KANN SICH NACH DER AUFNAHME VON NAHRUNG AUF DAS 20-FACHE VERGRÖSSERN.

SPEISERÖHRE
Durch sie gelangt gekaute Nahrung in den Magen.

SCHLIESSMUSKEL AM MAGENEINGANG
Verschließt den Eingang des Magens, damit Mageninhalt und Magensäure nicht in die Speiseröhre zurückfließen können.

FALTEN
Sie bilden sich, wenn der Magen leer ist, und ziehen sich glatt, wenn der Magen gefüllt wird und sich vergrößert.

Peristaltik: Muskeln in Bewegung

Als Peristaltik bezeichnet man Muskelbewegungen, die den Nahrungsbrei zum Magen und, wenn dort die erste Verdauungsphase erfolgt ist, weiter in den Dünndarm befördern. Ringförmige Muskeln, die sich öffnen und schließen, regulieren den Nahrungstransport.

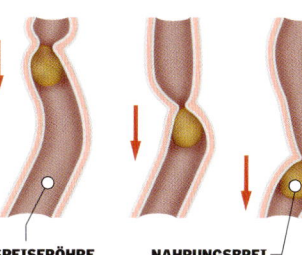

SPEISERÖHRE **NAHRUNGSBREI**

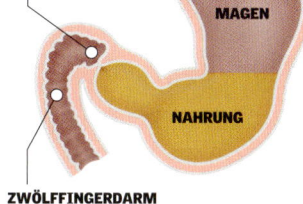

PFÖRTNER (SCHLIESSMUSKEL)
MAGEN
NAHRUNG
ZWÖLFFINGERDARM

Nahrung wird durch Muskelkontraktionen der Speiseröhre zum Magen transportiert. Die Schwerkraft wirkt dabei mit.

Voller Magen. Nahrung kommt hinzu. Der Pförtner bleibt geschlossen. Die Magensäure tötet Bakterien ab. Der Nahrungsbrei wird durch Muskelbewegungen gemischt.

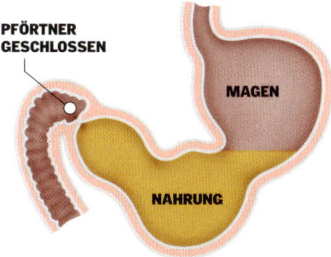

PFÖRTNER GESCHLOSSEN
MAGEN
NAHRUNG

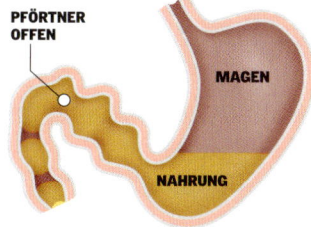

PFÖRTNER OFFEN
MAGEN
NAHRUNG

Aktive Verdauungstätigkeit im Magen. Die Muskeln mischen den Brei, bis er dickflüssig ist.

Der Magen wird entleert. Der Pförtner entspannt sich, die Muskeln schieben den Nahrungsbrei in kleinen Portionen durch den Magenausgang in den Zwölffingerdarm.

Magenwand

Durch den Aufbau der Magenwand kann der Magen seine beiden Funktionen ausführen. Die Muskelschichten und die Aktivität der Magensäure-Drüsen sorgen für eine wirkungsvolle Verdauung.

MAGENSCHLEIMHAUT (MUCOSA)
Hier befinden sich die Drüsen, die täglich etwa 2,8 Liter Magensäure produzieren.

MAGENGRÜBCHEN
Die Mündungen der Magendrüsen.

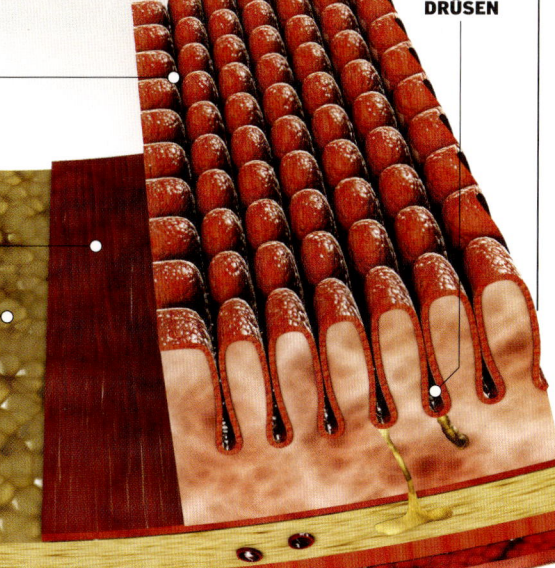

MAGEN-DRÜSEN

MUSKELSCHICHTEN DER MUCOSA
Unter der Magenschleimhaut befinden sich zwei dünne Schichten aus Muskelfasern.

SUBMUCOSA
Gewebe, das die Mucosa mit den Muskelschichten verbindet.

DREI MUSKELSCHICHTEN
Die Fasern verlaufen ringförmig, in Längsrichtung und schräg.

SUBSEROSA
Gewebe, das die Serosa mit den Muskeln verbindet.

SEROSA
Äußere Schicht der Magenwand.

Leber, Bauchspeicheldrüse, Galle

Die Leber ist die größte Drüse des Körpers und das zweitgrößte Organ. Sie hat verschiedene Funktionen, und das Gleichgewicht der Körperfunktionen hängt in erheblichem Maß von ihr ab. Die Leber produziert Galle, eine gelblich-grüne Flüssigkeit, die zur Verdauung von Fetten wichtig ist. Außerdem reguliert die Leber den Glukosespiegel des Blutes. Sie speichert Glukose in Form von Glykogen, das wieder abgegeben werden kann, wenn der Organismus für bestimmte Aktivitäten mehr Zucker benötigt. Die Leber steuert den Proteinstoffwechsel. Proteine sind essentielle chemische Verbindungen, aus denen die Zellen von Tieren und Pflanzen bestehen. Die Leber filtert das But und speichert die Vitamine A, D, E und K. Die Bauchspeicheldrüse produziert ebenfalls ein Sekret, das die Verdauung unterstützt.

Leber

Eine der vielen Leberfunktionen ist die Beseitigung von schädlichen Stoffen wie Drogen oder Krankheitserregern aus dem Blut. Sie filtert Giftstoffe aus, die bis in den Dünndarm gelangt sind, und spielt auch für den ausgewogenen Haushalt von Proteinen, Glukose, Fetten, Cholesterin, Hormonen und Vitaminen eine Rolle. Auch an der Blutgerinnung ist sie beteiligt.

Leberläppchen

Die Leber produziert unter anderem Nährstoffe, um den Blutzuckerspiegel stabil zu halten. Für diese Funktion sind Hunderte chemischer Prozesse nötig, die in den Hepatozyten oder Leberzellen stattfinden. Diese sind säulenförmig angeordnet und bilden die Leberläppchen. Sie produzieren auch Galle und Cholesterin (ein Steroid-Alkohol) und beseitigen Giftstoffe aus der Nahrung.

AST DES GALLENGANGS
Transportiert Galle zum Hauptgallengang.

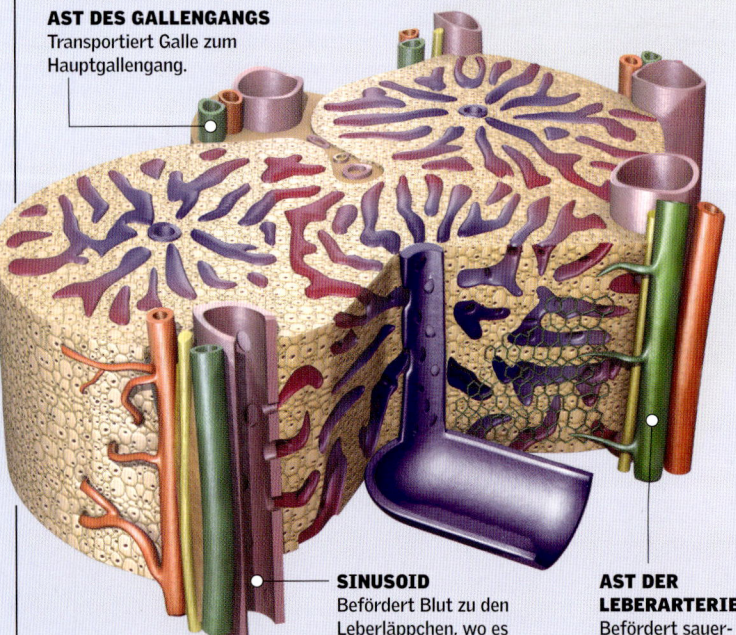

GALLENBLASE
Speichert die Galle, die von der Leber produziert wird.

SINUSOID
Befördert Blut zu den Leberläppchen, wo es gefiltert wird.

AST DER LEBERARTERIE
Befördert sauerstoffreiches Blut zu den Leberläppchen.

Gallenblase und Galle

Die Hepatozyten produzieren Galle, die in der Gallenblase gespeichert wird.
Die Galle gelangt von der Leber durch die Gallen- und Lebergänge, die sich beim Durchfließen der Galle weiten, in die Gallenblase. Wenn der Körper Fett verdaut, wird Galle aus der Gallenblase in den Dünndarm abgegeben, um die Fette zu emulgieren und ihre spätere Aufnahme zu erleichtern.

ZWÖLFFINGERDARM
Der erste Teil des Dünndarms.

SPEISERÖHRE
Durch sie gelangt
die Nahrung in
den Magen.

Bauchspeicheldrüse

Die Bauchspeicheldrüse hat mehrere Funktionen. Ihre Zellen geben ein Sekret in den Zwölffingerdarm ab. Es enthält Enzyme, die zur Aufspaltung von Fetten, Proteinen und Kohlenhydraten benötigt werden, sowie Natriumbikarbonat, das die starke Magensäure neutralisiert. Die Bauchspeicheldrüse hat auch eine Funktion im Hormonsystem: Sie schüttet das Hormon Insulin aus, das den Blutzuckerspiegel reguliert.

LEBERGANG

**GALLEN-
BLASENGANG**

**LEBERGALLEN-
GANG**

**BAUCHSPEICHEL-
DRÜSENGANG**
Transportiert Bauchspeicheldrüsensekret in den Zwölffingerdarm.

**BAUCH-
SPEICHEL-
DRÜSE**

0,9 Liter

**DIESE MENGE GALLE KANN DIE
LEBER PRO TAG PRODUZIEREN.
DIE LEBER IST DAS
SCHWERSTE INNERE
ORGAN DES KÖRPERS.**

Stoffwechsel

Durch verschiedene chemische Reaktionen in den Zellen von Lebewesen werden einfache Stoffe in komplexe Substanzen umgewandelt und umgekehrt. Wenn Nährstoffe in den Blutstrom aufgenommen werden und zur Leber gelangen, spaltet diese die Proteine in Aminosäuren auf. Fette werden in Fettsäuren und Glyzerol aufgespalten, Kohlenhydrate in kleinere Bestandteile. Die normale Nahrung enthält Kohlenhydrate, Proteine, Fette, Vitamine und Mineralien.

MILZ
Die Milz hat zwei Funktionen. Sie ist am Immunsystem beteiligt und vernichtet schadhafte rote Blutkörperchen.

ENERGIE
Die Körperzellen beziehen ihre Energie hauptsächlich durch die Aufspaltung von Glukose, die in der Leber gespeichert ist. Wenn keine Glukose verfügbar ist, gewinnt der Körper Energie aus Fettsäuren.

**BAUCHSPEICHEL-
DRÜSE**
Produziert Bauchspeicheldrüsensekret, das Verdauungsenzyme enthält.

**BAUCHSPEICHEL-
DRÜSENGANG**

DIE VERBINDUNG
Speiseröhre, Magen, Gallenblase, Milz und Dünndarm bilden hinsichtlich ihrer Funktion und ihrer Lage im Körper eine Einheit. Sie bilden die größte Kreuzung des Verdauungstraktes.

LEBERGEWEBE
Überschüssige Glukose wird in den Zellen der Leber in Form von Glykogen gespeichert.

MUSKELFASERN
Die Muskelzellen der Leber und die Leberzellen speichern Glykogen.

FETTZELLEN
In diesen Zellen speichert der Körper nicht verwertete Fettsäuren in Form von Fett.

**ZELLWACHSTUM
UND -REPARATUR**
Durch Stoffwechselvorgänge werden Aminosäuren in Proteine umgewandelt. Proteine werden für die Mitose, die Zellregeneration und die Enzymproduktion benötigt.

Dickdarm und Dünndarm

Dies ist der längste Teil des Verdauungstraktes. Er ist acht bis neun Meter lang und erstreckt sich vom Magen zum Anus. Aus dem Magen gelangt die Nahrung in den Dünndarm, wo Enzyme auf die Nahrung einwirken, bis die chemische Aufspaltung abgeschlossen ist. Dann nehmen die Wände des Dünndarms Nährstoffe auf, die durch die chemische Umwandlung der Nahrung verfügbar geworden sind. Diese Nährstoffe gelangen in den Blutstrom. Nicht verwertete Stoffe setzen ihren Weg in den Dickdarm fort. Dort entstehen in der letzten Phase der Verdauung die Exkremente, die ausgeschieden werden.

Verbindung

An den Zwölffingerdarm schließt sich das Jejunum an, dann folgt das Ileum. Hier geht der Dünndarm in den Dickdarm über. Das Ileum ist etwa vier Meter lang. Seine Hauptfunktion besteht in der Aufnahme von Vitamin B12 und Gallensalzen. Die Hauptaufgabe des Dickdarms ist die Aufnahme von Wasser und Elektrolyten, die durch das Ileum herantransportiert wurden.

AUFSTEIGENDER DICKDARM
Auf der gesamten Länge des Dickdarms wird den Nahrungsresten Wasser entzogen. Dabei werden auch Mineralsalze aufgenommen.

LÄNGSMUSKEL

QUERMUSKEL DES DICKDARMS

ILEUM-EINMÜNDUNG
Entspannt sich zwischen den Mahlzeiten, sodass sich der Transport beschleunigt.

ZWÖLFFINGER-DARM
Der erste Teil des Dünndarms, in den Sekrete von Leber und Bauchspeicheldrüse ausgeschüttet werden.

CAECUM
Erster Teil des Dickdarms.

ILEUM

WURMFORTSATZ (BLINDDARM)

Öffnung des Wurmfortsatzes.

CAECUM
Der erste Abschnitt des Dickdarms.

WASSER, DAS IN DEN DARMTRAKT GELANGT	
In Litern	
Speichel	1 l
Wasser aus Getränken	2,3 l
Galle	1 l
Bauchspeicheldrüsensekret	2 l
Magensaft	2 l
Darmsekrete	1 l
SUMME	9,3 l

WASSER, DAS VOM DARMTRAKT AUFGENOMMEN WIRD	
In Litern	
Dünndarm	8,3 l
Dickdarm	0,9 l
ZWISCHENSUMME	9,2 l
Ausscheidung mit Exkrementen	0,1 l
SUMME	9,3 l

ILEUM
Der letzte Abschnitt des Dünndarms, an den sich der Dickdarm anschließt.

ENDDARM
Das Darmende, an dem sich die Exkremente sammeln. Das Fassungsvermögen ist klein.

ANUS
Öffnung des Enddarms, durch die die Exkremente ausgeschieden werden.

DÜNNDARM

Unterschiede und Ähnlichkeiten

Der Dünndarm ist länger als der Dickdarm. Die Länge des Dünndarms liegt zwischen sechs und sieben Metern, die des Dickdarms bei durchschnittlich 1,5 Metern. In Aufbau und Funktion ähneln sie einander.

DICKDARM

SEROSA
Äußere, schützende Schicht beider Därme.

SUBMUCOSA
Lockeres Gewebe mit Gefäßen und Nerven.

MUCOSA
Nimmt durch Härchen oder Vorsprünge Nährstoffe auf. Absorbiert Fett und sondert Schleim ab.

QUER LAUFENDER DICKDARM
Hier beginnt die Umwandlung unverdauter Nahrungsreste in Exkremente.

MUSKELSCHICHT
Dünne Muskelfasern, die außen in Längsrichtung und innen ringförmig verlaufen. Die Fasern sind mit Härchen besetzt, die die Fläche der Schleimhaut vergrößern. Fettige, starre Schicht durchmischt die Exkremente und schiebt sie voran.

ABSTEIGENDER DICKDARM
Die Exkremente werden verfestigt und gesammelt, ehe sie ausgeschieden werden.

Villi

An der Innenwand des Dünndarms befinden sich Millionen haarähnlicher Strukturen, die Villi genannt werden. Jeder Villus enthält ein Lymphgefäß und ein Netzwerk von Gefäßen, die ihn mit Nährstoffen versorgen, und ist von einer Zellschicht bedeckt, die Nährstoffe absorbiert. Die Funktion der Villi besteht darin, die Oberfläche der Darmwand zu vergrößern und dadurch eine optimale Nährstoffaufnahme zu gewährleisten.

JEJUNUM
Der mittlere Teil des Dünndarms, liegt zwischen Zwölffingerdarm und Ileum.

VILLUS

LYMPH-KAPILLARE

ARTERIELLE KAPILLARE

VENÖSE KAPILLARE

SIGMADARM
Dieser Teil des Darms ist so aufgebaut, dass Gase passieren können, ohne den Darminhalt vorwärts zu schieben.

MUCOSA

SUBMUCOSA

MUSKEL-SCHICHT

SEROSA

Das Harnsystem

Das Harnsystem besteht aus den beiden Nieren, den beiden Harnleitern, der Blase und der Harnröhre. Es dient zur Aufrechterhaltung des Gleichgewichts zwischen Wasser und Chemikalien im Körper (Homöostase). Grundlegend dafür ist, dass die Nieren Urin erzeugen und ausscheiden. Urin ist unschädlich und hat einen Harnstoffanteil von nur etwa 2 Prozent. Außerdem ist er steril: Er besteht hauptsächlich aus Wasser sowie Salzen und enthält normalerweise keine Bakterien, Viren oder Pilze. Durch die Harnleiter wird der Urin von den Nieren zur Blase befördert. In diesem Hohlorgan wird er gespeichert, bis er durch die Harnröhre ausgeschieden wird.

Der Harntrakt

Der Glomerulus ist eine Gruppierung von Gefäßen in der Nierenrinde. Er ist hauptsächlich für die Filterungsfunktion verantwortlich. Durch größere Arteriolen wird das Blut zum Glomerulus transportiert. Andere, dünnere Arteriolen führen das Blut von ihm weg. Innerhalb der Niere entsteht so viel Druck, dass die Flüssigkeit aus dem Blut durch die porösen Kapillarwände dringt.

Die Tätigkeit der Blase

Die Blase wird ständig mit Urin gefüllt und in regelmäßigen Abständen entleert. Wenn sie voll ist, dehnt sie sich, um ihr Fassungsvermögen zu erhöhen. Wird der ringförmige Schließmuskel entspannt, zieht sich die Muskelwand der Blase zusammen, und der Urin wird durch die Harnröhre ausgeschieden. Bei Erwachsenen geschieht dies kontrolliert als Reaktion auf ein Signal, das vom Gehirn ausgesandt wird. Kleinkinder entleeren die Blase unkontrolliert, sobald sie gefüllt ist.

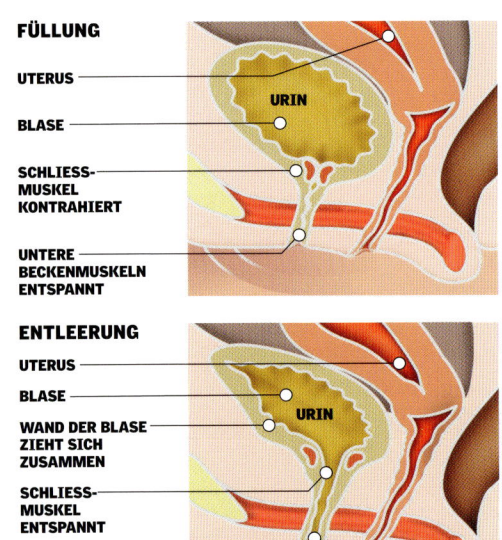

FÜLLUNG

UTERUS

BLASE

URIN

SCHLIESS-
MUSKEL
KONTRAHIERT

UNTERE
BECKENMUSKELN
ENTSPANNT

ENTLEERUNG

UTERUS

BLASE

URIN

WAND DER BLASE
ZIEHT SICH
ZUSAMMEN

SCHLIESS-
MUSKEL
ENTSPANNT

UNTERE BECKEN-
MUSKELN
ANGESPANNT

Legende

1. TRANSPORT
Das Blut fließt durch die Renalarterie zur Niere.

2. FILTERUNG
Die Arterie bringt das Blut in die Niere, wo es von den Nephronen (Funktionseinheiten der Niere) gefiltert wird.

3. SPEICHERUNG
Durch die Filterung entsteht eine gewisse Menge Urin, die ins Nierenbecken transportiert wird.

4. AUSSCHEIDUNG
Der Urin fließt vom Nierenbecken durch die Harnleiter in die Blase. Dort sammelt er sich, bis er durch die Harnröhre ausgeschieden wird.

15 Minuten

DAUERT ES, BIS FLÜSSIGKEIT DIE NEPHRONEN DURCHLAUFEN HAT.

ZUSAMMENSETZUNG DES URINS

95%	Wasser
2%	Harnstoff (eine giftige Substanz)
2%	Chlorsalze, Sulfate, Kalium- und Magnesiumphosphat
1%	Harnsäure

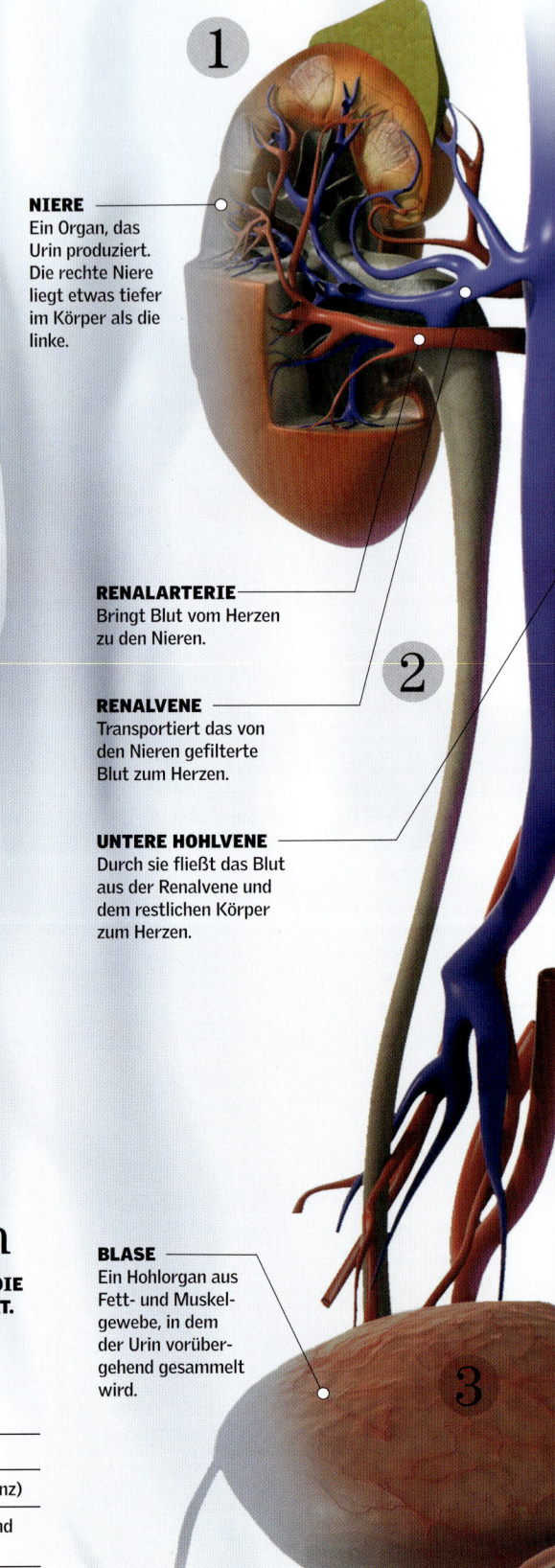

1

NIERE
Ein Organ, das Urin produziert. Die rechte Niere liegt etwas tiefer im Körper als die linke.

RENALARTERIE
Bringt Blut vom Herzen zu den Nieren.

2

RENALVENE
Transportiert das von den Nieren gefilterte Blut zum Herzen.

UNTERE HOHLVENE
Durch sie fließt das Blut aus der Renalvene und dem restlichen Körper zum Herzen.

BLASE
Ein Hohlorgan aus Fett- und Muskelgewebe, in dem der Urin vorübergehend gesammelt wird.

3

4

NEBENNIERE
Sie sitzt oberhalb der Niere und produziert Adrenalin. Ihre Rinde erzeugt Corticoide.

ABDOMINAL-AORTA
Eine der Hauptarterien. Durch sie fließt Blut in die Renalarterie.

HARNLEITER
Röhrenförmige Verbindung jeder Niere zur Blase.

Geschlechtsunterschiede

Das Harnsystem teilt sich mit den Fortpflanzungsorganen den unteren Bauchraum, aber die beiden Systeme stehen auch funktionell in Beziehung. Durch die Harnleiter werden beispielsweise Sekrete transportiert, die von den Drüsen beider Systeme erzeugt werden. Das Harnsystem von Männern und Frauen unterscheidet sich. Männer haben eine größere Blase, und die Harnröhre hat bis zu ihrem Austritt an der Spitze des Penis eine Länge von etwa 15 cm. Bei der Frau liegt die Blase vor dem Uterus, die Harnröhre hat eine Länge von etwa 4 cm.

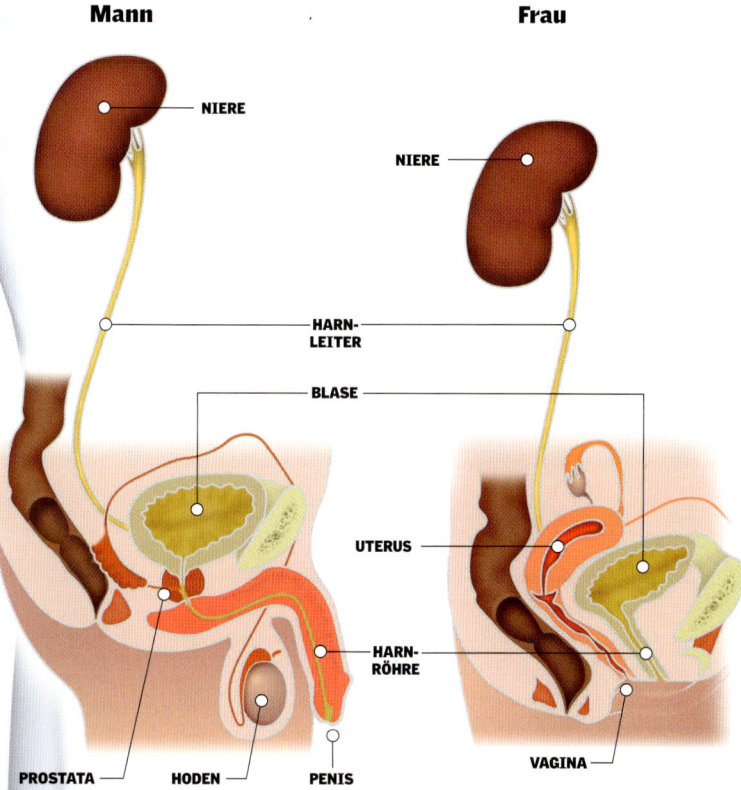

Mann

Frau

NIERE

NIERE

HARN-LEITER

BLASE

UTERUS

HARN-RÖHRE

PROSTATA   HODEN   PENIS

VAGINA

Flüssigkeitsaustausch

Die Urinmenge, die ein Mensch täglich ausscheidet, hängt von der aufgenommenen Flüssigkeitsmenge ab. 2,5 Liter ist recht viel, aber eine auffällige Abnahme der Urinproduktion kann auf ein Problem hindeuten. Die Tabelle zeigt die Beziehung zwischen der Flüssigkeitsaufnahme und der Ausscheidung durch verschiedene Drüsen des menschlichen Körpers.

AUFNAHME VON WASSER		AUSSCHEIDUNG VON WASSER	
Getränke	60% 1500 Milliliter	**Urin**	60% 1500 Milliliter
Feste Nahrung	30% 750 Milliliter	**Abgabe durch Lunge und Haut**	28% 700 Milliliter
Stoffwechsel-wasser	10% 250 Milliliter	**Schweiß**	8% 200 Milliliter
Summe	2500 Milliliter	**Exkremente**	4% 100 Milliliter
		Summe	2500 Milliliter

Die Nieren

Die Nieren befinden sich rechts und links der Wirbelsäule. Sie sind die wichtigsten Organe des Harnsystems. Sie regulieren den Wasser- und Mineralstoffhaushalt des Blutes und erzeugen Urin, mit dem die ausgefilterten Abfallstoffe ausgeschieden werden. Sie sorgen dafür, dass die Zusammensetzung der Körperflüssigkeiten konstant bleibt, regulieren den Druck der Arterien und erzeugen wichtige Stoffe wie eine Vorstufe von Vitamin D und Erythropoietin. Pro Tag filtern sie durchschnittlich 1750 Liter Blut und produzieren circa 1,5 Liter Urin. Die Nieren sind etwa 12 Zentimeter lang und 6 Zentimeter breit. Ihr Gewicht macht nur etwa 1 Prozent des Körpergewichts aus, aber sie verbrauchen 25 Prozent der Körperenergie. Stellt eine Niere die Funktion ein, kann der Körper mit nur einer funktionsfähigen Niere weiterleben.

MARKPYRAMIDE
Pyramidenförmige Strukturen, die das Nierenmark bilden.

Der Nierenkreislauf

In jeder Niere befinden sich etwa eine Million Nephronen. Sie produzieren Urin. Er fließt von den Nephronen zu einer Stelle (Proximales Konvolut), wo Nährstoffe wie Glukose, Aminosäuren, Salze und das meiste Wasser wieder ins Blut aufgenommen werden. Nach dem Durchlaufen des Nephrons ist das Blut gefiltert und gelangt zum Sammelrohr, in dem nur die Reststoffe und das überschüssige Wasser zurückbleiben.

1. EINTRITT DES BLUTES
Das Blut gelangt durch die Renalarterie zur Niere.

2. FILTERUNG
Das Blut wird von den Nephronen, den Funktionseinheiten der Niere, gefiltert.

3. PRODUKTION VON URIN
Durch die Filterung entsteht eine gewisse Menge Urin, die ins Nierenbecken transportiert wird. Das gefilterte, giftstofffreie Blut gelangt über die Renalvene wieder in den Kreislauf.

4. AUSSCHEIDUNG
Der Urin fließt vom Nierenbecken durch die Harnleiter in die Blase. Dort sammelt er sich, bis er durch die Harnröhre ausgeschieden wird.

5. SAUBERES BLUT
Das gefilterte Blut verlässt die Niere durch die Renalvene, die in die Hohlvene fließt. Diese befördert es zum Herzen.

1 Million

NEPHRONEN BEFINDEN SICH SCHÄTZUNGSWEISE IN EINER NIERE.

NIERENBECKEN
Transportiert den Urin zum Harnleiter.

NIERENKAPSEL
Mit der Nierenoberfläche verwachsene Schutzschicht aus weißem, fasrigem Gewebe.

45 Minuten

DER FRANZÖSISCHE ARZT CLAUDE BERNARD (1813–1878) ENTDECKTE ALS ERSTER DIE BEDEUTUNG DER NIEREN. DAMALS WAR NOCH NICHT BEKANNT, DASS DIE NIEREN ALLE 45 MINUTEN DEN GESAMTEN WASSERANTEIL DES BLUTES FILTERN UND DASS EIN MENSCH DENNOCH MIT EINER EINZIGEN NIERE (MIT DIALYSE AUCH OHNE FUNKTIONSTÜCHTIGE NIEREN) ÜBERLEBEN KANN.

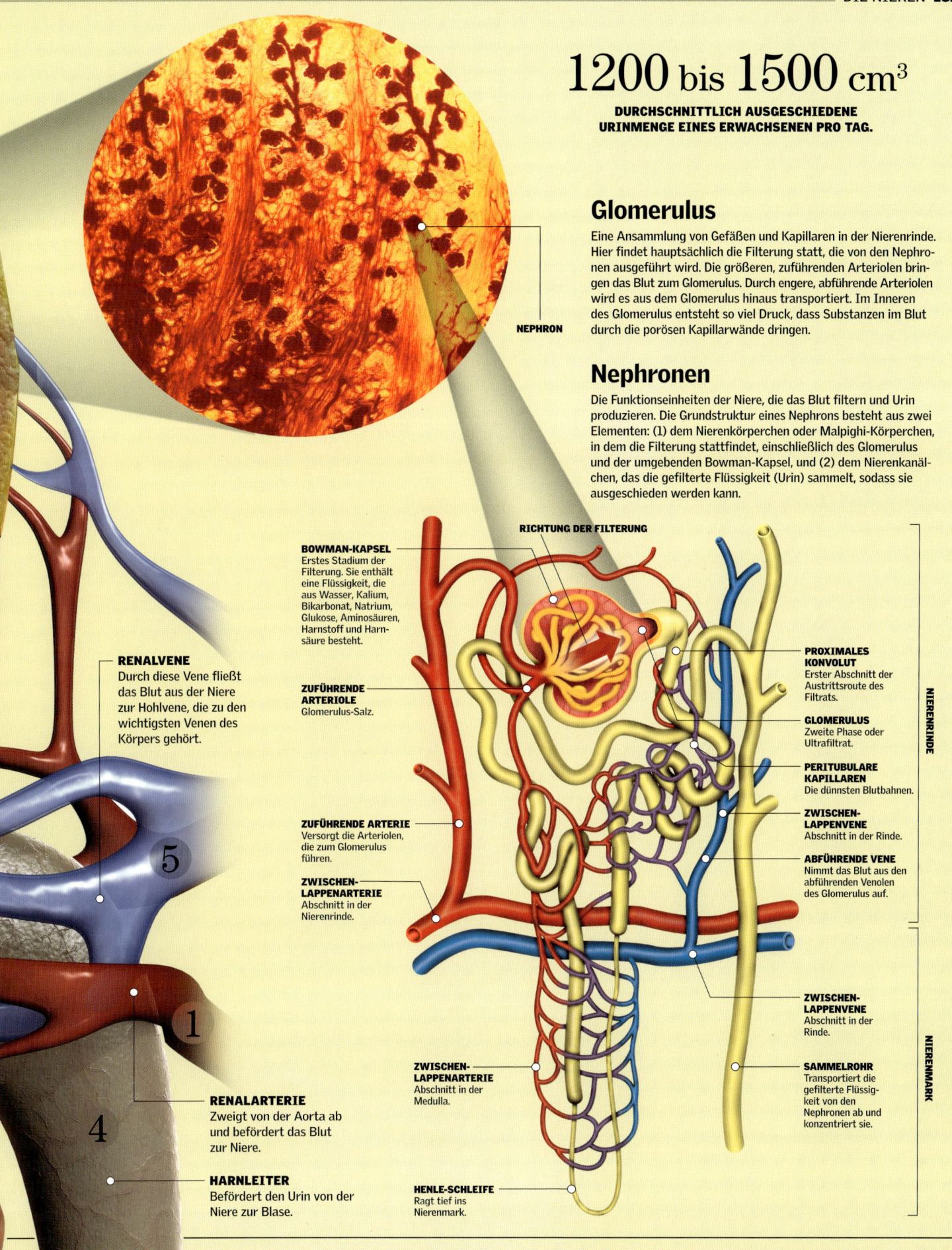

1200 bis 1500 cm³
DURCHSCHNITTLICH AUSGESCHIEDENE URINMENGE EINES ERWACHSENEN PRO TAG.

Glomerulus

Eine Ansammlung von Gefäßen und Kapillaren in der Nierenrinde. Hier findet hauptsächlich die Filterung statt, die von den Nephronen ausgeführt wird. Die größeren, zuführenden Arteriolen bringen das Blut zum Glomerulus. Durch engere, abführende Arteriolen wird es aus dem Glomerulus hinaus transportiert. Im Inneren des Glomerulus entsteht so viel Druck, dass Substanzen im Blut durch die porösen Kapillarwände dringen.

Nephronen

Die Funktionseinheiten der Niere, die das Blut filtern und Urin produzieren. Die Grundstruktur eines Nephrons besteht aus zwei Elementen: (1) dem Nierenkörperchen oder Malpighi-Körperchen, in dem die Filterung stattfindet, einschließlich des Glomerulus und der umgebenden Bowman-Kapsel, und (2) dem Nierenkanälchen, das die gefilterte Flüssigkeit (Urin) sammelt, sodass sie ausgeschieden werden kann.

NEPHRON

RICHTUNG DER FILTERUNG

BOWMAN-KAPSEL
Erstes Stadium der Filterung. Sie enthält eine Flüssigkeit, die aus Wasser, Kalium, Bikarbonat, Natrium, Glukose, Aminosäuren, Harnstoff und Harnsäure besteht.

ZUFÜHRENDE ARTERIOLE
Glomerulus-Salz.

ZUFÜHRENDE ARTERIE
Versorgt die Arteriolen, die zum Glomerulus führen.

ZWISCHEN-LAPPENARTERIE
Abschnitt in der Nierenrinde.

RENALVENE
Durch diese Vene fließt das Blut aus der Niere zur Hohlvene, die zu den wichtigsten Venen des Körpers gehört.

PROXIMALES KONVOLUT
Erster Abschnitt der Austrittsroute des Filtrats.

GLOMERULUS
Zweite Phase oder Ultrafiltrat.

PERITUBULARE KAPILLAREN
Die dünnsten Blutbahnen.

ZWISCHEN-LAPPENVENE
Abschnitt in der Rinde.

ABFÜHRENDE VENE
Nimmt das Blut aus den abführenden Venolen des Glomerulus auf.

NIERENRINDE

ZWISCHEN-LAPPENVENE
Abschnitt in der Rinde.

SAMMELROHR
Transportiert die gefilterte Flüssigkeit von den Nephronen ab und konzentriert sie.

NIERENMARK

ZWISCHEN-LAPPENARTERIE
Abschnitt in der Medulla.

HENLE-SCHLEIFE
Ragt tief ins Nierenmark.

RENALARTERIE
Zweigt von der Aorta ab und befördert das Blut zur Niere.

HARNLEITER
Befördert den Urin von der Niere zur Blase.

5

1

4

Das Hormonsystem

Die Drüsen des Körpers produzieren etwa 50 verschiedene Hormone und schütten sie ins Blut aus. Die Hormone regen verschiedene Organe an. Sie regulieren die Fortpflanzung, die Entwicklung und den Stoffwechsel. Diese Chemikalien steuern viele Abläufe im Körper und mischen sich auch in unser Liebesleben ein.

Ein Kuss

KÜSSEN GILT ALS GESUND, WEIL ES UNTER ANDEREM DIE PRODUKTION VERSCHIEDENER HORMONE UND ANDERER KÖRPERCHEMIKALIEN ANREGT.

Hormonbotschaften

Das System der Drüsen wird von der Hirnanhangdrüse gesteuert. Es umfasst Schilddrüse, Nebenschilddrüse, Bauchspeicheldrüse, Hoden und Eierstöcke, Nebennierendrüsen, Zirbeldrüse und den Hypothalamus. Diese Drüsen produzieren Hormone, die für verschiedene Körperfunktionen nötig sind. Der Begriff Hormon leitet sich von dem griechischen Wort „hormon" für aufregen oder anregen ab. Er wurde 1905 von dem britischen Arzt Ernest Starling eingeführt, der 1902 an der Isolierung des ersten Hormons mitgewirkt hatte: Sekretin, das die Darmtätigkeit anregt. Hormone steuern auch Funktionen wie die Fortpflanzung, den Stoffwechsel (Verdauung und Ausscheidung) sowie Wachstum und Entwicklung des Körpers. Indem sie den Energie- und Nährstoffstatus eines Organismus steuern, beeinflussen sie auch seine Reaktionen auf die Umwelt.

Die Haupt-Drüse

Die Hirnanhangdrüse oder Hypophyse kann als Haupt-Drüse bezeichnet werden, weil sie alle anderen Drüsen steuert. Sie besteht aus zwei Teilen, einem vorderen und einem hinteren Lappen. Die Hormone der Hirnanhangdrüse veranlassen die anderen Drüsen, spezielle Hormone auszuschütten, die der Organismus braucht.

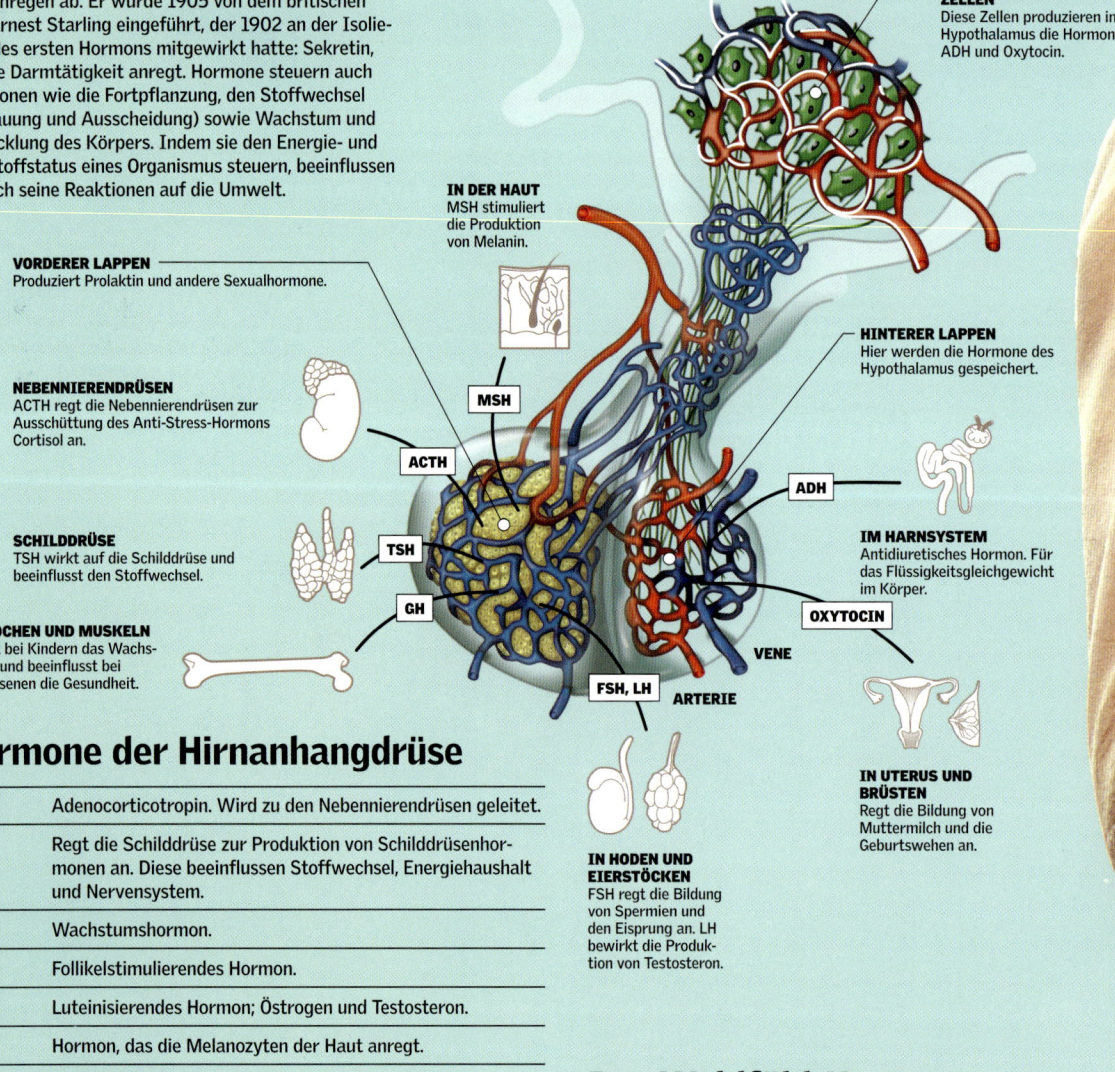

NEUROSEKRETORISCHE ZELLEN
Diese Zellen produzieren im Hypothalamus die Hormone ADH und Oxytocin.

IN DER HAUT
MSH stimuliert die Produktion von Melanin.

VORDERER LAPPEN
Produziert Prolaktin und andere Sexualhormone.

MSH

NEBENNIERENDRÜSEN
ACTH regt die Nebennierendrüsen zur Ausschüttung des Anti-Stress-Hormons Cortisol an.

ACTH

SCHILDDRÜSE
TSH wirkt auf die Schilddrüse und beeinflusst den Stoffwechsel.

TSH

GH

IN KNOCHEN UND MUSKELN
GH regt bei Kindern das Wachstum an und beeinflusst bei Erwachsenen die Gesundheit.

HINTERER LAPPEN
Hier werden die Hormone des Hypothalamus gespeichert.

ADH

IM HARNSYSTEM
Antidiuretisches Hormon. Für das Flüssigkeitsgleichgewicht im Körper.

OXYTOCIN

VENE

FSH, LH

ARTERIE

IN HODEN UND EIERSTÖCKEN
FSH regt die Bildung von Spermien und den Eisprung an. LH bewirkt die Produktion von Testosteron.

IN UTERUS UND BRÜSTEN
Regt die Bildung von Muttermilch und die Geburtswehen an.

Hormone der Hirnanhangdrüse

ACTH	Adenocorticotropin. Wird zu den Nebennierendrüsen geleitet.
TSH	Regt die Schilddrüse zur Produktion von Schilddrüsenhormonen an. Diese beeinflussen Stoffwechsel, Energiehaushalt und Nervensystem.
GH	Wachstumshormon.
FSH	Follikelstimulierendes Hormon.
LH	Luteinisierendes Hormon; Östrogen und Testosteron.
MSH	Hormon, das die Melanozyten der Haut anregt.
ADH	Antidiuretisches Hormon.
PRL	Prolaktin. Regt die Bildung von Muttermilch an.
Oxytocin	Regt die Bildung von Muttermilch und die Geburtswehen an.

Das Wohlfühl-Hormon

Das Hormon Oxytocin beeinflusst elementare Körperfunktionen bei der Geburt und beim Stillen, fördert emotionale Bindungen sowie die soziale und sexuelle Zugänglichkeit; es wirkt bei Männern und Frauen luststeigernd.

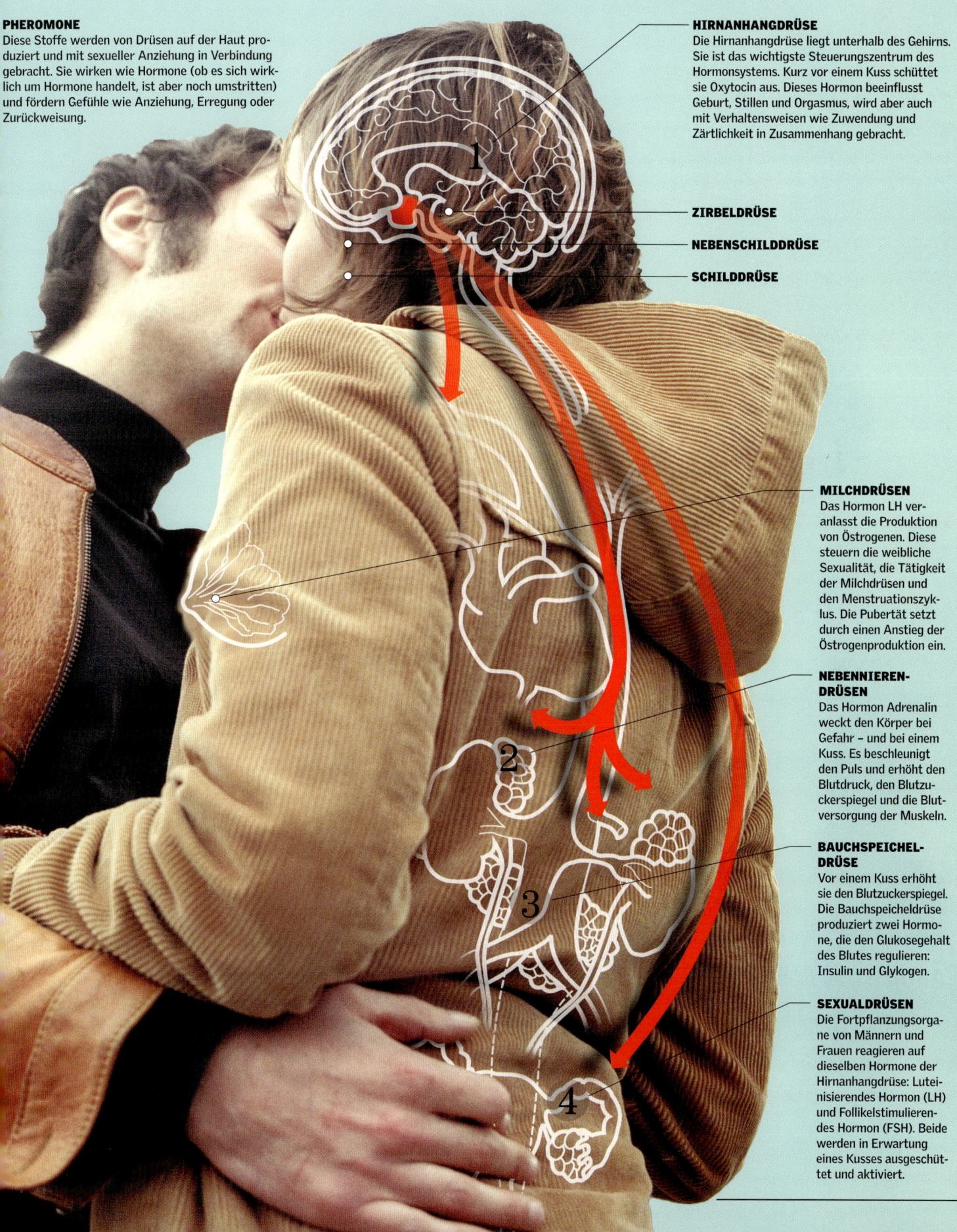

PHEROMONE
Diese Stoffe werden von Drüsen auf der Haut produziert und mit sexueller Anziehung in Verbindung gebracht. Sie wirken wie Hormone (ob es sich wirklich um Hormone handelt, ist aber noch umstritten) und fördern Gefühle wie Anziehung, Erregung oder Zurückweisung.

HIRNANHANGDRÜSE
Die Hirnanhangdrüse liegt unterhalb des Gehirns. Sie ist das wichtigste Steuerungszentrum des Hormonsystems. Kurz vor einem Kuss schüttet sie Oxytocin aus. Dieses Hormon beeinflusst Geburt, Stillen und Orgasmus, wird aber auch mit Verhaltensweisen wie Zuwendung und Zärtlichkeit in Zusammenhang gebracht.

ZIRBELDRÜSE

NEBENSCHILDDRÜSE

SCHILDDRÜSE

MILCHDRÜSEN
Das Hormon LH veranlasst die Produktion von Östrogenen. Diese steuern die weibliche Sexualität, die Tätigkeit der Milchdrüsen und den Menstruationszyklus. Die Pubertät setzt durch einen Anstieg der Östrogenproduktion ein.

NEBENNIEREN-DRÜSEN
Das Hormon Adrenalin weckt den Körper bei Gefahr – und bei einem Kuss. Es beschleunigt den Puls und erhöht den Blutdruck, den Blutzuckerspiegel und die Blutversorgung der Muskeln.

BAUCHSPEICHEL-DRÜSE
Vor einem Kuss erhöht sie den Blutzuckerspiegel. Die Bauchspeicheldrüse produziert zwei Hormone, die den Glukosegehalt des Blutes regulieren: Insulin und Glykogen.

SEXUALDRÜSEN
Die Fortpflanzungsorgane von Männern und Frauen reagieren auf dieselben Hormone der Hirnanhangdrüse: Luteinisierendes Hormon (LH) und Follikelstimulierendes Hormon (FSH). Beide werden in Erwartung eines Kusses ausgeschüttet und aktiviert.

Männliches Fortpflanzungssystem

Das männliche Fortpflanzungssystem ist ein Komplex von Organen, der dafür sorgt, dass Männer einen der beiden Zelltypen produzieren können, die zur Entstehung eines neuen Menschen nötig sind. Die wichtigsten Organe sind die beiden Hoden (Gonaden) und der Penis. In den Hoden werden Millionen winziger Zellen – Spermien oder Spermatozoen – produziert, die bei der Befruchtung einer Eizelle eine Hälfte der genetischen Information des neuen Lebewesens beisteuern. Der Penis steht mit dem Harnsystem in Verbindung, dient bei der Fortpflanzung aber dafür, dass das Ejakulat aus Spermien und anderen Sekreten sein Ziel erreicht.

Hoden und Spermien

Die Samenkanälchen in den Hoden sind mit spermatogenen Zellen besetzt. Durch fortwährende Zellteilung (Meiose) werden diese spermatogenen Zellen in Spermien verwandelt. Dies sind die männlichen Fortpflanzungszellen (Gameten), die eine Hälfte der genetischen Informationen für ein neues Lebewesen in sich tragen. Ein Spermium befruchtet eine Eizelle. Diese weibliche Fortpflanzungszelle enthält die andere Hälfte der genetischen Information. Der dabei entstehende Mensch hat in seinen Zellen ebenso viele Chromosomen wie die Eltern, weil Spermien und Eizellen haploid sind, d.h. nur die halbe Chromosomenzahl enthalten. Bei der Befruchtung der Eizelle verschmelzen zwei haploide Zellen, und es entsteht eine Zygote mit der vollen Chromosomenzahl (46 beim Menschen).

Die Hoden

In diesen Sexualorganen werden Spermien produziert.

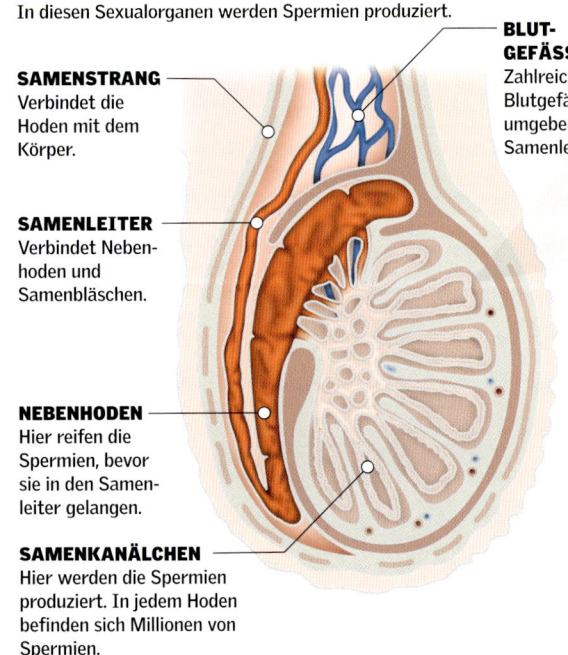

SAMENSTRANG
Verbindet die Hoden mit dem Körper.

BLUT-GEFÄSSE
Zahlreiche Blutgefäße umgeben den Samenleiter.

SAMENLEITER
Verbindet Nebenhoden und Samenbläschen.

NEBENHODEN
Hier reifen die Spermien, bevor sie in den Samenleiter gelangen.

SAMENKANÄLCHEN
Hier werden die Spermien produziert. In jedem Hoden befinden sich Millionen von Spermien.

Aufbau des Penis

Der Penis ist das auffälligste männliche Fortpflanzungsorgan. Er hat eine zylindrische Form und eine Doppelfunktion für das Harn- und das Fortpflanzungssystem. Im normalen, entspannten Zustand dient der Penis der Ausscheidung von Urin durch die Harnröhre. In erigiertem Zustand lässt er sich in die weibliche Vagina einführen und gibt dort bei der Ejakulation Spermien frei. Der Penis besteht aus schwammartig aufgebautem Schwellkörpergewebe mit Blutgefäßen. Bei sexueller Erregung nimmt seine Durchblutung zu, und er versteift sich infolge der gefüllten Blutgefäße. Der Penis befindet sich oberhalb des Hodensacks und unterhalb des Schambeins, in seinem Inneren verläuft die Harnröhre. Sein Kopf (Eichel) ist von der beweglichen Vorhaut bedeckt.

Samenkanälchen

Hier werden die Spermien produziert.

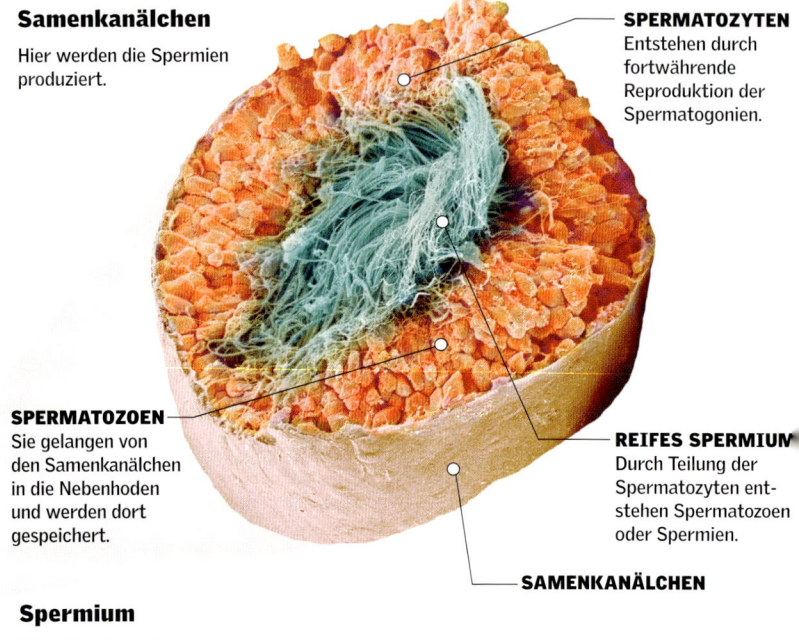

SPERMATOZYTEN
Entstehen durch fortwährende Reproduktion der Spermatogonien.

SPERMATOZOEN
Sie gelangen von den Samenkanälchen in die Nebenhoden und werden dort gespeichert.

REIFES SPERMIUM
Durch Teilung der Spermatozyten entstehen Spermatozoen oder Spermien.

SAMENKANÄLCHEN

Spermium

Männliche Fortpflanzungszelle.

SCHWANZ
Sorgt für die Fortbewegung.

KOPF
Enthält die genetische Information (DNA).

SPITZE
Enthält Enzyme, die das Durchdringen der äußeren Hülle der Eizelle erleichtern.

MITTELTEIL
Enthält Mitochondrien, die Energie zur Bewegung des Schwanzes bereitstellen.

Der Penis

Transportiert die Spermien in den weiblichen Körper.

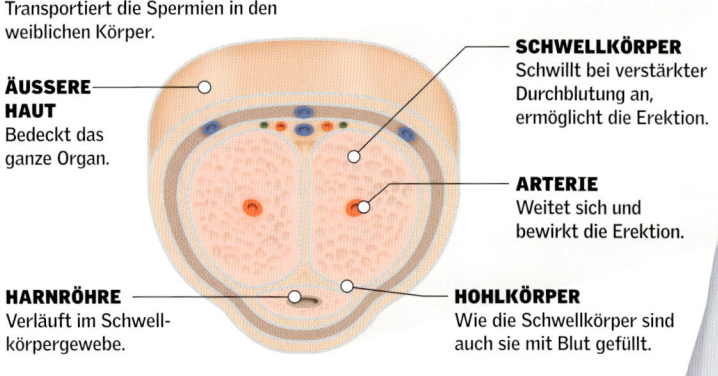

ÄUSSERE HAUT
Bedeckt das ganze Organ.

SCHWELLKÖRPER
Schwillt bei verstärkter Durchblutung an, ermöglicht die Erektion.

ARTERIE
Weitet sich und bewirkt die Erektion.

HARNRÖHRE
Verläuft im Schwellkörpergewebe.

HOHLKÖRPER
Wie die Schwellkörper sind auch sie mit Blut gefüllt.

34 °C

**IST DIE IDEALTEMPERATUR ZUR PRODUKTION
VON SPERMIEN. DIE NORMALE KÖRPERTEMPERATUR
VON 37 °C WÄRE DAFÜR ZU HOCH. DAS ERKLÄRT,
WARUM SICH DIE HODEN AUSSERHALB DES KÖRPERS
BEFINDEN UND SICH ABHÄNGIG VON DER AUSSEN-
TEMPERATUR AUSDEHNEN ODER ZUSAMMENZIEHEN.**

Prostata und Nebenhoden

Die Prostata ist eine Drüse, die sich vor dem Enddarm und unterhalb der Blase befindet. Sie hat die Größe einer Walnuss und
umgibt die Harnröhre, durch die Urin aus der Blase abgeleitet wird. Die
Prostata produziert die Samenflüssigkeit zum Transport der Spermien.
Beim Orgasmus löst das Nervensystem Muskelkontraktionen aus. Sie
befördern die Flüssigkeit durch die Prostata aus dem Körper. Die Nebenhoden bestehen aus einem Geflecht, das ausgebreitet eine Länge von
fünf Metern hätte. Sie liegen dicht aufgerollt auf der hinteren Oberfläche der Hoden. Der Samenleiter dient zur Speicherung der Spermien
und zur Beförderung aus dem Körper. Die Bläschendrüsen produzieren
ebenfalls ein Sekret und münden mit ihrem Ausführungsgang in den
Samenleiter.

Die Drüsen

HIRN

FSH   LH

Sertoli-
Zellen   **HODEN**   Interstitial-
zellen

TESTOSTERON

Produktion von
Spermatozoen

Zur Ausbildung der
männlichen Fortpflan-
zungsorgane und der
sekundären Ge-
schlechtsmerkmale.

150 Millionen

**MÖGLICHE ANZAHL DER SPERMATOZOEN IN
EINEM MILLILITER EJAKULAT.**

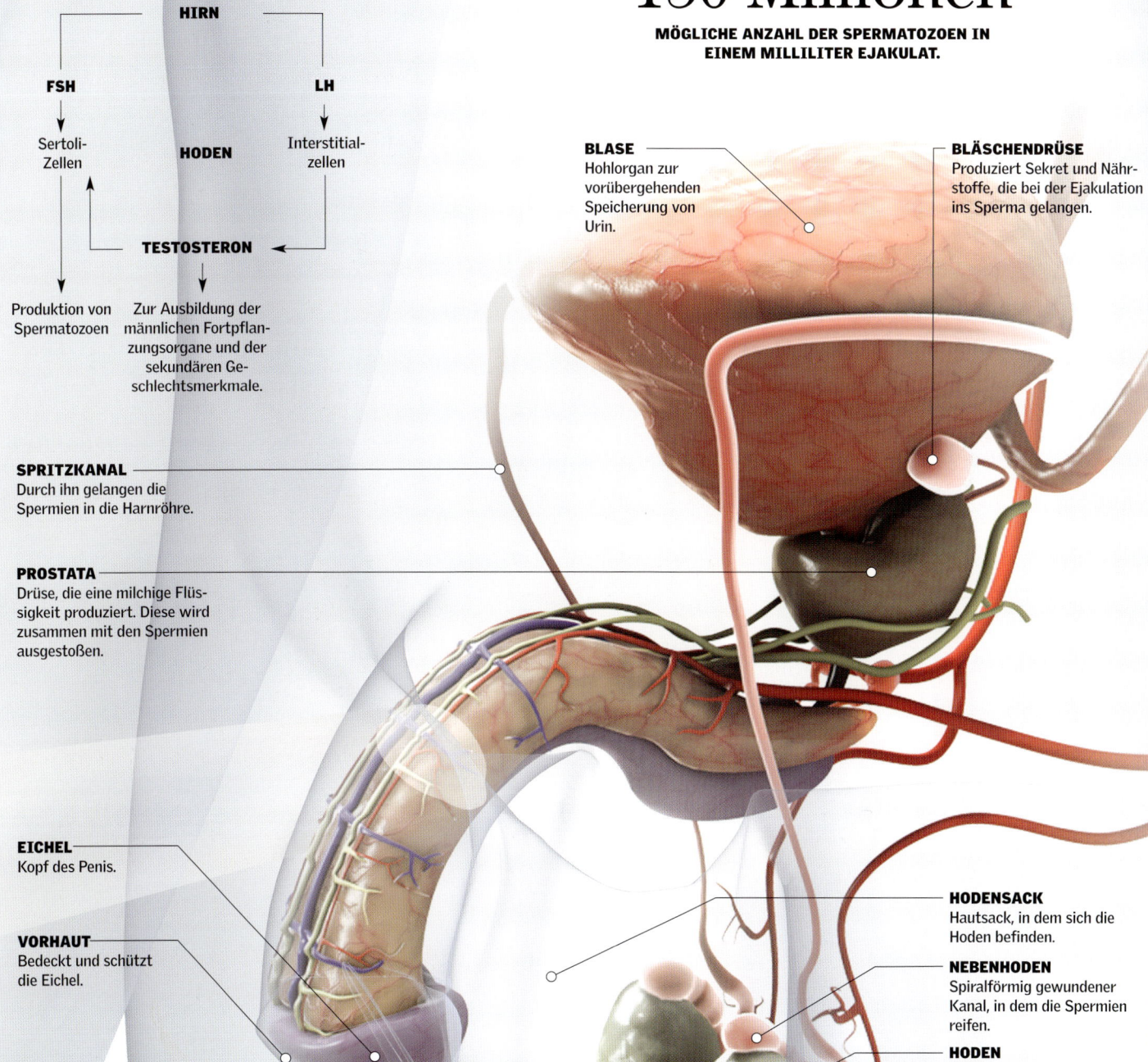

BLASE
Hohlorgan zur
vorübergehenden
Speicherung von
Urin.

BLÄSCHENDRÜSE
Produziert Sekret und Nährstoffe, die bei der Ejakulation
ins Sperma gelangen.

SPRITZKANAL
Durch ihn gelangen die
Spermien in die Harnröhre.

PROSTATA
Drüse, die eine milchige Flüssigkeit produziert. Diese wird
zusammen mit den Spermien
ausgestoßen.

EICHEL
Kopf des Penis.

VORHAUT
Bedeckt und schützt
die Eichel.

HODENSACK
Hautsack, in dem sich die
Hoden befinden.

NEBENHODEN
Spiralförmig gewundener
Kanal, in dem die Spermien
reifen.

HODEN
Drüsen, die Spermien
produzieren.

Weibliches Fortpflanzungssystem

Seine Hauptfunktion ist die Produktion von Eizellen. Die Organe sind so angeordnet, dass sie die Befruchtung einer Eizelle durch ein Spermium aus dem männlichen Fortpflanzungssystem ermöglichen. Daran schließen sich verschiedene Vorgänge an, die zur Entstehung eines neuen Lebewesens führen – eine Schwangerschaft. Zu den inneren Fortpflanzungsorganen gehören die Vagina, der Uterus, die Eierstöcke und die Eileiter. Die äußeren Genitalien werden zusammenfassend als Vulva bezeichnet. Sie bestehen aus großen und kleinen Schamlippen, Klitoris, Harnröhrenausgang, Bartholindrüse und Eingang der Vagina. Die Funktion des Fortpflanzungssystems wird durch den Menstruationszyklus gesteuert.

Die 28 Tage des Menstruationszyklus

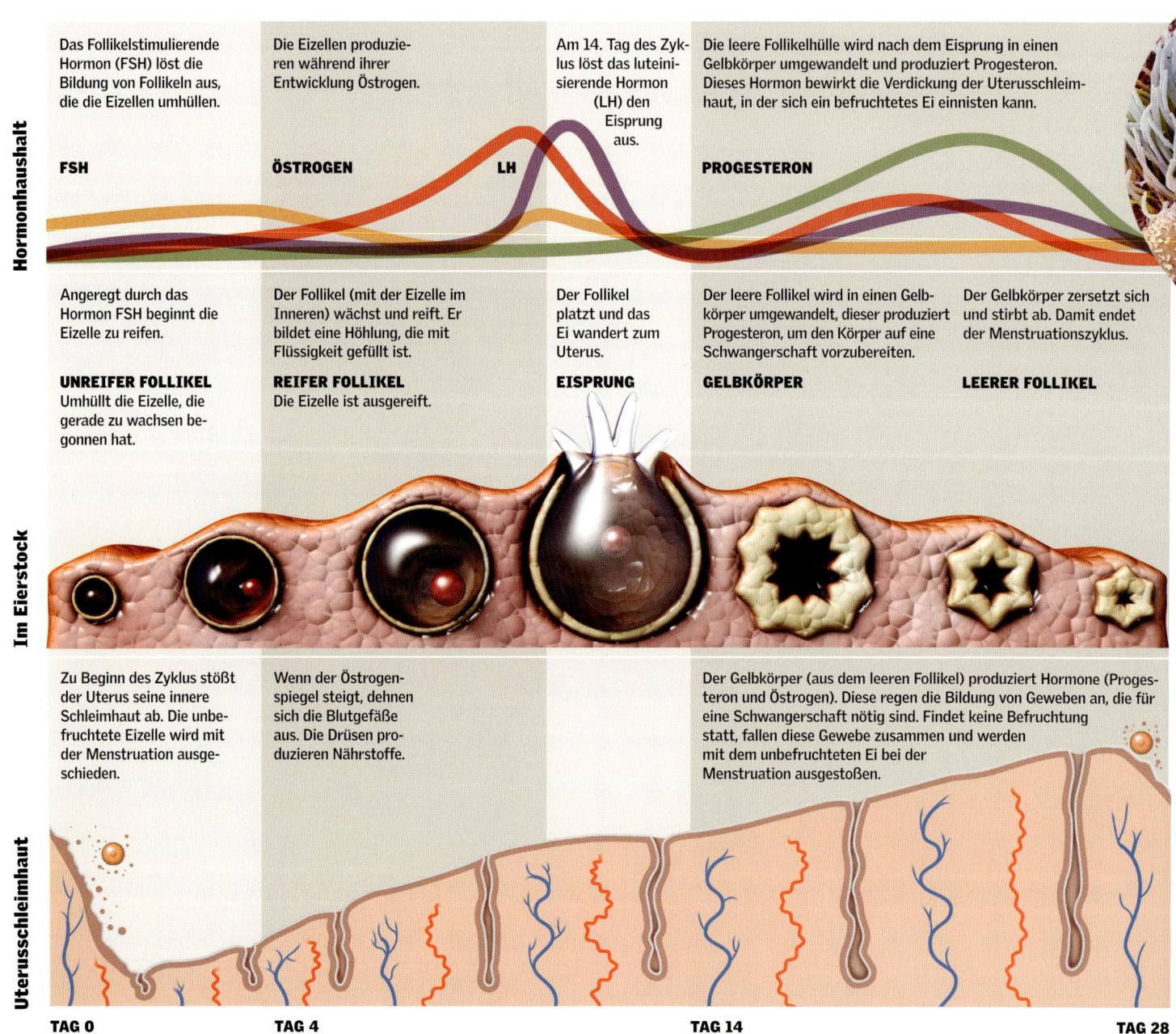

Hormonhaushalt

Das Follikelstimulierende Hormon (FSH) löst die Bildung von Follikeln aus, die die Eizellen umhüllen.

FSH

Die Eizellen produzieren während ihrer Entwicklung Östrogen.

ÖSTROGEN

Am 14. Tag des Zyklus löst das luteinisierende Hormon (LH) den Eisprung aus.

LH

Die leere Follikelhülle wird nach dem Eisprung in einen Gelbkörper umgewandelt und produziert Progesteron. Dieses Hormon bewirkt die Verdickung der Uterusschleimhaut, in der sich ein befruchtetes Ei einnisten kann.

PROGESTERON

Angeregt durch das Hormon FSH beginnt die Eizelle zu reifen.

UNREIFER FOLLIKEL
Umhüllt die Eizelle, die gerade zu wachsen begonnen hat.

Der Follikel (mit der Eizelle im Inneren) wächst und reift. Er bildet eine Höhlung, die mit Flüssigkeit gefüllt ist.

REIFER FOLLIKEL
Die Eizelle ist ausgereift.

Der Follikel platzt und das Ei wandert zum Uterus.

EISPRUNG

Der leere Follikel wird in einen Gelbkörper umgewandelt, dieser produziert Progesteron, um den Körper auf eine Schwangerschaft vorzubereiten.

GELBKÖRPER

Der Gelbkörper zersetzt sich und stirbt ab. Damit endet der Menstruationszyklus.

LEERER FOLLIKEL

Im Eierstock

Zu Beginn des Zyklus stößt der Uterus seine innere Schleimhaut ab. Die unbefruchtete Eizelle wird mit der Menstruation ausgeschieden.

Wenn der Östrogenspiegel steigt, dehnen sich die Blutgefäße aus. Die Drüsen produzieren Nährstoffe.

Der Gelbkörper (aus dem leeren Follikel) produziert Hormone (Progesteron und Östrogen). Diese regen die Bildung von Geweben an, die für eine Schwangerschaft nötig sind. Findet keine Befruchtung statt, fallen diese Gewebe zusammen und werden mit dem unbefruchteten Ei bei der Menstruation ausgestoßen.

Uterusschleimhaut

TAG 0   TAG 4   TAG 14   TAG 28

2 Millionen

DURCHSCHNITTLICHE ZAHL VON EIZELLEN, DIE SICH BEI DER GEBURT IM KÖRPER EINES MÄDCHENS BEFINDEN. IM ALTER VON 10 BIS 14 JAHREN SIND NOCH 300 000 BIS 400 000 VORHANDEN. DAVON REIFEN IM LAUF IHRES LEBENS NUR ETWA 400 VOLLSTÄNDIG AUS.

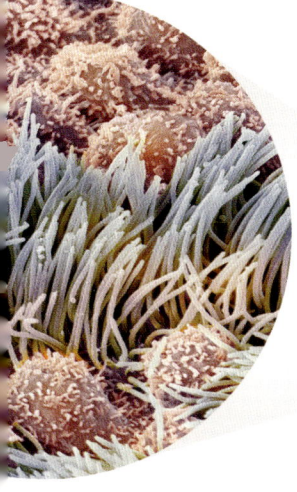

Wimpernhärchen (Cilien) befördern die Eizellen behutsam vorwärts.

Menstruation: Der Schlüssel zum weiblichen Fortpflanzungssystem

Die weiblichen Fortpflanzungsorgane sind besser geschützt als die männlichen, weil sie innerhalb des Beckens aus Knochen liegen. Ihre Ausreifung beginnt im Alter von etwa 10 Jahren. Dann setzen weibliche Hormone einen drei- bis vierjährigen Prozess in Bewegung, in dem sich die Genitalien, Brüste und die gesamte Körperform verändern. Im Alter von etwa 13 Jahren (manchmal früher) findet die erste Menstruation (Menarche) statt. Von nun an kann die junge Frau schwanger werden. Die Fruchtbarkeit dauert normalerweise mehrere Jahrzehnte an und endet mit der Menopause, die jedoch normalerweise keinen Einfluss auf das weibliche Sexualleben hat.

EILEITER
Jeder der beiden Eileiter führt vom jeweiligen Eierstock in den Uterus. Die Länge beträgt 10 cm, der Durchmesser 0,3 cm.

FIMBRIEN
Fadenartige Strukturen, die das Ei während des Eisprungs in den Eileiter führen.

EIERSTOCK
Enthält die Ei-Follikel, von denen in jedem Menstruationszyklus einer ausreift.

UTERUS (GEBÄRMUTTER)
Die Muskelwand dehnt sich, damit der Fötus während der Schwangerschaft ausreichend Platz hat.

CERVIX
Der Gebärmutterhals, durch den Menstruationsblut und andere Sekrete austreten und Spermien eintreten. Wird bei der Geburt stark gedehnt.

VAGINA (SCHEIDE)
Gang mit starker Muskelwand, die sich beim Geschlechtsverkehr und bei der Geburt stark dehnen kann. Die innere Schleimhaut sorgt für die Befeuchtung. Der pH-Wert liegt zum Schutz vor Infektionen im sauren Bereich. Dient als Geburtskanal.

KLITORIS
Eine empfindliche Gewebe-Vorwölbung, die auf sexuelle Stimulation anspricht.

Die Drüsen

HIRNANHANG-DRÜSE

FSH

LH

ENTWICKLUNG DES FOLLIKELS → EIERSTOCK ← EISPRUNG

EIZELLE

ENTWICKLUNG DES GELBKÖRPERS

ÖSTROGEN   PROGESTERON

... die Ausbildung der ...rtpflanzungsorgane ...nd der sekundären ...schlechtsmerkmale zuständig.

Vorbereitung auf eine Schwangerschaft und Steuerung des Menstruationszyklus.

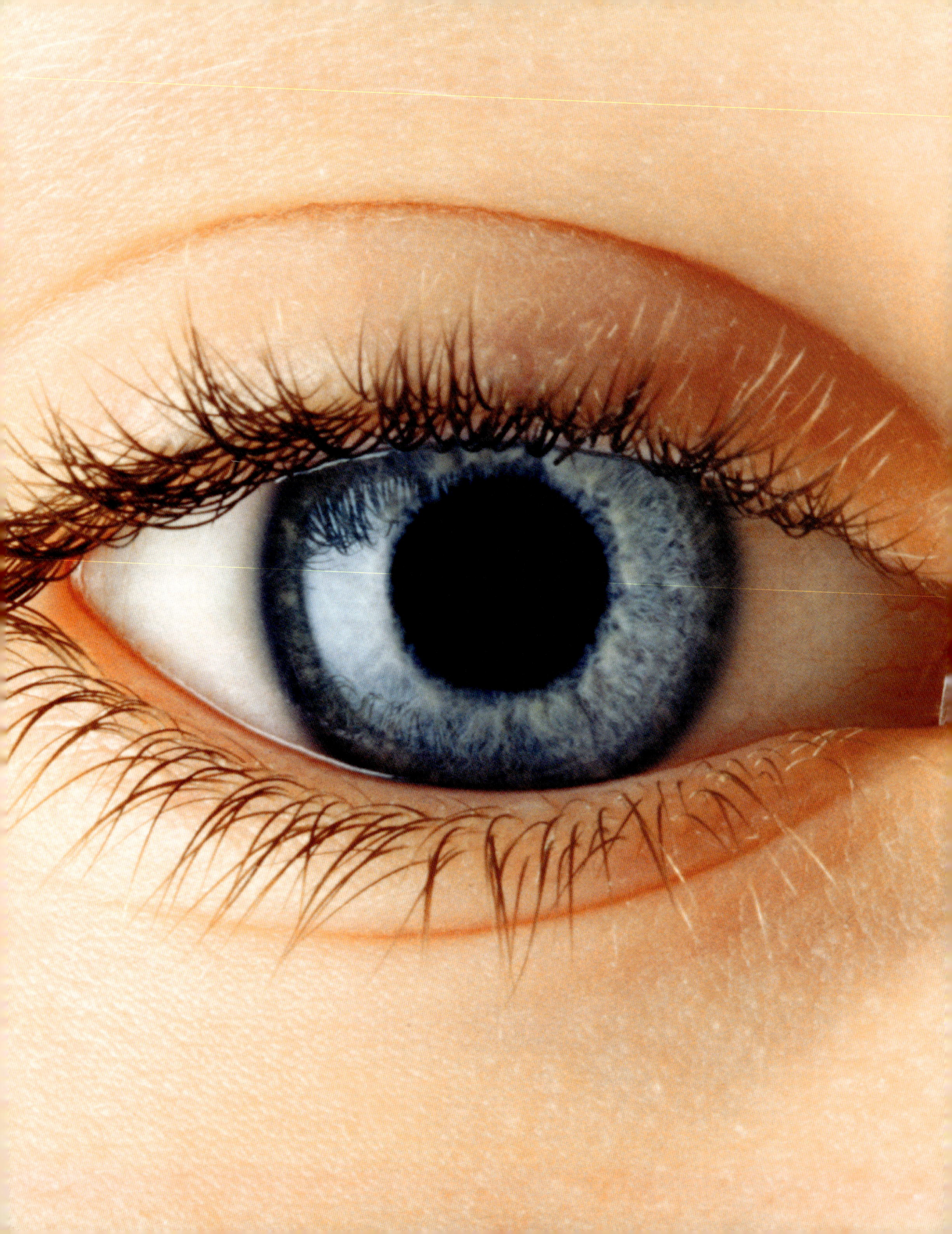

Sinne und Sprache

Alles, was wir über die Welt wissen, haben wir durch die Sinne erfahren. Traditionell nimmt man an, dass es fünf Sinne gibt: Sehen, Hören, Tasten, Riechen und Schmecken. Wir wissen aber heute, dass es eine Reihe weiterer Sinneswahrnehmungen gibt, etwa Schmerz-, Druck-, Temperatur-, Muskelwahrnehmung und ein Gefühl für Bewegung. Die Bereiche des Gehirns, die dafür zuständig sind, nennt man somatosensorische Bereiche. Wir nehmen unsere Sinne als selbstverständlich hin, doch die Sinnesorgane sind empfindlich und unersetzlich. Ohne sie ist ein Mensch kaum in der Lage, seine Umgebung zu verstehen. Die Sinne bilden die Brücke zwischen uns und allen anderen Lebewesen der Erde.

GESUNDE HAUT UND AUGEN (gegenüber)
Die Gesundheit von Haut und Augen hängt davon ab, dass durch die Nahrung ausreichend Proteine und Mineralien aufgenommen werden.

Geruch und Geschmack

Diese beiden Sinne unterstützen das Verdauungssystem. Der Geschmackssinn unterscheidet mit der Nahrung aufgenommene Inhaltsstoffe. Er ist hauptsächlich auf der Oberfläche der Zunge angesiedelt. Der Speichel ist notwendig, um Stoffe in der Nahrung aufzulösen, sodass ihre Aromen vom Geschmackssinn wahrgenommen werden können. Der Geruchssinn nimmt diese Stoffe wahr, wenn sie in flüchtiger Form vorhanden sind. Er hat eine größere Reichweite als der Geschmackssinn und kann auch Gerüche aus der Umgebung auffangen. Es wird angenommen, dass der Geruchssinn etwa 10 000-mal empfindlicher ist als jeder andere Sinn.

Riechzellen

Sie befinden sich tief in der Nasenhöhle und sind auf dem olfaktorischen Epithel verteilt. Ihre Zahl wird auf 25 Millionen Zellen geschätzt. Die Lebensdauer jeder Zelle beträgt etwa 30 Tage, dann wird sie durch eine neue ersetzt. Die Riechzellen haben zwei Funktionen. Ein Ende jedes Geruchsrezeptors ist mit dem Riechkolben verbunden und übermittelt seine Wahrnehmungen dorthin. Der Riechkolben sendet dann Nervenimpulse mit den entsprechenden Informationen ans Gehirn. Das andere Ende mündet in eine Gruppe von mikroskopisch kleinen Flimmerhärchen (Cilien) auf der Schleimhaut, die eine Schutzfunktion haben.

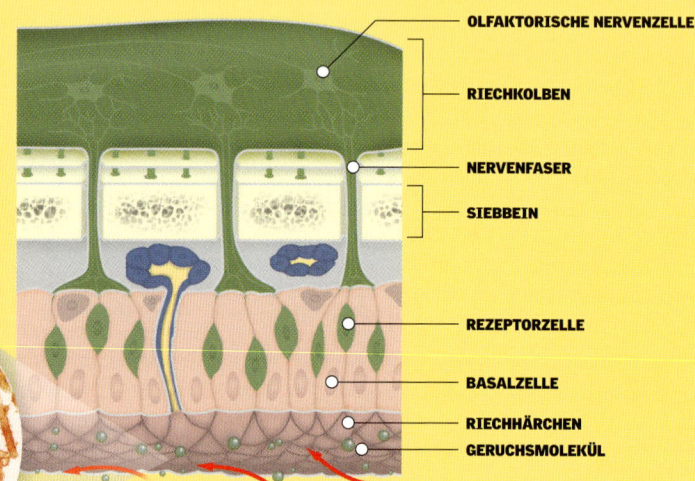

OLFAKTORISCHE NERVENZELLE

RIECHKOLBEN

NERVENFASER

SIEBBEIN

REZEPTORZELLE

BASALZELLE

RIECHHÄRCHEN

GERUCHSMOLEKÜL

10 000
ANZAHL DER GERÜCHE, DIE DER GERUCHSSINN UNTERSCHEIDEN KANN.

4 Geschmacksrichtungen

KANN DIE ZUNGE UNTERSCHEIDEN: SÜSS, SAUER, SALZIG UND BITTER.

Geschmackspapillen

Die Zunge ist der Hauptsitz des Geschmackssinns. Sie liegt im unteren Mund, ist sehr beweglich und mit 5000 bis 12 000 Geschmackspapillen besetzt. In jeder Papille befinden sich etwa 50 sensorische Zellen, die eine durchschnittliche Lebensdauer von 10 Tagen haben. Beim Essen oder kurz vorher werden die Speicheldrüsen angeregt. Sie erzeugen eine alkalische Flüssigkeit, den Speichel, der als chemisches Lösungsmittel wirkt. Zusammen mit der Zunge bewirkt er die Aufspaltung der Nahrung in ihre Inhaltsstoffe und sorgt dafür, dass der Geschmackssinn sie unterscheiden kann. Für die Geschmackswahrnehmung sind die zwiebelförmigen Geschmacksknospen oder Papillen auf der Zunge zuständig, die dieser ihr raues Aussehen geben.

Geschmackspapille

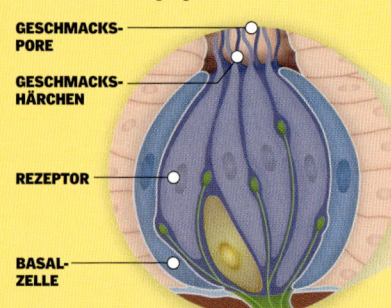

GESCHMACKS-PORE

GESCHMACKS-HÄRCHEN

REZEPTOR

BASAL-ZELLE

Oberfläche der Zunge

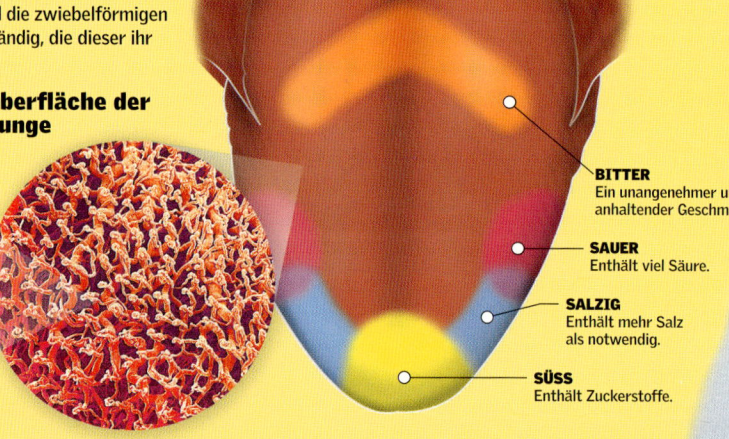

BITTER
Ein unangenehmer und anhaltender Geschmack.

SAUER
Enthält viel Säure.

SALZIG
Enthält mehr Salz als notwendig.

SÜSS
Enthält Zuckerstoffe.

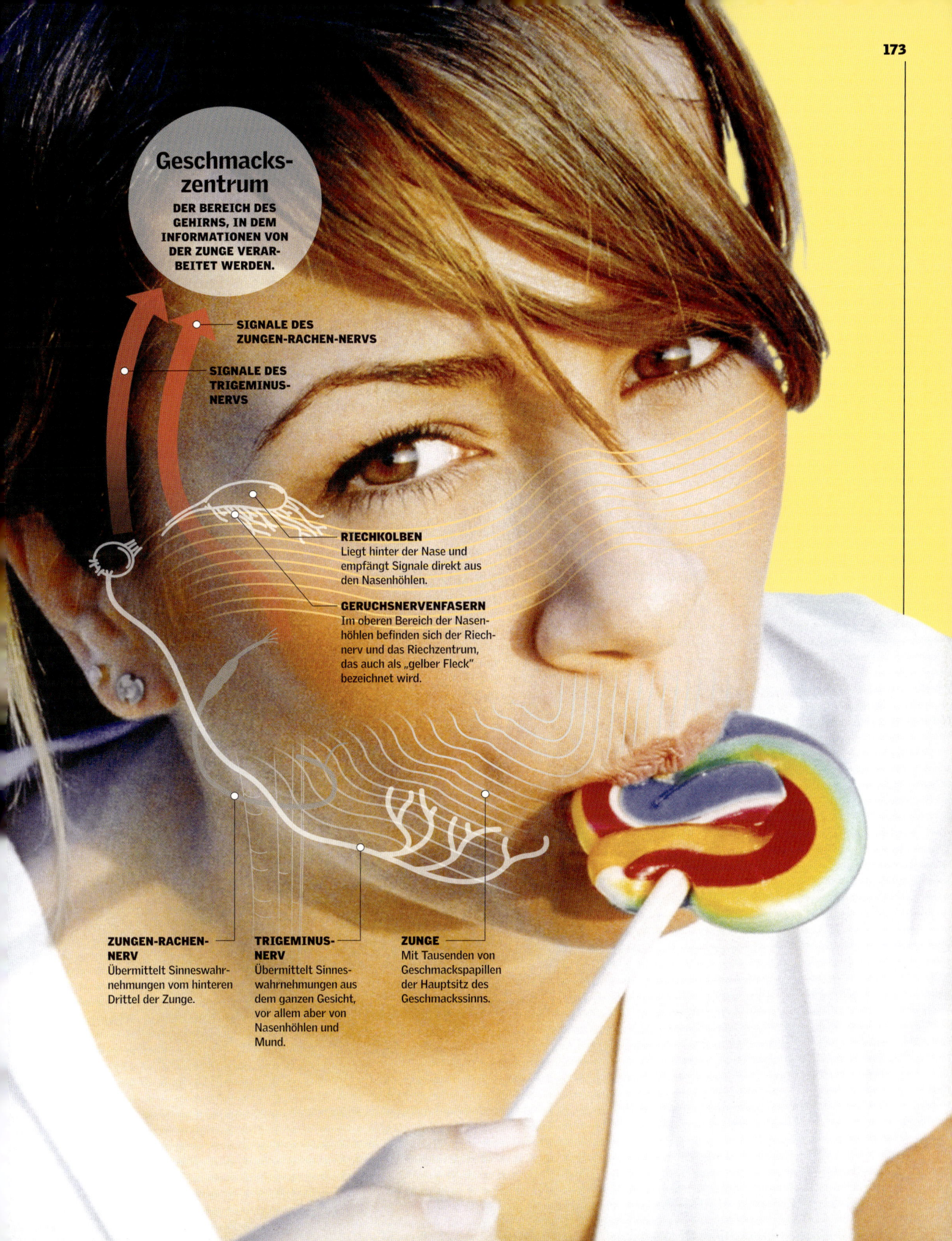

Geschmacks-zentrum

DER BEREICH DES GEHIRNS, IN DEM INFORMATIONEN VON DER ZUNGE VERAR-BEITET WERDEN.

SIGNALE DES ZUNGEN-RACHEN-NERVS

SIGNALE DES TRIGEMINUS-NERVS

RIECHKOLBEN
Liegt hinter der Nase und empfängt Signale direkt aus den Nasenhöhlen.

GERUCHSNERVENFASERN
Im oberen Bereich der Nasen-höhlen befinden sich der Riech-nerv und das Riechzentrum, das auch als „gelber Fleck" bezeichnet wird.

ZUNGEN-RACHEN-NERV
Übermittelt Sinneswahr-nehmungen vom hinteren Drittel der Zunge.

TRIGEMINUS-NERV
Übermittelt Sinnes-wahrnehmungen aus dem ganzen Gesicht, vor allem aber von Nasenhöhlen und Mund.

ZUNGE
Mit Tausenden von Geschmackspapillen der Hauptsitz des Geschmackssinns.

Haut und Tastsinn

Zu den fünf Sinnen gehört auch der Tastsinn. Er registriert Empfindungen wie Berührung, Druck oder Temperatur und sendet sie ans Gehirn. Sein Sitz ist die Haut, die als größtes Organ den ganzen Körper bedeckt und schützt. Die Zellen der Haut werden fortwährend erneuert. Wenn äußere Veränderungen wahrgenommen werden (z. B. Temperatur), aktiviert die Haut einen Mechanismus zum Öffnen oder Schließen der Poren, um die Körpertemperatur konstant zu halten. Auch Schweiß dient zur Kühlung. Die Absonderungen der Schweiß- und Talgdrüsen dienen aber auch der Befeuchtung und Selbstreinigung der Körperzonen, in denen sie sich befinden.

Dünne Haut, dicke Haut

▶ Die dünnste Haut des Körpers befindet sich auf den Augenlidern, die dickste unter den Fußsohlen. Beide haben, wie auch die übrige Haut des Körpers, eine Schutzfunktion für Muskeln, Knochen, Nerven, Blutgefäße und innere Organe. Es wird angenommen, dass Haare und Fingernägel modifizierte Formen von Haut sind. Haare wachsen am ganzen Körper mit Ausnahme der Handflächen, der Fußsohlen, der Augenlider und der Lippen.

HORNSCHICHT
Die körnige, transparente Außenschicht der Epidermis.

EPIDERMIS
Oberhaut. Wasserundurchlässig und strapazierfähig. Die äußerste und dünnste Hautschicht.

DERMIS
Dickere Hautschicht unter der Epidermis.

UNTERHAUTFETTGEWEBE
Dient als Energievorrat, wirkt isolierend und stoßdämpfend.

MERKEL-ZELLE
Sie ist auf die Wahrnehmung von Druck spezialisiert. Diese Zellen befinden sich beispielsweise in den Handflächen und unter den Fußsohlen.

RUFFINI-KÖRPERCHEN
Dehnungsrezeptoren tief in der Haut und in den Bändern.

VENOLEN
Kleine Blutgefäße. Wenn sie durch einen Stoß beschädigt werden, entsteht ein Hämatom („blauer Fleck").

MEISSNER-KÖRPERCHEN
Sie nehmen leichte Berührungen wahr. Sie befinden sich in Fingerspitzen, Brüsten, Genitalien und Lippen.

VATER-PACINI-KÖRPERCHEN
Ovale Rezeptoren, die Druck und Schwingungen wahrnehmen. Sie sind etwa 0,5 mm lang und liegen tief im Unterhautfettgewebe.

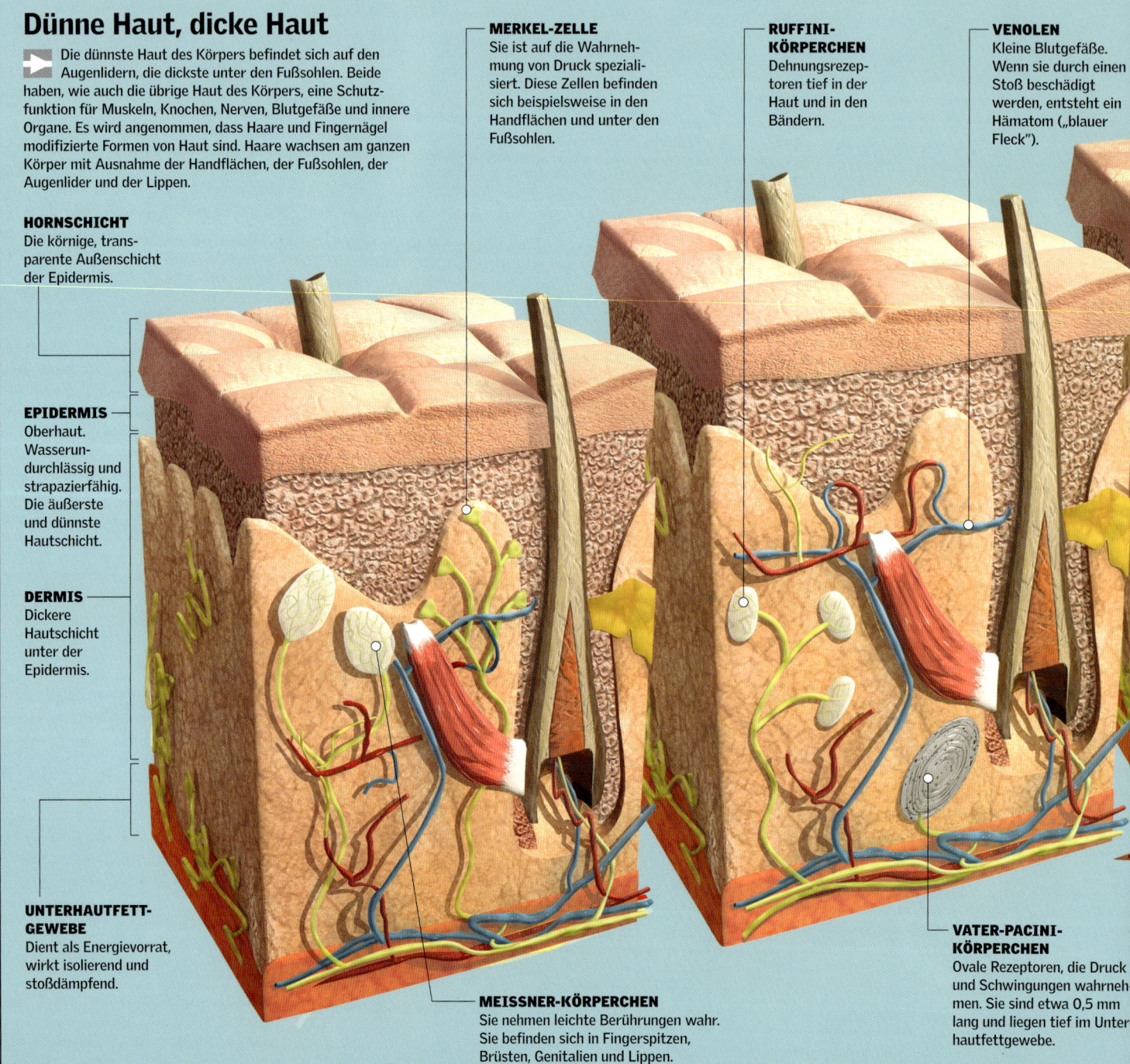

Haut

DIE HAUT VON MÄNNERN PRODUZIERT MEHR TALG ALS DIE HAUT VON FRAUEN. DARUM HABEN MÄNNER MEIST EINE ROBUSTERE UND FETTIGERE HAUT ALS FRAUEN.

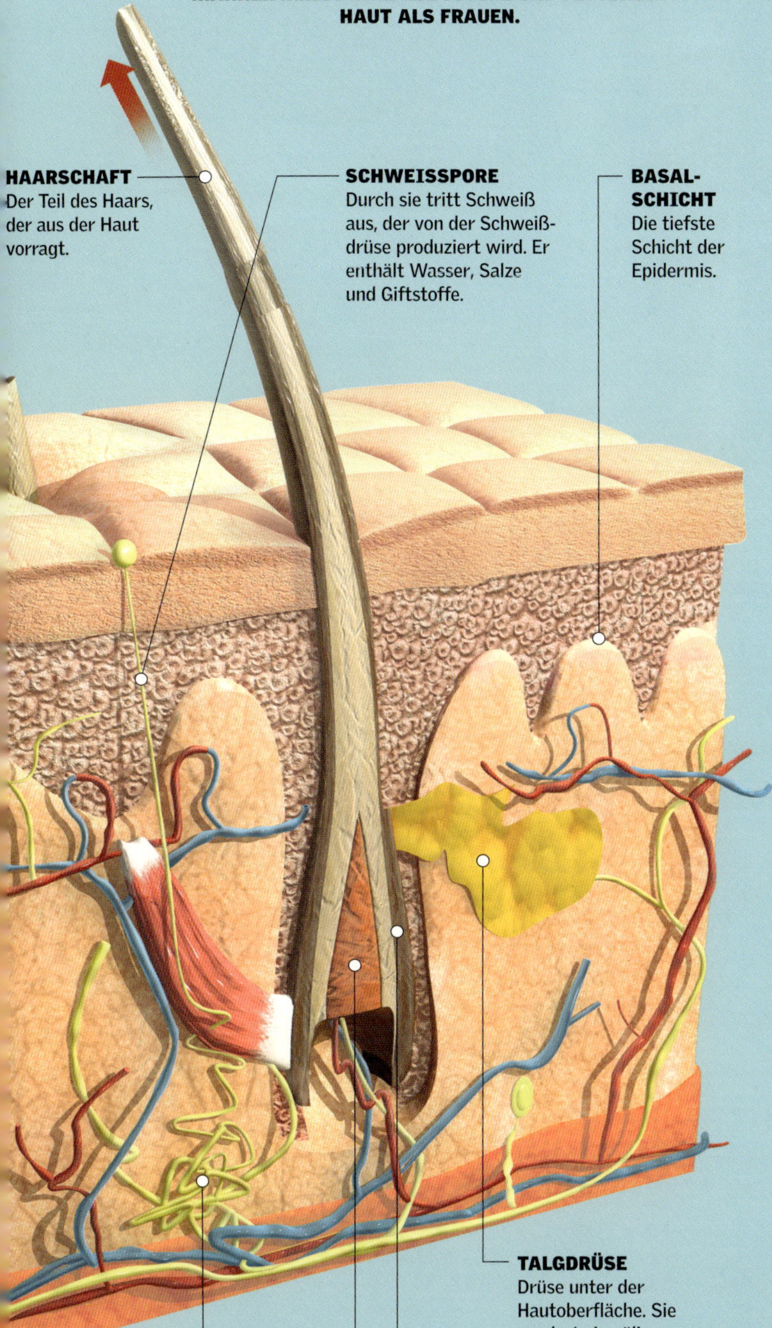

HAARSCHAFT
Der Teil des Haars, der aus der Haut vorragt.

SCHWEISSPORE
Durch sie tritt Schweiß aus, der von der Schweißdrüse produziert wird. Er enthält Wasser, Salze und Giftstoffe.

BASAL-SCHICHT
Die tiefste Schicht der Epidermis.

SCHWEISSDRÜSEN
Sie dienen vornehmlich der Temperaturregulierung des Körpers. Die ekkrinen Schweißdrüsen sind röhrenförmig und ungleichmäßig über den ganzen Körper verteilt. Die apokrinen Drüsen kommen nur in bestimmten Bereichen vor (Achselhöhlen, Genitalbereich). Sie entleeren ihr Sekret nicht direkt auf die Hautoberfläche, sondern in die Haarfollikel.

TALGDRÜSE
Drüse unter der Hautoberfläche. Sie sondert eine ölige Substanz ab, die sich auf der Haut verteilt und diese weich und flexibel hält.

HAARFOLLIKEL
Der Balg, der die Haarwurzel umgibt.

BULBUS PILI (HAARZWIEBEL)
Das untere Ende des Haars. Es ist verdickt und von Nerven umgeben.

Reaktionen auf Temperatur

Wenn die Haut Kälte wahrnimmt, ziehen sich die Blutgefäße und Muskeln zusammen, um Wärmeverlust zu vermeiden. Dadurch richten sich die Härchen auf der Haut auf – es bildet sich eine „Gänsehaut". Bei Wärme erfolgt die gegenteilige Reaktion. Die Blutgefäße erweitern sich, weil die Haut vom Gehirn den Befehl erhält, Wärme nach außen abzugeben. Die Blutgefäße wirken dann wie Heizschlangen. Die Schweißdrüsen sondern Schweiß ab, der sich auf der Haut verteilt und durch die Verdunstung kühlt.

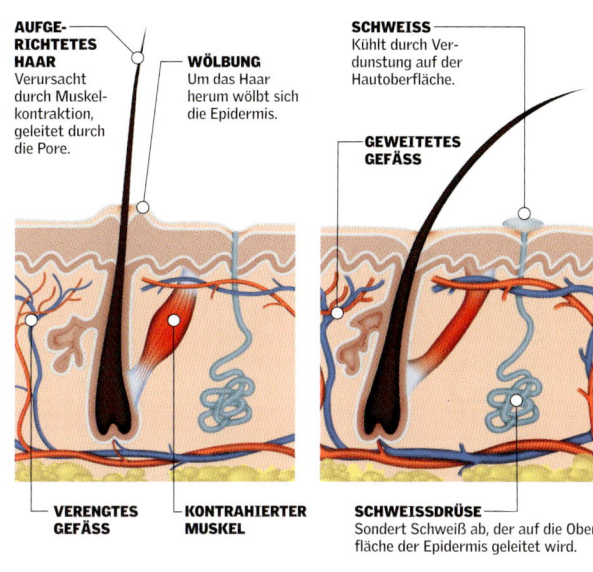

AUFGE-RICHTETES HAAR
Verursacht durch Muskelkontraktion, geleitet durch die Pore.

WÖLBUNG
Um das Haar herum wölbt sich die Epidermis.

SCHWEISS
Kühlt durch Verdunstung auf der Hautoberfläche.

GEWEITETES GEFÄSS

VERENGTES GEFÄSS

KONTRAHIERTER MUSKEL

SCHWEISSDRÜSE
Sondert Schweiß ab, der auf die Oberfläche der Epidermis geleitet wird.

A KÄLTE
Bei Kälte (und bei Angst) richten sich die Haare eines Menschen auf. Das wird dadurch verursacht, dass sich die Muskeln und die Blutgefäße zusammenziehen.

B WÄRME
Verursacht die Absonderung von Schweiß, die mit steigender Temperatur zunimmt. Durch die Verdunstung des Schweißes auf der Hautoberfläche wird diese gekühlt.

Nägel

Sie bestehen aus harter Hornsubstanz. Ihr Hauptbestandteil ist Keratin, ein Protein, das auch in Haut und Haaren vertreten ist. Nägel bilden eine schützende Abdeckung auf der Oberseite von Finger- und Zehenspitzen. Ihre Zellen entspringen in der Nagelmatrix und rücken von dort langsam vor. Wenn sie sich außerhalb des Körpers befinden, sterben sie ab. Darum ist das Nägelschneiden nicht schmerzhaft.

Schutz für Finger und Zehen

Den Fingernagel kann man mit bloßem Auge sehen. Nagelmatrix und Knochen liegen versteckt, dienen aber ebenfalls dem Schutz der Finger und Zehen.

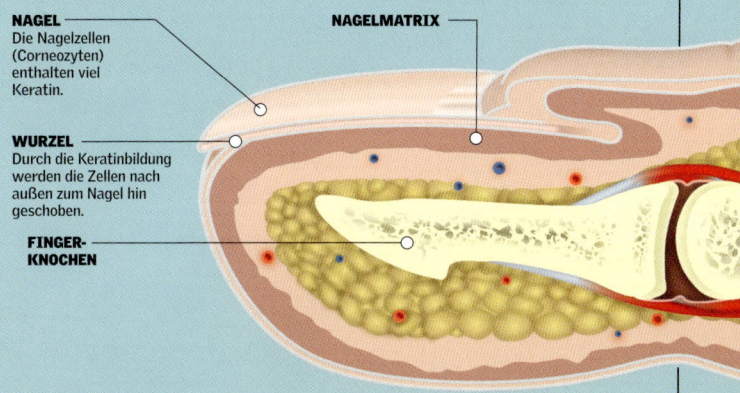

NAGEL
Die Nagelzellen (Corneozyten) enthalten viel Keratin.

NAGELMATRIX

WURZEL
Durch die Keratinbildung werden die Zellen nach außen zum Nagel hin geschoben.

FINGER-KNOCHEN

Aufbau des Auges

Die Augen liefern den Großteil der Informationen, die das Gehirn über die Welt erhält. Das Auge ist eins der komplexesten Organe des Körpers. Es ermöglicht uns, Größe und Beschaffenheit eines Gegenstandes zu erkennen, ohne ihn zu berühren, und seine Entfernung abzuschätzen. Durch Licht werden mehr als 100 Millionen Zellen aktiviert. Sie verwandeln ein Bild, das wir sehen, in Nervensignale, die ans Gehirn übermittelt werden. Aus diesem Grund befinden sich 70 Prozent aller Sinnesrezeptoren in den Augen. Es ist wichtig, dass das Gehirn die Informationen in korrekter Form erhält, sonst würden die Dinge verzerrt erscheinen.

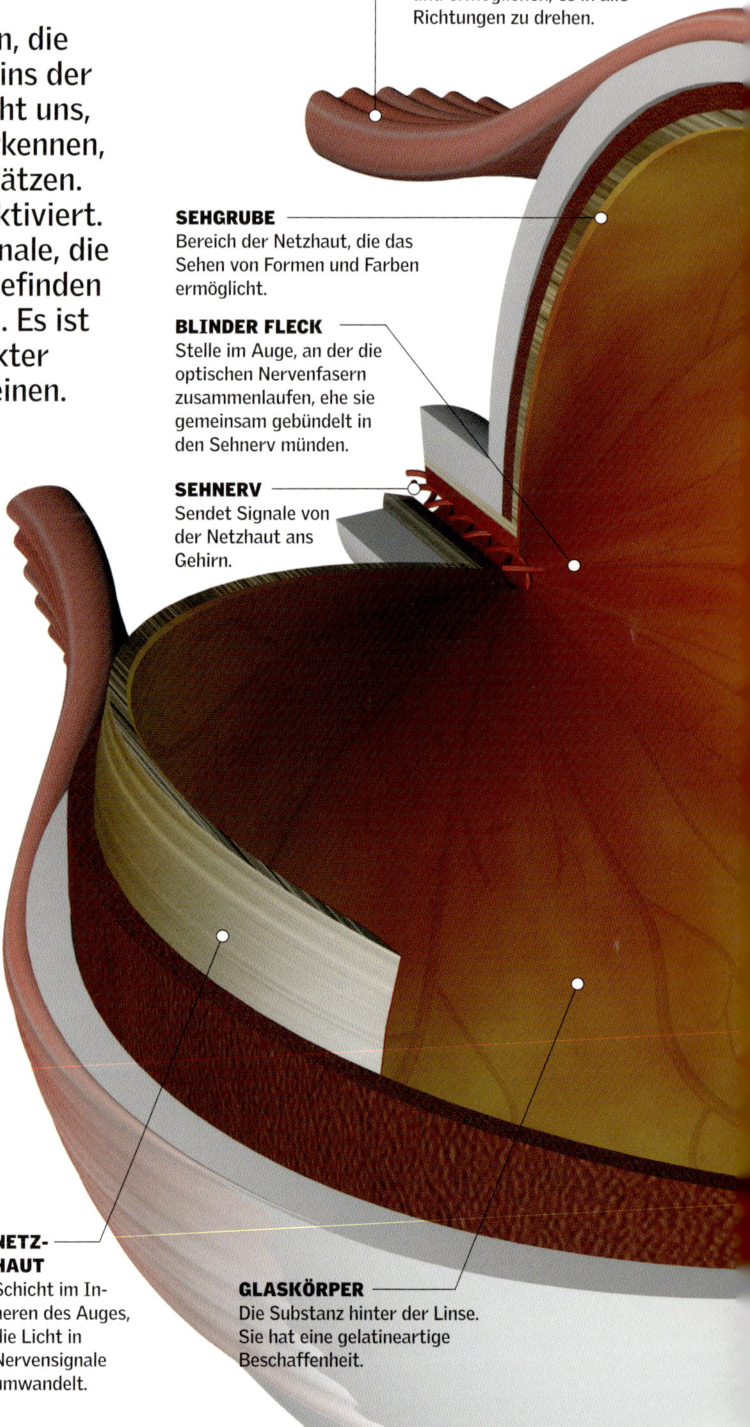

Wie sieht das Auge?

Ein Gegenstand reflektiert Licht in alle Richtungen. Dieses Licht wird von der Hornhaut, die die einfallenden Lichtstrahlen bricht, teilweise gebündelt. Die Linse bündelt die Lichtstrahlen so, dass Objekte in unterschiedlichen Entfernungen scharf gesehen werden können. Die Strahlen dringen weiter ins Auge vor und treffen als seitenverkehrte Abbildung des Gegenstandes auf die Netzhaut. Die Netzhaut sendet diese Information ans Gehirn, wo sie verarbeitet und in ein korrektes Bild des Gegenstandes umgewandelt wird. Die Sehgrube (Fovea) ermöglicht uns, Form und Farbe von Objekten zu sehen.

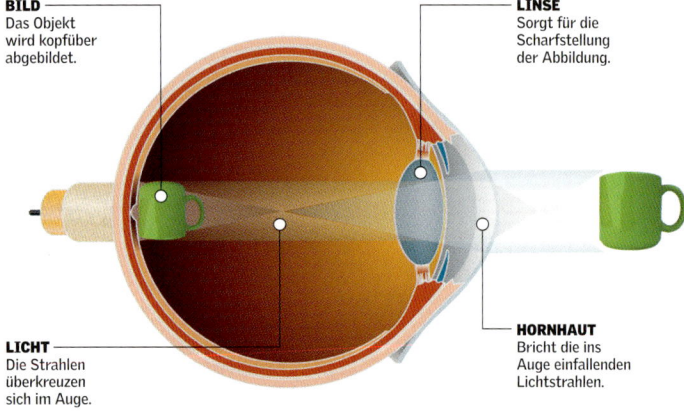

BILD
Das Objekt wird kopfüber abgebildet.

LINSE
Sorgt für die Scharfstellung der Abbildung.

LICHT
Die Strahlen überkreuzen sich im Auge.

HORNHAUT
Bricht die ins Auge einfallenden Lichtstrahlen.

Dreidimensional sehen

Schauen die Augen geradeaus, ist das Gesichtsfeld binokular, denn jedes Auge nimmt das Objekt aus einer leicht versetzten Perspektive wahr. Diese beiden Bilder desselben Objekts aus verschiedenen Blickwinkeln werden in einem Winkel von ungefähr 120° überlagert. Das Gehirn konstruiert aus den Signalen der beiden Augen ein dreidimensionales Bild des Objekts.

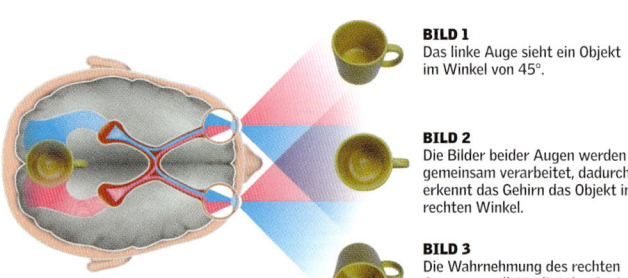

BILD 1
Das linke Auge sieht ein Objekt im Winkel von 45°.

BILD 2
Die Bilder beider Augen werden gemeinsam verarbeitet, dadurch erkennt das Gehirn das Objekt im rechten Winkel.

BILD 3
Die Wahrnehmung des rechten Auges vervollständigt das Gesichtsfeld mit dem Winkel von ca. 120°.

AUGENMUSKEL
Einer der sechs Muskeln, die das Auge umhüllen und ermöglichen, es in alle Richtungen zu drehen.

SEHGRUBE
Bereich der Netzhaut, die das Sehen von Formen und Farben ermöglicht.

BLINDER FLECK
Stelle im Auge, an der die optischen Nervenfasern zusammenlaufen, ehe sie gemeinsam gebündelt in den Sehnerv münden.

SEHNERV
Sendet Signale von der Netzhaut ans Gehirn.

NETZ-HAUT
Schicht im Inneren des Auges, die Licht in Nervensignale umwandelt.

GLASKÖRPER
Die Substanz hinter der Linse. Sie hat eine gelatineartige Beschaffenheit.

Die Iris

Eine farbige, scheibenförmige Membran, in deren Mitte sich die Pupille befindet. Sie enthält sowohl radiale als auch zirkuläre Muskelfasern. Bei hellem Licht ziehen sich die zirkulären Fasern zusammen und die radialen entspannen sich. Dadurch verengt sich die Pupille, damit weniger Licht ins Auge eintritt. Bei schwachem Licht entspannen sich die zirkulären Muskeln und die radialen kontrahieren. Dann weitet sich die Pupille und lässt mehr Licht ins Auge fallen.

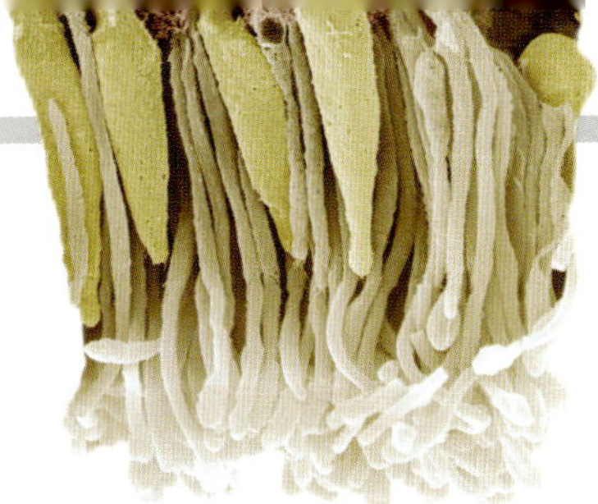

Stäbchen und Zapfen

Zwei Arten von fotosensitiven Zellen wandeln das Licht in elektrische Impulse um. Stäbchen sehen nur in Schwarz-Weiß. Zapfen befinden sich in der Sehgrube. Dies ist der Bereich der Netzhaut, auf der das Licht besonders präzise gebündelt wird. Sie ermöglichen das Sehen in Farbe. Die Signale beider Zelltypen werden durch Konnektoren der Nervenzellen weitergeleitet und erreichen so den Sehnerv.

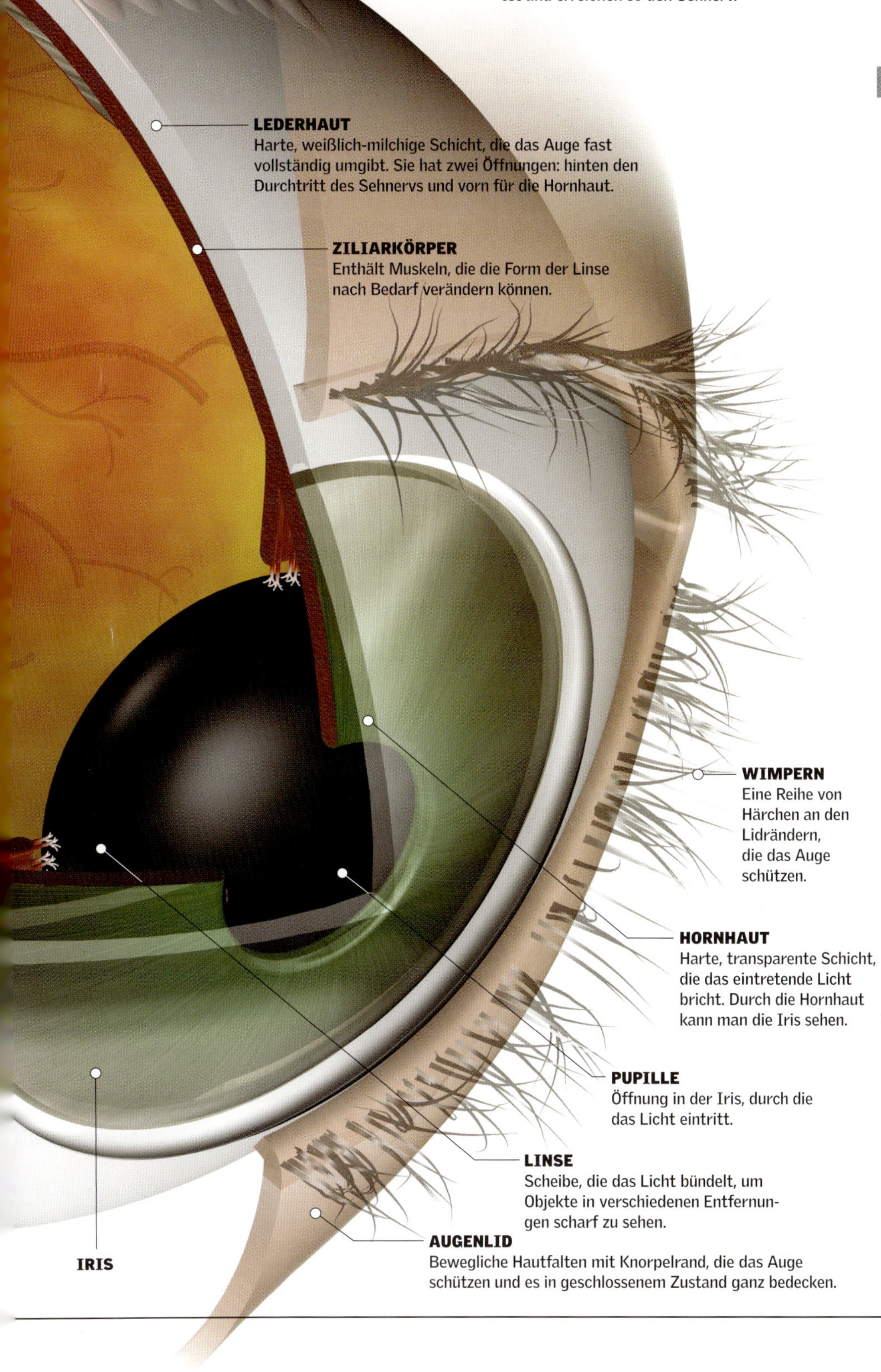

LEDERHAUT
Harte, weißlich-milchige Schicht, die das Auge fast vollständig umgibt. Sie hat zwei Öffnungen: hinten den Durchtritt des Sehnervs und vorn für die Hornhaut.

ZILIARKÖRPER
Enthält Muskeln, die die Form der Linse nach Bedarf verändern können.

WIMPERN
Eine Reihe von Härchen an den Lidrändern, die das Auge schützen.

HORNHAUT
Harte, transparente Schicht, die das eintretende Licht bricht. Durch die Hornhaut kann man die Iris sehen.

PUPILLE
Öffnung in der Iris, durch die das Licht eintritt.

LINSE
Scheibe, die das Licht bündelt, um Objekte in verschiedenen Entfernungen scharf zu sehen.

AUGENLID
Bewegliche Hautfalten mit Knorpelrand, die das Auge schützen und es in geschlossenem Zustand ganz bedecken.

IRIS

Sehschwächen

Von einer Sehschwäche spricht man, wenn durch Kurzsichtigkeit (Myopie) oder Weitsichtigkeit (Hyperopie) das Scharfsehen beeinträchtigt ist. Beide Sehschwächen lassen sich mit einer Brille oder Kontaktlinsen korrigieren.

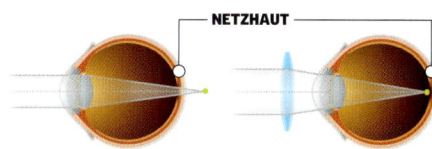

NETZHAUT

A Hyperopie (Weitsichtigkeit)

Weitsichtige können Objekte in geringer Entfernung nicht scharf sehen, weil die Abbildung im Auge hinter der Netzhaut erfolgt. Korrigierende Linsen müssen konvex ein, damit die Lichtstrahlen richtig auf die Netzhaut treffen.

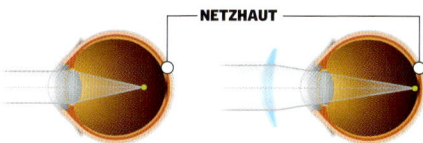

NETZHAUT

B Myopie (Kurzsichtigkeit)

Hier entsteht das Bild vor der Netzhaut, meist weil die Längsausdehnung des Auges größer als normal ist. Kurzsichtige können Objekte in größerer Distanz nicht scharf sehen. Zur Korrektur werden konkave Linsen eingesetzt. Auch Laser-Operationen sind möglich.

C Farbenblindheit

Farbenblinde Menschen können bestimmte Farben nur schwer unterscheiden. Die Schwäche ist erblich und wird durch das Fehlen bestimmter Zapfenzellen verursacht, die auf Rot, Gelb, Grün oder Blau reagieren.

Schutz

DIE AUGENLIDER SCHÜTZEN DIE AUGEN VOR HELLEM LICHT UND STAUB. DIE WIMPERN DÄMPFEN STARKES LICHT. DIE AUGENBRAUEN VERHINDERN, DASS SCHWEISS IN DIE AUGEN FLIESST. DURCH DEN TRÄNEN-NASEN-GANG FLIESST TRÄNENFLÜSSIGKEIT VON DER NASEN-HÖHLE IN DIE TRÄNENKANÄLE, DEREN ÖFFNUNGEN SICH IN DEN INNEREN AUGENWINKELN BEFINDEN.

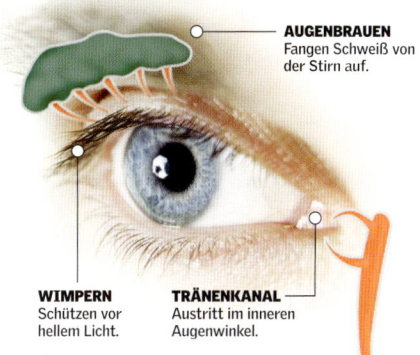

AUGENBRAUEN
Fangen Schweiß von der Stirn auf.

WIMPERN
Schützen vor hellem Licht.

TRÄNENKANAL
Austritt im inneren Augenwinkel.

Das Gehör

Die Ohren dienen nicht nur zum Hören, sondern im Innenohr ist auch das Gleichgewichtsorgan eingebettet. Wenn sie Geräusche auffangen, registrieren sie deren Merkmale – Lautstärke, Klang und Tonhöhe – sowie die Richtung, aus der sie kommen. Verschiedene Nervenenden empfangen Informationen über die Bewegungen des Körpers und übermitteln diese ans Gehirn, um im Stand und in Bewegung das Gleichgewicht zu halten. Die Ohren werden zur Kommunikation benötigt – durch Sprache und andere Mittel wie Musik. Sie können ein breites Lautstärkenspektrum wahrnehmen, vom Sirren einer Mücke bis zum Dröhnen eines Flugzeugs. In den Ohren befinden sich die kleinsten Knochen des Körpers.

Frequenzen

Die Frequenz eines Geräusches ist die Geschwindigkeit der Luftschwingungen, die es erzeugt. Die Maßeinheit für diese Schwingungen heißt Hertz (Hz). 1 Hertz entspricht einer Schwingung pro Sekunde. Hohe Töne haben hohe Frequenzen (also viele Schwingungen), niedrige Töne haben geringe Frequenzen. Das menschliche Ohr kann Frequenzen zwischen 20 und 20 000 Hertz wahrnehmen.

HÖRBARE FREQUENZEN FÜR MENSCHEN UND TIERE

Hörer	Minimum	Maximum
Mensch, 10 Jahre alt	20 Hz	20 000 Hz
Mensch, 60 Jahre alt	20 Hz	12 000 Hz
Hund	60 Hz	45 000 Hz
Frosch	100 Hz	3000 Hz
Fledermaus	1000 Hz	120 000 Hz
Katze	60 Hz	65 000 Hz

Corti-Organ

Enthält Zellen mit feinen Haarfortsätzen, die mechanische Energie in Nervensignale umwandeln. Diese Impulse werden über den Hörnerv ans Gehirn übermittelt. Die Nervenzellen können sich nicht regenerieren. Werden sie zerstört, geht mit ihnen ein Teil des Hörvermögens verloren.

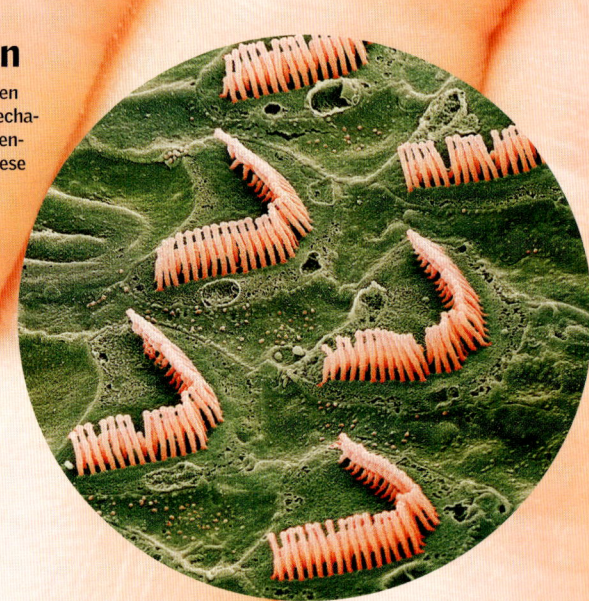

Verarbeitung von Geräuschen

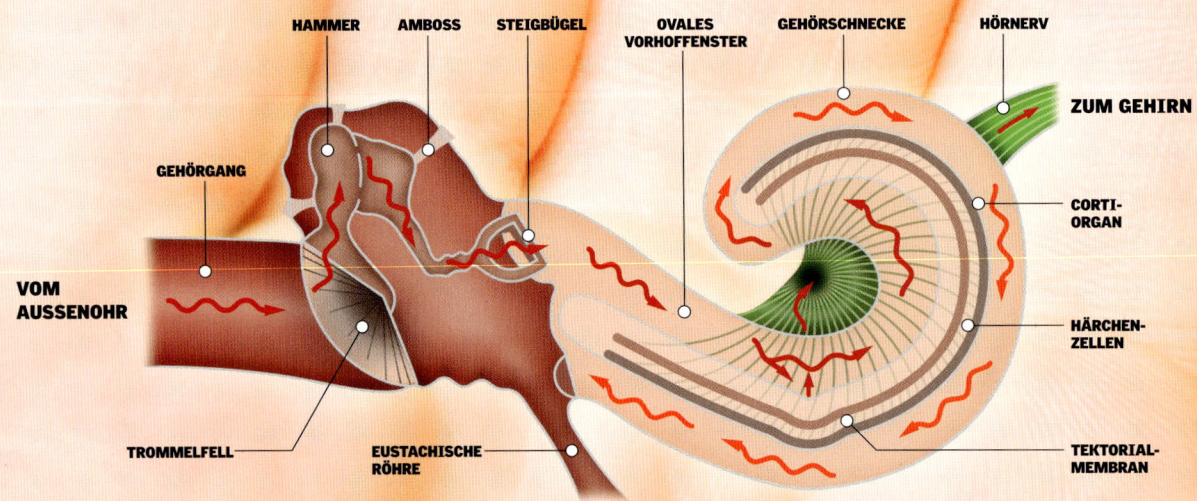

HAMMER · AMBOSS · STEIGBÜGEL · OVALES VORHOFFENSTER · GEHÖRSCHNECKE · HÖRNERV

ZUM GEHIRN

GEHÖRGANG

CORTI-ORGAN

VOM AUSSENOHR

HÄRCHEN-ZELLEN

TROMMELFELL · EUSTACHISCHE RÖHRE

TEKTORIAL-MEMBRAN

1 EINTRITT
Schallwellen werden von den Ohrmuscheln aufgefangen und in den Gehörgang geleitet.

2 SCHWINGUNG
Das Trommelfell registriert die Stärke der Schwingungen.

3 ÜBERMITTLUNG
Die Schwingungen des Trommelfells werden an den Hammer, von dort zum Amboss und von diesem zum Steigbügel geleitet, dann weiter zum ovalen Vorhoffenster, zur Gehörschnecke und von dort zum Gehörnerv, der die elektrischen Impulse an das Gehirn übermittelt.

Gleichgewicht

Die Organe, die in Ruhe und Bewegung für das Gleichgewicht sorgen, befinden sich im Innenohr. Oberhalb der Gehörschnecke liegen die drei Bogengänge jeweils senkrecht zueinander. In ihrem Inneren befinden sich eine Gallertschicht (Cupula) und Tausende von Haarzellen, die mit einem Schädelnerv in Verbindung stehen. Wird der Kopf bewegt, verschiebt sich die Gallertschicht, und die Haarzellen senden Informationen über Richtung und Geschwindigkeit der Verschiebung an das Gehirn. Auf dieser Grundlage kann das Gehirn Befehle für Bewegungen geben, die das Gleichgewicht aufrechterhalten.

GALLERTSCHICHT

HÄRCHENZELLEN

NERVENZELLEN

SCHWERKRAFT

GENEIGTE HÄRCHENZELLEN

FLÜSSIGKEIT

WÖLBUNG

HÄRCHEN-ZELLEN

DRUCK-WAHR-NEHMUNG

VERSCHOBENE KUPPEL

GENEIGTE HÄRCHEN-ZELLEN

LINEARE BEWEGUNG
Verschiebt sich die Gallertschicht durch eine Höhenveränderung, verändert sich die Anordnung der Härchenzellen.

DREHBEWEGUNG
Die Gallertschicht nimmt eine Kuppelform an, sodass auch seitliche Bewegungen das Gleichgewicht beeinflussen.

AUSSENOHR   MITTELOHR   INNENOHR

GLEICHGEWICHTS-ORGAN

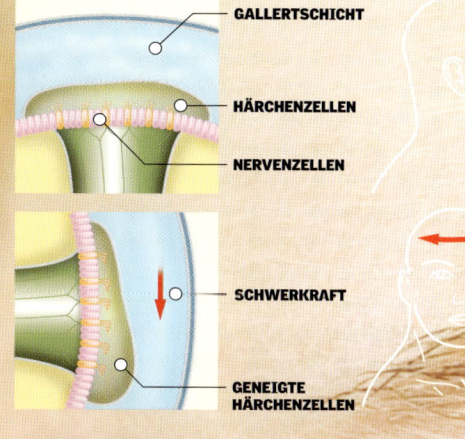

OHRMUSCHEL
Der einzige sichtbare Teil des Ohrs, besteht aus Knorpel und Haut. Fängt Schallwellen ein, leitet sie in den Gehörgang und verhindert Echobildung.

ÄUSSERER GEHÖRGANG
Hat eine Länge von ca. 2,5 cm.

TROMMELFELL
Seine Schwingungen werden von den drei Gehörknöchelchen (Hammer, Amboss und Steigbügel) aufgefangen.

BAND
Hält den Hammer in dieser Position.

HAMMER
Übermittelt die Schwingungen des Trommelfells. Er ist ca. 8 mm lang.

AMBOSS
Empfängt die Schwingungen des Hammers.

EUSTACHISCHE RÖHRE
Verbindet das Mittelohr mit dem hinteren Nasenraum und dem Rachen. Reguliert den Luftdruck im Inneren des Ohrs, manchmal durch Gähnen.

VESTIBULAR-NERV

HÖRNERV
Übermittelt die Nervenimpulse aus dem Innenohr ans Gehirn.

GEHÖRSCHNECKE
Ein schneckenförmiges, mit Flüssigkeit gefülltes Gebilde, das Schwingungen auffängt. Diese werden vom Corti-Organ an das Gehirn weitergeleitet. Die Schwingungen verursachen Wellen in der Flüssigkeit, durch die die Cilien im Corti-Organ in Bewegung geraten. Die Gehörschnecke ermöglicht die Wahrnehmung von Lautstärkeunterschieden.

OVALES FENSTER
Liegt im Schläfenknochen und hat Verbindungen zur Gehörschnecke (zum Hören) und zu den Bogengängen (für das Gleichgewicht).

STEIGBÜGEL
Übermittelt Schwingungen zum ovalen Fenster. Er ist 4 mm lang.

Sprache und nichtsprachliche Kommunikation

Sprache ist die Kommunikation mit Worten. Zum Sprechen müssen verschiedene Laute, aus denen Wörter bestehen, artikuliert werden. Es ist aber auch möglich, sich ohne Worte verständlich zu machen. Diese nichtsprachliche Verständigung erfolgt zum Beispiel durch Zeichen, Gesten und Mimik. Selbst durch Schweigen lässt sich etwas ausdrücken.

Sprache und Sprechvermögen

Die Sprechorgane sind zum Artikulieren der Laute notwendig, aus denen alle Sprachen bestehen. Linguisten zufolge ist die Sprechfähigkeit aber ebenso unabhängig von der Sprache wie ein Morsegerät von dem Code, den es sendet. Die Sprachwissenschaftler beschreiben Sprache als ein Verständigungssystem aus Wörtern, die fast immer geschrieben werden können, und vergleichen sie mit einer Sinfonie, deren Partitur unabhängig von den Musikern existiert. Die Stimmbänder stellen die Musikinstrumente dar. Ihre Muskelfalten öffnen und schließen sich, um Stimmlaute zu erzeugen. Wenn sie keine Stimmlaute produzieren, findet normale Atmung statt. Gesteuert vom Gehirn erzeugen die Stimmbänder einen Grundton, der durch unterschiedliche Stellungen der Zunge und der Lippen zu Lauten wird, die man als Sprache versteht.

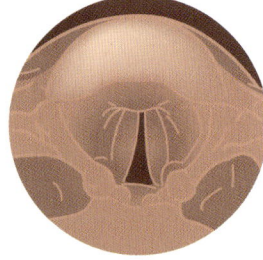

A LUFTSTROM
Die Stimmbänder entspannen und öffnen sich, um Luft zur Lunge und zurück durchzulassen. Weil sie dabei nicht schwingen, entstehen keine Stimmlaute.

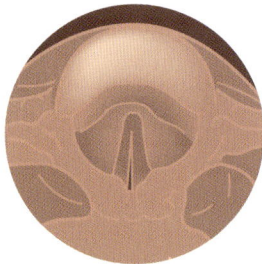

B STIMMERZEUGUNG
Die Stimmbänder liegen waagerecht über dem Kehlkopf. Sie spannen sich, wenn Luft über sie strömt. Durch ihre Schwingungen entstehen Stimmlaute.

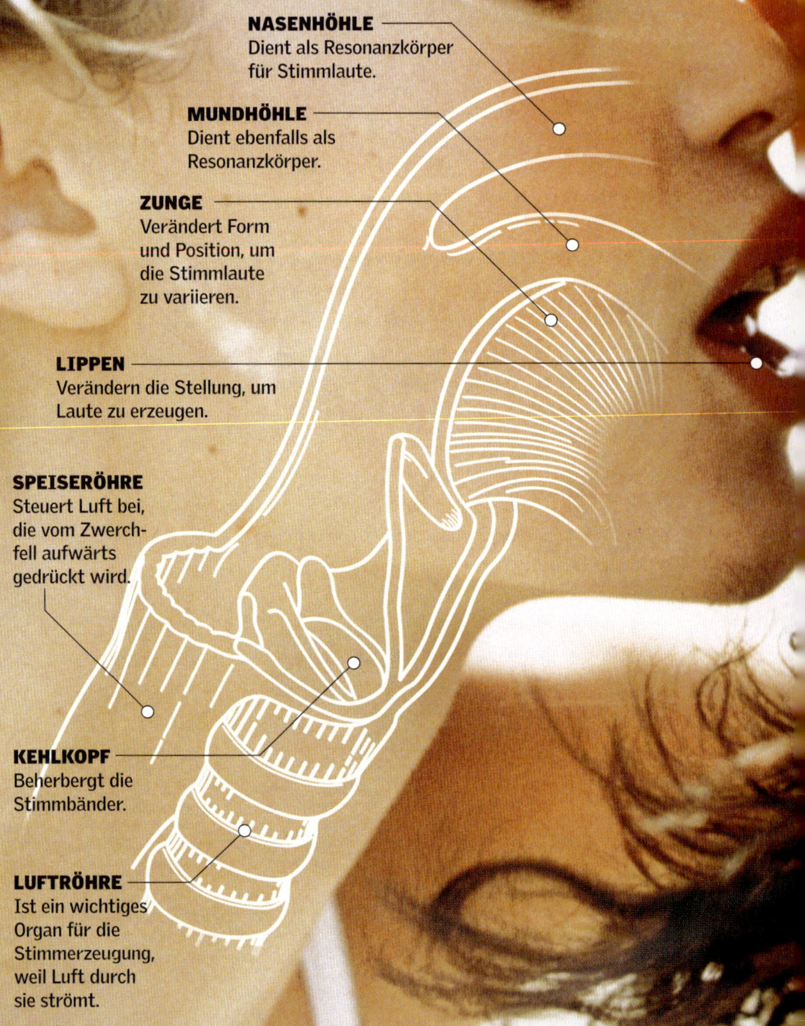

NASENHÖHLE
Dient als Resonanzkörper für Stimmlaute.

MUNDHÖHLE
Dient ebenfalls als Resonanzkörper.

ZUNGE
Verändert Form und Position, um die Stimmlaute zu variieren.

LIPPEN
Verändern die Stellung, um Laute zu erzeugen.

SPEISERÖHRE
Steuert Luft bei, die vom Zwerchfell aufwärts gedrückt wird.

KEHLKOPF
Beherbergt die Stimmbänder.

LUFTRÖHRE
Ist ein wichtiges Organ für die Stimmerzeugung, weil Luft durch sie strömt.

Ohne Worte

Die Ausdrucksfähigkeit des menschlichen Gesichts beruht auf mehr als 30 Muskeln. Wenn sie kontrahieren, spannen sie kleine Bereiche der Haut. Die meisten Gesichtsmuskeln arbeiten paarweise zusammen. Häufig werden sie unbewusst eingesetzt, denn mimische Bewegungen begleiten oft gesprochene Worte oder sind in bestimmten Situationen stummer Ausdruck des Befindens. Manchmal können sie aber auch bewusst eingesetzt werden – Schauspieler müssen dies sogar üben. Besonders eindrucksvoll ist ihr Einsatz in der Pantomime. Meister dieses Fachs können ganze Geschichten ohne Einsatz der Stimme durch die Mimik darstellen.

Broca-Zentrum
Steuert die Artikulation der Sprache.

Sehzentrum
Empfängt Nervenimpulse von den Augen und wertet sie aus.

Wernicke-Zentrum
Steuert das Sprachverstehen.

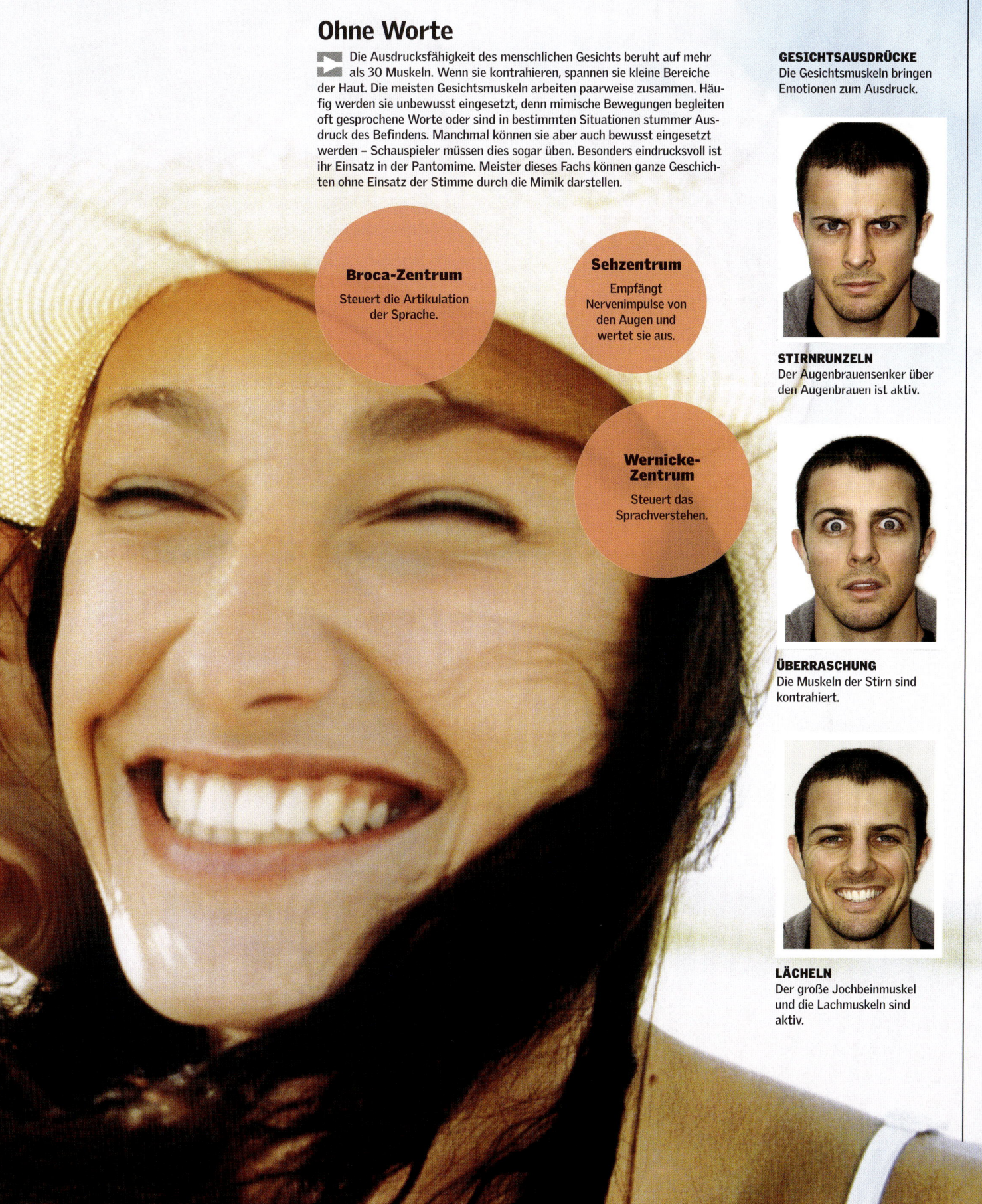

GESICHTSAUSDRÜCKE
Die Gesichtsmuskeln bringen Emotionen zum Ausdruck.

STIRNRUNZELN
Der Augenbrauensenker über den Augenbrauen ist aktiv.

ÜBERRASCHUNG
Die Muskeln der Stirn sind kontrahiert.

LÄCHELN
Der große Jochbeinmuskel und die Lachmuskeln sind aktiv.

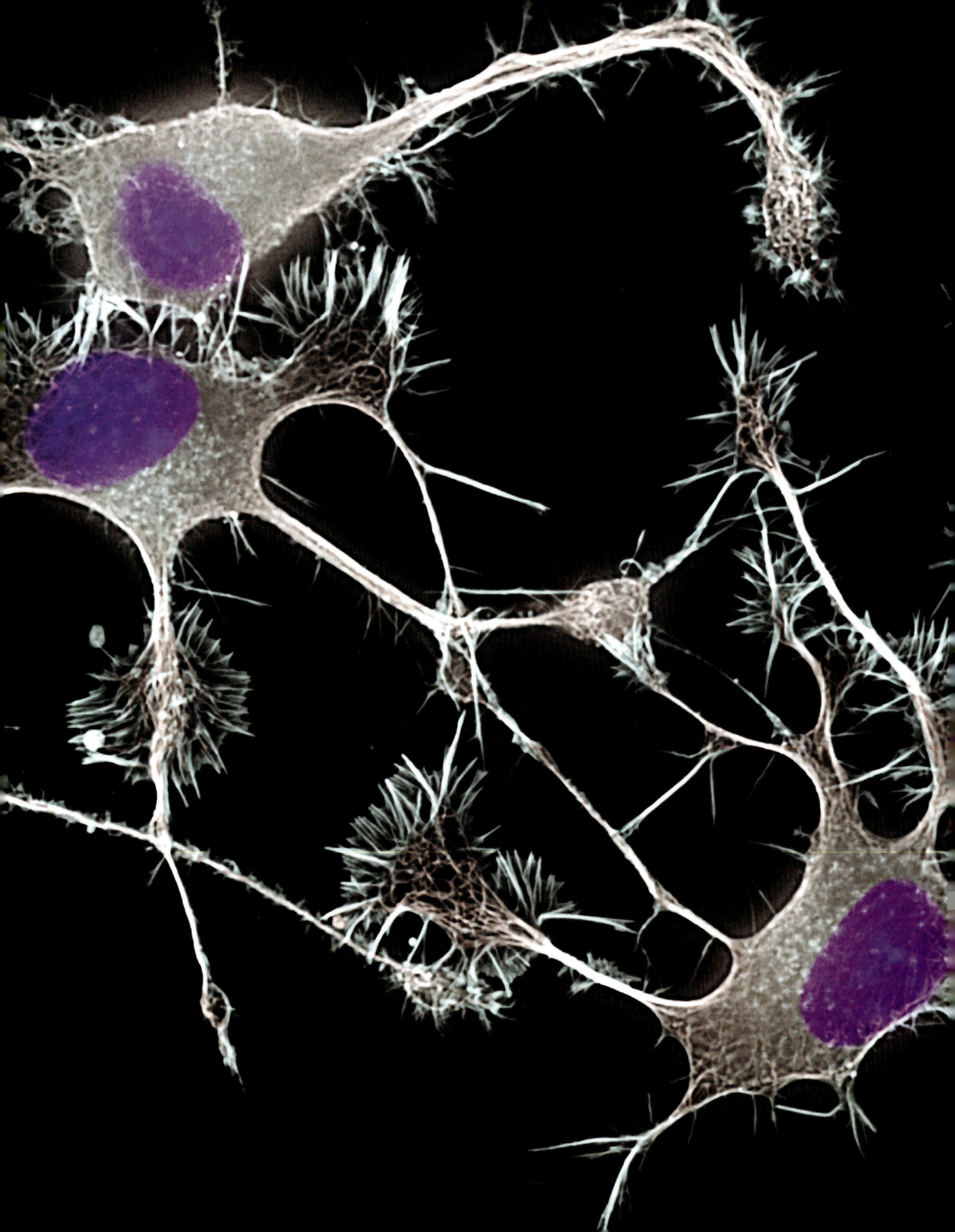

Steuerungszentren

Gehirngewebe besteht aus Milliarden von Neuronen, die einander ständig durch ihre Synapsen (Verbindungsstellen) Signale übermitteln. Dieses Netzwerk ermöglicht es dem Gehirn, Erinnerungen zu speichern, zu rechnen, Entscheidungen zu fällen, zu denken, zu träumen, kreativ zu sein und Gefühle auszudrücken. Im folgenden Kapitel erfahren Sie mehr über die Funktionsweise von Gehirn und Nerven. Wodurch wird die Bildung von Synapsen und neuronalen Netzen bestimmt? Wo haben Intelligenz und Erinnerung ihren Sitz? Was geschieht beim Träumen? Was sind Nerven, und woraus bestehen sie? Welche Funktionen haben die einzelnen Gehirnbereiche? Dies und mehr wird auf den nächsten Seiten erklärt und mit zahlreichen detaillierten Illustrationen veranschaulicht.

NERVENZELLEN (gegenüber)
Mikroskop-Fotografie einer Gruppe von Neuronen.

Das Nervensystem

Dies ist das komplexeste System des Körpers. Zusammen mit dem Hormonsystem steuert das Gehirn den ganzen Organismus. Außerdem ist es der Sitz geistiger Funktionen wie Gedächtnis, Emotionen und Willen. Das Nervensystem besteht aus dem zentralen Nervensystem (Gehirn und Rückenmark) und dem peripheren Nervensystem, zu dem die zahlreichen Nerven des Körpers sowie das vegetative (autonom und unbewusst funktionierende) Nervensystem gehören.

Die große Schaltstelle

Das Nervensystem koordiniert die Funktionen aller Organe und Körperteile. In einfachen Organismen wie einzelligen Lebewesen empfängt die Zelle Reize und reagiert auf sie, ohne dass Übermittlungs- oder Koordinationshilfen erforderlich sind. In komplexeren Organismen wie dem menschlichen Körper unterscheiden sich aber die Funktionen der Zellen in den einzelnen Körperteilen ebenso wie die der Organe, die von diesen Zellen gebildet werden. Demgemäß unterscheidet man zwischen Rezeptorzellen, die Reize empfangen (z.B. die Zellen des Auges und anderer Sinnesorgane), und Effektorzellen (z.B. in den Muskeln oder Drüsen), die bestimmte Reaktionen des Organismus umsetzen. Das Nervensystem stellt mit seinen drei Hauptteilen – dem Gehirn, dem Rückenmark und dem Nervennetzwerk – die Verbindungen zwischen diesen Funktionen her. Die Nerven bestehen aus zahlreichen Axonen und Dendriten, die von Bindegewebe umhüllt sind. Gruppen solcher Neuronen nennt man innerhalb von Gehirn und Rückenmark Nuklei, außerhalb davon bezeichnet man sie als Ganglien.

90 m pro Sekunde

GESCHWINDIGKEIT, MIT DER EIN NERVENIMPULS IN EINEM NERV MIT MYELINHÜLLE ÜBERMITTELT WIRD.

HAND- UND FINGERNERVEN
Steuern die Muskeln in der Handfläche.

KLEINHIRN
Steuert das Gleichgewicht und die Koordination von Bewegungen.

GEHIRN
Das Hauptzentrum des Nervensystems.

GESICHTS-NERV
Steuert die Bewegungen der Gesichtsmuskeln.

MEDIAN-NERV
Steuert die Muskeln von Handgelenk und Unterarm.

PLEXUS LUMBO-SACRALIS
Steuert die untere Partie des Rückens sowie Teile von Hüfte und Beinen. In ihn münden die Nerven aus der Lendenregion der Wirbelsäule.

VAGUSNERV
Verzweigt sich zu verschiedenen Organen hin und ist an der Steuerung des Herzrhythmus beteiligt.

RÜCKENMARK
Nervenbündel, das an der Basis des Gehirns beginnt und sich durch zwei Drittel der Wirbelsäule erstreckt.

Zentrales Nervensystem

Besteht aus dem Gehirn (Großhirn, Kleinhirn und Hirnstamm) sowie dem Rückenmark. Es empfängt Informationen von den Sinnesorganen und sendet Befehle an Muskeln und andere Organe. Außerdem verarbeitet und koordiniert es die Nervensignale, die vom peripheren Nervensystem übermittelt werden.

Peripheres Nervensystem

Versorgt das zentrale Nervensystem mit Informationen und koordiniert Bewegungen. Es wird in das sensorische, somatische und autonome (vegetative) System unterteilt. Das sensorische System informiert das zentrale Nervensystem über Sinneswahrnehmungen, die durch äußere Einwirkung auf den Körper (z.B. Schmerz) oder durch innere Vorgänge (z.B. eine volle Blase) verursacht sind. Das somatische System sendet Befehle zur bewussten Bewegung bestimmter Muskeln, etwa um jemandem die Hand zu geben oder einen Ball zu schließen. Das vegetative Nervensystem steuert automatisch die Funktion der inneren Organe.

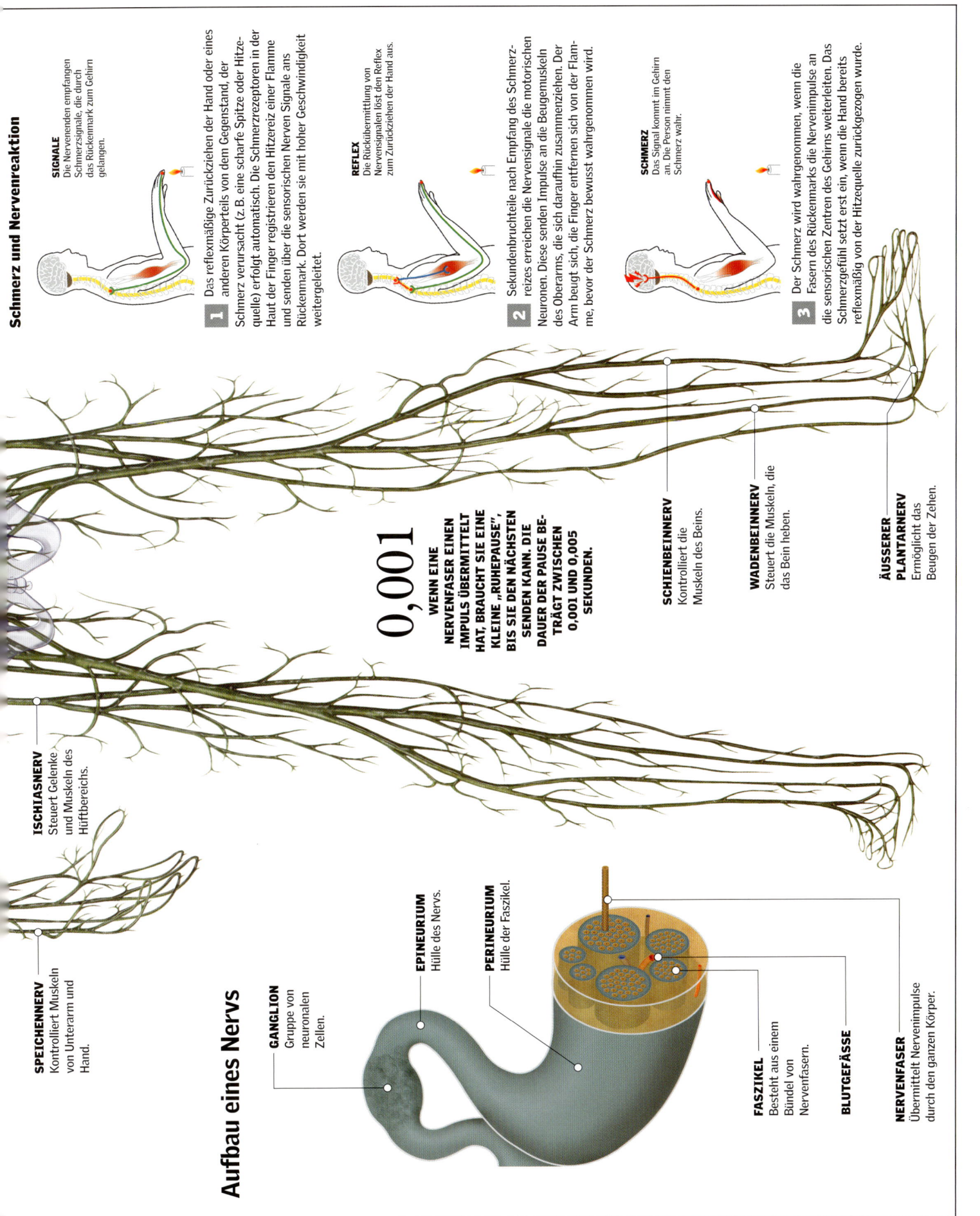

Schmerz und Nervenreaktion

SIGNALE
Die Nervenenden empfangen Schmerzsignale, die durch das Rückenmark zum Gehirn gelangen.

1 Das reflexmäßige Zurückziehen der Hand oder eines anderen Körperteils von dem Gegenstand, der Schmerz verursacht (z. B. eine scharfe Spitze oder Hitzequelle) erfolgt automatisch. Die Schmerzrezeptoren in der Haut der Finger registrieren den Hitzereiz einer Flamme und senden über die sensorischen Nerven Signale ans Rückenmark. Dort werden sie mit hoher Geschwindigkeit weitergeleitet.

REFLEX
Die Rückübermittlung von Nervensignalen löst den Reflex zum Zurückziehen der Hand aus.

2 Sekundenbruchteile nach Empfang des Schmerzreizes erreichen die Nervensignale die motorischen Neuronen. Diese senden Impulse an die Beugemuskeln des Oberarms, die sich daraufhin zusammenziehen. Der Arm beugt sich, die Finger entfernen sich von der Flamme, bevor der Schmerz bewusst wahrgenommen wird.

SCHMERZ
Das Signal kommt im Gehirn an. Die Person nimmt den Schmerz wahr.

3 Der Schmerz wird wahrgenommen, wenn die Fasern des Rückenmarks die Nervenimpulse an die sensorischen Zentren des Gehirns weiterleiten. Das Schmerzgefühl setzt erst ein, wenn die Hand bereits reflexmäßig von der Hitzequelle zurückgezogen wurde.

0,001

WENN EINE NERVENFASER EINEN IMPULS ÜBERMITTELT HAT, BRAUCHT SIE EINE KLEINE „RUHEPAUSE", BIS SIE DEN NÄCHSTEN SENDEN KANN. DIE DAUER DER PAUSE BETRÄGT ZWISCHEN 0,001 UND 0,005 SEKUNDEN.

ISCHIASNERV
Steuert Gelenke und Muskeln des Hüftbereichs.

SPEICHENNERV
Kontrolliert Muskeln von Unterarm und Hand.

SCHIENBEINNERV
Kontrolliert die Muskeln des Beins.

WADENBEINNERV
Steuert die Muskeln, die das Bein heben.

ÄUSSERER PLANTARNERV
Ermöglicht das Beugen der Zehen.

Aufbau eines Nervs

GANGLION
Gruppe von neuronalen Zellen.

EPINEURIUM
Hülle des Nervs.

PERINEURIUM
Hülle der Faszikel.

FASZIKEL
Besteht aus einem Bündel von Nervenfasern.

BLUTGEFÄSSE

NERVENFASER
Übermittelt Nervenimpulse durch den ganzen Körper.

Neuronen

Neuronen sind die Zellen, aus denen das Nervensystem besteht. Sie übermitteln Informationen in Form von elektrischen Impulsen ans Gehirn und von dort zurück zu allen Teilen des Körpers. Das komplexe Kommunikationsnetzwerk der Neuronen bildet die Grundlage für alle Vorgänge im Körper. Sie sind umgeben und geschützt von anderen Nervenzellen, die nicht reizbar sind. Diese Gliazellen machen mehr als die Hälfte aller Nervenzellen des Körpers aus.

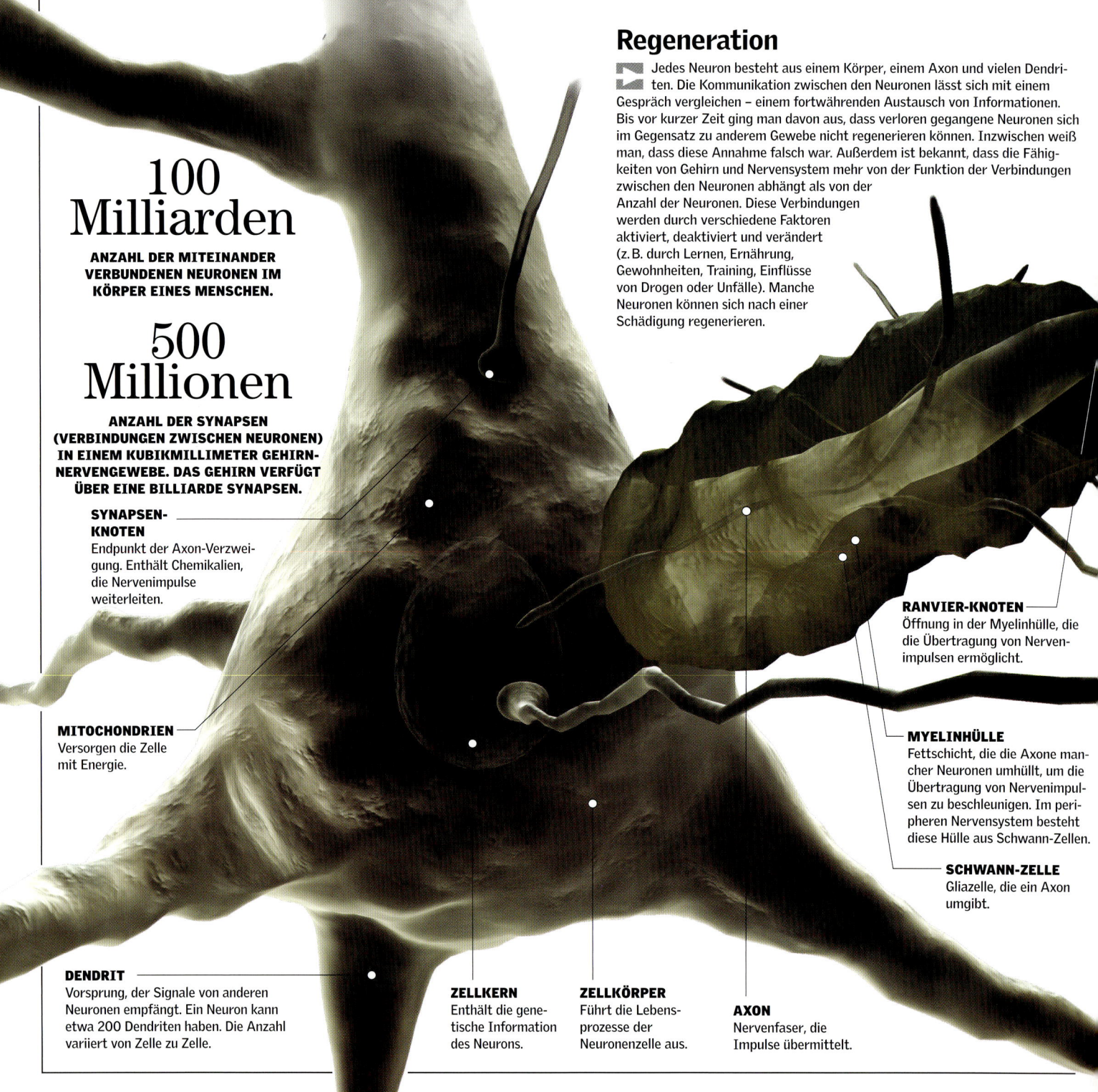

Regeneration

Jedes Neuron besteht aus einem Körper, einem Axon und vielen Dendriten. Die Kommunikation zwischen den Neuronen lässt sich mit einem Gespräch vergleichen – einem fortwährenden Austausch von Informationen. Bis vor kurzer Zeit ging man davon aus, dass verloren gegangene Neuronen sich im Gegensatz zu anderem Gewebe nicht regenerieren können. Inzwischen weiß man, dass diese Annahme falsch war. Außerdem ist bekannt, dass die Fähigkeiten von Gehirn und Nervensystem mehr von der Funktion der Verbindungen zwischen den Neuronen abhängt als von der Anzahl der Neuronen. Diese Verbindungen werden durch verschiedene Faktoren aktiviert, deaktiviert und verändert (z. B. durch Lernen, Ernährung, Gewohnheiten, Training, Einflüsse von Drogen oder Unfälle). Manche Neuronen können sich nach einer Schädigung regenerieren.

100 Milliarden

ANZAHL DER MITEINANDER VERBUNDENEN NEURONEN IM KÖRPER EINES MENSCHEN.

500 Millionen

ANZAHL DER SYNAPSEN (VERBINDUNGEN ZWISCHEN NEURONEN) IN EINEM KUBIKMILLIMETER GEHIRN-NERVENGEWEBE. DAS GEHIRN VERFÜGT ÜBER EINE BILLIARDE SYNAPSEN.

SYNAPSEN-KNOTEN
Endpunkt der Axon-Verzweigung. Enthält Chemikalien, die Nervenimpulse weiterleiten.

MITOCHONDRIEN
Versorgen die Zelle mit Energie.

RANVIER-KNOTEN
Öffnung in der Myelinhülle, die die Übertragung von Nerven-impulsen ermöglicht.

MYELINHÜLLE
Fettschicht, die die Axone mancher Neuronen umhüllt, um die Übertragung von Nervenimpulsen zu beschleunigen. Im peripheren Nervensystem besteht diese Hülle aus Schwann-Zellen.

SCHWANN-ZELLE
Gliazelle, die ein Axon umgibt.

DENDRIT
Vorsprung, der Signale von anderen Neuronen empfängt. Ein Neuron kann etwa 200 Dendriten haben. Die Anzahl variiert von Zelle zu Zelle.

ZELLKERN
Enthält die genetische Information des Neurons.

ZELLKÖRPER
Führt die Lebensprozesse der Neuronenzelle aus.

AXON
Nervenfaser, die Impulse übermittelt.

Übertragung und Synapsen

Die Synapse ist eine Kommunikationsschnittstelle zwischen Neuronen. Sie besteht aus einem Synapsenspalt, einem Synapsenkopf und einem Rezeptor, zu dem das Nervensignal geleitet wird. Damit ein Neuron aktiviert wird, muss ein Reiz erfolgen, der die elektrische Ladung innerhalb der Zellmembran von negativ auf positiv umpolt. Der Nervenimpuls gelangt durch das Axon zum Synapsenkopf und bewirkt dort die Ausschüttung von chemischen Stoffen, die als Neurotransmitter bezeichnet werden. Diese wiederum können beim Rezeptor, zu dem das Signal geleitet werden soll, einen Reizimpuls verursachen.

Motorische Endplatte

Dies ist eine Sonderform von Synapsen zwischen Neuronen und Skelettmuskelfasern, die willensgesteuerte Muskelkontraktionen veranlassen.

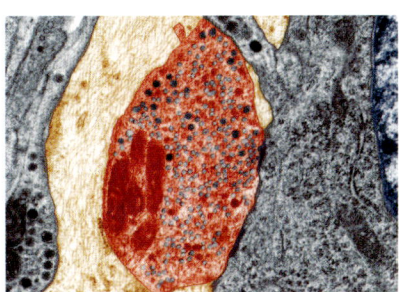

Das Axon eines Neurons dockt an einer Muskelfaser an. An der Berührungsstelle entsteht zwischen dem Neuron und einem Effektor (einem Muskel mit elektrisch stimulierbarem Gewebe) eine chemische Synapse, die die Bewegung veranlasst.

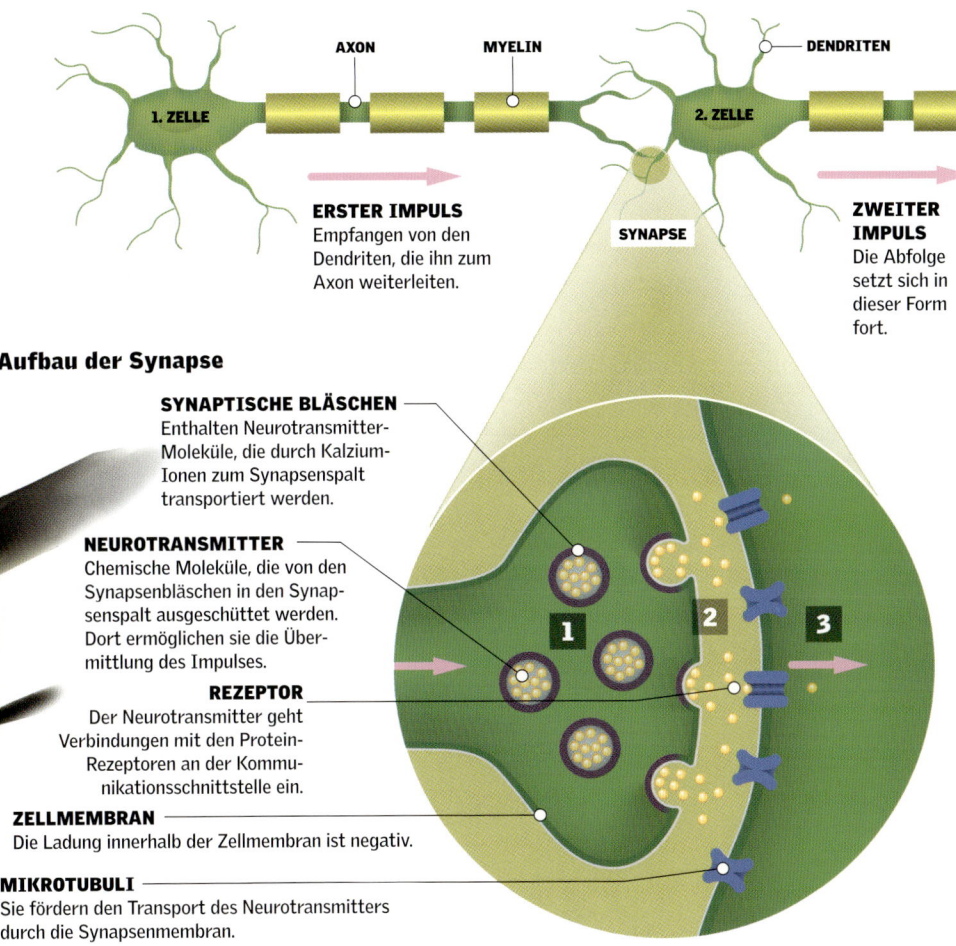

AXON **MYELIN** **DENDRITEN**

1. ZELLE **2. ZELLE**

ERSTER IMPULS
Empfangen von den Dendriten, die ihn zum Axon weiterleiten.

SYNAPSE

ZWEITER IMPULS
Die Abfolge setzt sich in dieser Form fort.

Aufbau der Synapse

SYNAPTISCHE BLÄSCHEN
Enthalten Neurotransmitter-Moleküle, die durch Kalzium-Ionen zum Synapsenspalt transportiert werden.

NEUROTRANSMITTER
Chemische Moleküle, die von den Synapsenbläschen in den Synapsenspalt ausgeschüttet werden. Dort ermöglichen sie die Übermittlung des Impulses.

REZEPTOR
Der Neurotransmitter geht Verbindungen mit den Protein-Rezeptoren an der Kommunikationsschnittstelle ein.

ZELLMEMBRAN
Die Ladung innerhalb der Zellmembran ist negativ.

MIKROTUBULI
Sie fördern den Transport des Neurotransmitters durch die Synapsenmembran.

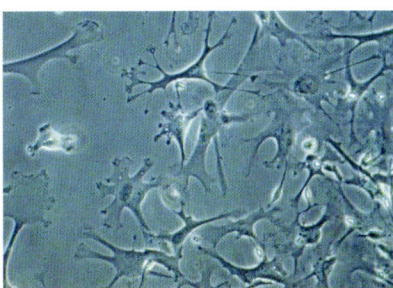

ASTROZYTEN Diese Zellen befinden sich im Gehirngewebe. Ihre Anzahl übersteigt die der Neuronen. Astrozyten haben feine Vorsprünge, die mit den Blutgefäßen verbunden sind und den Fluss von Nährstoffen und Abfallstoffen zwischen Neuronen und Blut regulieren.

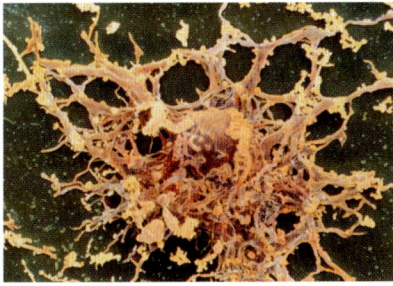

OLIGODENDROZYTEN Diese Zellen bilden die Myelinhülle um die Nervenfasern des Gehirns und des Rückenmarks. Ihre Funktion ähnelt der der Schwann-Zellen im peripheren Nervensystem.

Übermittlung von Nervenimpulsen

1 OHNE INFORMATION
Wenn ein Neuron ruht, sind die in ihm enthaltenen Natrium-Ionen gleichmäßig verteilt. Dadurch entsteht innerhalb der Zellmembran eine konstante, negative Ladung.

2 DER IMPULS KOMMT AN
Durch Eintreffen von Neurotransmittern an den Dendriten erfolgt eine Umkehrung der Ladung. Sie wird in diesem Bereich positiv. Diese Ladung strebt danach, sich in Richtung des negativ geladenen Zellbereichs zu bewegen.

3 ÜBERMITTLUNG DER INFORMATION
Die positive Ladung wandert zum negativ geladenen Axon, bis sie die Synapse erreicht – also die andere Zelle. Die Bereiche, die sie verlässt, kehren wieder zu ihrem ursprünglichen Zustand zurück.

Neuronen verschiedener Komplexität

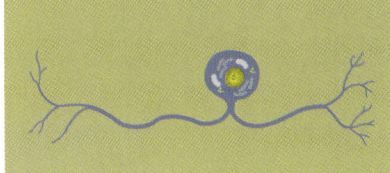

UNIPOLAR. Ein Axon mit zwei Armen entspringt aus einem Zellkörper.

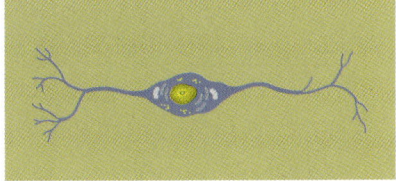

BIPOLAR. Zwei separate Axone entspringen aus entgegengesetzten Enden des Zellkörpers.

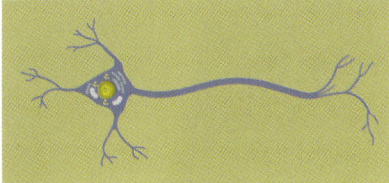

MULTIPOLAR. Ein Axon und mehrere Dendriten entspringen aus einem Zellkörper.

Das Gehirn

Das Gehirn ist die Haupt-Steuerungszentrale des Körpers. Hier sind über 100 Milliarden Neuronen damit beschäftigt, eintreffende Informationen zu ordnen, zu analysieren und aus ihnen Befehle für den Organismus abzuleiten. Obwohl das Gehirn nur 2 Prozent des Gesamtgewichts des Körpers ausmacht, verbraucht es ein Fünftel des eingeatmeten Sauerstoffs. Als einer der empfindlichsten Körperteile ist es besonders gut geschützt. Zusammen mit dem Rückenmark bildet es das zentrale Nervensystem, das Befehle an das periphere Nervensystem sendet.

1,4 kg

DURCHSCHNITTLICHES GEWICHT DES GEHIRNS EINES ERWACHSENEN. BEI DER GEBURT WIEGT ES ZWISCHEN 350 UND 400 GRAMM.

Hirnhäute

Schützende Membranen, die das Gehirn bedecken.

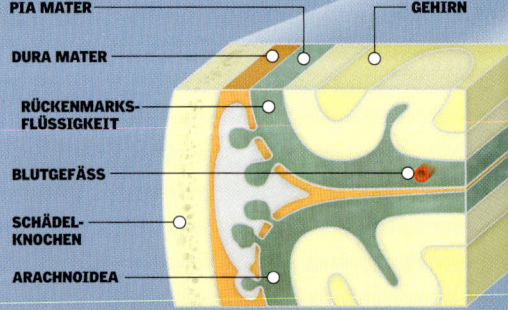

PIA MATER
DURA MATER
RÜCKENMARKS-FLÜSSIGKEIT
BLUTGEFÄSS
SCHÄDEL-KNOCHEN
ARACHNOIDEA
GEHIRN

Parietallappen
Liegt an den Seiten, empfängt sensorische Informationen und bewirkt die Orientierung im Raum.

Schläfenlappen
Hier werden Höhe und Lautstärke von Geräuschen verarbeitet. Er spielt auch für die Speicherung von Erinnerungen eine Rolle.

Okzipitallappen
Erkennt und interpretiert visuelle Bilder.

Kleinhirn
An der Steuerung des Gleichgewichts beteiligt.

Hirnhäute

Das Gehirn ist von drei Membranen bedeckt, den Gehirnhäuten. Die äußere liegt direkt unter dem Schädelknochen und wird Dura mater genannt. Sie enthält Arterien und Venen für die Blutversorgung der Schädelknochen. Die mittlere Membran heißt Arachnoidea und besteht aus netzartigem, elastischem Bindegewebe. Darunter liegt direkt über der Großhirnrinde die Pia mater, die dünnste der drei Hirnhäute, die hauptsächlich eine Schutzfunktion hat. Einerseits verhindert sie wie ein Filter das Eindringen von schädlichen Stoffen und Mikroorganismen ins Nervensystem. Andererseits bedeckt sie das empfindlichste Organ des Körpers wie ein elastischer Helm. Die transparente Rückenmarksflüssigkeit wirkt zwischen den Hirnhäuten wie ein Stoßdämpfer.

Graue und weiße Substanz

Die graue Hirnsubstanz befindet sich in der Großhirnrinde und im Rückenmark. Sie besteht aus Gruppen neuronaler Zellen. Die weiße Hirnsubstanz dagegen besteht hauptsächlich aus Axonen mit Myelinhüllen oder Nerven, die aus den Zellkörpern der Neuronen vorspringen. Die fetthaltige Myelinschicht sorgt für eine schnellere Übertragung der Nervenimpulse.

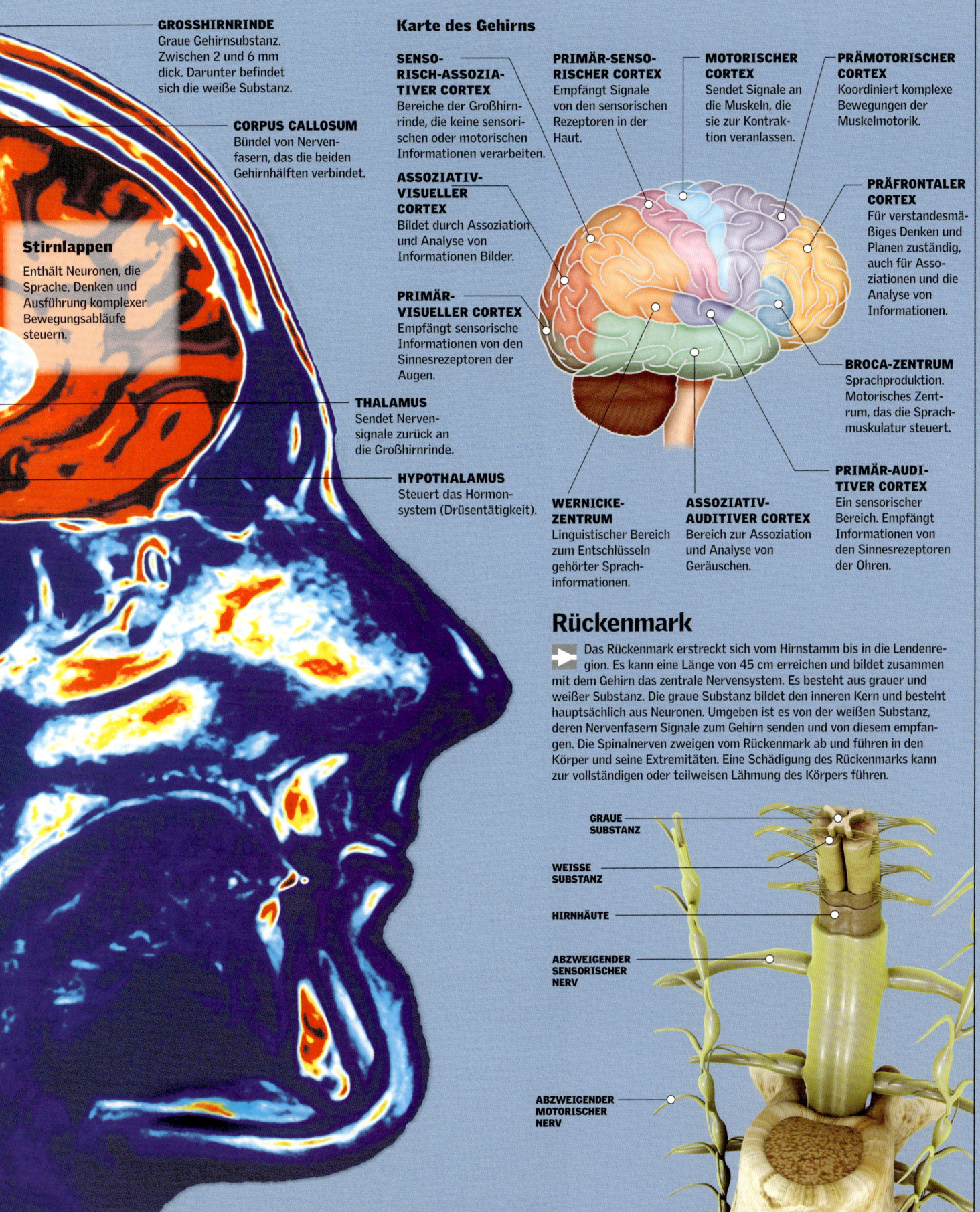

GROSSHIRNRINDE
Graue Gehirnsubstanz.
Zwischen 2 und 6 mm
dick. Darunter befindet
sich die weiße Substanz.

CORPUS CALLOSUM
Bündel von Nerven-
fasern, das die beiden
Gehirnhälften verbindet.

Stirnlappen
Enthält Neuronen, die
Sprache, Denken und
Ausführung komplexer
Bewegungsabläufe
steuern.

THALAMUS
Sendet Nerven-
signale zurück an
die Großhirnrinde.

HYPOTHALAMUS
Steuert das Hormon-
system (Drüsentätigkeit).

Karte des Gehirns

**SENSO-
RISCH-ASSOZIA-
TIVER CORTEX**
Bereiche der Großhirn-
rinde, die keine sensori-
schen oder motorischen
Informationen verarbeiten.

**ASSOZIATIV-
VISUELLER
CORTEX**
Bildet durch Assoziation
und Analyse von
Informationen Bilder.

**PRIMÄR-
VISUELLER CORTEX**
Empfängt sensorische
Informationen von den
Sinnesrezeptoren der
Augen.

**WERNICKE-
ZENTRUM**
Linguistischer Bereich
zum Entschlüsseln
gehörter Sprach-
informationen.

**PRIMÄR-SENSO-
RISCHER CORTEX**
Empfängt Signale
von den sensorischen
Rezeptoren in der
Haut.

**MOTORISCHER
CORTEX**
Sendet Signale an
die Muskeln, die
sie zur Kontrak-
tion veranlassen.

**PRÄMOTORISCHER
CORTEX**
Koordiniert komplexe
Bewegungen der
Muskelmotorik.

**PRÄFRONTALER
CORTEX**
Für verstandesmä-
ßiges Denken und
Planen zuständig,
auch für Asso-
ziationen und die
Analyse von
Informationen.

BROCA-ZENTRUM
Sprachproduktion.
Motorisches Zent-
rum, das die Sprach-
muskulatur steuert.

**PRIMÄR-AUDI-
TIVER CORTEX**
Ein sensorischer
Bereich. Empfängt
Informationen von
den Sinnesrezeptoren
der Ohren.

**ASSOZIATIV-
AUDITIVER CORTEX**
Bereich zur Assoziation
und Analyse von
Geräuschen.

Rückenmark

Das Rückenmark erstreckt sich vom Hirnstamm bis in die Lendenregion. Es kann eine Länge von 45 cm erreichen und bildet zusammen
mit dem Gehirn das zentrale Nervensystem. Es besteht aus grauer und
weißer Substanz. Die graue Substanz bildet den inneren Kern und besteht
hauptsächlich aus Neuronen. Umgeben ist es von der weißen Substanz,
deren Nervenfasern Signale zum Gehirn senden und von diesem empfangen. Die Spinalnerven zweigen vom Rückenmark ab und führen in den
Körper und seine Extremitäten. Eine Schädigung des Rückenmarks kann
zur vollständigen oder teilweisen Lähmung des Körpers führen.

**GRAUE
SUBSTANZ**

**WEISSE
SUBSTANZ**

HIRNHÄUTE

**ABZWEIGENDER
SENSORISCHER
NERV**

**ABZWEIGENDER
MOTORISCHER
NERV**

Das periphere Nervensystem

Die Aufgabe der peripheren Nerven besteht darin, Signale an Gehirn und Rückenmark zu übermitteln und von dort zu empfangen. Je nach ihrer Lage bezeichnet man sie als Cranial- oder Spinalnerven. Die sensorischen Fasern in den peripheren Nerven nehmen Informationen von der Außenwelt, von der Haut und den inneren Organen auf und übermitteln diese ans zentrale Nervensystem. Die motorischen Fasern beginnen, die Skelettmuskeln zu kontrahieren und übertragen Signale in entgegengesetzter Richtung von den Sensoren. Die meisten dieser Nerven liegen tief im Körper.

Hirnnerven

Die 12 Paare von Schädelnerven entspringen im unteren Teil des Gehirns, wie in der großen Abbildung zu sehen ist. Mit Ausnahme des Vagusnervs steuern sie die Muskeln in Kopf und Nackenbereich oder übermitteln Nervensignale von den Augen und anderen Sinnesorganen ans Gehirn. Wahrnehmungen der Netzhaut im Auge werden von den beiden Sehnerven übertragen, Geruchswahrnehmungen der Nase von den Riechnerven.

Spinalnerven

31 Paare von Spinalnerven beginnen am Rückenmark und verlaufen durch die Zwischenräume zwischen den Wirbeln in den Körper. Jeder dieser Nerven verzweigt sich vielfach. Sie steuern die meisten Skelettmuskeln, die glatten Muskeln und die Drüsen. Die zervikalen Nerven steuern die Muskeln in Brust und Schultern. Die lumbalen Nerven sind für den Bauch und einen Teil der Beine zuständig, die sakralen Nerven steuern den restlichen Teil der Beine und die Füße.

ZERVIKALE NERVEN
8 Paare. Innervieren Brust und Schultern.

THORAKALE NERVEN
12 Paare. Der vordere Zweig bildet den Zwischenrippennerv.

LUMBALE NERVEN
5 Paare. Die letzten bilden den „Pferdeschwanz" (Cauda equina).

SAKRALE NERVEN
5 Paare. Sie befinden sich im unteren Abschnitt des Rückenmarks.

COCCYGEALER NERV
Der einzige unpaarige Spinalnerv. Er befindet sich im Steißbein.

Drei Reaktionen

Die Nervenrezeptoren übermitteln Signale an die Großhirnrinde und das Rückenmark. Die Reaktion, die das reflexartige Zusammenziehen oder Entspannen von Muskeln bewirkt, kann automatisch erfolgen. Bei willensabhängigen Reaktionen ist der Weg der Nervenimpulse komplexer, bei Reflexen dagegen einfacher. Letztere werden manchmal im Gehirn ausgelöst, meist jedoch im Rückenmark.

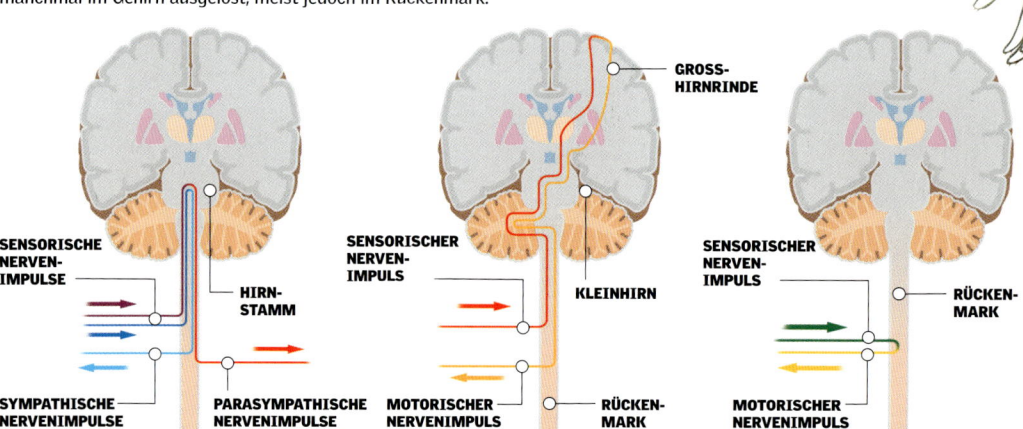

SENSORISCHE NERVENIMPULSE
HIRNSTAMM
SYMPATHISCHE NERVENIMPULSE
PARASYMPATHISCHE NERVENIMPULSE

GROSSHIRNRINDE
SENSORISCHER NERVENIMPULS
KLEINHIRN
MOTORISCHER NERVENIMPULS
RÜCKENMARK

SENSORISCHER NERVENIMPULS
RÜCKENMARK
MOTORISCHER NERVENIMPULS

A AUTOMATISCHE REAKTION
Die Signale für sympathische und parasympathische Reaktionen (Muskelentspannung bzw. -kontraktion) werden auf separaten Bahnen übermittelt.

B WILLENSGESTEUERTE REAKTION
Sensorische Impulse, die willensgesteuerte Reaktionen auslösen, sprechen verschiedene Gehirnbereiche an. Der Weg der Nervenimpulse ist komplex.

C REFLEXE
Die Verarbeitung von Impulsen und das Senden des Reaktionsbefehls findet manchmal im Gehirn statt, meist jedoch im Rückenmark.

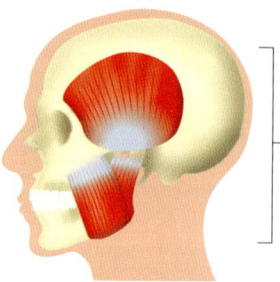

PAAR II
Sehnerv. Versorgt die Netzhaut. Überträgt Signale von den Fotorezeptoren der Augen.

PAAR V
Trigeminusnerv. Steuert die Kaumuskulatur. Übermittelt sensorische Informationen von Augen, Zähnen und Seiten des Gesichts.

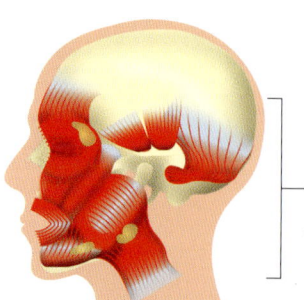

PAAR VII
Gesichtsnerv. Steuert Gesichtsmuskulatur, Speichel- und Tränendrüsen. Übermittelt sensorische Informationen von den Geschmackspapillen.

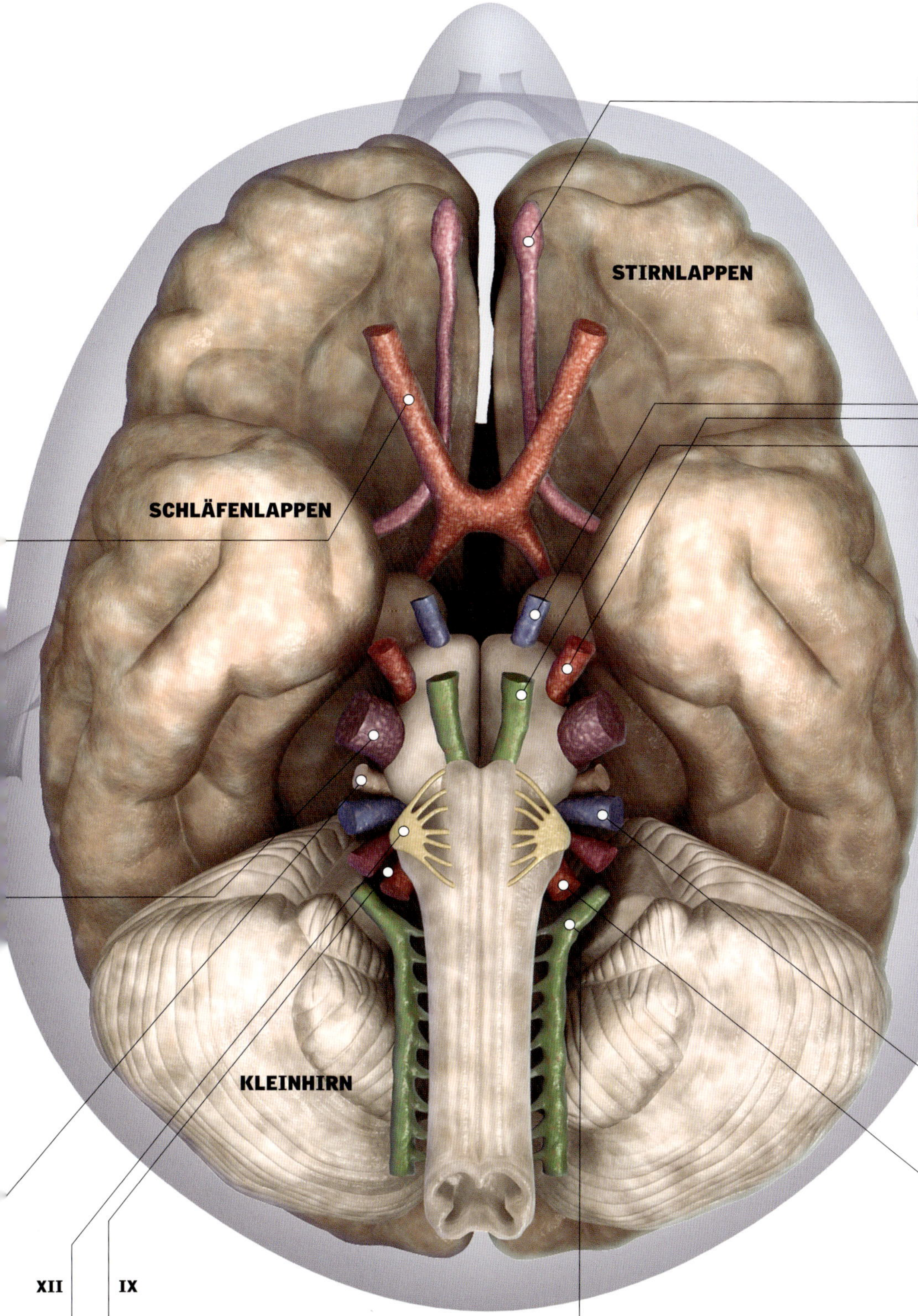

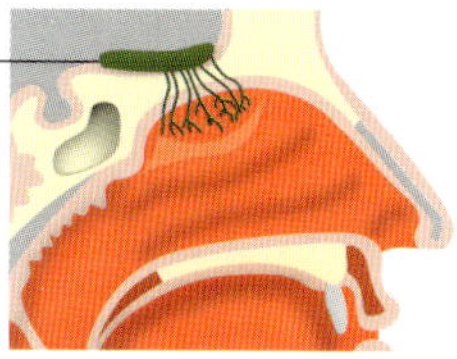

STIRNLAPPEN

SCHLÄFENLAPPEN

KLEINHIRN

PAAR I
Riechnerv. Innerviert den inneren und oberen Bereich der Nase und übermittelt Signale von den Riechzellen.

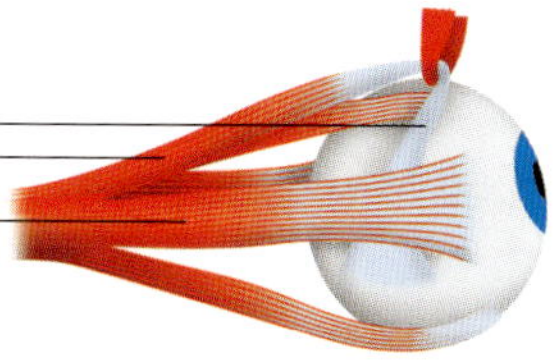

III
IV
VI

PAAR III
Augenmuskelnerv. Steuert die Bewegungen von Auge und Augenlid. Verändert die Form von Pupille und Linse.

PAAR IV
Augenrollnerv. Steuert die schrägen Muskeln über dem Auge.

PAAR VI
Augenabziehnerv. Steuert den seitlichen Augenmuskel.

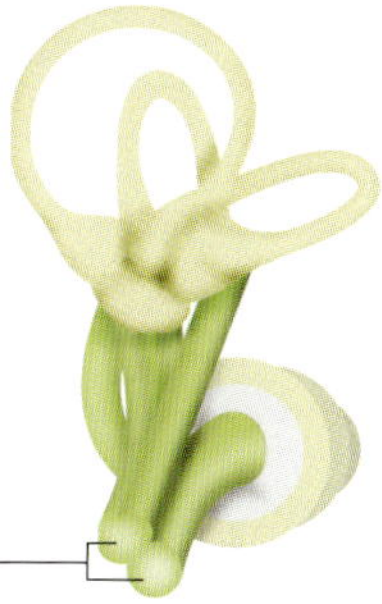

PAAR VIII
Hör- und Gleichgewichtsnerv. Übermittelt sensorische Signale aus dem Ohr (Geräusche) und sorgt für das Gleichgewicht.

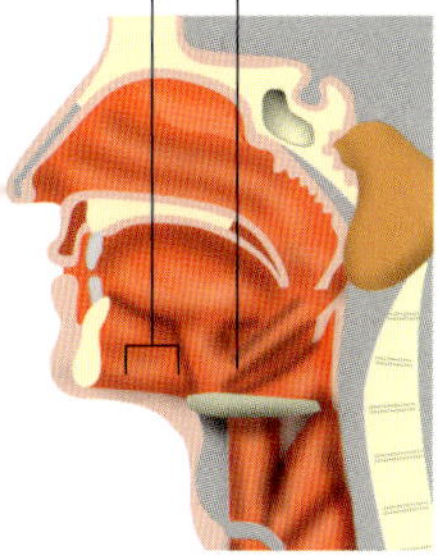

XII   IX

PAAR IX
Zungen-Rachen-Nerv. Steuert die Speicheldrüsen und übermittelt sensorische Signale von der Zunge und aus dem Rachen.

PAAR XII
Unterzungennerv. Steuert die Bewegungen der Zunge.

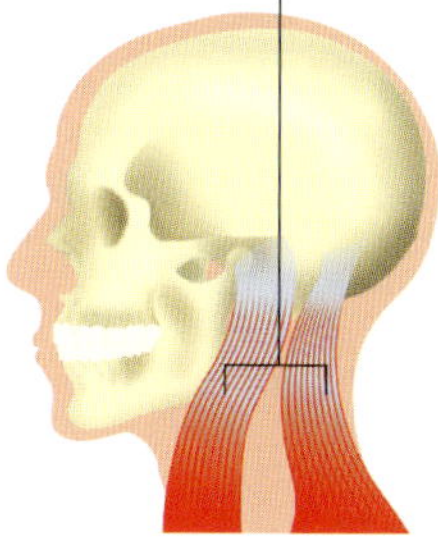

PAAR XI
Accessoriusnerv. Steuert Muskeln, die für Schluck und Kopfbewegungen benutzt werden.

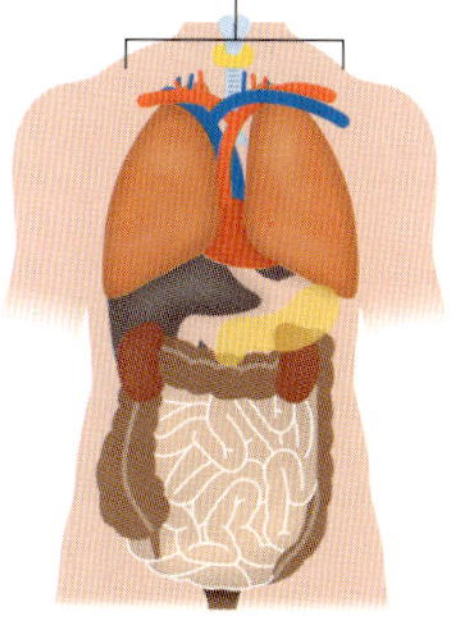

PAAR X
Vagusnerv. Hat zahlreiche Funktionen, darunter die Steuerung von Muskeln und Drüsen verschiedener innerer Organe wie Herz, Lunge und Magen.

Träume und Gedächtnis

Um die tagsüber gesammelten Informationen zu verarbeiten, nutzt das Gehirn auch die periodisch wiederkehrenden Traumphasen. Im Traum reduziert das Gehirn seine Aktivität, und die Denkvorgänge stehen nicht in direktem Bezug zur Außenwelt. Für den Übergang vom bewussten Wachzustand in den Traum (und umgekehrt) sorgen Neurotransmitter. Diese chemischen Substanzen werden vom aufsteigenden retikulären Aktivierungssystem produziert und ausgeschüttet, das seinen Sitz im Hirnstamm hat.

HIPPOCAMPUS
Speichert Kurzzeiterinnerungen und wandelt sie in Langzeiterinnerungen um.

GYRUS CINGULI
Beeinflusst Verhalten und Emotionen.

PRÄFRONTALER CORTEX
Speichert Kurzzeiterinnerungen.

THALAMUS

RIECHKOLBEN
Sendet Signale des Geruchssinns an das limbische System.

AMYGDALA
Speichert Ängste und Phobien.

SCHLÄFENLAPPEN
Sitz des semantischen Gedächtnisses.

KLEINHIRN
Steuert Bewegung und Gleichgewicht.

Entstehung von Erinnerungen

▶ Erinnerungen entstehen durch einen Ablauf von Vorgängen, bei dem durch unbewusste Assoziationen ganz verschiedenartige Informationen gespeichert werden. Die Aufnahme dieser Informationen kann bewusst oder unbewusst erfolgen. Ihre Bandbreite reicht von Ideen oder Theorien bis zu früher erlebten Sinneswahrnehmungen. Das Gedächtnis hat viele Facetten, aber zu den wichtigsten gehören das Kurzzeit- und das Langzeitgedächtnis.

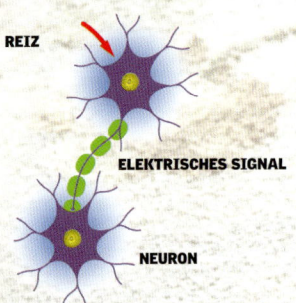

REIZ
ELEKTRISCHES SIGNAL
NEURON

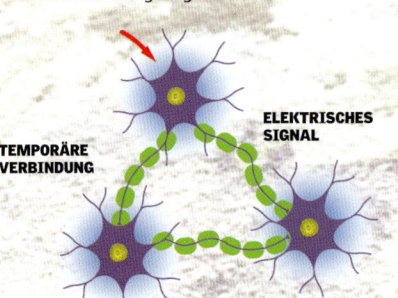

TEMPORÄRE VERBINDUNG
ELEKTRISCHES SIGNAL

1 EMPFANG DES REIZES. Ein Erlebnis löst ein Muster (wiederholbares Modell) aus und stimuliert zwei Neuronen. Um eine Langzeiterinnerung zu bilden, muss ein Muster wiederholt werden, das früher vom Kurzzeitgedächtnis erzeugt wurde. Wenn ein Reiz empfangen wird, reagieren die Neuronen und senden ein Signal an ein benachbartes Neuron.

2 BILDUNG EINER VERBINDUNG. Die Nervenimpulse, die zu den benachbarten Neuronen gesandt wurden, verschaffen den Zellen, die die Impulse gesandt haben, größere Reaktionsfähigkeit. Zwischen den Zellen entsteht eine temporäre Verbindung. In Zukunft wird es ihnen leichter fallen, gemeinsam einen Nervenimpuls auszulösen. Die Bildung eines neuronalen Musters beginnt.

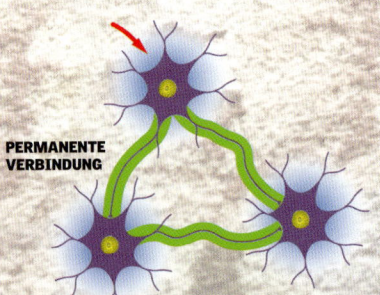

PERMANENTE VERBINDUNG

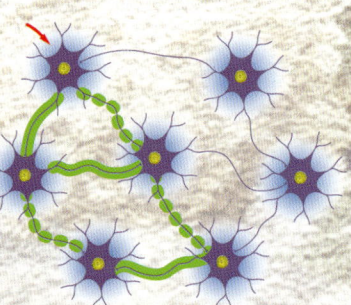

3 FESTERE VERBINDUNGEN. Bei jeder Erinnerung an ein Ereignis wird ein Nervenimpuls ausgelöst. Durch die Wiederholung der Erinnerung werden die Neuronenverbindungen fester und dauerhafter. Dann beginnen sie, gemeinsame Impulse zu senden, unabhängig davon, welche der Neuronen zuerst einen Reiz empfing.

4 AUSDEHNUNG DES NETZWERKS. Durch erfolgreiche Wiederholung beginnen verschiedene Gruppen von Neuronen, ein Netzwerk zu bilden, das das Langzeitgedächtnis darstellt. Je komplexer das Netzwerk ist, desto dauerhafter und zugänglicher sind die Erinnerungen. Jede Gruppe von Neuronen stellt einen anderen Aspekt dar, durch den der Zugang zum gesamten Gedächtnis erfolgen kann.

Limbisches System

▶ Ein Komplex von Strukturen, die den oberen Teil des Hirnstamms umgeben. Sie steuern Emotionen wie Zorn und Glücksgefühle, schützen vor Gefahren und spielen eine wichtige Rolle bei der Bildung von Erinnerungen. Die Amygdala bewirkt Angstgefühle, wenn sie Gefahrensignale verarbeitet. Der Hippocampus erlaubt uns, in der Großhirnrinde eintreffende Informationen kurzfristig zu speichern. Ist der Hippocampus beschädigt, können neue Informationen nicht integriert werden.

20 Sekunden

NACH DIESER ZEIT GEHEN INFORMATIONEN (Z. B. EINE TELEFONNUMMER) AUS DEM KURZZEITGEDÄCHTNIS VERLOREN, WENN SIE NICHT VERWENDET WERDEN.

REM

ABKÜRZUNG FÜR RAPID EYE MOVEMENT (SCHNELLE AUGENBEWEGUNG). DIE AUGEN BEWEGEN SICH, ABER DER KÖRPER LIEGT STILL.

Traum-Muster

▶ Ein Muster ist eine Art Vorlage, die dabei hilft, eine bestimmte Form zu wiederholen. Im Schlaf treten in vier Hauptphasen zwei Muster auf: REM und NREM. Die REM-Phase ist besonders rätselhaft. Man nimmt an, dass in dieser Phase Träume entstehen. Dabei durchlebt der Mensch – meist unwillkürlich – eine Erfahrung noch einmal, und das Gehirn steuert Eindrücke, Bilder, Situationen, Dialoge, Geräusche usw. bei.

WACH

TRAUM

| NREM | NREM | NREM | NREM | REM |

STUNDEN · 1 · 2 · 3 · 4 · 5 · 6 · 7 · 8

PHASE 1
Übergang zwischen Wachzustand und Schlaf. Das EEG (ein Gerät zur Messung von Hirnströmen) zeichnet Alpha-Wellen auf. Der Körper ist entspannt, aber wenn jemand die schlafende Person stört, wacht sie auf.

PHASE 2
Das Muster des EEG ist regelmäßiger. Die schlafende Person ist schwieriger aufzuwecken.

PHASE 3
Erste Delta-Wellen werden aufgezeichnet. Atmung und Puls verlangsamen sich, die Körpertemperatur sinkt.

PHASE 4
Dies ist die Tiefschlaf- und Traumphase. Deltawellen herrschen vor, die Körperfunktionen reduzieren sich auf ein Minimum.

REM-PHASE
Schnelle Augenbewegungen. Die Körperfunktionen nehmen zu, die Skelettmuskeln werden gehemmt. Die schlafende Person träumt.

3 KRANKHEITEN UND BESCHWERDEN

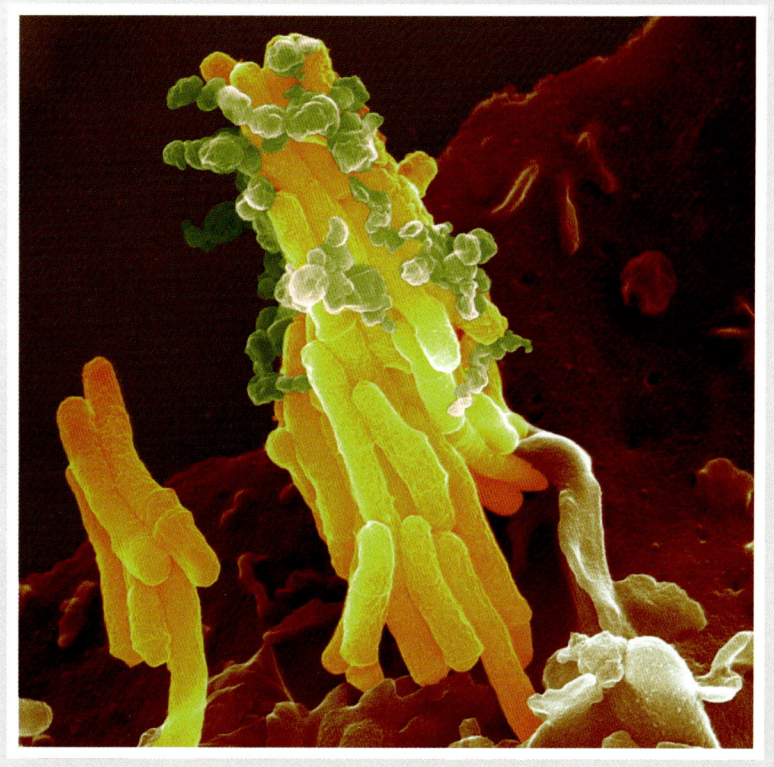
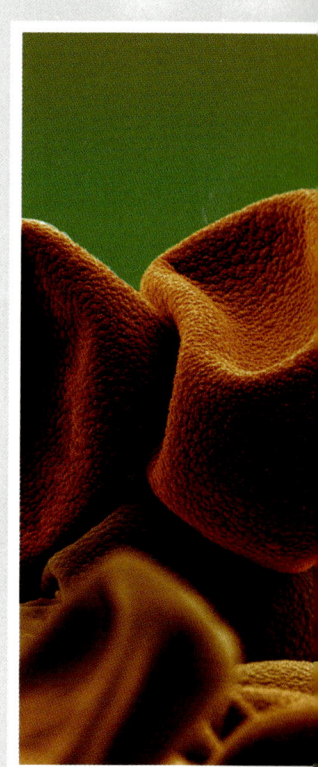

198

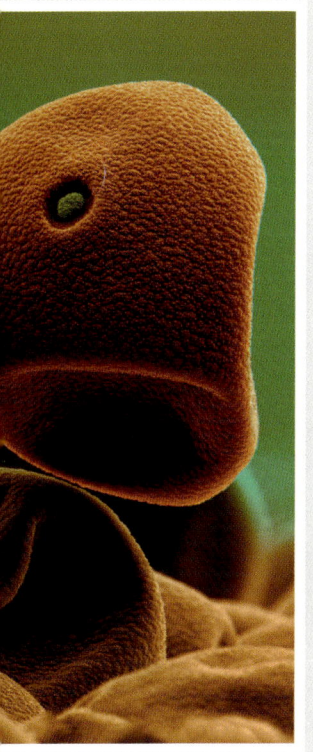

210

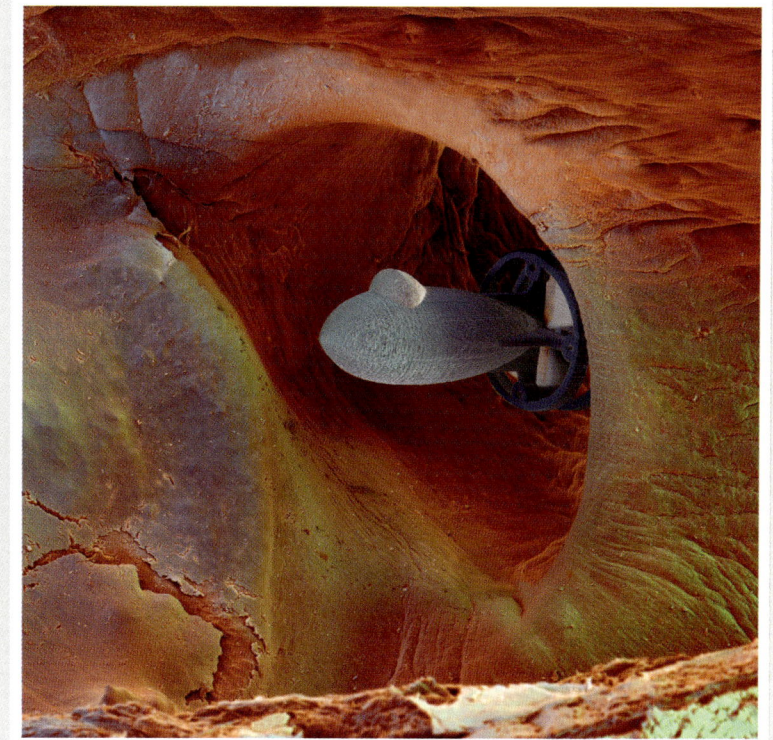

230

KRANKHEITEN UND BESCHWERDEN

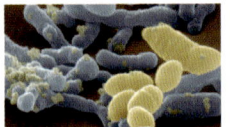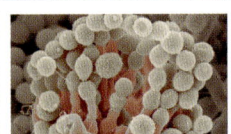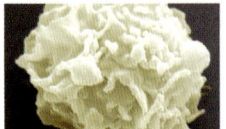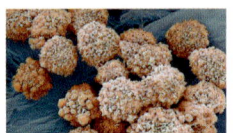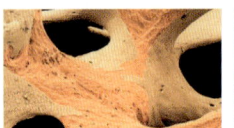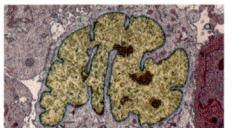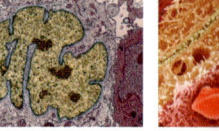

Der letzte Teil dieses Buches ist in drei Kapitel gegliedert. Im ersten geht es um Bakterien und andere Mikroorganismen. Im zweiten wird erklärt, was bei einer Erkrankung im Körper vor sich geht, und das dritte wendet sich den neuesten Errungenschaften der Medizintechnik zu.

Erstaunliche Fortschritte in der Molekularbiologie und Genetik haben uns neue Therapie- und Diagnosewerkzeuge an die Hand gegeben, die es vorstellbar machen, dass der Mensch in Zukunft ewig leben könnte. Alle hier behandelten Themen beruhen auf wissenschaftlichen Erkenntnissen. So wird beispielsweise erläutert, welche Mechanismen die Funktion von Genen steuern und wie sich manche Fehlcodierungen der DNA durch diese Mechanismen korrigieren lassen. Möglicherweise wird es in nicht allzu ferner Zukunft Nanomaschinen geben, die wesentlich kleiner als eine Zelle sind und eingesetzt werden können, um im Inneren des Körpers Blutgefäßverstopfungen zu beseitigen oder Krebszellen abzutöten. Kranke Zellen könnten so eliminiert werden,

ohne gesunde zu schädigen. Die Versuche stecken noch in der Entwicklungsphase, aber man nimmt an, dass solche revolutionären Verfahren, die die Genetik stärker in die medizinische Praxis einbinden, in wenigen Jahren einsatzfähig sind. Heute kommt es vor, dass Patienten Medikamente nicht vertragen oder nicht auf sie ansprechen. In der Zukunft wäre es denkbar, Medikamente entsprechend den genetischen Vorgaben jedes Patienten maßzuschneidern.

Ein anderer Aspekt sind die modernen Techniken der Medizininformatik und der Verwaltung von Patientendaten. Solche Systeme ermöglichen bereits heute, dass alle Krankenhäuser einer Stadt, wie z. B. in Wien, digital miteinander kommunizieren. So haben die Ärzte schnell über das Internet Zugriff auf die medizinischen Daten eines Patienten. Es spricht alles dafür, dass sich die Transplantationsmedizin, deren Aufgabe der notwendige Austausch von Organen oder Gewebe ist, in den nächsten Jahren ändern wird. Es erscheint realistisch, dass in der

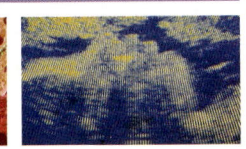

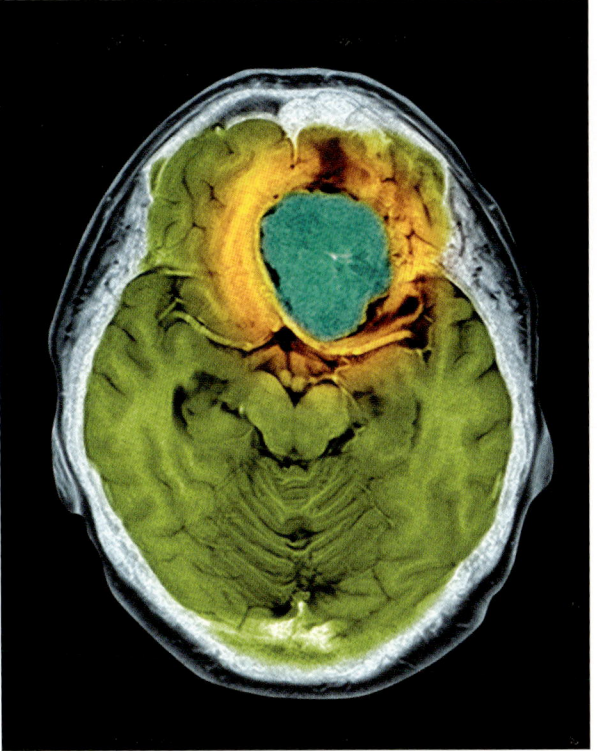

MRT-BILD DES GEHIRNS
Die Magnetresonanztomographie (MRT) ist ein wichtiges Verfahren zur Untersuchung von Körperorganen. Sie ermöglicht beispielsweise die Betrachtung von Oberfläche und Innerem des Gehirns.

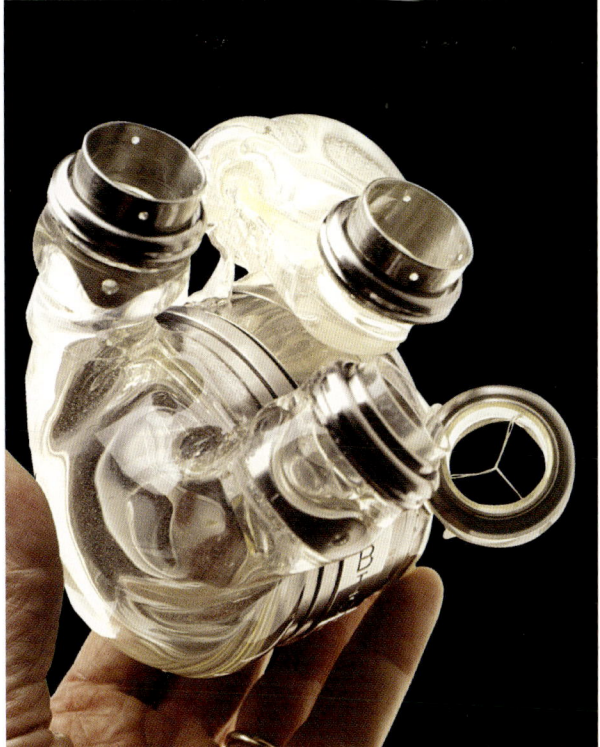

KÜNSTLICHES HERZ
Forscher arbeiten ständig an der Entwicklung künstlicher Organe als Ersatz für geschädigte oder schwer erkrankte Organe. Dieser Prototyp eines Herzens soll später mindestens fünf Jahre lang arbeiten.

Zukunft im Labor Gewebe produziert werden kann, das mit dem des Patienten genetisch identisch ist und darum nicht abgestoßen wird. Künstliche Organe und Fremdtransplantate sowie die mit ihnen einhergehenden, belastenden Medikamente würden dann der Vergangenheit angehören.

Überdies könnte die Gesundheit vieler Menschen schon vor der Geburt positiv beeinflusst werden. Modernste pränatale Diagnosemethoden legen nahe, dass chirurgische Eingriffe zur Korrektur von erblichen Problemen schon im Mutterleib möglich sein könnten. Kliniken, in denen der Fötus der Patient ist, scheinen nicht mehr abwegig. Obwohl sich manche dieser Methoden noch im Forschungsstadium befinden, kann

man durchaus annehmen, dass sie eines Tages Nutzen bringen. Noch vor wenigen Jahrzehnten hätte es niemand für möglich gehalten, dass kranke Organe durch gesunde ersetzt werden können oder dass Eltern das Geschlecht ihres Kindes wählen können.

In den nächsten Jahrzehnten werden sich Krankheiten, die durch Gendefekte verursacht sind, durch Gentherapie behandeln lassen. Die Möglichkeit, künftige Krankheitsrisiken eines Menschen frühzeitig einschätzen zu können, kann sehr wertvoll sein, um die richtigen Untersuchungs- und Behandlungsmethoden zu wählen. Tauchen Sie ein in den letzten Teil dieses Buches, der vielleicht der Ausgangspunkt für ein neues Lernabenteuer ist.

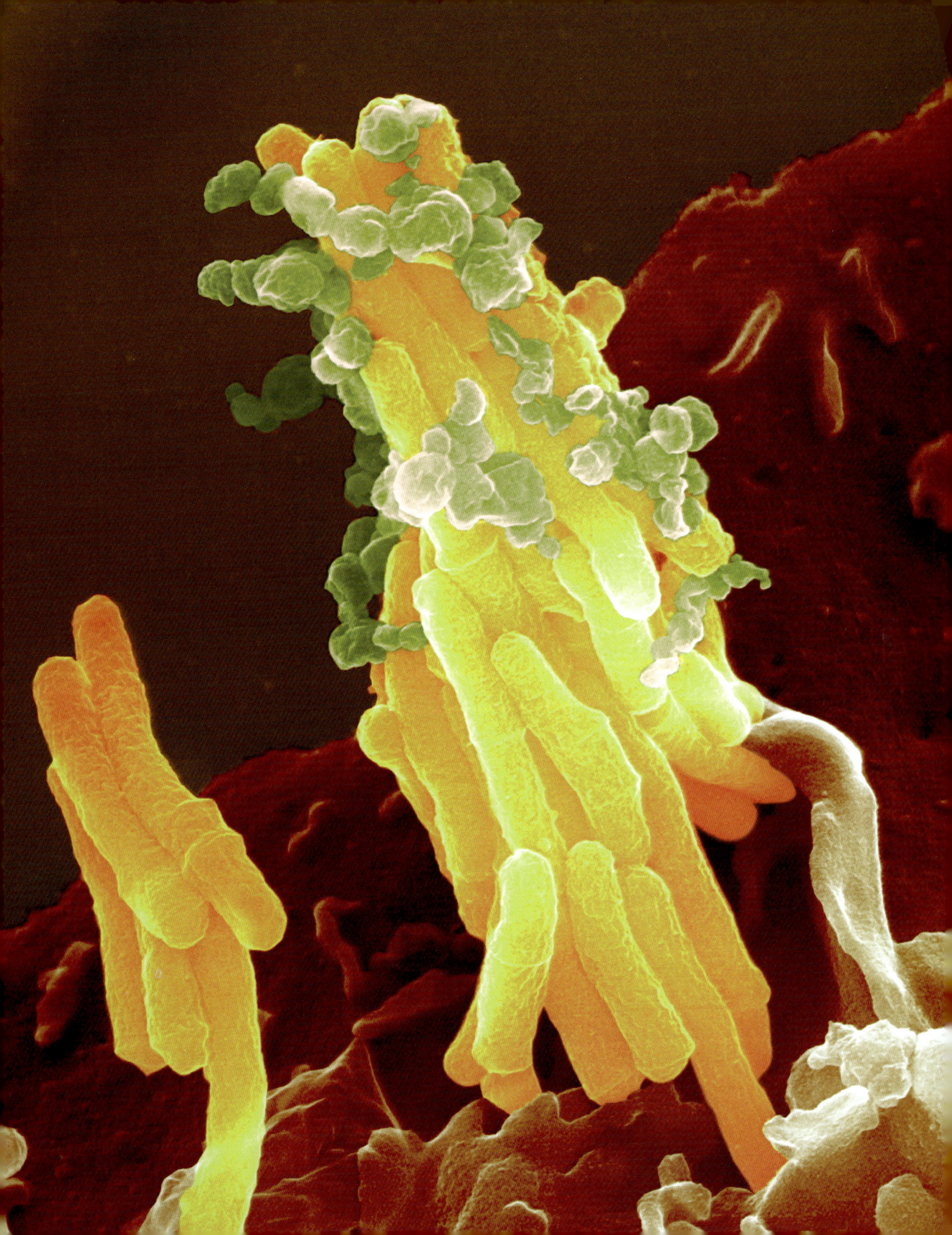

Mikroorganismen

Was sind Bakterien? Was ist ein Virus? Wie werden sie mit Antibiotika bekämpft? Welche Abwehrfunktionen üben die roten und weißen Blutkörperchen aus? Wussten Sie, dass weiße Blutkörperchen größer sind als rote und dass sie durch Veränderung ihrer Form in der Lage sind, Kapillargefäße zu durchdringen, um in andere Gewebebereiche zu gelangen und dort bedrohliche Fremdorganismen wie Bakterien oder Krebszellen aufzuspüren und zu beseitigen? In diesem Kapitel erfahren Sie außerdem, wie Blutplättchen, ein weiteres Verteidigungssystem des menschlichen Körpers, Blutverluste und Verbluten verhindern. Fesselnde Informationen über die Mechanismen im Inneren des menschlichen Körpers werden von einer Vielzahl aufschlussreicher Illustrationen begleitet.

TUBERKULOSEBAKTERIEN (gegenüber)
Die Abbildung zeigt die Infektion einer Blutzelle
mit Mycobakterium tuberculosis (gelb).

Bakterien

Bakterien sind die kleinste, häufigste und robusteste Lebensform, die es auf der Erde gibt. Sie sind so klein, dass ein Milliliter Speichelflüssigkeit bis zu 40 Millionen Bakterienzellen enthalten kann. Bakterien existieren überall, auf unserer Haut ebenso wie in der kleinsten Spalte eines Steins. Die meisten sind harmlos und oft auch unverzichtbar für das Überleben anderer Lebensformen. Es gibt aber auch pathogene Bakterien, die schwere Krankheiten verursachen. Nahezu alle Bakterien ernähren sich durch Absorption von Substanzen aus ihrem Umfeld. Einige nutzen auch die Sonnenenergie, andere die chemische Energie vulkanischer Emissionen. Alle Bakterien sind Einzeller und vermehren sich durch Teilung.

40 Millionen

BAKTERIELLE ZELLEN EXISTIEREN IN NUR EINEM MILLILITER SPEICHELFLÜSSIGKEIT.

Was sind Bakterien?

Bakterien können auch unter schlechtesten Bedingungen überleben. Einige Arten halten sogar Temperaturen bis zu 250 °C aus. Das ist der Grund dafür, dass sie die älteste Lebensform auf unserem Planeten sind. In ihren Lebensräumen, wie z. B. dem menschlichen Mund, können unter den 40 Millionen Bakterien in einem Milliliter Speichel bis zu 25 verschiedene Arten vorkommen. Wenn es so viele Arten in einer so geringen Menge Speichel gibt, dann kann man nur ahnen, wie unendlich viele es auf der ganzen Welt gibt. Millionen und Abermillionen von Arten! Dennoch ruft nur etwa ein Prozent aller Bakterien Krankheiten hervor.

Klassifikation von Bakterien

Man hat bisher rund 10 000 Bakterienarten identifiziert, und es werden wohl noch viele weitere Arten zu entdecken sein. Die verschiedenen Arten werden anhand ihrer Form und chemischer Untersuchungen klassifiziert.

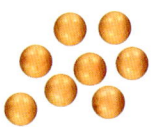

A KOKKEN
Bisher wurden kugelförmige Kokken isoliert, aber auch andere, die paarweise, kettenförmig oder verzweigt auftreten.

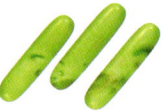

B BAZILLEN
Viele Bakterien weisen diese stabähnliche Form auf.

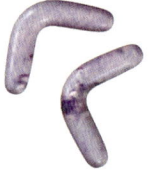

C VIBRIONEN
Diese Bakterien sehen aus wie ein Komma oder Boomerang.

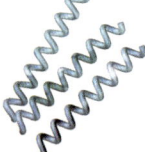

D SPIRILLEN
Diese Bakterienart weist die spiralförmige Form eines Korkenziehers auf.

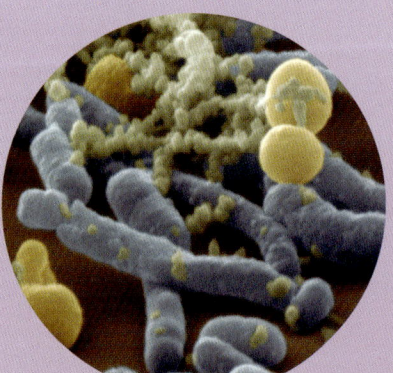

Gefährlich

Gefährliche Bakterien sind pathogen und kommen ebenfalls in allen Lebensformen und auch landwirtschaftlichen Erzeugnissen vor. Sie sind übertragbar von Nahrungsmitteln auf den Menschen, vom Menschen auf die Nahrung und auch von Mensch zu Mensch sowie innerhalb jeder Nahrungskette. Im 14. Jahrhundert hat das Bakterium Yersinia pestis, das von Ratten und Fliegen übertragen wird, unzählige Todesopfer gefordert, denn es überträgt die Pest.

Harmlos

Nahezu alle Bakterien sind harmlos und sogar lebenswichtig und gesund für Lebewesen. Lactobacillus acidophilus wandelt beispielsweise Laktose in Milchsäure um, wodurch Joghurt entsteht. Es kommt außerdem im menschlichen Körper in der Vagina und im Magen-Darm-Trakt vor. Auch das Rhizobium-Bakterium ist besonders nützlich, denn es ermöglicht Hülsenfrüchten den notwendigen Stickstoff aus dem Boden aufzunehmen.

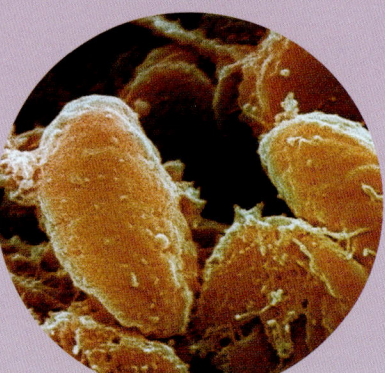

KREISFÖRMIGES CHROMOSOM
An den Enden geschlossener DNA-Strang.

ZELLMEMBRAN
Sie dient zum Materialtransport bei Stoffwechselaktivitäten und enthält Substanzen, die toxische Wirkungen haben können, wenn sie mit anderen Lebensformen in Kontakt kommen.

ZELLWAND
Sie verhindert, dass die Zelle platzt, wenn sie zu viel Wasser aufnimmt. Die Geißeln sind an der Zellwand befestigt.

Aufbau von Bakterien

Bakterien gelten im Allgemeinen als der primitivste existierende Zelltyp, da ihre Struktur weitaus einfacher ist, als die der meisten anderen Zellen. Viele Bakterien sind bewegungsunfähig, andere verfügen über Geißeln (feine Härchen, die sich in Flüssigkeiten peitschenförmig bewegen können, um das Bakterium zu drehen). Die Zellwand besteht meist aus Kohlenhydraten, unter anderen aus Murein, einem Peptidoglykankomplex, aus Lipiden und Aminosäuren. Ihr Zytoplasma enthält keine Organellen und keine Protoplasmen.

FIMBRIEN
Diese Schleimhautfransen werden zur Ankopplung an andere Bakterien oder an Zellen anderer Lebewesen verwendet.

GEISSELN
Peitschenähnliche Ausstülpungen.

PLASMAMEMBRAN
Sorgt dafür, dass bestimmte Substanzen in die Zelle eindringen können, während anderen das Eindringen verwehrt wird.

RIBOSOMEN
Membranlose Organellen, die Proteine produzieren. Sie kommen in allen Zellen vor. Hier werden die genetischen Informationen zur Proteinsynthese der DNA via Messenger-RNA ausgelesen.

PLASMID

PLASMA-MEMBRAN
Die Membran mit ihrer Lamellenstruktur umgibt das Zytoplasma aller Bakterienzellen.

GEISSELN
Bakterien nutzen die Geißeln zur Fortbewegung. Sie verfügen entlang ihrer Längsseiten über eine einzelne Reihe feiner Härchen, die in Wasser eine gute Fortbewegungshilfe sind.

Antibiotische Wirkung

Bestimmte Mikroorganismen – Pilze oder Bakterien – stellen chemische Substanzen her, die auf einige spezielle Bakterien toxische Wirkung ausüben, d.h. sie verursachen deren Absterben oder verhindern deren Wachstum oder Fortpflanzung. Man nennt solche Substanzen Antibiotika.

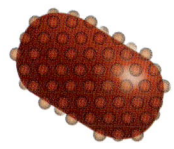 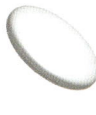

1 Wenn ein Bakterium die Schutzvorrichtungen des Körpers durchbricht, hält das Immunsystem es für ein Antigen und erzeugt entsprechende Antikörper.

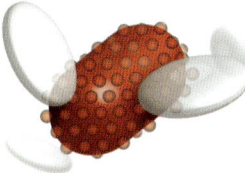

2 Die Leukozyten setzen Zytokine frei. Diese Substanzen ziehen weitere Leukozyten an und heften sich mit Hilfe der Antikörper an das Bakterium, um es zu zerstören.

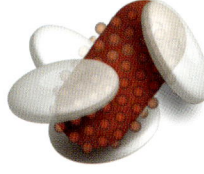

3 Wenn die Leukozyten das Bakterium besetzt haben, fressen sie es auf.

70%
ALLER ANTIBIOTIKA WERDEN DURCH BAKTERIELLE VERGÄRUNG GEWONNEN.

Infektionswege

Bakterien gelangen über zahlreiche bekannte Wege in den menschlichen Körper. Über Augen und Ohren, über die Atemwege, durch Nase und Mund, über das Verdauungssystem, über Nahrungsmittel und Trinkwasser, über die Genitalien und den Anus sowie über die Haut, die den großflächigsten Zugangsweg darstellt, obwohl Bakterien hier nur über Wunden eindringen können.

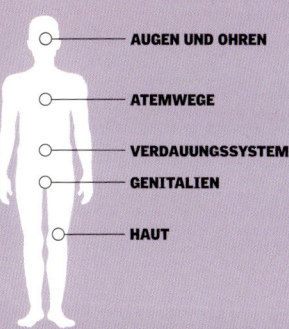

AUGEN UND OHREN

ATEMWEGE

VERDAUUNGSSYSTEM

GENITALIEN

HAUT

Winzige Lebensformen

Viren sind streng genommen keine Lebensformen. Sie können nicht eigenständig leben, sind aber auch nicht unbelebt. Sie verfügen über keinerlei System zur Gewinnung und Erhaltung von Energie und können auch keine Proteine synthetisieren. Man bezeichnet sie als Symbionen. Sie sind an Zellen gebunden und von diesen zum Zweck der Vermehrung abhängig. Aufgebaut sind sie meist nur aus einer einfachen Proteinhülle, die ein Nukleinsäure-Bündel (DNA oder RNA) umhüllt. Bakteriophagen z. B. dringen nur in Bakterien ein und versehen sie mit ihrer eigenen DNA.

Filterresistente Viren

Bei der Erforschung von Pflanzenkrankheiten im Jahr 1898 entdeckte der niederländische Mikrobiologe Martinus Beijerinck, dass einige Infektionen auch dann fortbestanden, wenn mit Filtern für alle bekannten Bakterienarten gearbeitet wurde. Er schlussfolgerte daraus, dass die Infektionserreger kleiner sein mussten als Bakterien. Er nannte sie „filterresistente Viren", ein Ausdruck, der sich aus der lateinischen Umschreibung für Gift (virus) herleitet. Die Viren sind so klein, dass sie selbst unter dem optischen Mikroskop nicht zu erkennen sind. Wir wissen heute, dass sie nicht einmal Organellen enthalten.

Geometrische Formen

Die Form eines Virus steht in direktem Zusammenhang mit der chemischen Zusammensetzung seiner Hülle. Die Proteine, aus denen die Hülle besteht, bilden Kristalle aus, die geometrische Formen aufweisen.

ISOMETRISCH
Tabakmosaikvirus

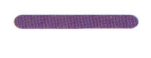
ICOSAHEDRAL
Grippevirus

KOMPLEX
Bakteriophage

Anatomie eines Bakteriophagen

Dieses kleine Virus befällt nur Bakterien. Es hat einen Kapsid, der den DNA-Strang enthält, welcher durch ein hohles schwanzartiges Element mit sechs Fasern in das Bakterium injiziert wird. Die Fasern ermöglichen die Anhaftung an der Zellwand des Bakteriums.

KAPSID
Enthält einen DNA-Strang, der in das Innere des Bakteriums abgegeben wird, sobald das Virus an die Zellwand angedockt hat.

DNA
Die DNA enthält alle Informationen, die es dem Virus ermöglichen, sich zu vervielfältigen.

FASERN
Mithilfe dieser Fasern kann sich das Virus an der Oberfläche der Zelle, die es befällt, festhalten.

Befallenes Bakterium

Wenn Bakteriophagen auf die Zellwand eines Bakteriums treffen, verlieren sie plötzlich ihr lebloses Erscheinungsbild, haften sich an die Oberfläche der lebenden Zelle und injizieren ihre DNA, die dem Virus ermöglicht, sich zu vervielfältigen. Das Leben des Bakteriums wird durch die Aufnahme der Virus-DNA modifiziert. Die DNA vermittelt Anweisungen, verschiedene Bestandteile von neuen Viren zu produzieren.

3 Die DNA wird vervielfältigt

Das Bakterium wurde bereits infiziert und von der viralen DNA umprogrammiert. Die normalen Aktivitäten des Bakteriums werden abgebrochen, und es beginnt mit der Ausbildung verschiedener Komponenten für ein neues Virus (überwiegend virale DNA).

1 Treiben

Das Virus kann sich nicht aus eigener Kraft fortbewegen. Es wird durch Wasser oder Luft transportiert. Wenn es auf ein lebendes Bakterium trifft, wird es aktiviert und verankert sich mit sechs tentakelartigen Fasern an der Zellwand des Bakteriums.

Anhaftung
Die tentakelartigen Fasern ermöglichen es dem Virus, an der Zellwand des Bakteriums anzudocken.

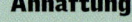

2 Der Angriff

Wenn das Virus die Zellwand einer lebenden Zelle erreicht, setzt es ein Enzym frei, welches die Zellwand nach und nach zersetzt. Es entsteht so ein kleines Loch in der Wand des Bakteriums, durch das das Virus seine DNA direkt injizieren kann.

200

REPRODUKTIONEN EINES VIRUS ENTSTEHEN AUS EINER EINZIGEN ZELLE, DIE VON EINEM BAKTERIOPHAGEN ANGEGRIFFEN UND ZERSTÖRT WIRD.

Gefürchtete Virusfamilien

Mit RNA

Diese Virus-Familien haben in ihrem genetischen Material keine DNA.

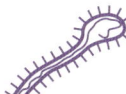 

Mit DNA

Diese werden weiter unterteilt in Viren mit Einzelstrang- oder Doppelstrang-DNA.

 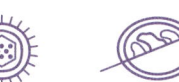

FILOVIREN
Eines von ihnen ist das Ebola-Virus, das ein bestimmtes hämorrhagisches Fieber hervorruft.

RETROVIREN
Das bekannteste ist HIV, was die Immunschwächekrankheit AIDS auslösen kann. Das HTLV-Retrovirus kann Leukämie hervorrufen.

CORONAVIREN
Rufen eine Vielzahl von Krankheiten hervor, von einer gewöhnlichen Erkältung bis zu SARS und atypischer Pneumonie.

FLAVIVIREN
Sie sind sehr zahlreich, verursachen Hepatitis, West-Nil-Fieber, Enzephalitis und Dengue-Fieber.

HEPADNAVIREN
Zu dieser Familie gehören nur das Hepatitis-B- und das Hepatitis-D-Virus.

HERPESVIREN
Sie sind unter anderem verantwortlich für Windpocken und Gürtelrose.

POXIVIREN
Zu dieser Gruppe gehört das Virus, das Pocken verursacht.

PAPILLOMAVIREN
Diese Viren verursachen Warzen und gelten auch als Auslöser von Gebärmutterhalskrebs.

4 Produktion der Virus-Komponenten

Die replizierte virale DNA liefert dem Bakterium Informationen für die korrekte und automatische Erstellung der verschiedenen Komponenten der neuen Viren. Nachdem diese Einzelkomponenten hergestellt wurden, müssen sie nur noch zusammengesetzt werden, um dann weitere Kopien der Viren zu erzeugen.

5 Zusammenfügen

Neue Kapside, schweifartige Körper und Fasern werden zu neuen Bakteriophagen zusammengefügt. Nach ihrer Bildung müssen die neuen Viren den Zerfall der bakteriellen Zellwand abwarten. Dann werden sie freigesetzt und können weitere Bakterien infizieren.

KAPSID

SCHWEIF-ARTIGER KÖRPER

KAPSID
Ein Hohlraum, der sich zusammenziehen und so virale DNA in ein Bakterium injizieren kann.

FASERN

GENETISCHES MATERIAL
Das Virus repliziert sich selbst mithilfe der in das Bakterium injizierten DNA-Moleküle. Obwohl das Bakterium in seiner Größe unverändert bleibt, werden in seinem Inneren mehr als 100 Kopien des Virus erzeugt.

30 Minuten
BENÖTIGT DAS VIRUS, UM BEI NORMALER RAUMTEMPERATUR EIN BAKTERIUM ZU ZERSTÖREN.

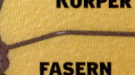

NEUES VIRUS
Zusammengesetzt aus einem schweifartigem Körper, der sich mit dem Kapsid verbunden hat.

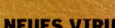

RECYCLING
Nachdem die Zellwand des abgestorbenen Bakteriums zerfallen ist, bleiben Reste zurück, die von benachbarten Bakterien aufgenommen werden.

AUSSENANSICHT DES BAKTERIUMS

6 Das Ende des Bakteriums

Die virale DNA veranlasst das Bakterium das Enzym Lysozym zu produzieren. Dieses verursacht die Zerstörung und den Tod des Bakteriums durch Zersetzung der Zellwand von innen heraus. Zerfällt das Bakterium, werden die Viren freigesetzt. Sie sind jetzt bereit für die Zerstörung weiterer Bakterien.

Pilze

Pilze sind Lebewesen, die den Pflanzen ähneln, aber im Gegensatz zu diesen ihre Nahrung nicht selbst erzeugen können. Das zwingt viele Pilzarten dazu, als Parasiten an anderen Gewächsen oder Tieren und natürlich auch am Menschen zu leben. Vielzellige Pilze setzen sich meist aus leicht zu reproduzierenden Fasern und Sporen zusammen, andere Arten sind einzellig. Pilzinfektionen (Mykosen) gestalten sich meist oberflächlich, wie Ringelflechten oder Fußpilz, die durch Dermatophyten hervorgerufen werden. Dennoch können Pilzinfektionen auch den ganzen Körper befallen, etwa wenn sie in den Blutkreislauf gelangen.

Parasitäre Zellen

Nicht alle Pilze verursachen Krankheiten. Viele, im Wesentlichen Saprophyten, sind überaus zweckdienlich. Sie wachsen auf organischem Material, das sie durch Enzyme zersetzen, absorbieren und schließlich recyceln. Da sie keine Photosynthese durchführen können, sind ihre Fähigkeiten zur Energiegewinnung und Biosynthese unmittelbar abhängig vom absorbierten organischem Material.

Penicillium

Dieser mikroskopisch kleine Pilz, der im häuslichen Umfeld sehr häufig vorkommt, wird zur Herstellung von Blauschimmelkäse verwendet und stellt die Grundlage des ersten für den Menschen produzierten Antibiotikums dar: Penicillin. Seine antibiotischen

SPORANGIEN

Ein Sporangium ist eine Art kugeliges Säckchen, das fruchtbare Zellkörper (Sporen) enthält. Da diese sehr klein und geschlechtslos sind, werden sie Konidien genannt. Bei allen vielzelligen Pilzen der Art Deuteromycota, reifen die Sporangien heran, brechen auf und setzen die Konidien frei.

5 Mikrometer (0,000005 m)

SPOREN, DIE GRÖSSER SIND ALS 5 MIKROMETER, NEIGEN DAZU, OBERFLÄCHENREAKTIONEN HERVORZURUFEN, DA SIE SCHWIERIGKEITEN HABEN, IN DIE HAUT EINZUDRINGEN. DARAN LIEGT ES, DASS SCHIMMELPILZE DER ARTEN ALTERNARIA, CLADOSPORIUM, ASPERGILLUS UND PENICILLIUM HÄUFIG ALLERGIEN VERURSACHEN.

20 g

DAS IST DIE MENGE AN PENICILLIN, DIE AUS JEDEM LITER ANGESETZTER PILZKULTUR DES PENICILLIUM CHRYSOGENUM FUNGUS MIT DEN DERZEIT MÖGLICHEN BIOTECHNOLOGISCHEN METHODEN GEWONNEN WERDEN KANN. PENICILLIN VERÄNDERT DIE ZELLWÄNDE VON BAKTERIEN UND ZERSTÖRT SIE.

Pilzerkrankungen heilen

Pilzinfektionen reagieren auf eine Reihe von medikamentösen Behandlungen. Eher oberflächliche Infektionen wie Mundsoor reagieren auf lokal begrenzte Anwendung von antimykotischen Substanzen. Die Heilung gravierenderer systemischer Pilzinfektionen (im gesamten Körper), insbesondere bei Personen, die an irgendeiner Art von Immunschwäche leiden, kann jedoch durchaus schwierig sein. Mitunter erfordern sie eine längere Verabreichungsdauer (eventuell einige Monate) von Medikamenten, die oral eingenommen werden und systemisch wirken. Derartige Medikamente haben ein gewisses Giftpotenzial, das erhebliche Nebenwirkungen haben kann.

1 DIE ZELLE

Mykotische Zellen, die sehr hartnäckig und schwerer zu beseitigen sind als bakterielle, ähneln sehr den menschlichen Zellen. Die eingesetzten Medikamente müssen in der Lage sein, ausreichend selektiv zu arbeiten, um nur diese Zellen zu zerstören.

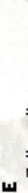

ZELLWAND

ANTIMYKOTISCHES MEDIKAMENT

2 DAS MEDIKAMENT

Die Hauptaufgabe des antimykotischen Medikaments ist es, die Hülle der mykotischen Zelle, die 90 Prozent der gesamten Zellmasse ausmachen, zu beschädigen. Auf diese Weise verliert das Zytoplasma seinen Halt und wird im Blut zersetzt.

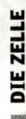

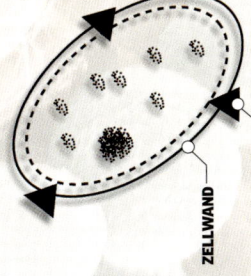

KONIDIOPHOREN

Die Verzweigungen der Hyphen, die an einem Teil ihrer Enden die Konidiophoren ausbilden, stellen in ihrer Gesamtheit die Reproduktionsorgane des Pilzes dar.

Übliche Infektionswege

Pilze sind sehr einfach strukturierte Organismen. In menschlichem Gewebe erzeugen manche Arten oberflächliche Wunden (auf der Haut oder den Schleimhäuten, in den Fuß- oder Fingernägeln) oder weitaus gravierendere Infektionen einiger innerer Organe.

KRYPTOKOKKOSE

Diese Pilzinfektion kann verschiedenen Formen der Meningitis (Entzündungen der Hirnhäute, die das Gehirn schützen) und der Pneumonie (Lungenentzündung) hervorrufen. Sie kann außerdem die Haut und die Knochen befallen.

●

ASPERGILLOSE

Der Aspergillus fumigatusis ist ein Pilz der sich gern über Klimaanlagen verbreitet. Er greift bei Menschen mit geschwächtem Immunsystem sehr schnell die Lungen an.

●

DERMATOPHYTOSE

Diese Hautpilzerkrankung ist die häufigste mykotische Infektion, die an der Hautoberfläche liegt. Sie kann Fuß- oder Fingernägel, den ganzen Fuß oder die Kopfhaut in Form von Schuppen- oder Scherpilzflechten befallen.

●

CANDIDAMYKOSE

Pilze der Gattung Candida bevorzugen feucht-schleimige Bereiche, weshalb sie sich vorrangig in den Schleimhäuten des Mundes und der Vagina ansiedeln. Veränderungen der Vaginalschleimhaut können diese Art von Infektion begünstigen.

●

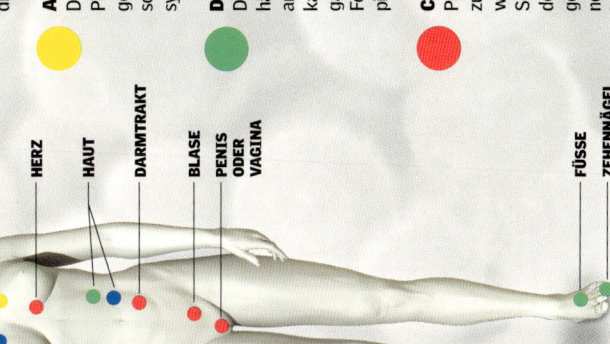

GEHIRN
KOPFHAUT
MUND
LUNGE
HERZ
HAUT
DARMTRAKT
BLASE
PENIS ODER VAGINA
FÜSSE
ZEHENNÄGEL

NAHEZU KEIN UNTERSCHIED

Die Zellen, die die unterschiedlichen Teile eines Pilzes ausmachen, unterscheiden sich kaum voneinander. Alle verfügen über eine Zellwand aus Polysacchariden mit gleicher Durchlässigkeit.

HYPHE

Hyphen sind die Filamente, die den Grundkörper vielzelliger Pilze ausmachen. Im Allgemeinen weisen sie eine netzwerkartige Struktur (Myzel) auf. Ein Teil der Hyphen verzweigt sich und bildet Konidiophoren aus. Diese Hyphen nennt man Konidienträger. Der Pilz setzt sich zusammen aus der Gesamtheit aller Filamente und Konidienträger, die sehr zahlreich sein können.

Schlechte Gesellschaft

Mikroorganismen können ganz alltägliche Begleiter im menschlichen Körper sein. Einige Bakterien leben im Verdauungstrakt und unterstützen den menschlichen Körper bei der Nahrungsumsetzung. Dennoch gibt es auch eine Gruppe von parasitären Protisten, die ihr Dasein auf Kosten der Gesundheit ihres Wirts fristen. Sie werden Endoparasiten genannt und können chronische Krankheiten hervorrufen, die mitunter sogar tödlich enden.

0,03 MILLIMETER

Schlafkrankheit

Diese Erkrankung wird durch zwei Unterarten der Trypanosomen hervorgerufen: T. brucei gambiense und T. brucei rhodiense. Erstere verursacht eine chronisch verlaufende Krankheit, die sich über mehrere Jahre entwickelt und überwiegend in Zentral- und Westafrika vorkommt. Die Erkrankung durch T. brucei rhodiense weist die gleichen Symptome auf, entwickelt sich aber schon innerhalb einiger Wochen und kommt vornehmlich in den Ländern Süd- und Ostafrikas vor. Die Übertragung auf den Menschen erfolgt über die Tsetsefliege.

EIN BLICK DURCHS MIKROSKOP
Trypanosomen sind einzellige Organismen. Charakteristisch ist ihre längliche Form, die als markante, peitschenartige Geißel endet. Ihr Zytoplasma enthält einen Zellkern und Mitochondrien sowie weitere Organellen.

BASISKÖRPER, GEISSELANSATZ

ZELLKERN

GEISSEL

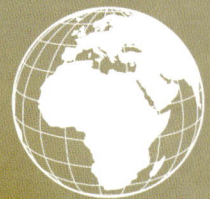

Trypanosoma brucei

Gebiet	Afrika
Größe	30 Mikrometer
Krankheit	Schlafkrankheit

ÜBERTRAGUNGSWEG
Die Tsetsefliege ist in Afrika zwischen den Breitengraden 15° nördlich und 20° südlich vom Äquator verbreitet. In dieser Region leben mehr als 60 Millionen Menschen als potenzielle Opfer der Schlafkrankheit.

Die Tsetsefliege

Tsetsefliegen gehören zur Gattung Glossina. Diese zweiflügeligen Insekten werden in 23 Arten afrikanischer Fliegen eingeteilt, die sich von menschlichem Blut ernähren. Mit anderen Worten: Sie sind Hämatophagen. Der Biss der Fliege bringt kleine Blutmengen auf die Hautoberfläche des Menschen. Ein Juckreiz veranlasst die Opfer dazu, sich zu kratzen. Das macht den Weg frei für das Eindringen der im Speichel der Fliege enthaltenen Parasiten.

PEITSCHENARTIGE GEISSEL

ANATOMIE

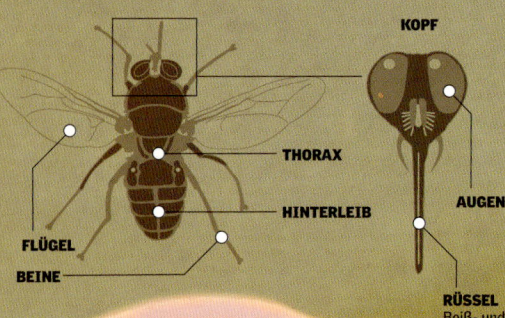

KOPF

THORAX

HINTERLEIB

AUGEN

FLÜGEL

BEINE

RÜSSEL
Beiß- und Saugelement

Epidemie

Das Verbreitungsgebiet der Schlafkrankheit beschränkt sich auf den afrikanischen Kontinent. Sie ist eine Epidemie, von der 36 Staaten betroffen sind. 1999 verzeichnete die Weltgesundheitsorganisation WHO 40 000 registrierte Krankheitsfälle, ging aber von 300 000 bis 500 000 mit dem Parasiten infizierten Personen aus. Im Jahr 2005 wurde als Folge intensivster Überwachung die Zahl der akuten Krankheitsfälle auf 50 000 bis 70 000 geschätzt.

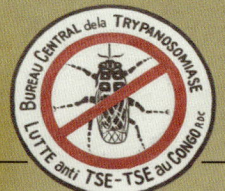

Krankheitsverlauf Schritt für Schritt

1
ERSTE SYMPTOME
Der Parasit kann ins Blut über kleine Wunden in der Haut eindringen.

2
SCHLÄFRIGKEIT
Durch die Blutzirkulation können sich die Tryposomen in verschiedenen Organen des menschlichen Körpers einnisten.

3
SCHWERE ERKRANKUNG
Der Endoparasit reproduziert sich in Körperflüssigkeiten, z. B. Blut, Gewebeflüssigkeit und Zerebrospinalflüssigkeit (Gehirnwasser).

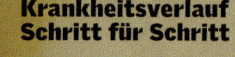

BLUT
Am Anfang steht eine winzige Gewebezelle, in die ein Protozoon eindringt.

Todbringender Albtraum

▶ Das Virus Trypanosoma brucei gambiense, die Tsetsefliege und menschliches Blut sind die drei Akteure bei diesem Krankheitsverlauf. Die Fliege saugt menschliches Blut auf, das bereits mit den Parasiten infiziert ist. Im Körper der Fliege werden die Parasiten einer Reihe von genetischen Veränderungen unterzogen und setzen sich schließlich in den Speicheldrüsen des Insekts fest. Wenn die Fliege, deren Blut bereits Parasiten enthält, jetzt auf Nahrungssuche geht und einen Menschen beißt, überträgt sie die Trypanosomen. Die erste Krankheitsphase äußert sich wie bei zahlreichen anderen Erkrankungen mit Juckreiz, Fieber, Kopfschmerzen und unspezifischen Gliederschmerzen. Im fortgeschrittenen Stadium der Erkrankung gelingt es den Endoparasiten, die Blut-Hirn-Schranke zu durchdringen und das zentrale Nervensystem anzugreifen. Hier werden lebensnotwendige neurologische Abläufe gestört, unter anderem der Schlaf-Wach-Rhythmus, was zu Benommenheit sowie Schläfrigkeit und sogar zum Tod führen kann.

Lebenszyklus

FLIEGE
Beißt und infiziert ein Säugetier bzw. einen Menschen.

ZELLKERNTEILUNG
Erneute Vervielfältigung. Es entsteht die metazyklische Form der Trypomastigoten.

ZELLTEILUNG

METAZYKLUS IM MENSCHEN
Bei der Nahrungsaufnahme injiziert das Insekt Tausende parasitäre Zellen in trypomastigoter Form in den menschlichen Körper, wo sie direkt ins Blut gelangen.

1

ANFANG
Der Parasit gelangt in das Säugetier bzw. den Menschen.

ZELLTEILUNG

7

SPEICHEL
Die metazyklischen Trypomastigoten sind jetzt Bestandteil des Fliegenspeichels. Sie können mit jedem weiteren Biss in das Blut eines neuen Wirts injiziert werden.

2

VERVIELFÄLTIGUNG
Die trypomastigoten Zellen vervielfältigen sich durch Zellkernteilung.

6

MIGRATION
Prozyklische Trypomastigoten verlassen den Verdauungstrakt und wandern über das Blut zu den Speicheldrüsen der Fliege. Dort mutieren sie zu Epimastigoten.

SÄUGETIERE

3

ZIRKULATION
Durch die Blutzirkulation gelangen die neuen trypomastigoten Zellen in verschiedene Organe. Zu diesem Zeitpunkt kann die Krankheit bereits diagnostiziert werden.

TSETSEFLIEGE

ZELLTEILUNG

EINE WEITERE FLIEGE
beißt und wird ihrerseits vom befallenen Säugetier infiziert.

5

PROZYKLUS
Die Parasiten transformieren sich selbst im Verdauungstrakt der Fliege und vermehren sich erneut durch Zellteilung.

ÜBERGRIFF AUF DAS NERVENSYSTEM
Die Flüssigkeiten des zentralen Nervensystems werden mit Trypomastigoten infiziert. Die Krankheit zeigt bereits ihre charakteristischen Symptome.

4

Schutz des Lebens

PSEUDOPODIUM
Dieses Scheinfüßchen dient als Antriebsmittel für bestimmte Protozoen und Leukozyten.

Weiße und rote Blutkörperchen sind die Hauptbestandteile der Blutzellen. Die roten Blutkörperchen transportieren Sauerstoff von den Lungen in das Gewebe des Körpers und entsorgen auf dem Rückweg Kohlendioxid. Die roten Blutkörperchen haben eine Lebensdauer von 120 Tagen, bevor sie in der Milz absterben. Die weißen Blutkörperchen spielen eine wesentliche Rolle bei der Bekämpfung von Infektionen. Sie durchstreifen ständig den Körper auf der Suche nach Viren und Bakterien.

Jäger

DIE WEISSEN BLUTKÖRPERCHEN SIND IN DER LAGE, FÜR DEN KÖRPER SCHÄDLICHE ORGANISMEN AUFZUSPÜREN. DIESE EINDRINGLINGE WERDEN EINGEFANGEN, UMHÜLLT UND AUFGEFRESSEN.

Weiße Blutkörperchen

▶ Diese Zellen kommen hauptsächlich im Blut vor, mit dem sie durch den Körper zirkulieren, um Infektionen oder Fremdkörper abzuwehren. Gelegentlich greifen sie aber auch das normale Gewebe im eigenen Körper an. Weiße Blutkörperchen sind ein Teil des menschlichen Immunsystems. Auf jedes weiße Blutkörperchen im Blut entfallen etwa 700 rote Blutkörperchen. Die weißen Blutkörperchen sind jedoch weitaus größer. Im Gegensatz zu den roten besitzen sie einen Kern. Sie sind in der Lage, ihre Form zu verändern, wodurch es ihnen gelingt, durch Kapillarwände in Gewebe einzudringen und ihre Beute zu jagen.

Anatomie der weißen Blutkörperchen

In einem einzigen Tropfen Blut sind bis zu 375 000 weiße Blutkörperchen mit unterschiedlichen Formen und Funktionen enthalten. Sie werden in zwei Gruppen eingeteilt: Die Granulozyten, die im Zytoplasma winzige Körnchen aufweisen, sowie die Agranulozyten, zu denen die Lymphozyten und Monozyten gehören. Letztere umhüllen die Eindringlinge und zersetzen sie.

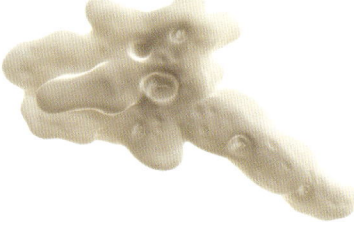

1 Weiße Blutkörperchen können aus den Blutgefäßen kommen und in Gewebe eindringen. Wenn sie einen Fremdkörper entdecken, machen sie sich umgehend an seine Beseitigung.

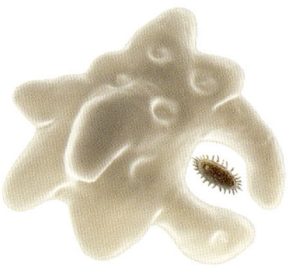

2 Nachdem das Blutkörperchen ein Pseudopodium ausgebildet hat, bewegt es sich auf das Bakterium zu und schließt es ein.

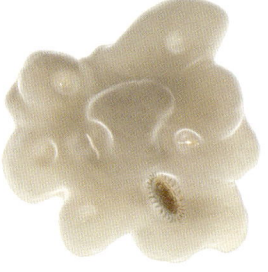

3 Das gefangene Bakterium wird zerstört. Bei der Bekämpfung einer Infektion können Millionen weißer Blutkörperchen sterben. Diese abgestorbene Substanz ist Eiter.

Rote Blutkörperchen

Die wichtigsten Transporteure von Sauerstoff zu den Zellen und dem Gewebe im Körper machen bis zu 99 Prozent aller Blutzellen aus. Sie weisen eine bikonkave Form auf, wodurch sich ihre für den Sauerstoffaustausch mit dem Gewebe nutzbare Oberfläche vergrößert. Darüber hinaus verfügen sie über eine flexible Membran, mit deren Hilfe sie die winzigsten Kapillargefäße durchdringen, Sauerstoff aus den Lungen aufnehmen und diesen im Gewebe abgeben können. Sie haben keinen Zellkern.

Anatomie der roten Blutkörperchen

Rote Blutkörperchen haben die Form einer abgeflachten Scheibe, die in der Mitte eingewölbt ist. Diese Form verleiht ihnen eine sehr große Oberfläche im Verhältnis zu ihrem Volumen. Das sorgt dafür, dass sich die Hämoglobinmoleküle, die für den Sauerstofftransport zuständig sind, immer dicht an der Zellmembran befinden, wodurch die Sauerstoffaufnahme und -einlagerung erleichtert wird.

HÄMOGLOBIN

Der Blutfarbstoff setzt sich aus zwei Bausteinen zusammen: dem eisenhaltigen Farbstoffanteil „Häm" und Globin, einem kugelförmigen Protein.

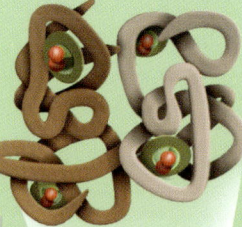

OXYHÄMOGLOBIN
Wird erzeugt, wenn Hämoglobin Sauerstoff aufnimmt.

Blutplättchen

Diese kleinen Zellen sind für die Blutgerinnung verantwortlich, die sie durch Bildung einer Art Stopfen ermöglichen. Wird ein Blutgefäß verletzt und ist die Gewebewand beschädigt, verändern die Blutplättchen ihre Struktur und schließen sich rund um das verletzte Gewebe zusammen.

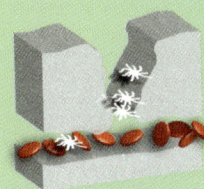

1
Die Blutplättchen bündeln sich und unterbrechen so den Blutfluss aus der Wunde.

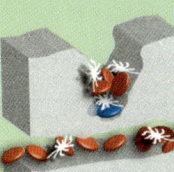

2
Die roten Blutkörperchen stauen sich. Zusammen mit einem Netzwerk aus Proteinen gelingt die Blutgerinnung. Die weißen Blutkörperchen bekämpfen die Infektion.

7–8 Mikrometer
BETRÄGT DER DURCHMESSER EINES ROTEN BLUTKÖRPERCHENS IM DURCHSCHNITT, DENNOCH IST DIE ZELLE ENORM FLEXIBEL UND KANN IHRE FORM VERÄNDERN.

200 000
ROTE BLUTKÖRPERCHEN WERDEN TÄGLICH IM MENSCHLICHEN KÖRPER PRODUZIERT.

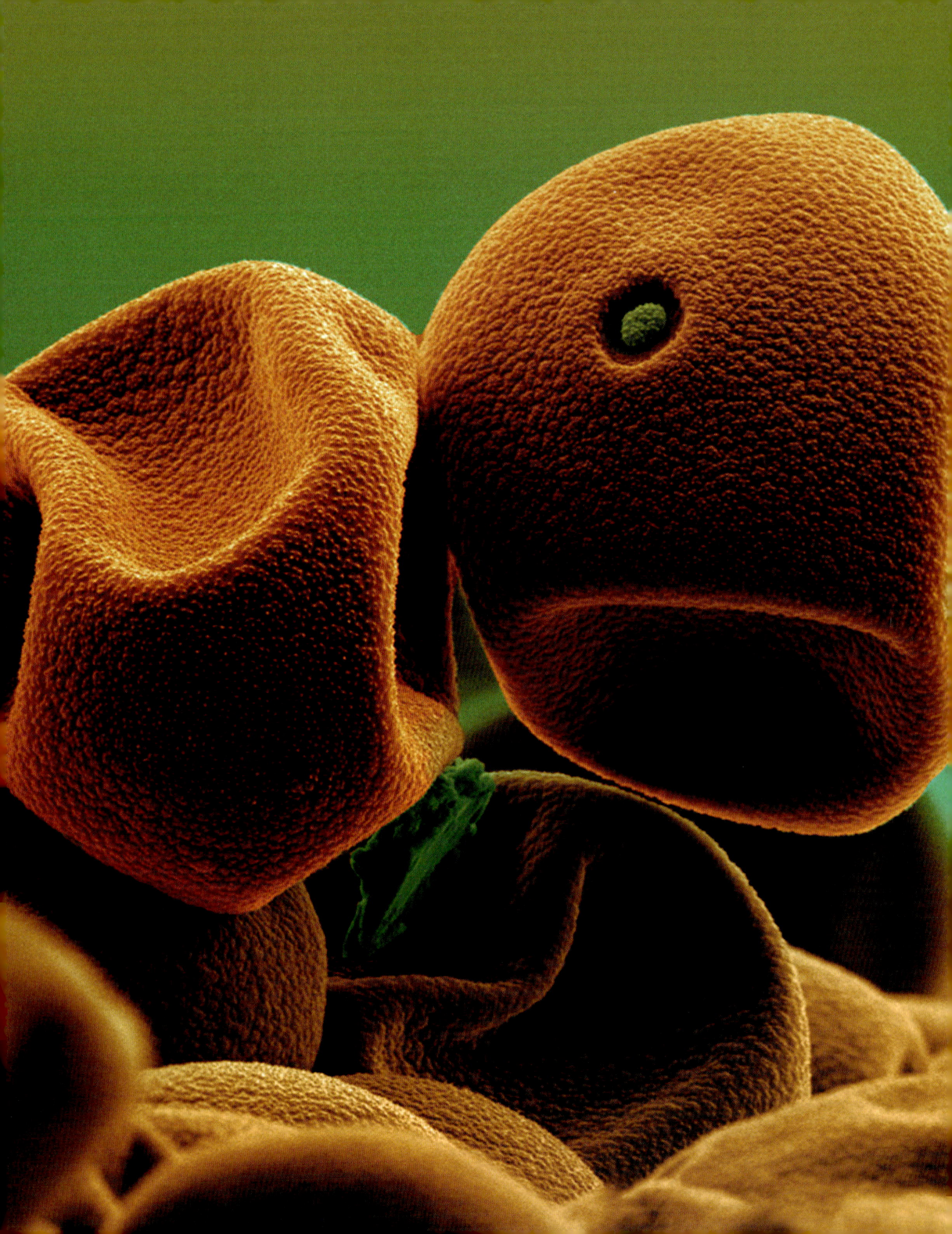

Verbreitete Krankheiten

Allergien sind die Antwort des Körpers auf Fremdsubstanzen, sogenannte Allergene. Die verbreitetsten Allergene sind Pollen, Milben, Tierhaare und Nüsse. In diesem Kapitel geht es um die häufigsten Erkrankungen, gravierende und weniger gravierende, unter denen der Mensch in der heutigen Zeit zu leiden hat. Erläutert werden die Symptome und Behandlungsmethoden anhand anschaulicher und leicht verständlicher Informationen, begleitet von zahlreichen Illustrationen und Farbabbildungen. So können Sie beispielsweise sehen, wie Metastasen entstehen oder wie das AIDS-Virus den Körper angreift. Entdecken Sie erstaunliche Fakten zu den Hintergründen von Krankheiten, die uns heute das Leben schwer machen.

POLLEN (gegenüber)
Vergrößertes Foto eines Graspollens der Art
Phleum pratense, eines der häufigsten Allergene,
denn dieses Gras kann Heuschnupfen verursachen.

Krebs

Die Bezeichnung „Krebs" steht für eine Gruppe von mehr als 200 Erkrankungen, die durch unkontrollierte Zellteilung entstehen. Das genetische Material einer normalen Zelle verändert sich dabei so, dass ein reguläres Absterben der Zelle nicht stattfindet, wodurch es zu Wucherungen kommt. Einige Faktoren, wie Rauchen und Strahlen unterschiedlichster Art, können die Gefahr, an Krebs zu erkranken, drastisch erhöhen. Die Veranlagung zu Veränderungen der normalen Zellfunktionen kann aber auch erblich bedingt sein.

Krankheitsbild

▶ Im Allgemeinen spricht man von einer Krebserkrankung, wenn unnormales Zellwachstum auftritt. Wenn Gewebezellen sich unkontrolliert und beschleunigt teilen, können sie anderes, gesundes Gewebe im Körper befallen und zerstören. Anstatt kontrolliert und automatisch abzusterben (Apoptose), vermehren sich Krebszellen völlig unkontrolliert. Dies führt zur Ausbildung von Knoten oder Gewebeklumpen, die Tumore genannt werden. Man spricht von bösartigen (malignen) Tumoren, wenn sie von Krebszellen hervorgerufen werden. Ist das nicht der Fall, nennt man sie gutartig (benigne).

Entwicklungsstufen von Krebs

Bevor man definitiv von einer Krebserkrankung sprechen kann, gibt es zwei Vorstufen, die nicht als Krebs anzusehen sind: Hyperplasie und Dysplasie. Das Zellvolumen vergrößert sich aufgrund einer unkontrollierten Zellteilung (Proliferation). Diese Proliferation lässt sich unter dem Mikroskop nachweisen (Biopsien).

1 HYPERPLASIE
Obwohl die Zellstruktur normal bleibt, vergrößert sich das Gewebe. Hyperplasie kann sich wieder zurückbilden.

2 DYSPLASIE
Das Gewebe verändert sein Erscheinungsbild. Wie auch die Hyperplasie, lässt sich dieser Zustand unter dem Mikroskop erkennen.

3 KREBS
Die Krebszellen wachsen völlig unkontrolliert und setzen sich irgendwo im Körper fest. Wandern sie und dehnen sich auf andere Körperteile oder Organe aus, werden sie Metastasen genannt.

Brustkrebs

Bei einer von neun Frauen entwickelt sich heutzutage diese Erkrankung, die bei Frauen die höchste Sterblichkeitsrate hat. Das Risiko, an Brustkrebs zu erkranken, nimmt mit dem Alter zu. Das häufigste Symptom ist das Auftreten eines kleinen Knotens in der Brust, der bei frühzeitiger Entdeckung durch eine Operation entfernt werden kann. Andere Hinweise sind etwa Blutungen der Brustwarze oder Vertiefungen im Hautgewebe der Brust. Bei einer Mammographie lässt sich Brustkrebs normalerweise erkennen.

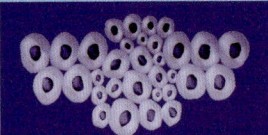

Häufige Symptome

▶ Obwohl diese Symptome nicht immer ein Hinweis auf eine Krebserkrankung sind, sollten sie doch vom Arzt abgeklärt werden: Ungewöhnliche Blutungen, unerklärliche Gewichtsveränderungen, Verdauungsstörungen und Schluckbeschwerden.

KREBSZELLEN
Krebszellen besitzen Zellkerne aus Proteinen und Golgi-Apparate (pink).

Metastasierung

▶ Metastasen entstehen, wenn Krebszellen vom ursprünglichen Ort der Enstehung aus in andere Körperbereiche wandern, mit denen sie zuvor in keinerlei Kontakt standen (z. B. von den Lungen ins Gehirn). Um diese Wanderungen bewerkstelligen zu können, entwickeln Krebszellen eigene Bewegungs- und Ernährungssysteme. Dadurch ist es ihnen möglich, in Blutgefäße einzudringen (Intravasation) und auch nach dem Wiederaustritt (Extravasation) zu überleben. Nur eine von 1000 Zellen ist in der Lage, diese komplexen Abläufe zu überleben.

UNKONTROLLIERTE ZELLTEILUNG
Durch genetische Veränderungen bei der Mitose vermehren sich die Zellen sehr schnell und völlig unkontrolliert.

Metastase: Schritt für Schritt

1 ANGIOGENESE
Die Krebszellen teilen und verändern sich. Sie bilden eigenständig Blutgefäße aus, um Nährstoffe und Sauerstoff aufnehmen zu können.

2 INTRAVASATION
Nachdem sie die Basalmembram durchdrungen haben, können die metastatischen Zellen sich in den Blutgefäßen des Körpers ausbreiten.

3 MIGRATION
Die Zellen treiben mit dem Blutstrom zu anderen Organen, die weit entfernt von dem ursprünglichen Tumor liegen.

4 INTERAKTION
Die Krebszellen interagieren mit den Lymphozyten im Blutstrom. Die Anhaftung an Blutplättchen führt zur Entstehung tumorhafter Embolien.

5 ÜBERNAHME
Vor der Abwanderung zur Bildung weiterer Tumore in anderen Organen haften die Zellen an der Basalmembran der Blutgefäße an.

6 EXTRAVASATION
Die Zellen brechen die Membran auf, dann findet die Abwanderung statt. Sie lagern sich in Form von Metastasen ab und beginnen erneut mit der Angiogenese, um erneut ein Kapillarsystem für die Selbstversorgung mit Nährstoffen zu schaffen. Dann beginnen sie wieder zu wachsen.

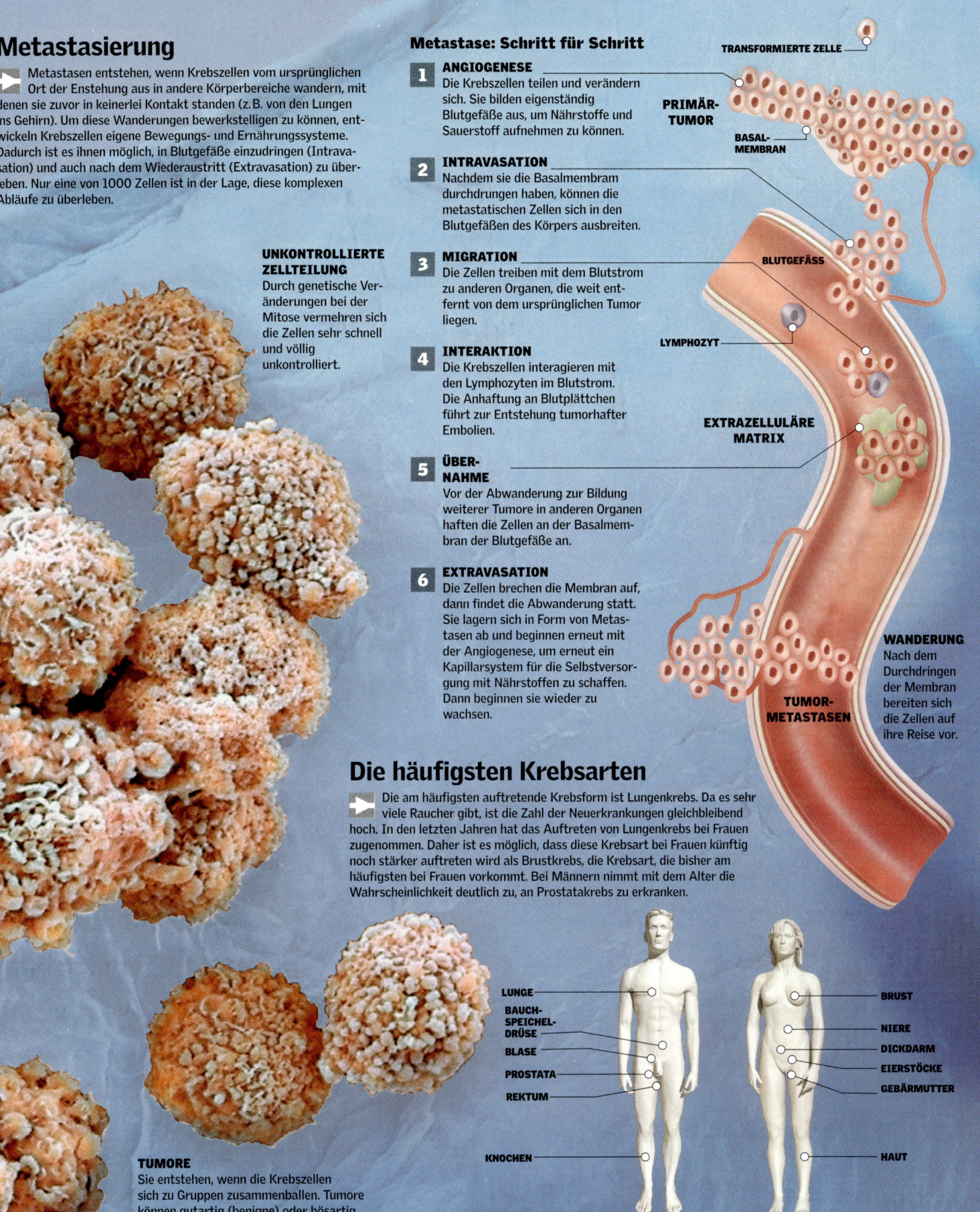

TRANSFORMIERTE ZELLE

PRIMÄR-TUMOR

BASAL-MEMBRAN

BLUTGEFÄSS

LYMPHOZYT

EXTRAZELLULÄRE MATRIX

TUMOR-METASTASEN

WANDERUNG
Nach dem Durchdringen der Membran bereiten sich die Zellen auf ihre Reise vor.

Die häufigsten Krebsarten

▶ Die am häufigsten auftretende Krebsform ist Lungenkrebs. Da es sehr viele Raucher gibt, ist die Zahl der Neuerkrankungen gleichbleibend hoch. In den letzten Jahren hat das Auftreten von Lungenkrebs bei Frauen zugenommen. Daher ist es möglich, dass diese Krebsart bei Frauen künftig noch stärker auftreten wird als Brustkrebs, die Krebsart, die bisher am häufigsten bei Frauen vorkommt. Bei Männern nimmt mit dem Alter die Wahrscheinlichkeit deutlich zu, an Prostatakrebs zu erkranken.

LUNGE
BAUCH-SPEICHEL-DRÜSE
BLASE
PROSTATA
REKTUM

BRUST
NIERE
DICKDARM
EIERSTÖCKE
GEBÄRMUTTER

KNOCHEN

HAUT

TUMORE
Sie entstehen, wenn die Krebszellen sich zu Gruppen zusammenballen. Tumore können gutartig (benigne) oder bösartig (maligne) sein.

Neurologische Erkrankungen

Derartige Erkrankungen beeinträchtigen unmittelbar die Hirnfunktionen durch strukturelle, biochemische oder elektrische Veränderungen im Gehirn oder des Rückenmarks. Erkrankungen wie Alzheimer, Parkinson oder Multiple Sklerose haben unterschiedliche Symptome. Es treten z. B. Einschränkungen der Gedächtnisleistung und der Denkfähigkeit auf, unkontrolliertes Zittern, Versteifungen von Gelenken, Lähmungen oder Empfindungsstörungen. Bisher können lediglich die Symptome dieser Erkrankungen gemindert werden.

Sprache

Das Sprachzentrum im Gehirn beginnt nachzulassen. Menschen, die unter der Alzheimer Krankheit leiden, neigen zu Schwierigkeiten beim logischen Denken und beim Ausdrücken komplexer Überlegungen. Außerdem äußern sich die Sprachprobleme in Sprachfindungsstörungen und verzögerten Antworten im Gespräch.

Gedächtnis

Das Gedächtnis lässt mehr und mehr nach. Anfangs werden nahestehende Verwandte möglicherweise nicht mehr erkannt. Später kommt es zum vollständigen Gedächtnisverlust.

Alzheimer-Krankheit

Die Alzheimer-Krankheit, die nicht heilbar ist, betrifft überwiegend Menschen, die über 60 Jahre alt sind. Das Alter und die Alterungsprozesse sind entscheidende Einflussfaktoren. Bei Alzheimer schrumpft die Hirnrinde, ein Prozess, der sich nicht aufhalten lässt, denn Nervenzellen sind nicht regenerierbar. Das Gehirn eines an Alzheimer erkrankten Menschen lagert unnormale Mengen von Amyloid-Proteinen ein, wodurch im Gewebe des Gehirns Ablagerungen (senile Plaques) gebildet werden. Zusammen mit neurofibrillären Ablagerungen rufen diese Plaques fortschreitende Schäden der Gehirnfunktionen hervor.

MIKROTUBULI
Diese helfen bei der Übertragung von Nervenimpulsen innerhalb des Körpers. Die Alzheimer-Krankheit verursacht den Zerfall der Mikrotubuli.

Neuronen

Die Alzheimer-Krankheit verursacht die Bildung seniler Plaques und degenerativer Ablagerungen, wodurch die Neuronen geschädigt werden.

Krankheitsverlauf

Mit Fortschreiten der Krankheit verringert sich das Volumen des Gehirns, und viele Bereiche der Hirnrinde, die zur Steuerung verschiedenster Abläufe dienen, werden zunehmend geschädigt. Manche Bereiche der Hirnrinde schrumpfen und verkümmern.

1 GESUNDE HIRNRINDE
Die unterschiedlichen Bereiche des Gehirns weisen ihre normale Größe auf. Die Hirnrinde, in der die Nervenzellen liegen, ist dick.

2 GESCHÄDIGTE HIRNRINDE
Die Größe der Neuronen hat sich verringert (Atrophie). Die Gesamtoberfläche der Gehirnrinde ist reduziert.

GESUNDES GEHIRN

GEHIRN MIT ALZHEIMER-KRANKHEIT

MOTORISCHER CORTEX

Symptome der Alzheimer-Krankheit

Erste Anzeichen einer Erkrankung sind zunehmende Schwierigkeiten bei der verbalen Kommunikation. Wenn die Krankheit fortschreitet, kommt vermehrter Gedächtnisschwund hinzu. In späteren Phasen sind Menschen, die an der Alzheimer-Krankheit leiden, nicht mehr in der Lage, für sich selbst zu sorgen, weil die Schädigung des motorischen Cortex zu gravierend ist.

AUSDRUCKS-LOSIGKEIT
Bei Menschen mit der Parkinsonschen Krankheit verkümmert durch Versteifung auch die Mimik.

DOPAMINE
Werden in der sogenannten Substantia Nigra im Gehirn gebildet und von Nervenfasern transportiert. Diese Neurotransmitter dienen unter anderem der Steuerung von Bewegungsabläufen. Wenn die Basalganglien im Inneren des Gehirns unzureichend mit Dopaminen versorgt werden, verändern sich die regelmäßigen Bewegungsabläufe des Körpers.

Parkinson-Krankheit

Parkinson ist eine degenerative Krankheit und trifft einen von 200 Menschen, meist im Alter von über 60 Jahren. Diese neurologische Erkrankung von der mehr Männer als Frauen betroffen sind, zerstört nach und nach das zentrale Nervensystem. Gründe für das Entstehen der Krankheit sind nicht bekannt. Sie geht einher mit einer Verringerung von Dopamin in bestimmten Bereichen des Gehirns. Zum Krankheitsbild gehören Zittern (Tremor), Muskelversteifungen und Bewegungsverlangsamung. Auch Sprachstörungen, Unsicherheiten im Gang und Schwierigkeiten bei häuslichen Verrichtungen können auftreten. Bei fortschreitender Erkrankung intensivieren sich die Tremores in Armen und Beinen, gefolgt von zunehmender Ausdruckslosigkeit in der Mimik sowie unkontrollierten Bewegungswiederholungen.

ELEKTRISCHES LEITVERMÖGEN
Benötigen die Neuronen zur Umsetzung der interneuralen Synapse. Bei der Parkinsonschen Krankheit sind die interneuralen Verbindungen und ihre Funktionen dramatisch eingeschränkt.

SYMPTOME
Muskelversteifung und verlangsamte Bewegungen. Die charakteristische Körperhaltung sind ein vorn übergebeugter Kopf und Rumpf.

Multiple Sklerose

Eine häufig vorkommende neurologische Krankheit, die manchmal schon im Alter zwischen 20 und 40 Jahren auftritt. Sie verursacht verzerrtes oder doppeltes Sehen, Lähmungen der unteren Gliedmaßen oder Halbseitenlähmungen, unbeholfene Bewegungen und Schwierigkeiten beim Gehen. Tritt auf, wenn das Immunsystem die Myelinschichten beschädigt, die die Nervenstränge umhüllen.

MYELINSCHICHT
Sie umhüllt Nervenstränge. Bei Multipler Sklerose entfernen Makrophagen des Immunsystems Teile des Myelins, und die Nervenfasern sind ungeschützt, wodurch Nervenimpulse verzögert oder gar nicht ausgelöst werden.

50%

ALLER MENSCHEN ÜBER 80 JAHRE LEIDEN UNTER NEUROLOGISCHEN ERKRANKUNGEN.

NERVENFASER

Knochenveränderungen

Da Gelenke für zahlreiche Funktionen ausgelegt sind, verursachen unübliche Bewegungen schnell Verletzungen. Manche Verletzungen werden durch Stürze oder Stöße hervorgerufen, andere aber auch durch Degeneration der Gelenke. Der allgemeine Terminus für Entzündungen in Gelenken ist Arthritis. Die Verringerung der Knochenmasse in den Knochen nennt man Osteoporose. Sie gehört zu den altersbedingten Erkrankungen.

Osteoarthritis

▶ Sie ist die häufigste Form von Arthritis und tritt auf, wenn Gelenkknorpel in fortgeschrittenem Maß abgetragen wird. Im Gegensatz zur rheumatisch bedingten Arthritis betrifft die Osteoarthritis ausschließlich Gelenke, entweder nur einige wenige oder alle. Der Gelenkverschleiß durch Osteoarthritis kann durch erbliche Veranlagung, Infektionen oder starkes Übergewicht beschleunigt werden. Da Knorpelabnutzung altersbedingt ist, tritt Osteoarthritis meist bei Menschen um die sechzig auf.

SYNOVIALMEMBRAN
SYNOVIALFLÜSSIGKEIT
KNOCHEN
GELENK

STRUKTUR
Ein gesundes Gelenk besteht normalerweise aus Knorpel, der von Synovialflüssigkeit geschmiert wird, um eine gute Beweglichkeit zu erzielen.

Krankheitsverlauf

1 VERSCHLEISS
Osteoarthritis verursacht fortschreitende Schädigungen der Knorpel. Wenn Knorpelzellen absterben, entstehen Risse an der Knochenoberfläche. Von dem Moment an beginnt Synovialflüssigkeit auszulaufen. Später sickert die Flüssigkeit in das Knorpelgewebe und verursacht den Verschleiß.

KNOCHEN
SYNOVIAL-KAPSEL
SYNOVIAL-FLÜSSIGKEIT
KNORPEL

30 %
ODER MEHR KNOCHENDICHTE KÖNNEN DURCH OSTEOPOROSE VERLOREN GEHEN.

2 KNOCHENBRUCH
Die Knorpelschicht ist bis auf den Knochen abgetragen, und die Knochenoberfläche wird beschädigt. Durch diese Erosion entsteht ein Loch. Neue Blutgefäße beginnen zu wachsen. Um das Loch zu schließen, wird narbenartiges Fibroknorpelgewebe gebildet.

KNOCHEN
SYNOVIAL-KAPSEL
SYNOVIAL-FLÜSSIGKEIT
KNORPEL

3 FREILIEGENDER KNOCHEN
Das Narbengewebe heilt ab, und die Knochenoberfläche liegt frei. Tiefergehende Knochenverletzungen lassen Synovialflüssigkeit in das Knochenmark eindringen, und es kommt zur Bildung einer Zyste, die von geschwächter Knochensubstanz umgeben ist. Osteophyten (knöcherne Höcker) können entstehen.

KNOCHEN
SYNOVIAL-KAPSEL
SYNOVIAL-FLÜSSIGKEIT

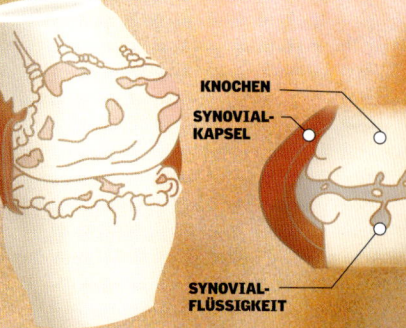

Rheumatische Arthritis

▶ Bei dieser Autoimmunerkrankung lösen Antigene Angriffe des Immunsystems auf körpereigenes Gewebe aus. Die Gelenke entzünden sich und werden verformt. Bei fortschreitender rheumatischer Arthritis kann das Gewebe von Augen, Haut, Herz, Nerven und Lunge betroffen sein.

SYMPTOME
Typische Symptome sind Müdigkeit, Appetitlosigkeit sowie Muskel- und Gelenkschmerzen.

BEGINNENDE ERKRANKUNG

FORTGESCHRITTENE ERKRANKUNG

Abgetragener Gelenkknorpel.

Entzündete Synovialmembran.

Angeschwollene Synovialmembran.

Symptome für Osteoarthritis

Häufigste Anzeichen für die Abnutzung der Gelenkknorpel sind Verformung und Anschwellen der Gelenke. Taubheitsgefühle und eine eingeschränkte Beweglichkeit der Gelenke können hinzukommen.

Osteoporose

▶ Zwischen dem 5. und 6. Lebensjahrzehnt neigen die Knochen dazu, poröser und gleichzeitig dünner zu werden. Männer und Frauen sind gleichermaßen betroffen, auch wenn sie sonst gesund sind. Bei Frauen sinkt der Östrogenspiegel nach der Menopause drastisch, wodurch häufig Osteoporose entsteht. Bei Männern verläuft das Abfallen des Testosteronspiegels stufenweise, wodurch die Wahrscheinlichkeit für Osteoporose geringer ist.

GESUNDER KNOCHEN
Das Periosteum, die Knochenhaut, umhüllt die harte Knochenrinde und die schwammartige Knochensubstanz.

NORMALER KNOCHEN

PORÖSER KNOCHEN
Wenn die Knochensubstanz abnimmt, werden die Knochenkanäle im Zentrum weiter, und es entstehen Risse in den Knochen.

MIT OSTEOPOROSE

Gicht

WIRD HERVORGERUFEN DURCH EINEN HOHEN HARNSÄURE-ANTEIL IM BLUT. DIE SÄURE WIRD IN DEN GELENKEN ABGELAGERT UND RUFT ENT-ZÜNDUNGEN HERVOR. DIE PRIMÄRE FORM DER GICHT ENTSTEHT DURCH EINE ANGE-BORENE STOFFWECHSELER-KRANKUNG, BEI DER SEKUNDÄREN FORM VERUR-SACHEN UNTERSCHIEDLICHE BEGLEITERKRANKUNGEN DEN ERHÖHTEN HARNSÄURE-SPIEGEL.

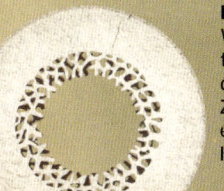

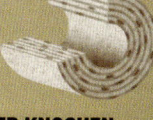

VERRINGERUNG DER KNOCHEN-SUBSTANZ
Osteoporose löst eine Verringerung der Knochenmasse aus. Als Folge entstehen Poren, die den Knochen schwächen.

POREN
Sie entstehen an der Knochenoberfläche als Folge des Gewebeabbaus und der daraus resultierenden Abtragung der Knochensubstanz.

OBERFLÄCHE
Sie ist anfälliger für Brüche, da der Knochen seine Festigkeit verliert.

Herz-Kreislauf-Erkrankungen

Zu den häufigsten Erkrankungen des Herz-Kreislauf-Systems gehören Verstopfungen von Arterien sowie Venen und deren Auswirkungen. Fettablagerungen in den Arterien können Arteriosklerose hervorrufen, die die Blutversorgung des Gewebes beeinträchtigt. Häufig, wie beim Herzinfarkt (Myokardinfarkt), gibt es zuvor keinerlei Warnsignale. So kann es zum Absterben von nicht durchblutetem Gewebe kommen. Man kann versuchen, verstopfte Blutgefäße mit bestimmten Medikamenten zu weiten.

Arteriosklerose

Arteriosklerose der Blutgefäße des Herzens entsteht durch Gefäßverengungen, die durch Ablagerung von Cholesterin, Zellgewebe oder anderer Substanzen innerhalb dieser Gefäße hervorgerufen werden. Arterielle Verstopfungen entstehen schrittweise, beginnend mit überschüssigem Fett und Cholesterin im Blut. Diese Substanzen lagern sich an den Innenseiten der Arterien ab und rufen dort mikroskopisch kleine Verletzungen des Gewebes hervor. Es entstehen sogenannte Atherome, die zu einer fettigen Masse verklumpen, dann Plaque genannt. Die Plaque verdickt die Arterienwände und behindert den normalen Blutfluss, der somit reduziert wird.

Hohlvenen

DIE OBERE HOHLVENE (VENA CAVA SUPERIOR) LEITET DAS BLUT AUS KOPF UND ARMEN ZUM RECHTEN VORHOF (ATRIUM) AB. DIE UNTERE HOHLVENE (VENA CAVA INFERIOR) LEITET SAUERSTOFFARMES BLUT AUS RUMPF UND UNTEREN EXTREMITÄTEN EBENFALLS ZUM RECHTEN ATRIUM.

Aorta

GRÖSSTES BLUTGEFÄSS DES KÖRPERS MIT 2,5 CM INNENDURCHMESSER. LEITET SAUERSTOFFREICHES BLUT IN ALLE BEREICHE DES KÖRPERS.

ATHEROMATÖSE PLAQUE

VERENGTER ARTERIELLER KANAL

FASERSCHICHT

Läsionsbereich

Krankheitsverlauf

Ohne Behandlung kann Arteriosklerose sehr gefährlich werden. Wenn der Blutfluss durch die Arterien aufgrund der Cholesterinablagerungen immer mehr eingeschränkt wird, ist die Versorgung der Organe mit Blut unzureichend, und sie können nicht mehr einwandfrei arbeiten. Bei vollständigem Arterienverschluss erhält ein Organ möglicherweise überhaupt kein Blut mehr und wird folglich funktionsunfähig. Wenn dies beispielsweise beim Herzen passiert, ist eine Behandlung mit einem Ballonkatheter erforderlich, um die Gefäße wieder zu weiten und die Gewebedurchblutung zu verbessern.

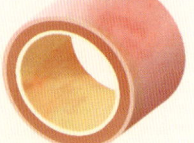

1 FREI Fettfrei ohne jede Plaquebildung mit einwandfreiem Blutfluss.

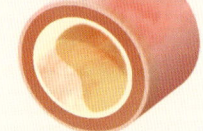

2 MIT ABLAGERUNGEN ATHEROMATÖSER PLAQUE Die Plaque ist eine Verklumpung aus Cholesterin und anderen Substanzen.

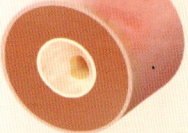

3 VERSTOPFT Die Arterienwand verdickt sich zunehmend, und die Arterie verstopft.

ZU DEN LUNGEN

VON DEN LUNGEN

Pulmonalarterie

ZWEI ABZWEIGUNGEN AUS DER RECHTEN HERZKAMMER, DIE BEIDE SAUERSTOFFARMES BLUT ZU DEN LUNGEN LEITEN. DIE PULMONALARTERIE IST DIE EINZIGE ARTERIE, DIE SAUERSTOFFARMES BLUT TRANSPORTIERT.

Pulmonare Hypertonie

Wenn der Blutdruck in der Pulmonalarterie steigt, verdicken sich die Gefäßwände. Der Blutfluss vom Herzen wird verringert.

Angina Pectoris

Schmerzen in der Brust können ein erstes Warnsignal dafür sein, dass der Herzmuskel nicht ausreichend durchblutet wird, um seinen Aufgaben nachzukommen. Bei einer Angina Pectoris treten aufgrund der durch Arteriosklerose verstopften Arterien plötzlich heftigste Brustschmerzen auf.

BEHANDLUNG

Nitroglycerin, eine Substanz zur Weitung der Blutgefäße, kann die Beschwerden bei einer Angina Pektoris lindern.

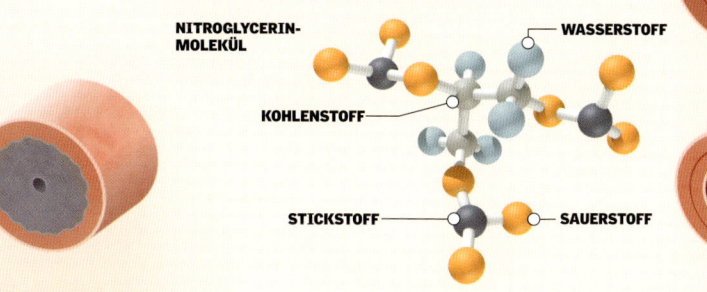

NITROGLYCERIN-MOLEKÜL
WASSERSTOFF
KOHLENSTOFF
STICKSTOFF
SAUERSTOFF

GEFÄSSE WEITEN

Mithilfe von Nitroglycerin ist es möglich, die Durchblutung wieder zu verbessern. Die verstopften Blutgefäße weiten sich, und das Herz muss weniger schwer pumpen.

1 VORHER
Die verengten Blutgefäße verhindern eine ausreichende Blutzufuhr zum Herzen.

2 NACHHER
Nach Verabreichung entspannen sich die Gefäßwände und weiten sich.

Herzinfarkt

Ein Herzinfarkt ereignet sich meist ganz plötzlich ohne jede Vorwarnung. Die Schmerzen im Brustbereich ähneln denen einer Angina Pectoris, sind jedoch meist noch stärker und verringern sich nicht durch Ausruhen. Es kommt zu extremem Schwitzen, Schwäche und mitunter zu Bewusstlosigkeit. Ein Herzinfarkt ist die Folge einer Unterversorgung von Herzarealen mit Blut. Durch zunehmende Fettablagerung in der Arterie kommt es zu Verengungen der Blutgefäße, wodurch Läsionen entstehen können, die wiederum zu einer Thrombusbildung führen und das Blutgefäß verstopfen. Dem Herzmuskel (Myokardium) wird notwendiger Sauerstoff vorenthalten. Es kommt zum Infarkt.

LÄSIONS-BEREICH

ISCHÄMISCHER MUSKELINFARKT

BEREICH OHNE BLUTZIRKULATION

MUSKELFASERN DES HERZENS

VORGANG

Eine verstopfte Koronararterie verringert die Durchblutung des Muskels. Kommt die Durchblutung vollständig zum Stillstand, stirbt der betroffene Muskel.

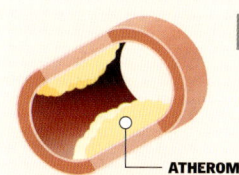

1 ATHEROME
An der Innenwand der Arterie sammelt sich Fett an. Daraus entsteht ein Atherom.

ATHEROME

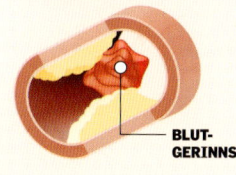

2 INFARKT
Ein Blutgerinnsel bildet sich. Die Blutzufuhr zum Herzmuskel ist unterbrochen, der Bereich stirbt ab.

BLUT-GERINNSEL

DIAGNOSE

Bei einem Herzinfarkt setzen die Muskelfasern nachweisbare Enzyme in den Blutstrom frei.

ENZYME
Mit ihrer Hilfe lässt sich die Intensität des Infarkts erfassen. Je höher das Enzymniveau, desto gravierender der Infarkt.

GERINNSEL, DAS DIE ARTERIE VERSTOPFT

ARTERIELLE THROMBOSE

Entsteht, wenn Blutplättchen an der Innenseite von Arterien mit Collagen verkleben. Es entstehen fransige Fasern, die mit den Blutplättchen zusammenwirken, wodurch die Verklumpung wächst. Die Arterie verstopft nach und nach.

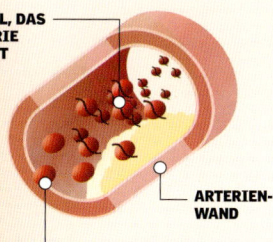

ARTERIEN-WAND

FASERFRANSEN

Thrombose

Im Gegensatz zur natürlichen Krustenbildung zur Vermeidung von Blutverlust bei einer Verletzung, sind die Blutgefäße bei Arteriosklerose bereits vorgeschädigt. Dadurch sind sie prädisponiert für Thrombenbildung beim Ablösen eines Atheroms. Bei einer Thrombose bilden sich Verklumpungen aus, die im Blutstrom wandern und an anderer Stelle eine Verstopfung verursachen können.

Atemwegserkrankungen

In vielen Fällen können Verstopfungen der Atemwege schwerwiegende Komplikationen haben. Obwohl eine Bronchitis häufiger virale oder bakterielle Infektionen zur Ursache hat, ist ihre chronische Version an Tabakkonsum gekoppelt, denn Rauchen hat gravierende Auswirkungen auf die Atemwege. Bei Lungenentzündungen oder Atemwegsbeschwerden sind normalerweise Bakterien oder andere mit der Luft übertragene Mikroorganismen für die Infektion verantwortlich.

Akute Bronchitis

Eine Entzündung der Bronchien, die von einer Infektion der Atemwege oder dem Einatmen von Gift- oder Reizstoffen oder atmosphärischen Umweltgiften verursacht wird. Eine akute Bronchitis wird meist von einem Virus ausgelöst. Häufige Symptome sind Husten mit Würge- bzw. Brechreiz und teilweise hohem Fieber. Bei akuter Bronchitis entzünden sich das Gewebe und die Membranen der Bronchien, und die Luftdurchlässigkeit nimmt ab. Dadurch erhöht sich die Schleimproduktion, und die Atemwege verengen sich noch weiter.

VORGANG

Die Erkrankung beeinträchtigt überwiegend die großen und mittelgroßen Bronchien. Bei Kindern und älteren Menschen kann sich die Infektion schnell auf die Bronchiolen und das Lungengewebe ausdehnen.

1 GESUNDE ATEMWEGE
Die Atemwege sind ausreichend weit, um die Luftzufuhr zu gewährleisten. Der Schleim beeinträchtigt die Atmung nicht.

LUFTWEG

2 BRONCHITIS
Innenwände und Gewebe der Bronchien sind entzündet. Die Luftwege verengen, Schleim staut sich.

LUFTWEG — SCHLEIM

Chronische Bronchitis

Häufigste Ursache einer chronischen Bronchitis ist eine Reizung der Bronchien durch chemische Substanzen. Die Auswirkungen von Tabak, der Nikotin enthält, sind ebenfalls ein wesentlicher Faktor für die Entstehung einer chronischen Bronchitis. Typische Symptome sind Husten mit Auswurf, Heiserkeit und Atemprobleme. Ein weiterer Effekt des Rauchens ist die übermäßige Schleimbildung, gefolgt von einer Vergrößerung der Schleimdrüsen und einer Fehlfunktion der Flimmerhärchen. Dadurch können die ganzen Atemwege betroffen sein und die Aufnahme von weiteren Bakterien noch begünstigt werden. Manchmal entsteht eine chronische Bronchitis auch durch wiederholtes Auftreten einer akuten Bronchitis in relativ kurzen Zeiträumen.

Bronchien

DIE LUNGE HAT ZWEI HAUPTBRONCHIEN, DIE VON DER LUFTRÖHRE ABZWEIGEN. DIESE BEIDEN BRONCHIEN VERZWEIGEN SICH WEITER ZU EINEM KOMPLEXEN NETZWERK VON BRONCHIALÄSTEN, DIE PLATZ SCHAFFEN FÜR DEN DURCHFLUSS VON LUFT ZU DEN LUNGEN.

AORTENBOGEN

PULMONALVENE

Lungenentzündung

Ruft Entzündungen der kleinsten Bronchiolen und Alveolen hervor. 1976 wurde das Bakterium Legionella pneumophila (s. Abb.) entdeckt, das eine hoch ansteckende, sich schnell ausbreitende Form der Lungenentzündung hervorruft.

INFIZIERTE BRONCHIEN

Durch Inhalation von Reizstoffen, werden die schleimbildenden Drüsen vergrößert. Dadurch nimmt die Produktion von Schleim zu, der nicht aus den Atemwegen abtransportiert werden kann. Das führt zu erheblichen Atembeschwerden.

BAKTERIE

ÜBERSCHÜSSIGER, NICHT AUSGEWORFENER SCHLEIM

BESCHÄDIGTE FLIMMERHÄRCHEN

VERGRÖSSERTE SCHLEIMDRÜSE

Flimme härche

DAS SIND WINZIGE, BRONCHIEN ANGES HÄRCHEN, DEREN A ES IST, SCHLEIM A ATEMWEGEN ABZUF

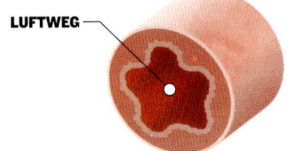

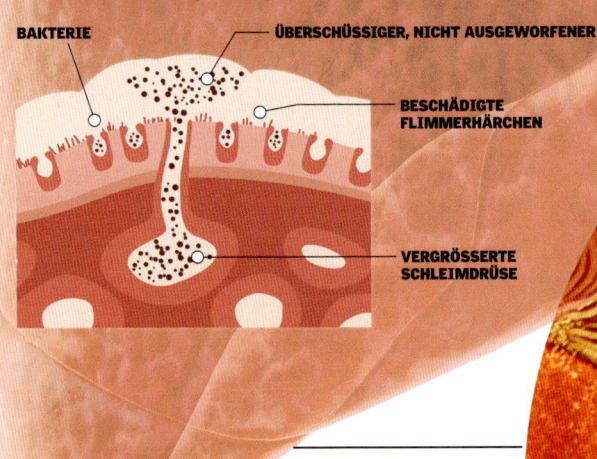

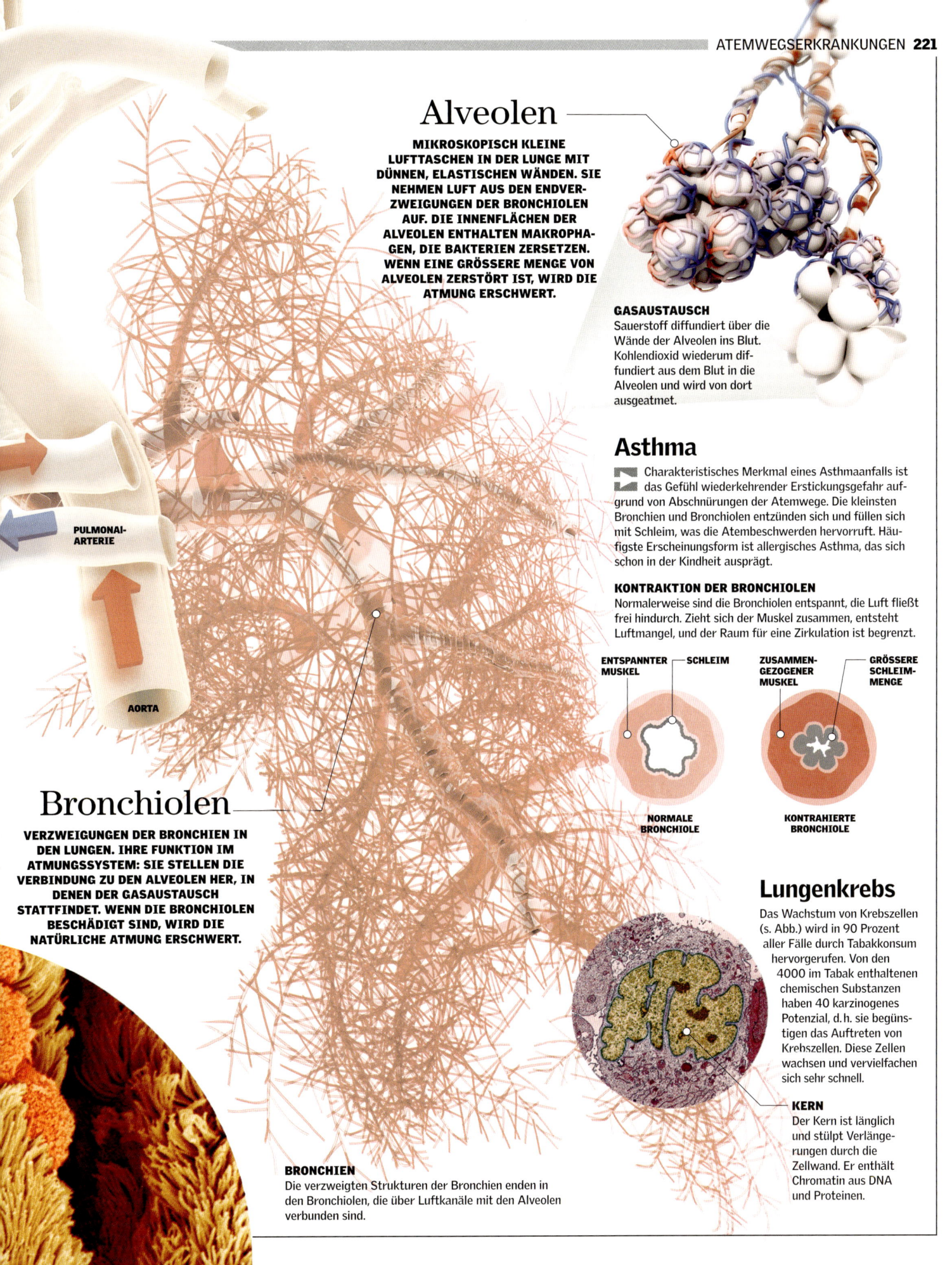

Alveolen

MIKROSKOPISCH KLEINE LUFTTASCHEN IN DER LUNGE MIT DÜNNEN, ELASTISCHEN WÄNDEN. SIE NEHMEN LUFT AUS DEN ENDVERZWEIGUNGEN DER BRONCHIOLEN AUF. DIE INNENFLÄCHEN DER ALVEOLEN ENTHALTEN MAKROPHAGEN, DIE BAKTERIEN ZERSETZEN. WENN EINE GRÖSSERE MENGE VON ALVEOLEN ZERSTÖRT IST, WIRD DIE ATMUNG ERSCHWERT.

GASAUSTAUSCH
Sauerstoff diffundiert über die Wände der Alveolen ins Blut. Kohlendioxid wiederum diffundiert aus dem Blut in die Alveolen und wird von dort ausgeatmet.

Asthma

Charakteristisches Merkmal eines Asthmaanfalls ist das Gefühl wiederkehrender Erstickungsgefahr aufgrund von Abschnürungen der Atemwege. Die kleinsten Bronchien und Bronchiolen entzünden sich und füllen sich mit Schleim, was die Atembeschwerden hervorruft. Häufigste Erscheinungsform ist allergisches Asthma, das sich schon in der Kindheit ausprägt.

KONTRAKTION DER BRONCHIOLEN
Normalerweise sind die Bronchiolen entspannt, die Luft fließt frei hindurch. Zieht sich der Muskel zusammen, entsteht Luftmangel, und der Raum für eine Zirkulation ist begrenzt.

ENTSPANNTER MUSKEL — SCHLEIM

ZUSAMMENGEZOGENER MUSKEL — GRÖSSERE SCHLEIMMENGE

NORMALE BRONCHIOLE

KONTRAHIERTE BRONCHIOLE

PULMONAL-ARTERIE

AORTA

Bronchiolen

VERZWEIGUNGEN DER BRONCHIEN IN DEN LUNGEN. IHRE FUNKTION IM ATMUNGSSYSTEM: SIE STELLEN DIE VERBINDUNG ZU DEN ALVEOLEN HER, IN DENEN DER GASAUSTAUSCH STATTFINDET. WENN DIE BRONCHIOLEN BESCHÄDIGT SIND, WIRD DIE NATÜRLICHE ATMUNG ERSCHWERT.

Lungenkrebs

Das Wachstum von Krebszellen (s. Abb.) wird in 90 Prozent aller Fälle durch Tabakkonsum hervorgerufen. Von den 4000 im Tabak enthaltenen chemischen Substanzen haben 40 karzinogenes Potenzial, d.h. sie begünstigen das Auftreten von Krebszellen. Diese Zellen wachsen und vervielfachen sich sehr schnell.

KERN
Der Kern ist länglich und stülpt Verlängerungen durch die Zellwand. Er enthält Chromatin aus DNA und Proteinen.

BRONCHIEN
Die verzweigten Strukturen der Bronchien enden in den Bronchiolen, die über Luftkanäle mit den Alveolen verbunden sind.

Erkrankungen des Verdauungsapparates

Erkrankungen der Organe des Verdauungsapparates (z. B. Magen, Bauchspeicheldrüse, Leber) haben ihren Ursprung häufig in übermäßigem Alkoholkonsum, nährstoffarmer Ernährung oder Bakterien, die die Gewebeschichten zerstören und die Organe schädigen. Erkrankungen wie Leberzirrhose, Hepatitis B, Gallensteine oder Geschwüre können in den unterschiedlichsten Körperbereichen zu irreparablen Schäden führen.

Leberzirrhose

Lebererkrankung, die Fibrose und Fehlfunktionen der Leber verursacht. Hauptursachen sind Alkoholismus oder eine Infektion mit dem Hepatitis-C-Virus. Eine Leberzirrhose kann zu Bauchwasserbildung (Aszites), Gerinnungsstörungen, erhöhtem Blutdruck in der venösen Leberstrombahn des Verdauungstraktes mit Ausdehnungs- und Reißgefahr führen. Des Weiteren sind Bewusstseinsveränderungen (Hepatitische Enzephalopathie) möglich. Symptome sind Ödeme in den unteren Gliedmaßen, blutiger Auswurf, Gelbsucht (gelbe Hautverfärbung), allgemeine Schwäche, Gewichtsverlust und Nierenbeschwerden.

A FETTLEBER
Kann als Resultat von übermäßigem Alkoholkonsum auftreten. Die Leber enthält Fettzellen, die ständig wachsen und so die Leber vergrößern.

FETTZELLE

GESCHÄDIGTE ZELLEN

B ALKOHOL-HEPATITIS
Alkoholkonsum veranlasst Enzyme zur Produktion von Acetaldehyden, die Entzündungen hervorrufen. Die hepatischen Zellen werden geschädigt, die normale Leberfunktion gestört.

C LEBERZIRRHOSE
Die Zellen werden durch Bänder aus geschädigtem Gewebe voneinander getrennt. Dieser Status der Zerstörung ist irreparabel und kann auch andere Ursachen haben, z. B. eine virale Hepatitis.

NARBENGEWEBE

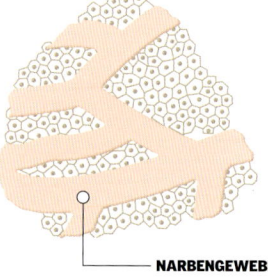

ZIRRHOTISCHES GEWEBE

GEWEBE
Geschädigtes Gewebe beeinträchtigt die Blutzirkulation in der Leber, wodurch der Blutdruck in der Pfortader steigt. Im unteren Teil des Oesophagus erweitern sich die Venen und können innere Blutungen im Verdauungstrakt hervorrufen.

Reinigung

Im Blut transportierte Substanzen werden bei ihrem Durchgang durch die Leber modifiziert. Die Leber reinigt und optimiert das Blut, zersetzt chemische Substanzen und synthetisiert andere.

KAPILLAREN DER LEBER

ROTE BLUT-KÖRPERCHE

Gastritis

Eine Magenschleimhautentzündung kann viele Ursachen haben, z. B. Alkoholkonsum, entzündungshemmende Medikamente oder Rauchen. Sie wird außerdem durch ein Bakterium, Helicobacter pylori, hervorgerufen.

Bauchspeicheldrüse und Gallenblase

Die Bauchspeicheldrüse produziert Verdauungsenzyme und Hormone. Die Gallenblase ist ein kleines Säckchen, das mit Gallenflüssigkeit gefüllt ist, die von der Leber produziert wurde. Sie speichert und gibt die Flüssigkeit dosiert zur Nahrungsverdauung an das Duodenum (Zwölffingerdarm, oberer Teil des Dünndarms) ab.

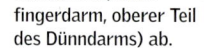

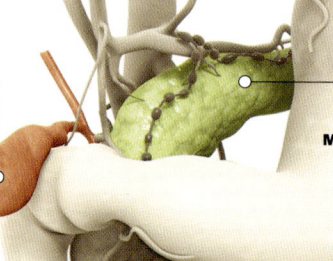

GALLENBLASE
Speichert in der Leber erzeugte Verdauungssäfte, die sich mitunter zu Gallensteinen verfestigen.

ZWÖLFFINGERDARM

MAGEN

BAUCHSPEICHEL-DRÜSE
Sondert zur Verdauung notwendige, enzymhaltige Pankreasflüssigkeit in den Zwölffingerdarm ab.

Leber

DAS BLUT AUS DEN VERDAUUNGSORGANEN GELANGT ÜBER DIE PFORTADER IN DIE LEBER. DORT WERDEN SCHÄDLICHE NEBENPRODUKTE ENTFERNT, DIE NÄHRSTOFFE SYNTHETISIERT SOWIE GESPEICHERT UND DIE FÜR DIE VERDAUUNG NOTWENDIGE GALLENFLÜSSIGKEIT PRODUZIERT.

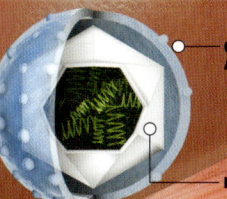

OBERFLÄCHEN-ANTIGEN

PROTEINHÜLLE

Hepatitis B

Diese Krankheit wird über Blut und Blutprodukte übertragen, über verunreinigte Infusionsnadeln, ungeschützten Geschlechtsverkehr und während der Geburt von der Mutter auf das Kind.

Magen

HIER WERDEN DIE NAHRUNGSBESTANDTEILE VOR DER WEITERFÜHRUNG IN DEN DARM VORÜBERGEHEND ZWISCHENGELAGERT UND SOWEIT VORVERDAUT, DASS SIE SPÄTER DURCH DIE DARMWÄNDE IN DAS BLUT GELANGEN KÖNNEN.

GESCHÄDIGTER BEREICH

Magen-Darm-Geschwür

Eine Wunde in der Schleimhaut des Magens oder des Duodenums (Zwölffingerdarm). Magen-Darm-Geschwüre sind weit verbreitet. Häufigste Ursache ist eine Infektion durch das Bakterium Helicobacter pylori. Allerdings werden diese Geschwüre auch durch langfristige Einnahme von nichtsteroidalen Entzündungshemmern wie Aspirin und Ibuprofen hervorgerufen. Ein Zusammenhang zwischen Geschwüren und bestimmten Lebensmitteln oder Stress ist bisher nicht eindeutig erwiesen. Wesentliches Merkmal sind Bauchschmerzen, die überwiegend nachts auftreten, wenn der Magen leer ist, oder etwa zwei bis drei Stunden nach der Nahrungsaufnahme.

MAGENWAND

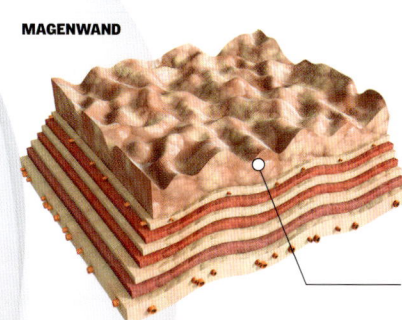

MUKOSA

1 FRÜHSTADIUM
Wenn die Schutzschicht aus Schleim verändert wird und die Magensäure mit den Zellen der Mukosa in Kontakt kommt, wird diese abgetragen.

AKUTES GESCHWÜR

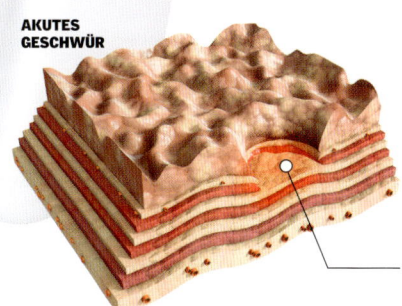

SUBMUKOSA

2 VERTIEFUNG
Die Wunde in der Mukosa vertieft sich und erreicht die Muskelschicht von Mukosa und Submukosa. Ein Geschwür bildet sich.

CHRONISCHES GESCHWÜR

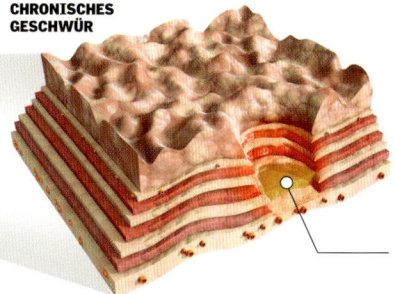

MUSKEL

3 KOMPLIKATIONEN
Wenn die Magenwand sehr stark zerfressen wird, kann eine größere Arterie verletzt und dadurch eine innere Blutung hervorgerufen werden. Eine mögliche Komplikation ist auch eine Bauchfellentzündung.

ZYSTISCHER GALLENGANG

GALLENSTEINE

Gallensteine

Wucherungen innerhalb der Gallenblase, die die von der Leber produzierte Gallenflüssigkeit speichert. Gallenflüssigkeit besteht aus Wasser, Salzen, Lecithin, Cholesterin und anderen Substanzen. Steine können entstehen, wenn sich die Konzentration eines oder mehrerer dieser Bestandteile verändert. Gallensteine können feinkörnig sein wie Sand, aber mit der Zeit auch bis zu einem Durchmesser von 3 cm anwachsen.

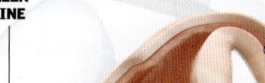

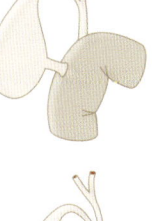

1 VERSTOPFUNG
Ein Gallenstein versperrt den Gallengang, die Gallenflüssigkeit kann nicht abfließen. Dies verursacht starke Schmerzen und eine Entzündung der Gallenblase.

3 RISS
Im weiteren Verlauf wird die Entzündung immer gravierender, die Gallenblase kann aufreißen.

2 ENTZÜNDUNG
Unterschiedliche Mechanismen führen dazu, dass die Entzündung weiter fortschreitet. Der Inhalt der Gallenblase wird infektiös und bildet Eiter.

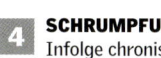

4 SCHRUMPFUNG
Infolge chronischer Entzündungen kann die Gallenblase schrumpfen und ihre Form verlieren.

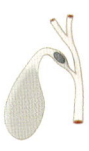

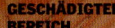

Magen-Darm-Trakt

Infektionen und Entzündungen des Magen-Darm-Traktes gehören zu den häufigsten Erkrankungen des Verdauungsapparates. In den ärmsten Ländern der Dritten Welt ist die Kindersterblichkeitsrate aufgrund derartiger Erkrankungen stark angestiegen. Viele der Krankheiten sind bakteriell bedingt und lassen sich durch Zufuhr von Nährlösungen oder Antibiotika behandeln, aber andere haben ihre Ursache in einem Problem des Verdauungssystems.

Infektionen des Magen-Darm-Traktes

Die häufigste Infektion des Magen-Darm-Traktes ist die virale Gastroenteritis, die aber auch durch Bakterien oder Protozoen hervorgerufen werden kann. Meist wird die Infektion durch verunreinigtes Trinkwasser oder Lebensmittel übertragen. Auffälligste Symptome sind Brechdurchfall und Bauchschmerzen. Die virale Gastroenteritis ist innerhalb weniger Tage heilbar, wenn Flüssigkeits- und Nährstoffverluste ausgeglichen werden. Andere Infektionen erfordern Antibiotikaverabreichung.

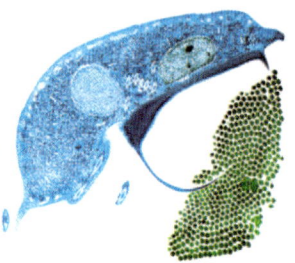

PARASIT DER GATTUNG GIARDIA

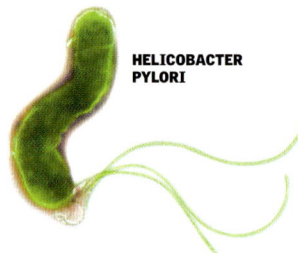

HELICOBACTER PYLORI

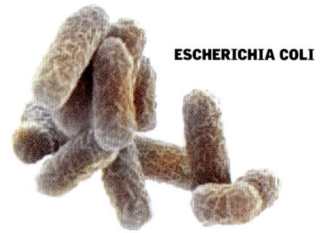

ESCHERICHIA COLI

HELICOBACTER PYLORI
Dieses Bakterium verursacht Gastritis und findet sich normalerweise im Schleimgewebe des Magens. Es kann Geschwüre im Zwölffingerdarm erzeugen und auch verantwortlich sein für die Entstehung von Magenkarzinomen.

ESCHERICHIA COLI
Dieses Bakterium ist Bestandteil der normalen Darmflora. Manche Bakterienstämme erzeugen einen Giftstoff, der Durchfall hervorrufen kann und für geschwächte Menschen, wie Babys oder ältere Menschen, tödlich sein kann.

Hämorrhoiden

Diese Venenerweiterung bildet sich im Venengeflecht der Mukosa von Rektum und Anus.
Liegen die betroffenen Venen im Bereich des Plexus superior, werden sie innere Hämorrhoiden genannt. Die Venen im Bereich des Plexus inferior liegen unterhalb der Anorektallinie und werden von äußerer Haut bedeckt. Das Venensystem in diesem Bereich verfügt über keinerlei Ventilfunktion.

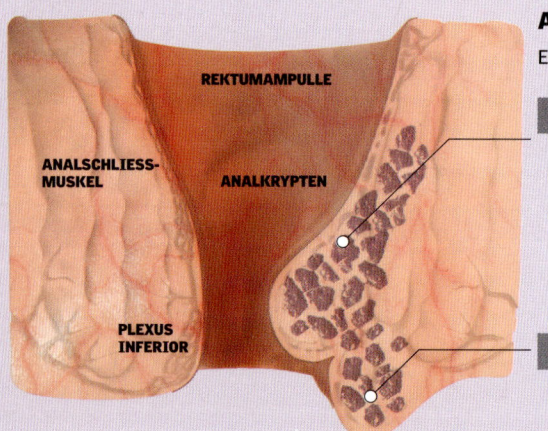

REKTUMAMPULLE

ANALSCHLIESS-MUSKEL

ANALKRYPTEN

PLEXUS INFERIOR

Arten von Hämorrhoiden

Es gibt innere und äußere Hämorrhoiden.

1 INNERE
Klassifiziert nach Graden. Grad 1: Hämorrhoiden befinden sich im submukösen Gewebe, Blutungen sind von hellroter Farbe. Grad 2: Beim Stuhlgang quellen die Hämorrhoiden hervor, gehen aber zurück, sobald der Druck nachlässt. Grad 3: Treten während des Stuhlgangs ständig hervor. Grad 4: Reduzieren sich nicht mehr und sind stets ausgestülpt.

2 ÄUSSERE
Gehen vom Plexus inferior aus. Sie können anschwellen und Schmerzen verursachen sowie Geschwüre bilden und Blutungen auslösen.

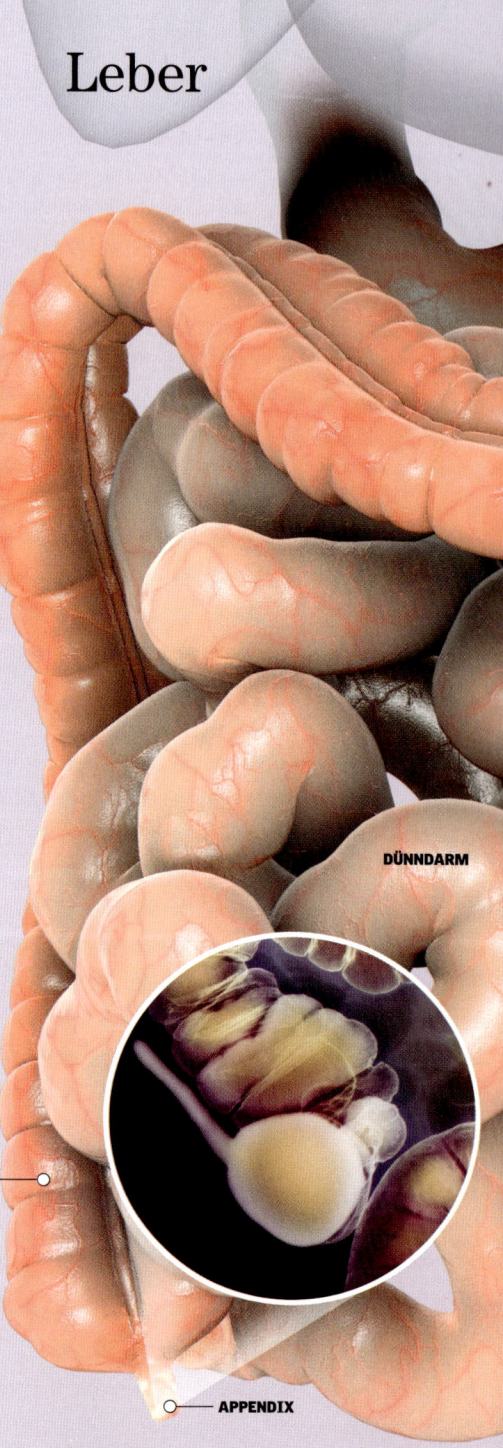

Leber

DÜNNDARM

BLINDDARM

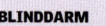

APPENDIX

Blinddarmentzündung

Der Appendix (Wurmfortsatz) befindet sich am Anfang des Dickdarms. Eine Blinddarmentzündung ist eine akute Entzündung dieses Bereichs. Der Appendix hat keine erkennbare Funktion, kann sich aber entzünden und mit Eiter füllen. Bei einem Bruch oder Riss des Blinddarms kommt es zu einer schweren Infektion der Bauchhöhle (Peritonitis), die sofortige medizinische Behandlung erfordert.

Magen

Darmentzündung

Zu den entzündlichen Darmerkrankungen zählen Colitis Ulcerosa und Morbus Crohn. Sie können durch einen Selbstangriff des Immunsystems auf körpereigenes Gewebe ausgelöst werden oder durch eine genetische Veranlagung. Die Symptome sind Fieber, Blutverlust, Bauchschmerzen und Durchfall. Mit Röntgenuntersuchungen, Darmspiegelungen (Koloskopie) oder Biopsien lässt sich der Zustand des Darms überprüfen. Die Behandlung kann mit entzündungshemmenden Medikamenten erfolgen.

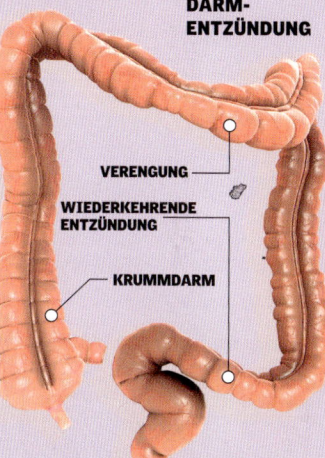

DARMZOTTEN
Die Abbildung zeigt die Wände des Zwölffingerdarms mit seinen Darmzotten.

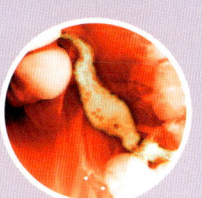

Colitis Ulcerosa

Eine Entzündung von Dickdarm und Rektum, charakterisiert durch Geschwulst- und Eiterbildung an den Innenwänden des Dickdarms. Typische Symptome sind Durchfall (eventuell blutig) und häufige Unterleibsschmerzen.

Morbus Crohn

Hierbei handelt es sich um eine chronische Autoimmunerkrankung, bei der das Immunsystem den eigenen Darm angreift und ständig Entzündungen verursacht.

DARM-ENTZÜNDUNG

VERENGUNG

WIEDERKEHRENDE ENTZÜNDUNG

KRUMMDARM

Geschwüre

Ein Magen- oder Zwölffingerdarmgeschwür ist eine Wunde oder eine chronische Gewebsabtragung im Magen oder im Zwölffingerdarm (erster Abschnitt des Dünndarms). Derartige Geschwüre sind häufig und haben ihre Ursache in bakteriellen Infektionen oder der Langzeiteinnahme von entzündungshemmenden Medikamenten.

Darmkrebs

Diese Krebsart ist die häufigste in den Industrienationen. Risikofaktoren sind das Vorkommen in der Familie, Darmpolypen und fortgeschrittenes Alter. Symptome sind Blut im Stuhl, Veränderungen der Verdauung und Unterleibsschmerzen. Menschen über 50 Jahre sollten regelmäßig ihren Stuhl auf Blut untersuchen lassen. Bei positivem Testergebnis sollte eine Darmspiegelung vorgenommen werden.

Divertikulitis

Entzündung oder Infektion einer kleinen Darmtasche, Divertikel genannt. Sie bilden sich an den Wänden des Dickdarms aus, vermutlich durch das sehr langsame Hindurchgleiten von Nahrung durch den Darm, wodurch sich ein konstanter Druck aufbaut. Der Druck nimmt zu und presst gegen die Dickdarmwände. Es entstehen Darmtaschen. Verdaute Nahrung oder Stuhlpartikel sammeln sich in den Taschen und begünstigen Entzündungen und Infektionen.

1 **HARTER, TROCKENER STUHL**
Voluminöser, weicher Stuhl kann den Dickdarm leicht passieren. Ist der Stuhl jedoch hart und trocken, müssen die Darmkontraktionen stark zunehmen, sodass der Druck auf die Darmwände immens erhöht wird.

2 **DIVERTIKEL**
Zunehmender Druck auf die inneren Darmwände bildet Taschen in schwächeren Bereichen der Darmmuskelwand. Diese Taschen können sich entzünden und starke Schmerzen und Blähungen verursachen.

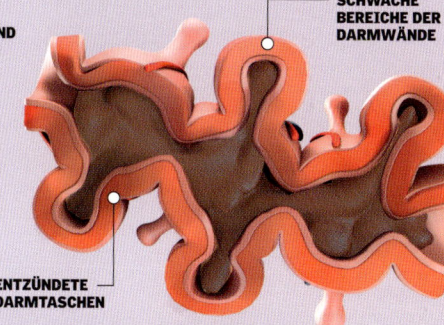

DICKDARMWAND

SCHWACHE BEREICHE DER DARMWÄNDE

HARTER, TROCKENER STUHL

ENTZÜNDETE DARMTASCHEN

ABSTEIGENDER DICKDARM

DICKDARM

Verstopfung

Die Verstopfung des Appendix durch Fäkalien (Kotsteine) oder Fremdkörper (Obstkerne u. ä.). kann eine Blinddarmentzündung auslösen. Auch durch eine bakterielle Infektion kann sich der Appendix entzünden.

REKTUM

ANUS

Allergien: Tribut an unsere Zeit

Laufende Nase, tränende Augen, Ausschläge und Hautreizungen, Schwellungen und Juckreiz. Alles Symptome von Allergien, eine gesundheitliche Beeinträchtigung, die Millionen von Menschen überall auf der Welt, aber vorrangig in den Industrienationen das Leben schwer macht. Was sind die Ursachen? Das Immunsystem arbeitet nicht normal. Es reagiert über und attackiert vom Körper aufgenommene Substanzen, die es normalerweise ignorieren würde. Derartige Eindringlinge, Allergene genannt, können vor allem Pollen, Schimmelpilze oder Staubmilben sein.

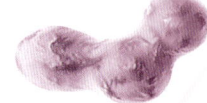

PROSTAGLANDINE

Angriff auf Unschuldige

In den Industrienationen nimmt der prozentuale Anteil der von Allergien betroffenen Bevölkerung ständig zu. Eine Ursache für diese Epidemie der Neuzeit ist der Reinlichkeitswahn. Für den Körper bedeutet das von Geburt an, dass er keinerlei Schmutz ausgesetzt wird, wodurch sich das Immunsystem falsch konditioniert, sodass es auf Fremdstoffe, seien sie noch so harmlos, völlig überreagiert. Vom ersten Kontakt mit einem potenziellen Allergen an wird das Immunsystem sensibilisiert. Bei jedem weiteren Kontakt mit dem Allergen erfolgt eine allergische Reaktion, die von Hautausschlag bis zu schwerwiegenden Atemproblemen je nach Veranlagung der Person variiert.

3 AUSBRUCH
Wenn Allergene vorhanden sind, kommt es zu einer Fehlreaktion der Zellen, die den Körper normalerweise bei der Bekämpfung von Infektionen unterstützen. Sie reagieren mit unnötigen chemischen Abwehrreaktionen.

2 KOMBINATION
Antikörper, die Sensoren des Immunsystems, verankern sich an der Oberfläche einer Mastzelle und verbinden sich später mit den Proteinen des Allergens. Sind Antikörper in ausreichender Zahl vorhanden, erhält die Mastzelle die Information über die Anwesenheit eines Eindringlings.

ANTIKÖRPER

MAST-ZELLE

5

1 AUFNAHME
Ein Allergen kann über die Lungen, die Augen, kleine Hautverletzungen und andere Schleimhäute in den Körper gelangen.

6

POLLEN-PROTEINE

POLLE

4 FREISETZUNG
Die Symptome einer allergischen Reaktion zeigen sich, wenn der Körper mehrere chemische Substanzen freisetzt. Manche wirken sofort, andere innerhalb der ersten Stunde.

Der Herbst bringt keine Erleichterung

Heuschnupfen und Asthma nehmen, wie alle Allergien, die die Atemwege betreffen, im Herbst stark zu. Die zunehmende Kälte irritiert die Atemwege, wodurch sie anfälliger für Virusinfektionen werden. Veränderungen der Schleimhäute in den Atemwegen und des Immunsystems aktivieren oder reaktivieren die Allergien. So kann beispielsweise eine Erkältung einen Anfall von Bronchialasthma auslösen. Dazu kommt noch die unzureichende Belüftung bei kaltem Wetter, die die Konzentration an Wohnraumallergenen, wie Milben und Pilze, erhöht, die ebenfalls allergische Erkrankungen fördern.

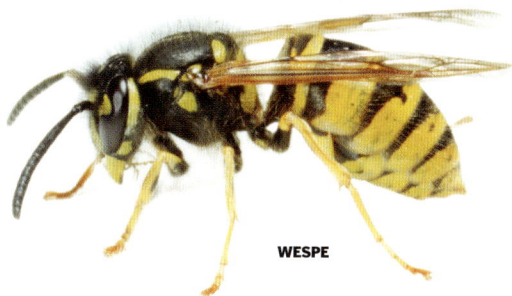

WESPE

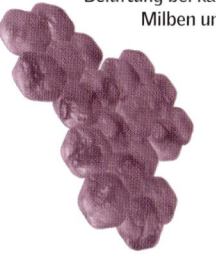

LEUKOTRIENE

Test

DER EFFEKTIVSTE WEG ZUR IDENTIFIZIERUNG VON ALLERGENEN IST EINE REIHE VON SOGENANNTEN PRICK-TESTS AM ARM DES PATIENTEN. DABEI WERDEN TROPFEN VERSCHIEDENER ALLERGENE UNTER DIE HAUT GERITZT, UM DURCH EINE REAKTION MÖGLICHE ALLERGIEN AUFZU-SPÜREN UND BEHANDELN ZU KÖNNEN.

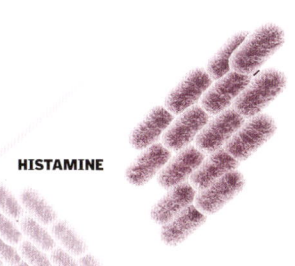

HISTAMINE

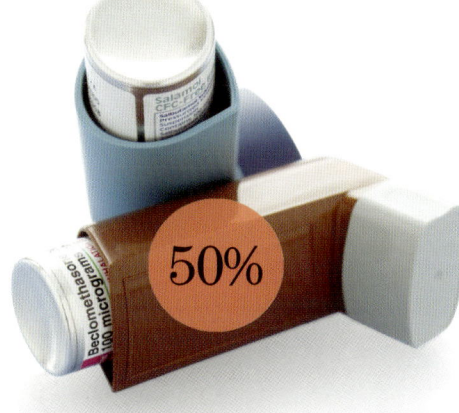

50%

Die häufigsten Allergene

Von allen Substanzen, die Allergien hervorrufen können, sind diese die wichtigsten:

POLLEN: Winzige Körnchen, die von Pflanzen zur Vermehrung freigesetzt werden. Rufen Heuschnupfen und Atemprobleme hervor.

STAUBMILBEN: Kleine Insekten, die in jedem Raum leben. Verursachen Allergien und Asthma.

WESPENSTICHE: Manche Menschen zeigen extreme, mitunter tödliche allergische Reaktionen auf die Stiche von Wespen oder anderen Insekten.

ERDNÜSSE: Allergien, ausgelöst von Nüssen, haben enorm zugenommen. Die Auswirkungen sind in manchen Fällen fatal.

BEIFUSS: Eine Art Weizen. Gehört in den Vereinigten Staaten zu den häufigsten Allergie-auslösern. Sie verursachen Heuschnupfen und seltener Asthma. Beifußpollen rufen heftige allergische Reaktionen hervor.

POLLEN

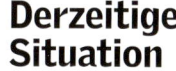

5 **ERSTE REAKTIONEN**
Prostaglandine, Leukotriene und Histamine arbeiten an den Nervenenden und erzeugen Juckreiz. Außerdem beeinflussen sie den Blutdruck und die Muskelkontraktionen, sie regen die Drüsen zur Schleimproduktion an, verursachen eine Blutgefäßerweiterung und später Darmverstopfung.

Asthma

DIESE KRANKHEIT HAT IN DEN VERGANGENEN JAHREN UM 50 PROZENT ZUGENOMMEN. GESCHÄTZTE 100 BIS 150 MILLIONEN MENSCHEN LEIDEN DARAN. OBWOHL DIE KRANKHEIT HÄUFIGER KINDER BETRIFFT, KANN SIE AUCH 3 BIS 7 PROZENT DER ERWACHSENEN BEVÖLKERUNG TREFFEN.

Derzeitige Situation

Allergien sind ebenso wie Fettleibigkeit die Epidemien der modernen Zeit. Je fortschrittlicher und weiter entwickelt ein Land ist, umso mehr Menschen sind betroffen. Im Gegensatz dazu weisen die Länder Afrikas und Lateinamerikas weitaus weniger Allergien und weniger Betroffene auf. In ländlichen Gegenden existieren dort praktisch keine Allergien.

Industrienationen **63,21%**

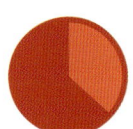

Länder der Dritten Welt **36,79%**

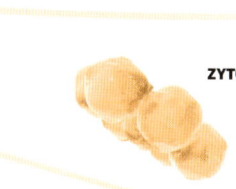

ZYTOKINE

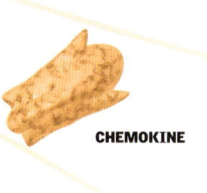

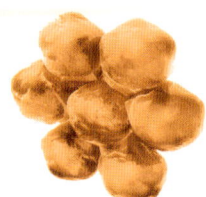

CHEMOKINE

6 **FOLGEREAKTIONEN**
Zytokine und Chemokine, die langsam das Gewebe zerstören und andere Zellen beeinträchtigen, stehen in ursächlichem Zusammenhang mit den Symptomen von akutem und chronischem Asthma.

STAUBMILBE

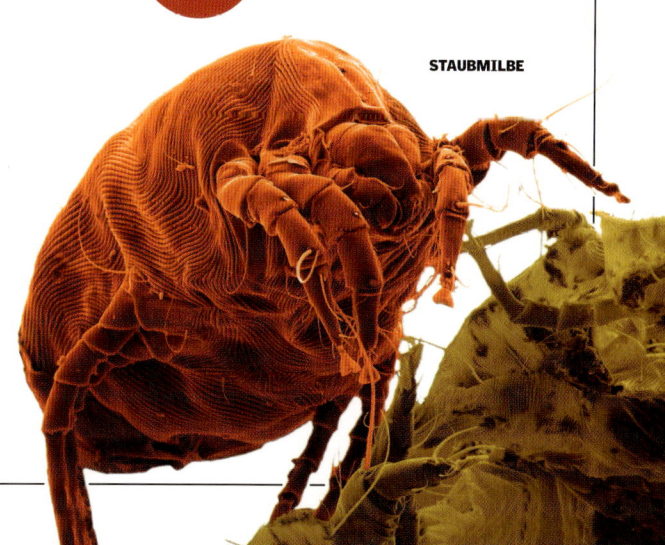

AIDS

Acquired Immune Deficiency Syndrome (AIDS) gilt immer noch als eine der fatalsten Epidemien des 21. Jahrhunderts. Etwa 40 Millionen Menschen sind weltweit mit dem AIDS verursachenden HIV (Humanes Immundefizienz-Virus) infiziert, die meisten in Afrika. Wissenschaftliche Forschung zielt darauf ab, ein Mittel zu finden, das HI-Virus an seiner Weiterentwicklung zu hindern, aber bis heute gibt es lediglich Therapien, die die viralen Aktivitäten verzögern.

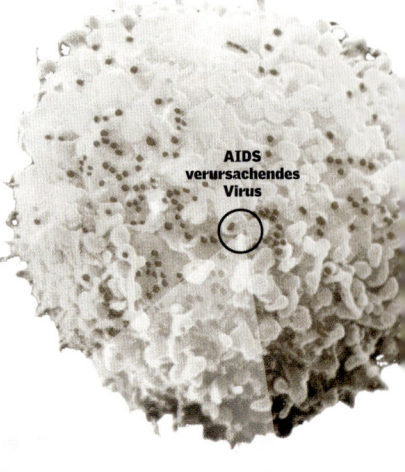

CD4-POSITIV-T-LYMPHOZYT
Zellart des Immunsystems, dient dem Schutz des Körpers vor Infektionen.

AIDS verursachendes Virus

Das AIDS verursachende Virus

Das Humane Immundefizienz-Virus (HIV) ist verantwortlich für die Entstehung von AIDS. Es zerstört weiße Blutkörperchen, die CD4-T-Lymphozyten, durch Interaktion von viraler DNA mit der DNA der Lymphozyten. Diese Lymphozyten sind jedoch sehr wichtig für die infektonsbekämpfende Funktion des Immunsystems. Daher haben HIV-infizierte Menschen mit schweren Krankheiten zu kämpfen, und auch banale Infekte, wie z.B. eine Erkältung, können schwierig zu heilen sein. Dennoch leiden nicht alle HIV-infizierten Menschen an AIDS, der Endphase der Erkrankung. Ein Mensch mit HIV ist seropositiv. Von einer AIDS-Erkrankung spricht man, wenn die Anzahl an CD4-T-Lymphozyten unter 200 Zellen pro 1 mm³ Blut sinkt.

Entstehungsgeschichte

Das Zeitalter von AIDS begann am 5. Juni 1981. Das amerikanische Seuchenbekämpfungszentrum registrierte Patienten mit Lungenentzündung, die gleichzeitig an einem Kaposi-Sarkom litten. Bei allen diesen Patienten wurde ein auffälliger Rückgang der CD4-positiv-T-Lymphozyten festgestellt. Ungeschützter Geschlechtsverkehr und infizierte Injektionsnadeln waren zur damaligen Zeit die häufigsten Infektionsherde. Heute weiß man, dass auch die Übertragung von der Mutter auf das Kind bei der Geburt, Bluttransfusionen und Blutprodukte eine wichtige Rolle spielen.

HI-VIRUS (VERGRÖSSERT)

GLYKOPROTEINE
Wichtig für die Fusion mit den CD4-T-Lymphozyten und für den Zellbefall.

gp120

gp41

KERNHÜLLE
Besteht aus Proteinen. Umhüllt den Zellkern.

KAPSID
Es wird freigesetzt, wenn das Virus an die Zelle andockt.

RNA
In dem Kapsid befindliches genetisches Material.

PROTEASE
Enzym, das virale Proteine produziert.

REVERSE TRANSKRIPTASE
Enzyme, die virale DNA anhand der Bauanweisungen der RNA synthetisieren.

LIPIDHÜLLE
Umhüllt das Virus. Beinhaltet das Kapsid, bis es freigesetzt wird.

INTEGRASE
Enzym, das die virale DNA in die Lymphozyten integriert.

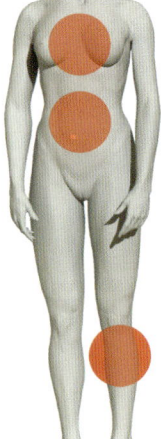

Krankheitssymptome

Viele mit dem HI-Virus infizierte Menschen zeigen über mehrere Jahre keinerlei Symptome. Im Frühstadium können Gewichtsverlust und Fieber ohne ersichtlichen Grund auftreten, im fortgeschrittenen Stadium kommt anhaltender Durchfall hinzu. Im sehr fortgeschrittenen Stadium nimmt die Anfälligkeit für eine Vielzahl von Infektionen und Krebsformen stark zu.

GEHIRN Ist es geschädigt, kommt es zu Sehstörungen, Schwäche und Paralysen.

LUNGEN Häufigste Erkrankung ist die Lungenentzündung.

HAUT Kaposi-Sarkome, braune und blaue Flecken auf der Haut, werden normalerweise mit AIDS assoziiert.

VERDAUUNGSAPPARAT Anhaltender Durchfall aufgrund von Infektionen des Magen-Darm-Trakts durch Parasiten, wie Giardia lamblia.

Wie das Virus arbeitet, das AIDS verursacht

Das Virus nutzt seine Proteinschicht, um an die gewünschte Zelle anzudocken. Ein spezielles Oberflächenprotein (gp120) bindet sich an die Rezeptoren des CD4-positiv-T-Lymphozyts. Wenn das Immunsystem auf diesem Weg viele Zellen verloren hat, ist der Körper einer Vielzahl von Krankheiten ausgesetzt. Vom Zeitpunkt der Infektion bis zum Ausbruch von AIDS können bis zu 10 Jahre vergehen.

1 **VIRALE STRUKTUR**
Vor dem Anhaften enthält die Virushülle ein Kapsid, welches das genetische Material trägt. Mit diesem RNA-haltigen Material beginnt das Virus auf die DNA des Lymphozyts einzuwirken. Die Hülle, die das Kapsid enthält, besteht aus Proteinen.

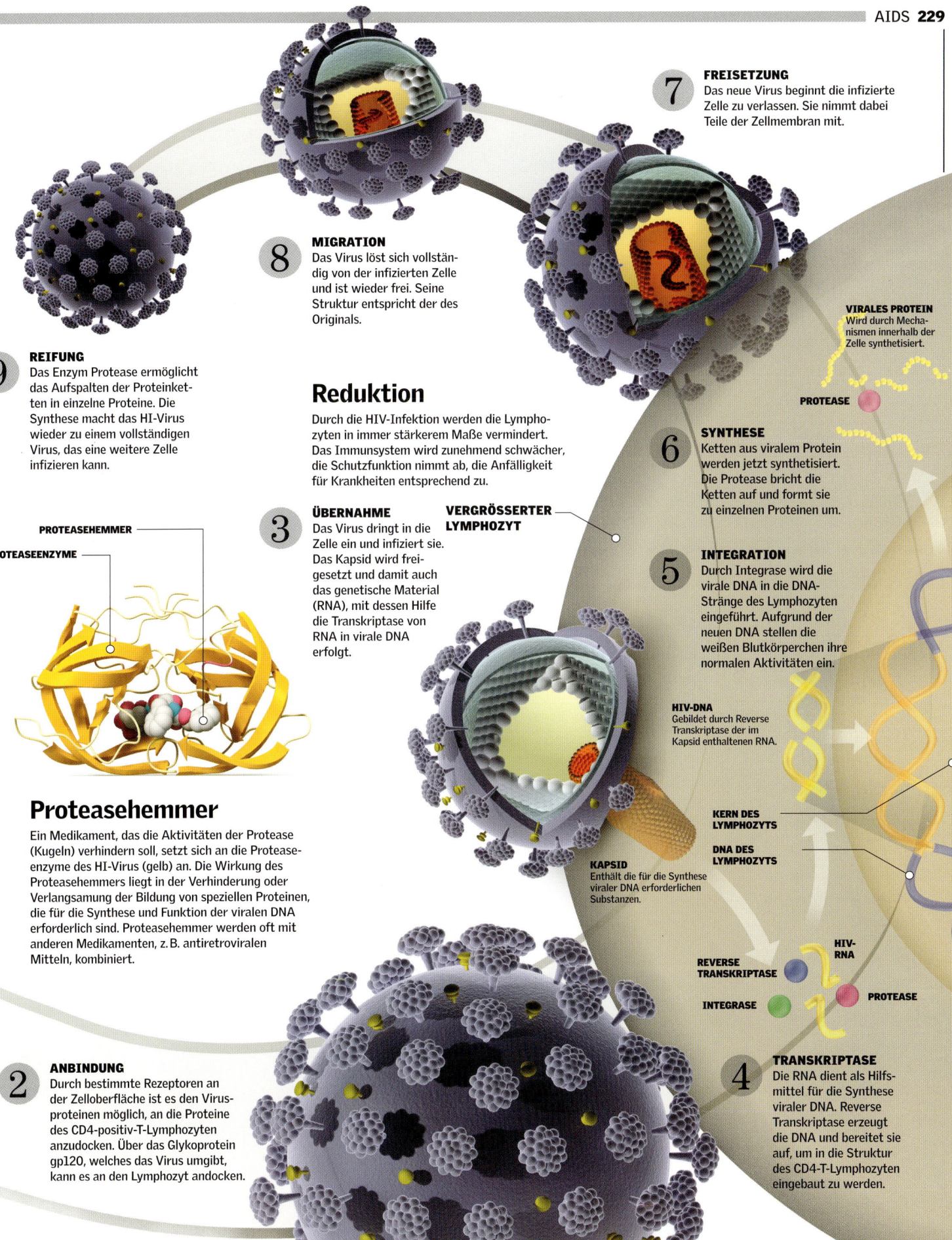

7 FREISETZUNG
Das neue Virus beginnt die infizierte Zelle zu verlassen. Sie nimmt dabei Teile der Zellmembran mit.

8 MIGRATION
Das Virus löst sich vollständig von der infizierten Zelle und ist wieder frei. Seine Struktur entspricht der des Originals.

9 REIFUNG
Das Enzym Protease ermöglicht das Aufspalten der Proteinketten in einzelne Proteine. Die Synthese macht das HI-Virus wieder zu einem vollständigen Virus, das eine weitere Zelle infizieren kann.

VIRALES PROTEIN
Wird durch Mechanismen innerhalb der Zelle synthetisiert.

PROTEASE

6 SYNTHESE
Ketten aus viralem Protein werden jetzt synthetisiert. Die Protease bricht die Ketten auf und formt sie zu einzelnen Proteinen um.

Reduktion

Durch die HIV-Infektion werden die Lymphozyten in immer stärkerem Maße vermindert. Das Immunsystem wird zunehmend schwächer, die Schutzfunktion nimmt ab, die Anfälligkeit für Krankheiten entsprechend zu.

3 ÜBERNAHME
Das Virus dringt in die Zelle ein und infiziert sie. Das Kapsid wird freigesetzt und damit auch das genetische Material (RNA), mit dessen Hilfe die Transkriptase von RNA in virale DNA erfolgt.

VERGRÖSSERTER LYMPHOZYT

5 INTEGRATION
Durch Integrase wird die virale DNA in die DNA-Stränge des Lymphozyten eingeführt. Aufgrund der neuen DNA stellen die weißen Blutkörperchen ihre normalen Aktivitäten ein.

HIV-DNA
Gebildet durch Reverse Transkriptase der im Kapsid enthaltenen RNA.

PROTEASEHEMMER

PROTEASEENZYME

Proteasehemmer

Ein Medikament, das die Aktivitäten der Protease (Kugeln) verhindern soll, setzt sich an die Proteaseenzyme des HI-Virus (gelb) an. Die Wirkung des Proteasehemmers liegt in der Verhinderung oder Verlangsamung der Bildung von speziellen Proteinen, die für die Synthese und Funktion der viralen DNA erforderlich sind. Proteasehemmer werden oft mit anderen Medikamenten, z. B. antiretroviralen Mitteln, kombiniert.

KERN DES LYMPHOZYTS

DNA DES LYMPHOZYTS

KAPSID
Enthält die für die Synthese viraler DNA erforderlichen Substanzen.

REVERSE TRANSKRIPTASE

HIV-RNA

INTEGRASE

PROTEASE

2 ANBINDUNG
Durch bestimmte Rezeptoren an der Zelloberfläche ist es den Virusproteinen möglich, an die Proteine des CD4-positiv-T-Lymphozyten anzudocken. Über das Glykoprotein gp120, welches das Virus umgibt, kann es an den Lymphozyt andocken.

4 TRANSKRIPTASE
Die RNA dient als Hilfsmittel für die Synthese viraler DNA. Reverse Transkriptase erzeugt die DNA und bereitet sie auf, um in die Struktur des CD4-T-Lymphozyten eingebaut zu werden.

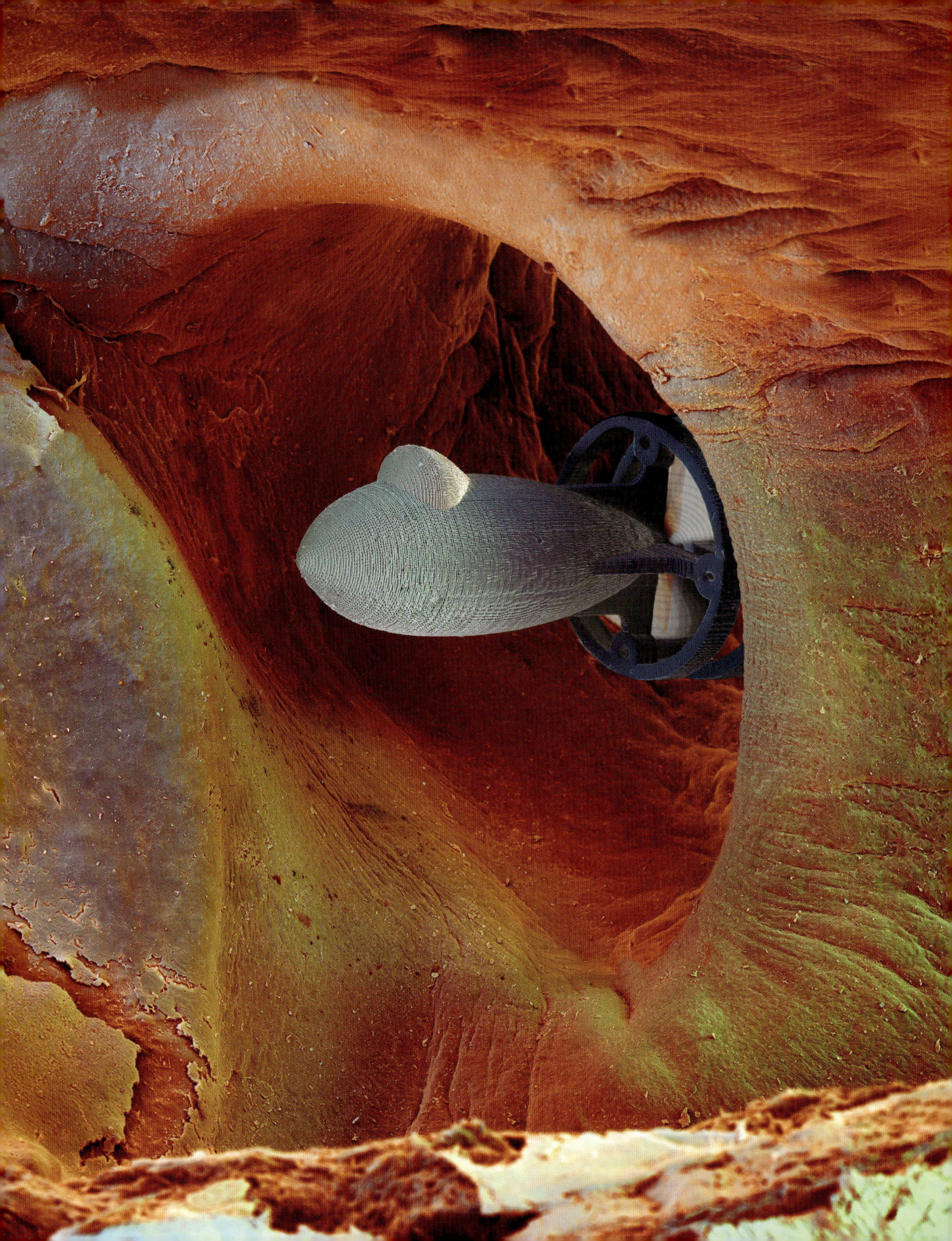

Medizin und Technologie

Spezielle Technologien haben im Dienste der Medizin viele Möglichkeiten geschaffen, um schwere Krankheiten zu verstehen und zu verhindern. Dafür werden beispielsweise Früherkennungsverfahren wie die Magnetresonanztomographie (MRT) eingesetzt, mit denen sich Bilder des Körperinneren erzeugen lassen. In den kommenden Jahrzehnten können wir noch aufregendere Entwicklungen erwarten. In diesem Kapitel geht es beispielsweise um die Nanomedizin, die darauf abzielt, in Zukunft Krankheiten im Inneren des Körpers zu behandeln. Zu diesem Zweck wurden Geräte entwickelt, die einen kleineren Durchmesser haben als ein menschliches Haar. Forscher beschäftigen sich auch mit der Frage, wie sich die Degeneration von Nervenzellen verhindern lässt. Die Informationen im folgenden Kapitel werden Sie verblüffen.

ANIMATION (gegenüber)
Ein mikroskopisch kleines U-Boot,
das durch eine Arterie fährt.

Früherkennung

Es gibt verschiedene Untersuchungsmethoden, durch die sich Krankheiten frühzeitig erkennen lassen. Zu den neuesten Verfahren gehört die Positronen-Emissions-Tomographie (PET), mit der sich die Bildung bösartiger Tumore früher als mit anderen Methoden erkennen lässt. Sie wird auch genutzt, um die Reaktion eines Patienten auf eine bestimmte Behandlung zu prüfen oder die Herz- und Hirnfunktionen zu messen.

Röntgenstrahlen

Röntgenstrahlen sind kurze elektromagnetische Wellen. Wenn sie den Körper durchdringen und auf einen fotografischen Film treffen, erzeugen sie schattenhafte Bilder. Dichtere Strukturen wie Knochen absorbieren mehr Strahlen und erscheinen weiß, während weicheres Gewebe grau erscheint. In manchen Fällen müssen hohle Organe mit einem Kontrastmittel gefüllt werden, um erkennbare Bilder zu erhalten. Für Röntgenaufnahmen des Verdauungstraktes wird beispielsweise ein Kontrastmittel mit Bariumsulfat verwendet.

KONTRAST

Das Bariumsulfat, als Einlauf verabreicht, sorgt dafür, dass die Struktur des Darms auf dem Röntgenbild genau zu erkennen ist.

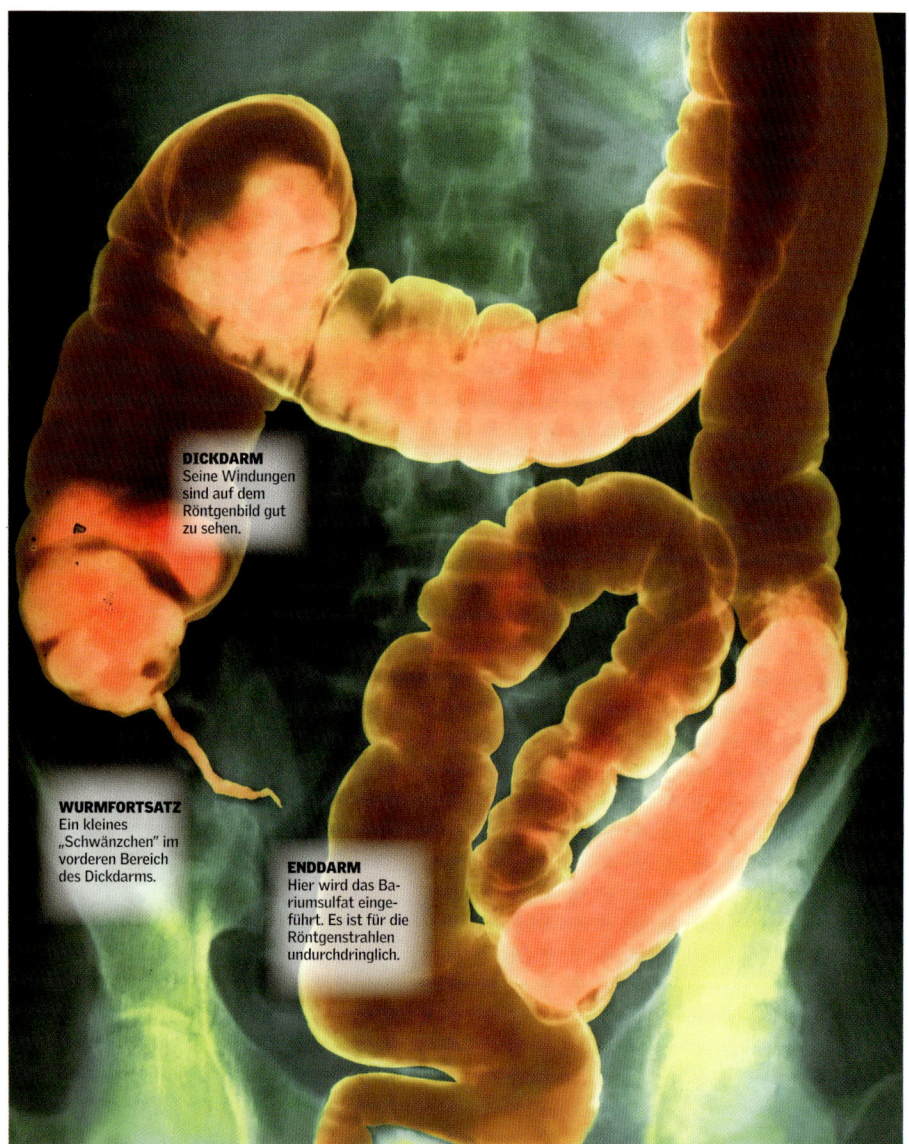

DICKDARM
Seine Windungen sind auf dem Röntgenbild gut zu sehen.

WURMFORTSATZ
Ein kleines „Schwänzchen" im vorderen Bereich des Dickdarms.

ENDDARM
Hier wird das Bariumsulfat eingeführt. Es ist für die Röntgenstrahlen undurchdringlich.

Scan-Verfahren

Bei den Untersuchungstechniken geht es darum, mögliche Anomalien der Organe und Gewebe zu erkennen. Neue Verfahren wie die Magnetresonanztomographie und die Positronen-Emissions-Tomographie sind dem klassischen Röntgen überlegen. Mit ihnen lassen sich detaillierte Bilder der Gewebe oder der Stoffwechseltätigkeit von Tumorzellen erzeugen.

3D-Magnetresonanztomographie

Die Technik produziert detailgenaue Bilder und wird vor allem zur Untersuchung von Föten genutzt.

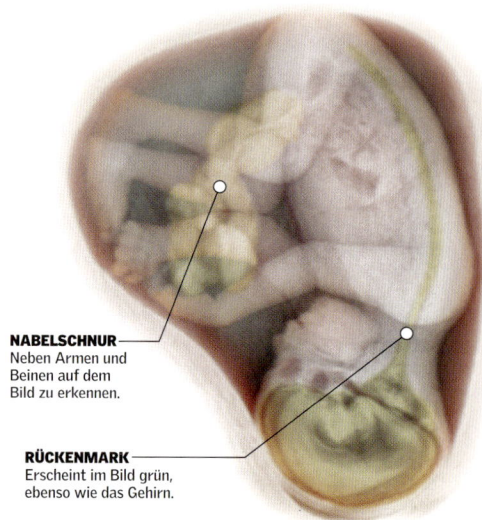

NABELSCHNUR
Neben Armen und Beinen auf dem Bild zu erkennen.

RÜCKENMARK
Erscheint im Bild grün, ebenso wie das Gehirn.

Ultraschall

Ein Signalgeber, der Schallwellen mit hoher Frequenz aussendet, wird über den zu untersuchenden Körperbereich bewegt. Strukturen im Inneren des Körpers erzeugen ein Echo, das mit dem Geber eingefangen und auf dem Computer-Monitor sichtbar gemacht wird.

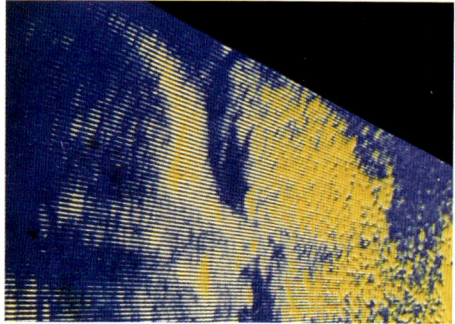

ULTRASCHALLBILD

Verkapselte Kamera

Eine Miniaturkamera kann im Inneren des Körpers detaillierte Bilder des Verdauungstraktes aufnehmen. Sie wird durch die natürlichen Bewegungen der Darmwand vorwärts befördert.

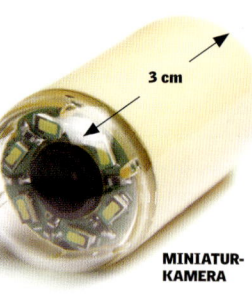

3 cm

MINIATUR-KAMERA

Positronen-Emissions-Tomographie

Mit diesem Verfahren lassen sich detaillierte Informationen über Stoffwechselabläufe gewinnen, etwa über die Zellaktivität eines Tumors. In Verbindung mit der Computertomographie erzeugt die PET hochwertige Bilder und ermöglicht bedeutende Erkenntnisse über Krankheiten wie Krebs. So ist man in der Lage, eine Krankheit zu erkennen, bevor sie sich ausweitet.

EINSATZMÖGLICH-KEITEN

Kann für Patienten mit Herz-Kreislauf- oder Gehirnerkrankungen oder zur Früherkennung von Krebs angewandt werden.

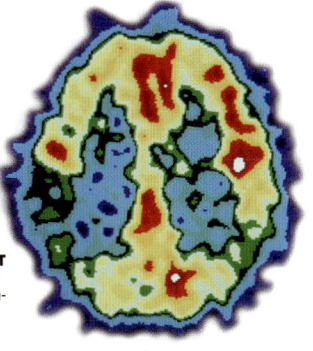

STOFFWECHSELAKTIVITÄT
Das Bild zeigt die Aktivität im Gehirn eines Alzheimer-Patienten: Wenige Zonen mit hoher Aktivität (rot), aber viele mit geringer Aktivität (blaugrün).

So funktioniert es

1 INJEKTION
Der Patient erhält eine Dosis radioaktiver Glukose (Fluor-Desoxy-Glukose), die von betroffenen Organen aufgenommen wird.

2 POSITRONEN
Aktive Tumore nehmen große Mengen Glukose auf. Wenn die FDG zerfällt, setzt sie Positronen frei.

3 GAMMASTRAHLEN
Diese werden ausgesandt, wenn die Positronen mit Elektronen zusammentreffen und neutralisiert werden.

4 BILDPRODUKTION
Ein Computer empfängt die Strahlen und wandelt sie in Bilder um, aus denen Informationen über mögliche Tumore abzulesen sind.

AKTIVER BEREICH
Ist durch die Aktivität von Gammastrahlen zu erkennen.

SCANNER

RADIOAKTIVE GLUKOSE

POSITRON — **ELEKTRON**

GAMMASTRAHLEN

DETEKTOREN

Computertomographie

Die Computertomographie (CT) liefert Informationen über Bereiche mit größerer Dichte, die normalerweise nicht von Röntgenstrahlen durchdrungen werden. Das Gerät tastet den Körper millimeterweise ab und erzeugt so zahlreiche Schichtaufnahmen. Diese können zu einem dreidimensionalen Graustufenbild des untersuchten Organs zusammengesetzt werden.

EINSATZMÖG-LICHKEITEN

Kommt zum Einsatz, wenn Bilder der inneren Organe benötigt werden.

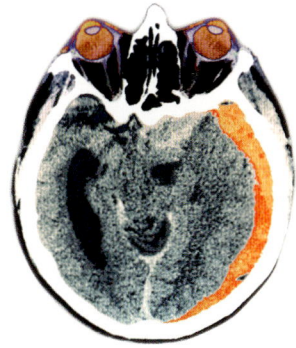

INNERE BLUTUNG
Auf dem CT-Bild ist ein Hämatom (orange) zu erkennen, das sich nach einer Verletzung der Hirnhäute durch geronnenes Blut gebildet hat.

So funktioniert es

1 SCAN
Der Patient wird durch die Öffnung des Tomographen geschoben und abschnittweise untersucht.

2 RÖNTGENRÖHRE
Die Röhre dreht sich gleichläufig mit dem Detektor, um den Patienten vollständig zu röntgen.

3 STRAHLENINTENSITÄT
Die Detektoren messen die Intensität der Röntgenstrahlen bei ihrer Passage über die einzelnen Körperpartien.

4 BILD
Die Information wird von einem Computer verarbeitet und in Bilder umgewandelt.

DETEKTOREN

RÖNTGENRÖHRE
Sendet Röntgenstrahlen aus, die von einem synchron mit der Röhre rotierenden Detektor aufgefangen werden.

TOMOGRAPH

Magnetresonanztomographie

Bei diesem Verfahren wird in einer zylindrischen Kammer ein Magnetfeld erzeugt, das 40 000-mal stärker als das der Erde ist. Im Unterschied zum Röntgenverfahren lassen sich mit dem MRT auch weiche Gewebe (wie Fett) aus allen Winkeln sichtbar machen. Das Verfahren eignet sich darum besonders gut für Untersuchungen des Gehirns.

GEHIRN
Die Fasern der Nervenzellen, die elektrische Signale übermitteln, sind farbig abgebildet.

So funktioniert es

1 MAGNETFELD
Wirkt auf die Wasserstoffatome im Körper, wenn der Patient in die magnetisierte Kammer geschoben wird.

2 FUNKWELLEN
Diesen werden die Wasserstoffatome ausgesetzt. Bei Empfang der Wellen senden diese entsprechende Funkwellen zurück.

3 VERARBEITUNG
Ein Computer empfängt und verarbeitet die von den Atomen ausgesendeten Signale und wandelt sie in ein Bild um.

EINSATZMÖGLICHKEITEN
Wird zur Untersuchung der Anatomie weichster Gewebe verwendet, die mit Röntgenstrahlen nicht sichtbar zu machen sind.

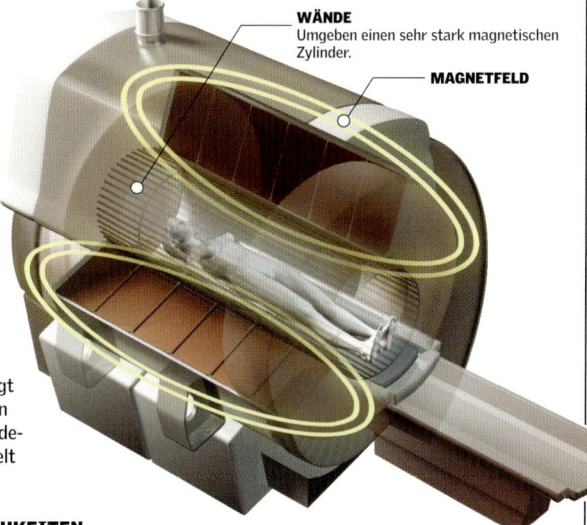

WÄNDE
Umgeben einen sehr stark magnetischen Zylinder.

MAGNETFELD

Laserchirurgie

Chirurgische Eingriffe mit Laserstrahlen sind wesentlich einfacher als traditionelle Verfahren. Laser wird häufig in der Augenchirurgie eingesetzt, etwa um Blutgefäße auf der Netzhaut zu verschließen. Die Technik eignet sich auch zum Entfernen von gutartigen Hauttumoren (Papillome) und lässt sich auch bei Läsionen der Mundschleimhaut einsetzen. Neuerdings wird sie zum Zertrümmern von Nierensteinen und zum Eröffnen verstopfter Arterien angewandt.

Laser-Angioplastie

Wenn sich Fettablagerungen in den Arterien sammeln, bilden sich Beläge, und der Durchflussraum des Blutes verengt sich. Solche Beläge lassen sich mit der Laser-Angioplastie entfernen. Dafür wird ein Katheter mit einem kleinen Ballon verwendet. Der Ballon wird in die Arterie eingeführt und aufgepumpt, um den Blutdurchfluss vorübergehend zu unterbinden. Die Beläge lassen sich mit einem Laser-Strahlgeber an der Spitze des Katheters leicht entfernen. Die Operation nimmt wenig Zeit in Anspruch, und die Patienten erholen sich danach meist schnell. Das Verfahren wird empfohlen, wenn nur eine Arterie blockiert ist.

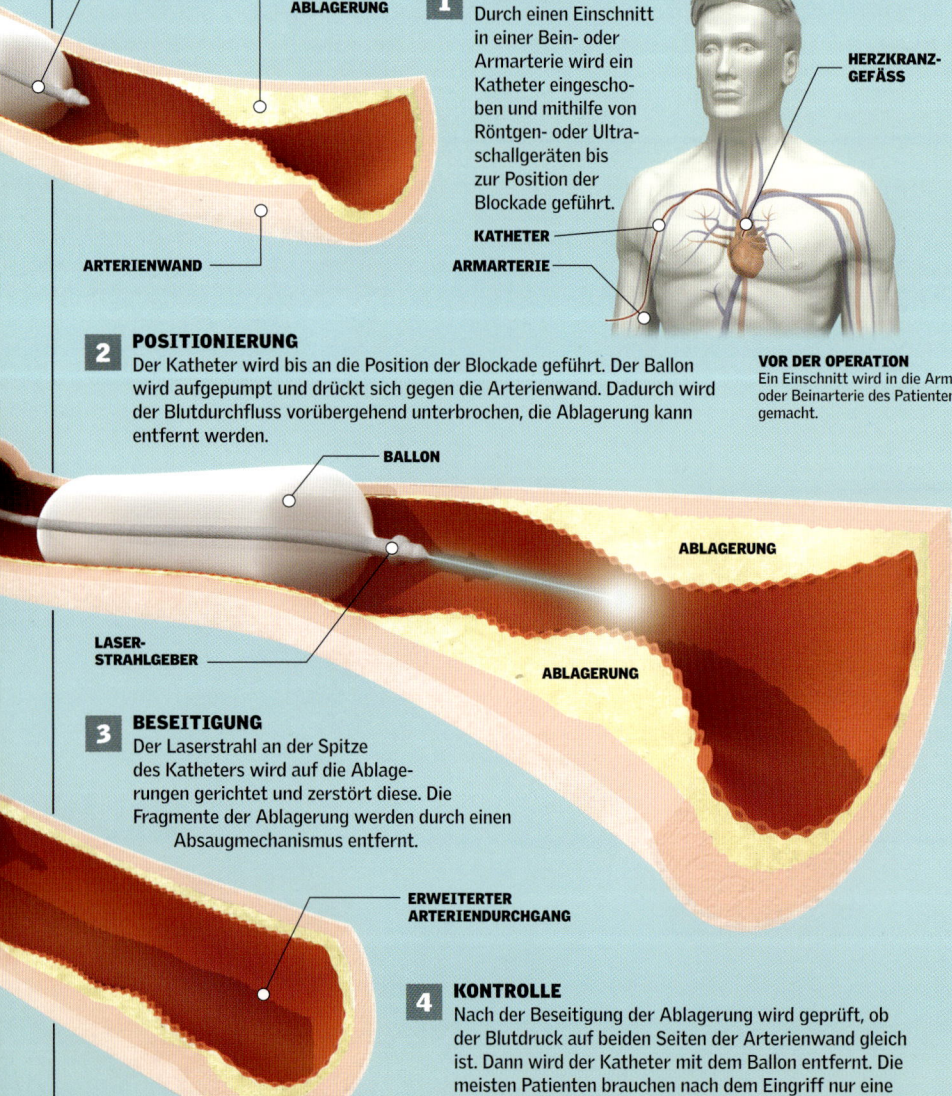

KATHETER FETT-ABLAGERUNG

ARTERIENWAND

1 EINSCHNITT
Durch einen Einschnitt in einer Bein- oder Armarterie wird ein Katheter eingeschoben und mithilfe von Röntgen- oder Ultraschallgeräten bis zur Position der Blockade geführt.

HERZKRANZ-GEFÄSS

KATHETER

ARMARTERIE

VOR DER OPERATION
Ein Einschnitt wird in die Arm- oder Beinarterie des Patienten gemacht.

2 POSITIONIERUNG
Der Katheter wird bis an die Position der Blockade geführt. Der Ballon wird aufgepumpt und drückt sich gegen die Arterienwand. Dadurch wird der Blutdurchfluss vorübergehend unterbrochen, die Ablagerung kann entfernt werden.

BALLON

ABLAGERUNG

ABLAGERUNG

LASER-STRAHLGEBER

3 BESEITIGUNG
Der Laserstrahl an der Spitze des Katheters wird auf die Ablagerungen gerichtet und zerstört diese. Die Fragmente der Ablagerung werden durch einen Absaugmechanismus entfernt.

ERWEITERTER ARTERIENDURCHGANG

4 KONTROLLE
Nach der Beseitigung der Ablagerung wird geprüft, ob der Blutdruck auf beiden Seiten der Arterienwand gleich ist. Dann wird der Katheter mit dem Ballon entfernt. Die meisten Patienten brauchen nach dem Eingriff nur eine kurze Erholungsphase.

Kontraktion der Pupille

Die Funktion der Pupille besteht darin, den Lichteinfall ins Auge zu regulieren. In einem normal funktionierenden Auge passiert das Licht die Hornhaut und die Pupille. Nachdem es von der Linse fokussiert wurde, gelangt es auf die Netzhaut. Bei sehr intensivem Umgebungslicht zieht sich die Pupille zusammen. So wird das Auge nicht geblendet. Die Kontraktion der Pupille ist ein Reflex.

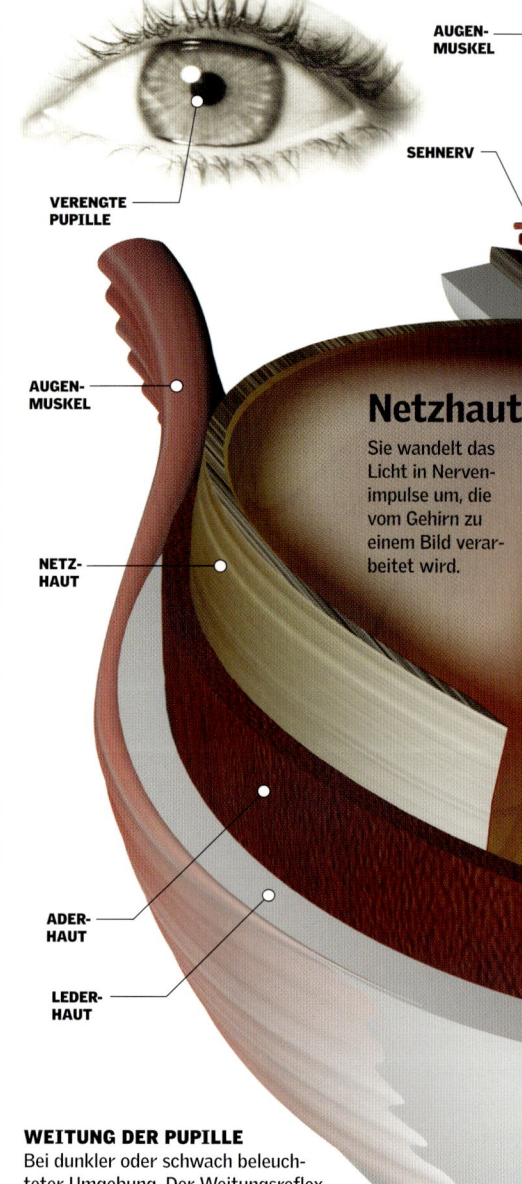

AUGEN-MUSKEL

SEHNERV

VERENGTE PUPILLE

AUGEN-MUSKEL

NETZ-HAUT

Netzhaut

Sie wandelt das Licht in Nervenimpulse um, die vom Gehirn zu einem Bild verarbeitet wird.

ADER-HAUT

LEDER-HAUT

WEITUNG DER PUPILLE
Bei dunkler oder schwach beleuchteter Umgebung. Der Weitungsreflex lässt mehr Licht durch die Pupille ins Augeninnere fallen.

GEWEITETE PUPILLE

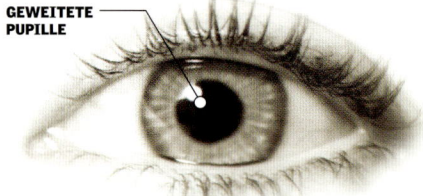

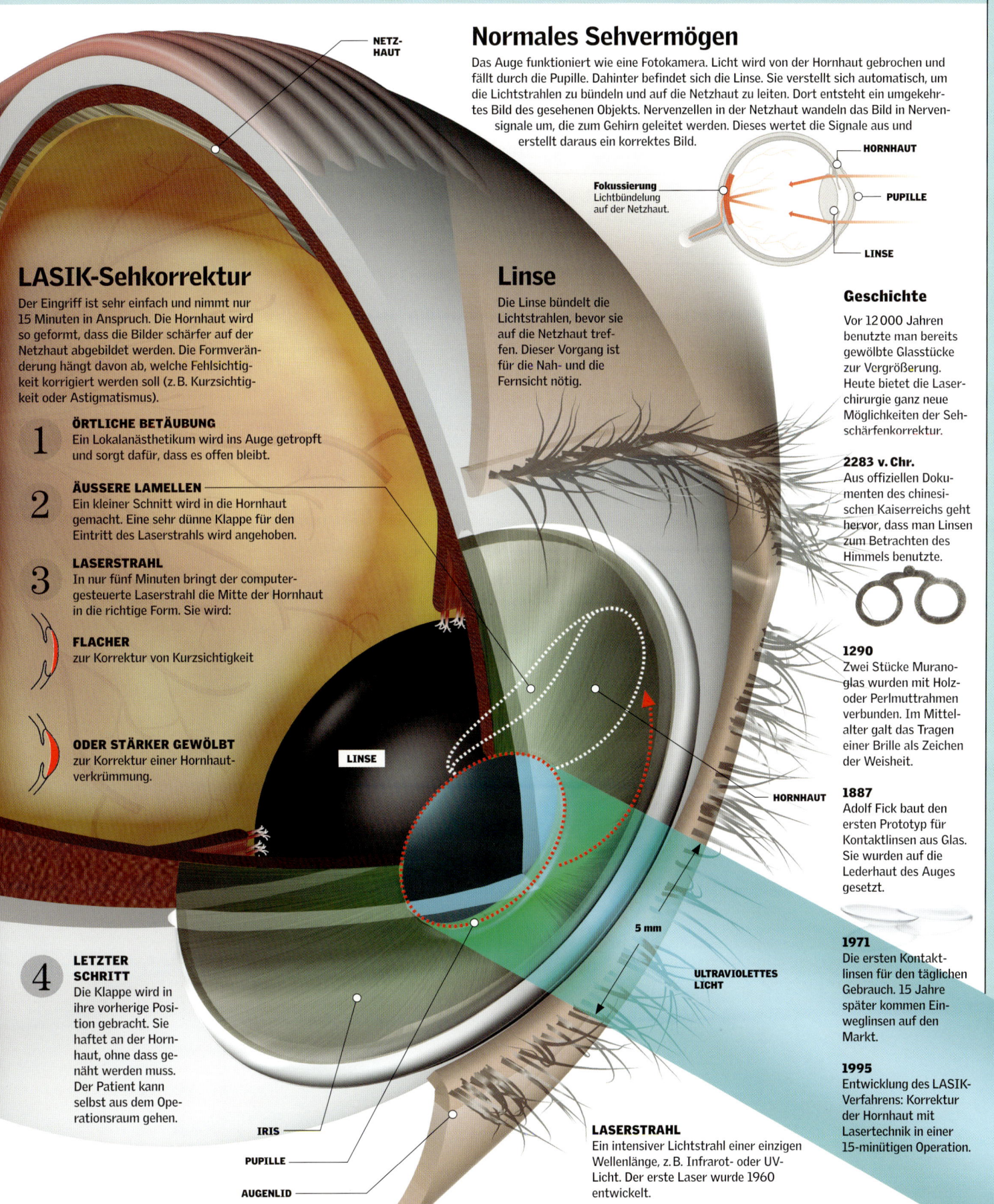

Normales Sehvermögen

Das Auge funktioniert wie eine Fotokamera. Licht wird von der Hornhaut gebrochen und fällt durch die Pupille. Dahinter befindet sich die Linse. Sie verstellt sich automatisch, um die Lichtstrahlen zu bündeln und auf die Netzhaut zu leiten. Dort entsteht ein umgekehrtes Bild des gesehenen Objekts. Nervenzellen in der Netzhaut wandeln das Bild in Nervensignale um, die zum Gehirn geleitet werden. Dieses wertet die Signale aus und erstellt daraus ein korrektes Bild.

Fokussierung
Lichtbündelung auf der Netzhaut.

HORNHAUT
PUPILLE
LINSE

NETZ-HAUT

LASIK-Sehkorrektur

Der Eingriff ist sehr einfach und nimmt nur 15 Minuten in Anspruch. Die Hornhaut wird so geformt, dass die Bilder schärfer auf der Netzhaut abgebildet werden. Die Formveränderung hängt davon ab, welche Fehlsichtigkeit korrigiert werden soll (z. B. Kurzsichtigkeit oder Astigmatismus).

1 ÖRTLICHE BETÄUBUNG
Ein Lokalanästhetikum wird ins Auge getropft und sorgt dafür, dass es offen bleibt.

2 ÄUSSERE LAMELLEN
Ein kleiner Schnitt wird in die Hornhaut gemacht. Eine sehr dünne Klappe für den Eintritt des Laserstrahls wird angehoben.

3 LASERSTRAHL
In nur fünf Minuten bringt der computergesteuerte Laserstrahl die Mitte der Hornhaut in die richtige Form. Sie wird:

FLACHER
zur Korrektur von Kurzsichtigkeit

ODER STÄRKER GEWÖLBT
zur Korrektur einer Hornhautverkrümmung.

4 LETZTER SCHRITT
Die Klappe wird in ihre vorherige Position gebracht. Sie haftet an der Hornhaut, ohne dass genäht werden muss. Der Patient kann selbst aus dem Operationsraum gehen.

Linse

Die Linse bündelt die Lichtstrahlen, bevor sie auf die Netzhaut treffen. Dieser Vorgang ist für die Nah- und die Fernsicht nötig.

LINSE

HORNHAUT

5 mm

ULTRAVIOLETTES LICHT

IRIS
PUPILLE
AUGENLID

LASERSTRAHL
Ein intensiver Lichtstrahl einer einzigen Wellenlänge, z.B. Infrarot- oder UV-Licht. Der erste Laser wurde 1960 entwickelt.

Geschichte

Vor 12000 Jahren benutzte man bereits gewölbte Glasstücke zur Vergrößerung. Heute bietet die Laserchirurgie ganz neue Möglichkeiten der Sehschärfenkorrektur.

2283 v. Chr.
Aus offiziellen Dokumenten des chinesischen Kaiserreichs geht hervor, dass man Linsen zum Betrachten des Himmels benutzte.

1290
Zwei Stücke Muranoglas wurden mit Holz- oder Perlmuttrahmen verbunden. Im Mittelalter galt das Tragen einer Brille als Zeichen der Weisheit.

1887
Adolf Fick baut den ersten Prototyp für Kontaktlinsen aus Glas. Sie wurden auf die Lederhaut des Auges gesetzt.

1971
Die ersten Kontaktlinsen für den täglichen Gebrauch. 15 Jahre später kommen Einweglinsen auf den Markt.

1995
Entwicklung des LASIK-Verfahrens: Korrektur der Hornhaut mit Lasertechnik in einer 15-minütigen Operation.

Transplantationen

Bei manchen Erkrankungen bleibt, wenn die gängigen Behandlungsmöglichkeiten erschöpft sind, nur die Alternative einer Transplantation, bei der das kranke Organ durch ein gesundes ersetzt wird. Das Spenderorgan kann von einer lebenden Person stammen (sofern dies den Spender nicht schädigt, was im Fall einer Nierenspende der Fall ist) oder von einem toten Organspender. Zu den komplexesten Eingriffen gehören Gesichtstransplantationen, weil dabei besonders viele Nerven zu berücksichtigen sind.

Mund und Nase von einem anderen Menschen

Die Technik der Gesichtstransplantation steht noch im Entwicklungsstadium. Die erste erfolgreiche Gesichtstransplantation gelang 2005 bei der Französin Isabelle Dinoire. Durch einen Hundebiss war der Mund- und Nasenbereich ihres Gesichts vollständig zerstört worden. Nase, Mund, Kinn und Teile der Wangen wurden durch Transplantation der Haut von den Partien des Gesichts einer hirntoten Organspenderin rekonstruiert. Bei der komplizierten Operation mussten auch Blutgefäße und Nerven von Spenderin und Empfängerin miteinander verbunden werden.

Die Nerven

Sie können nur mit mikrochirurgischen Techniken verbunden werden, ein äußerst komplizierter Vorgang, da das Gesicht von Nervenenden durchzogen ist.

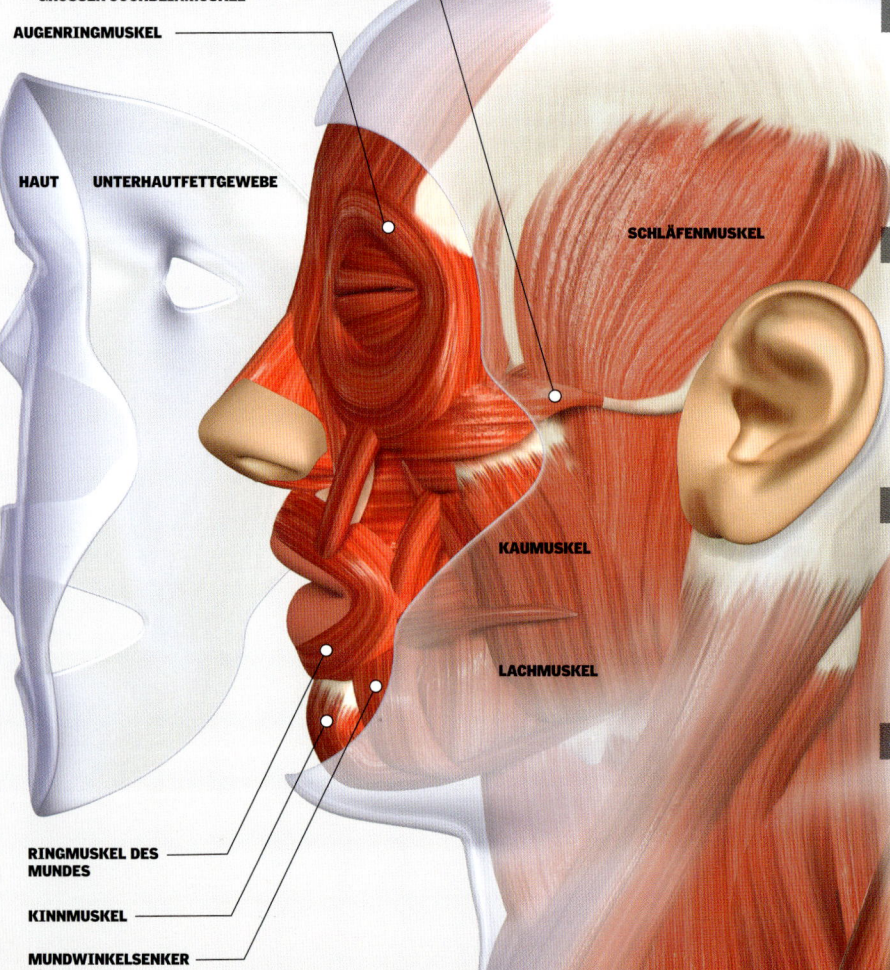

GROSSER JOCHBEINMUSKEL

AUGENRINGMUSKEL

HAUT UNTERHAUTFETTGEWEBE

SCHLÄFENMUSKEL

KAUMUSKEL

LACHMUSKEL

RINGMUSKEL DES MUNDES

KINNMUSKEL

MUNDWINKELSENKER

Organtransplantationen

Man unterscheidet grundsätzlich zwischen Organ- und Gewebetransplantationen. Organtransplantationen sind weitaus schwieriger. Bei diesem komplexen chirurgischen Eingriff müssen auch Blutgefäße und andere Leitungsbahnen verbunden werden. Gewebetransplantationen sind einfacher. Stammzellen werden injiziert oder Gewebe wird implantiert.

Transplantationstypen

ALLOTRANSPLANTATION: Das Spenderorgan oder -gewebe stammt von einem genetisch nicht identischen Individuum derselben Art.

AUTOTRANSPLANTATION: Das Gewebe stammt vom Patienten selbst. Ein typisches Beispiel sind Hauttransplantationen von einem gesunden Bereich auf einen verletzten.

ISOTRANSPLANTATION: Spender und Empfänger sind genetisch identisch.

XENOTRANSPLANTATION: Spender und Empfänger gehören verschiedenen Arten an (z. B. Affe und Mensch). Das Abstoßungsrisiko ist bei solchen Transplantationen am größten.

1 ENTFERNEN
Die Haut vom Gesicht des Patienten wird entfernt. Mit dieser Methode lassen sich verschiedene Verletzungen behandeln. Es können Ganz- und Teiltransplantationen vorgenommen werden. Bei einer Französin, die durch einen Hundebiss Nase, Mund und Kinn verlor, wurde eine Teiltransplantation vorgenommen.

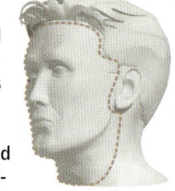

2 VORBEREITUNG
Weil sich im Gesicht so viele Blutgefäße, Kapillaren, Arterien und Venen befinden, muss bei der Transplantation des neuen Gesichts mit größter Vorsicht vorgegangen werden. Die Muskeln und Nerven des Patienten bleiben an ihrem Platz. Blutgefäße werden durchtrennt und später mit der Spenderhaut zusammengefügt.

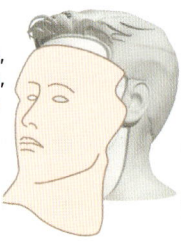

3 AUSRICHTUNG
Die Chirurgen legen die Spenderhaut auf und richten sie exakt auf dem Gesicht des Patienten aus. Nerven und Blutgefäße werden mit mikrochirurgischen Verfahren an das neue Gewebe angeschlossen. Wenn das Blut zu zirkulieren beginnt, färbt sich das Gesicht allmählich rosa – wie jedes Gewebe mit normaler Blutversorgung.

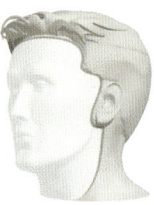

4 GENESUNG
Die Haut wird vernäht und heilt allmählich ab. Nach einem solchen Eingriff brauchen viele Patienten psychologische Betreuung, sodass sie die Tatsache besser verkraften, dass sie in ihrem Gesicht die Haut und das Fettgewebe einer anderen Person tragen.

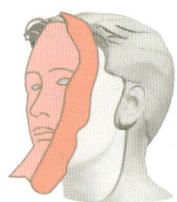

Herztransplantation

Die Entscheidung für eine Herztransplantation erfolgt meist, wenn ein Herzversagen absehbar ist und eine Erhöhung der Überlebenschancen sowie der Lebensqualität durch andere, traditionelle Methoden nicht realistisch erscheinen. Schwierig ist allerdings, den richtigen Zeitpunkt zu finden, andere medizinische Methoden zu verwerfen. Der American Heart Association zufolge sind klare Indikationen für eine Herztransplantation: kardiogener Schock, schwere Ischämie (durch die die tägliche Aktivität eingeschränkt wird) und Herzrhythmusstörungen.

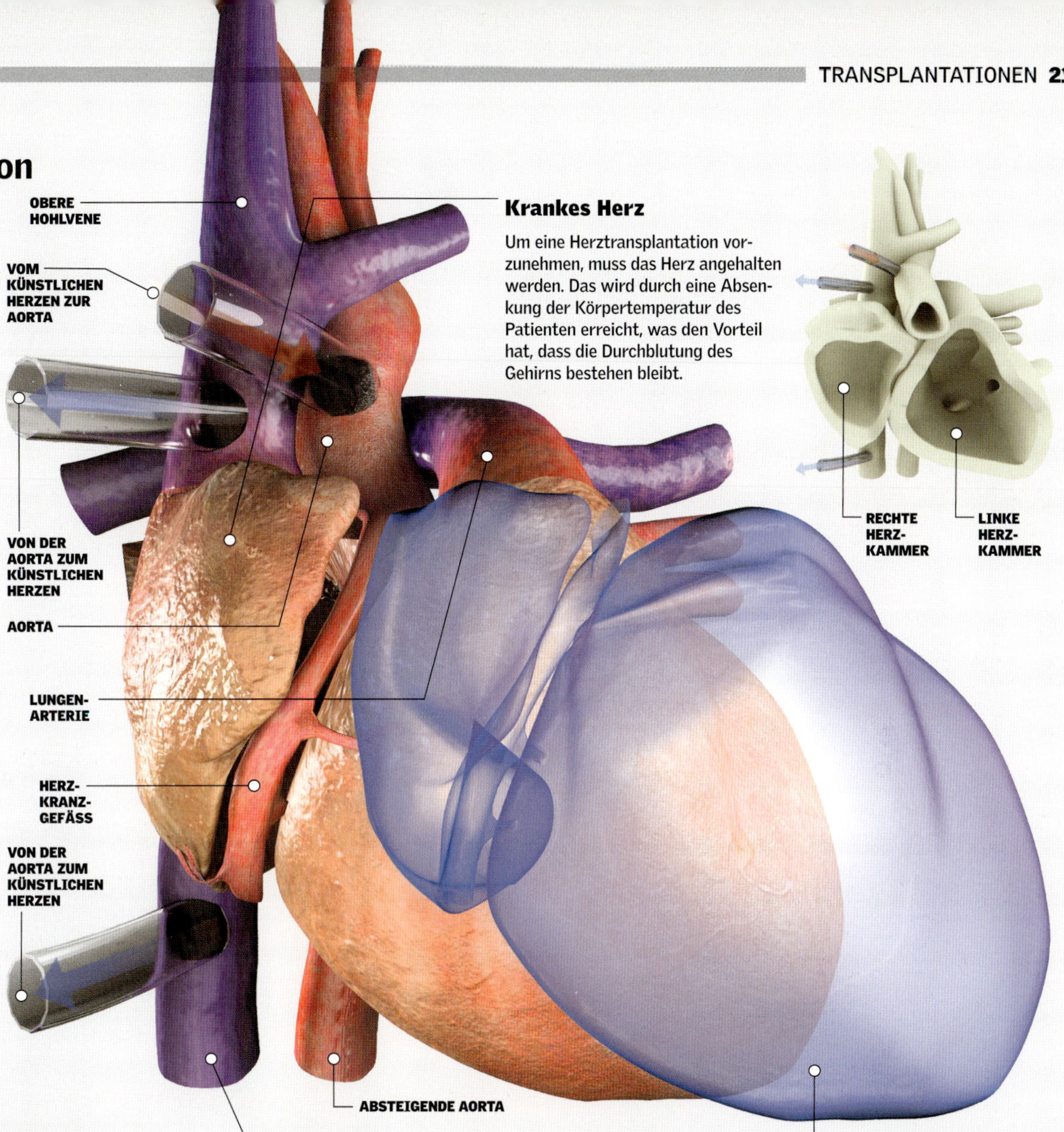

1 ÖFFNUNG DES BRUSTRAUMS
Wenn der Patient in Narkose liegt, führt der Chirurg einen Schnitt in der Brustmitte bis zum Brustbein aus. Er öffnet das Perikardium, bis das kranke Herz vollständig zu sehen ist.

2 PUMPE
Der Patient wird an eine externe Herz-Lungen-Maschine angeschlossen, die vorübergehend die Funktion von Herz und Lunge übernimmt. Dann wird die Aorta abgeklemmt. Nun kann der Austausch vorgenommen werden.

3 AUSTAUSCH GEGEN DAS SPENDERHERZ
Um das kranke Herz zu entfernen, trennt der Chirurg es von der Aorta und den Lungenarterien. Dann setzt er das neue Herz ein, vernäht zuerst den linken Vorhof, dann das Septum und fährt fort bis zum Rand der rechten Vorhofwand.

4 WIEDERHERSTELLUNG DES BLUTSTROMS
Lungenarterie und Aorta werden an das Spenderherz genäht. Zu diesem Zeitpunkt wird die Klemme von der Aorta entfernt. Der Chirurg überwacht eventuelle Blutungen. Wenn Temperatur und Blutfluss es erlauben, kann der Patient von der Herz-Lungen-Maschine getrennt werden.

OBERE HOHLVENE

VOM KÜNSTLICHEN HERZEN ZUR AORTA

VON DER AORTA ZUM KÜNSTLICHEN HERZEN

AORTA

LUNGEN-ARTERIE

HERZ-KRANZ-GEFÄSS

VON DER AORTA ZUM KÜNSTLICHEN HERZEN

ABSTEIGENDE AORTA

UNTERE HOHLVENE

Krankes Herz

Um eine Herztransplantation vorzunehmen, muss das Herz angehalten werden. Das wird durch eine Absenkung der Körpertemperatur des Patienten erreicht, was den Vorteil hat, dass die Durchblutung des Gehirns bestehen bleibt.

RECHTE HERZKAMMER

LINKE HERZKAMMER

5 INTENSIVPFLEGE
Die Brustwunde wird vernäht, dabei werden Dränagen gelegt. Schließlich wird der Patient unter ständiger Überwachung auf die Intensivstation verlegt. Nach der postoperativen Phase darf der Patient unter Aufsicht aufstehen und sich bewegen.

ERFOLG
Die Transplantation gilt als erfolgreich, wenn das neue Herz kräftig und regelmäßig schlägt.

Spenderherz

Das Spenderherz muss in der Größe zu den Bedürfnissen des Empfängers passen. Wenn Größe und Gewicht des Spenders durchschnittlich sind, wird sein Herz eine gute Eignung für die Mehrzahl der möglichen Empfänger erwarten lassen.

Lebertransplantationen

Menschen mit einer fortgeschrittenen, unheilbaren, lebensbedrohlichen Hepatitis kann heute durch die Möglichkeit einer Lebertransplantation geholfen werden. Meist wird dieser Eingriff bei Menschen vorgenommen, die an chronischer Hepatitis oder primär biliärer Zirrhose (einer Autoimmunkrankheit) leiden. Die Patienten dürfen weder an einer Infektion noch an einer Herz-Kreislauf- oder Lungenkrankheit leiden.

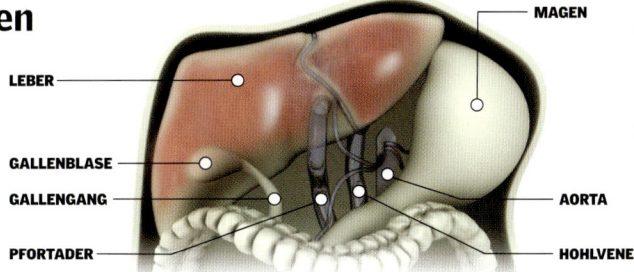

MAGEN

LEBER

GALLENBLASE

GALLENGANG

PFORTADER

AORTA

HOHLVENE

1 SPENDERLEBER
Das Organ wird mit allen Blutgefäßen und dem Gallengang unmittelbar nach dem Tod des Spenders entnommen.

2 DIE NEUE LEBER
Sie wird an die Hohlvene und die restlichen Blutgefäße angeschlossen. Die beiden Enden des Gallengangs werden vernäht. Durch eine Sonde, die in den rekonstruierten Gallengang geschoben wird, fließen Blut und Galle ab.

Künstliche Organe

Die Suche nach Alternativlösungen zur Rettung von Menschenleben findet ihren Höhepunkt in der Konstruktion künstlicher Organe. Das künstliche Herz AbioCor wird zurzeit weiterentwickelt, und man nimmt an, dass bald eine Funktionsdauer von fünf Jahren erreicht sein wird. Die Bionik hat es möglich gemacht, dass blinde Menschen Bilder durch Impulse wahrnehmen können, die durch eine „Ersatznetzhaut" in Form einer Videokamera übermittelt werden.

Die Fortschritte der Bionik

Die Bionik zielte in den letzten Jahren verstärkt darauf ab, künstliche Organe zu entwickeln, die den natürlichen möglichst ähnlich sind und nicht die begrenzte Nutzungsdauer anderer elektronischer Geräte haben. Bereits 16 bionische Augen wurden erfolgreich implantiert, und momentan wird an der Entwicklung bionischer Arme gearbeitet. Jesse Sullivan, der erste „bionische Mann", kann seine künstlichen Arme mit dem Gehirn steuern. Die Nerven der verlorenen Arme wurden in der Brust eingebettet, und wenn der Patient daran denkt, eine Faust zu ballen, kontrahiert ein Teil dieser Muskeln in seiner Brust. Elektroden registrieren diese Kontraktion und befehlen dem bionischen Arm, die Faust zu schließen.

BIONISCHES AUGE

Ein Mikrochip wird im hinteren Bereich des menschlichen Auges platziert. Er ist mit einer Videokamera verbunden, deren Bilder der Chip verarbeitet. Diese Informationen werden in Form von Impulsen ans Gehirn gesandt und dort interpretiert.

ARME

Prothetische Operationen sind heute gängig. 2001 gelang es, Jesse Sullivan künstliche Arme zu implantieren, die sich mit dem Gehirn steuern lassen.

KÜNSTLICHE NIERE

Die Forschung zur Verbesserung der Dialyse dauert an. Bislang muss bei einem Patienten mit funktionsunfähigen Nieren eine Maschine die Aufgabe übernehmen, Verunreinigungen und Giftstoffe aus dem Blut zu filtern.

Lebensmaschinen

Es gibt bereits Maschinen, die Körperfunktionen übernehmen können. Wissenschaftliche Entwicklungen und Fortschritte in der Bionik haben ermöglicht, Geräte zu konstruieren, die erfolgreich die Funktion geschädigter Organe übernehmen. So konnte die Organtätigkeit bei Patienten, die früher nicht zu retten gewesen wären, aufrechterhalten werden. Der Nachteil besteht darin, dass der Patient ständig an diese Geräte angeschlossen sein muss. Um diese Einengung zu umgehen, werden zunehmend Transplantationen erwogen. Spenderorgane sind aber nicht immer verfügbar. Darum wurden in jüngster Zeit künstliche Organe (z. B. künstliche Herzen und Lungen) entwickelt, die lebenswichtige Körperfunktionen des Patienten übernehmen können, ohne dass dieser ständig an eine stationäre Maschine gefesselt ist.

Künstliches Herz

AbioCor war ein Meilenstein in der Entwicklung künstlicher Herzen. Im Unterschied zu seinem Vorläufer Jarvik-7 ist AbioCor das erste mechanische Herz, das ganz in den Körper des Patienten implantiert werden kann. Es funktioniert genau wie ein natürliches Herz. Es besteht aus zwei Kammern und zwei Klappen, die den Blutdurchfluss regulieren. Für seine Energieversorgung müssen keine Kabel oder Schläuche durch die Bauchdecke des Patienten geführt werden.

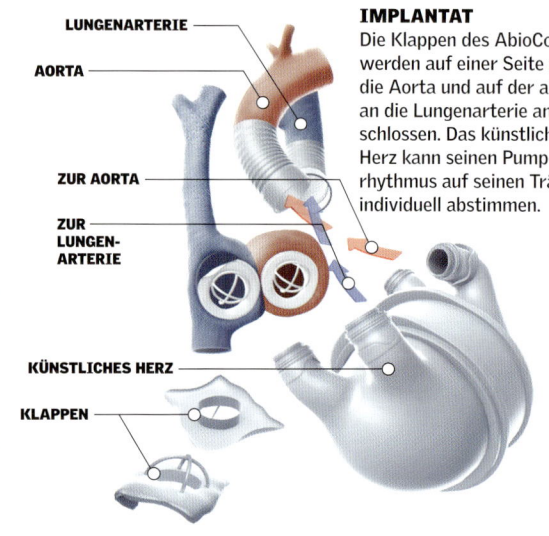

LUNGENARTERIE

AORTA

ZUR AORTA

ZUR LUNGEN-ARTERIE

KÜNSTLICHES HERZ

KLAPPEN

IMPLANTAT

Die Klappen des AbioCor werden auf einer Seite an die Aorta und auf der anderen an die Lungenarterie angeschlossen. Das künstliche Herz kann seinen Pumprhythmus auf seinen Träger individuell abstimmen.

KÜNSTLICHE LUNGE

Sie besteht aus einem intravenösen Gerät, das die Atmung ermöglicht. Es wird in eine Beinvene eingebracht und später in der Hohlvene (der größten Vene) positioniert. Faserige Membranen befördern Sauerstoff in den Körper und Kohlendioxid heraus. Das Gerät ist bisher nicht für den Langzeitgebrauch gedacht, liefert aber wichtige Informationen, an denen sich künftige Studien orientieren können.

Geschichte des künstlichen Herzens

1 **JARVIK-7**
Robert Jarvik entwickelte das erste künstliche Herz, das 1982 einem Patienten implantiert wurde. Die Energieversorgung des Jarvik-7 erfolgte über einen externen Luftkompressor.

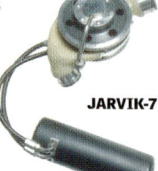

JARVIK-7

2 **ABIOCOR**
Im Gegensatz zu seinem Vorgänger benötigt das AbioCor zur Energieversorgung keine Zuleitung durch die Bauchdecke des Patienten. Es ist das erste Herz, das vollständig implantiert wird. Es befindet sich noch im Entwicklungsstadium, und die Wissenschaftler arbeiten daran, seine Funktionsdauer auf fünf Jahre zu verlängern.

Herz 2006

Das künstliche Herz AbioCor wurde entwickelt, um das Kreislaufsystem zu unterstützen und so das Leben von Patienten zu verlängern, die andernfalls an ihren Herz-Kreislauf-Erkrankungen gestorben wären. Dieses Herz wurde von dem High-Tech-Unternehmen Abiomed entwickelt.

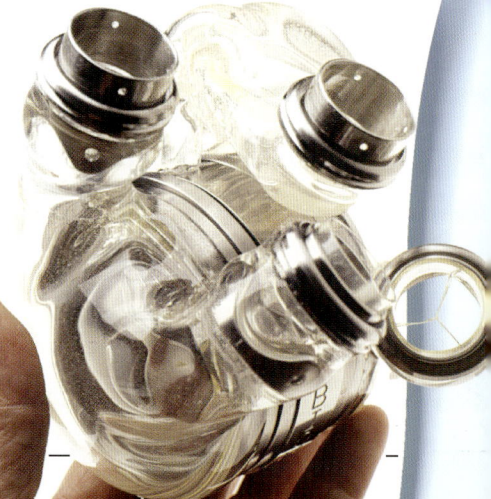

PUMPSYSTEM

Das von Abiomed entwickelte Herz arbeitet mit einer hydraulischen Pumpe im Zentrum. Es wird von einem Akku angetrieben und simuliert die natürliche Herztätigkeit nahezu vollkommen. Das sauerstoffarme Blut wird zur Lunge gepumpt, das mit Sauerstoff angereicherte in den Körper.

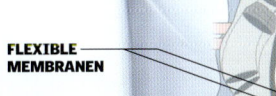

AORTA

VENTIL-KLAPPEN

FLEXIBLE MEMBRANEN

1 ZUR LUNGE

Das sauerstoffarme Blut fließt zur Lunge. Es wird mithilfe einer Hydraulikpumpe und zwei Membranen vorwärts befördert.

2 ZUM KÖRPER

Mit Sauerstoff angereichertes Blut fließt zum Körper. Die rhythmischen Pumpbewegungen lassen sich den Bedürfnissen des Patienten anpassen.

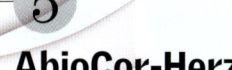

5

AbioCor-Herz

Es besteht aus zwei Kammern mit Klappen. Jede Kammer pumpt pro Minute 8 Liter Blut und schlägt pro Tag 100 000-mal. Die rechte Kammer befördert das Blut zur Lunge, die linke zu den übrigen inneren Organen und in den Körper. Die Funktionsweise des künstlichen Herzens, das aus Titan und Kunststoff besteht, entspricht genau der des natürlichen Herzens.

2 ZULEITUNG DURCH DIE BAUCHDECKE

Durch das System des transkutanen Energietransfers (TET) kann der externe Akku Energie durch die Haut an den internen Akku übermitteln. So ist ein ständig offen gehaltener Zugang überflüssig, der ein Infektionsrisiko birgt.

4 INTERNER AKKU

Er wird direkt durch den externen Akku aufgeladen. Das gewährt dem Patienten ein gewisses Maß an Autonomie, denn sie läuft etwa eineinhalb Stunden, ohne an den tragbaren externen Akku angeschlossen werden zu müssen.

1 EXTERNE AKKUS

Sie machen Schläuche überflüssig und gewähren dem Patienten Bewegungsfreiheit, da er nicht an eine externe Maschine angeschlossen werden muss. Die tragbare Energiequelle wird um die Taille getragen.

3 STEUERUNGSSYSTEM

Es reguliert den Pumprhythmus des künstlichen Herzens. Je nach den Bedürfnissen des Patienten kann der Rhythmus beschleunigt oder verlangsamt werden. Das interne elektronische Steuerungssystem registriert alle Anomalien und signalisiert sie, sodass der Patient darauf reagieren kann.

Nanomedizin

Die Vorsilbe „nano" verrät, in welchen Größenordnungen sich die neuesten wissenschaftlichen Entwicklungen bewegen: ein Milliardstel Meter. Auch für die Medizin sind diese Forschungen von Interesse. Bei der Spezialrichtung der Nanotechnologie geht es vor allem um die Erforschung von Möglichkeiten, Krankheiten im Inneren des Körpers auf der Ebene von Zellen und Molekülen zu behandeln. Dafür wurden bereits Geräte entwickelt, deren Durchmesser kleiner ist als der eines menschlichen Haars.

Nano-Gerüste zur Regeneration von Organen

Aktuelle Forschungen beschäftigen sich mit Möglichkeiten, Organe aus den eigenen Zellen eines Patienten nachzuzüchten. Es scheint denkbar, dass es bereits 2014 möglich ist, eine natürliche Niere durch Zellregeneration statt durch Transplantation zu erhalten. Auf der Grundlage von biologisch abbaubaren Nano-Formen könnte man verschiedene Organe erzeugen. 1999 gelang bereits die Regeneration einer Blase. Mit dieser Methode konnten sieben Patienten erfolgreich behandelt werden. Das Verfahren wurde von Dr. Anthony Atala an der Wake Forest University angewandt. Ein Teil der Niere, die eine dem Urin ähnliche Substanz ausscheidet, konnte ebenfalls erzeugt werden. Um eine voll funktionsfähige Niere zu erzeugen, müssen Millionen von Nephronen regeneriert werden.

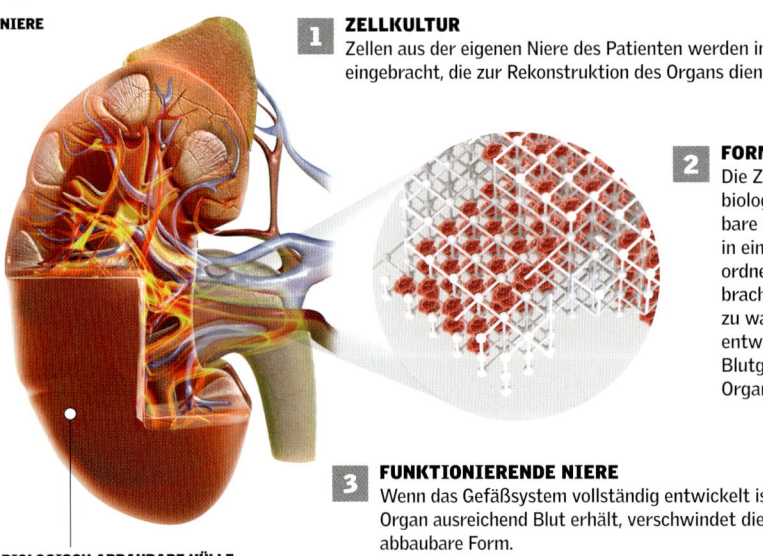

NIERE

BIOLOGISCH ABBAUBARE HÜLLE

1 ZELLKULTUR
Zellen aus der eigenen Niere des Patienten werden in die Form eingebracht, die zur Rekonstruktion des Organs dient.

2 FORMEN
Die Zellen werden in biologisch abbaubare Formen, die wie in einer Niere angeordnet sind, eingebracht und beginnen zu wachsen. Dann entwickeln sich die Blutgefäße, die das Organ versorgen.

3 FUNKTIONIERENDE NIERE
Wenn das Gefäßsystem vollständig entwickelt ist und das Organ ausreichend Blut erhält, verschwindet die biologisch abbaubare Form.

Neuronen neu verbinden

Eine Forschergruppe hat ein Verfahren zur Regeneration von Nervenzellen entwickelt. Dafür werden Aminosäureketten verwendet, die ein Tausendstel der Größe roter Blutkörperchen haben. Injiziert man diese Nanopartikel ins Gehirn, bilden sie ein Netzwerk, auf dem sich Axone ausstrecken und möglicherweise ihre Verbindungen rekonstruieren können.

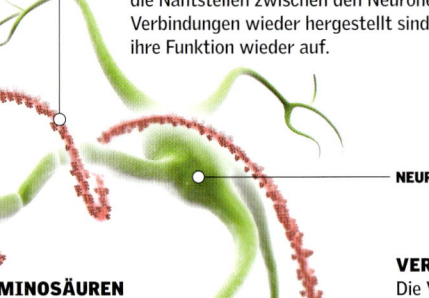

REGENERATIVES NETZ
Die Struktur basiert auf Aminosäuren und bildet die Nahtstellen zwischen den Neuronen. Wenn ihre Verbindungen wieder hergestellt sind, nehmen sie ihre Funktion wieder auf.

NEURON

AMINOSÄUREN
Entstehen entlang von Nanofäden und bauen das geschädigte Gehirngewebe neu auf.

VERBINDUNG
Die Verbindung der Neuronen muss bestehen bleiben, damit alle Organe korrekt funktionieren.

Nanotechnologie

Die Nanotechnologie arbeitet in der Dimension von Nanometern (10^{-9} Meter) und wird bereits in verschiedenen Bereichen der Elektronik, Optik und Biomedizin eingesetzt. Sie ermöglicht den Bau von Geräten, die so klein sind, dass sie nur im molekularen Maßstab zu messen sind. Die wichtigsten Fortschritte unserer Zeit sind Nanogeräte zur Früherkennung von Krebs. Die Nanopartikel können 100 bis 10 000-mal kleiner als eine menschliche Zelle sein. Ihre Größe ähnelt der von größeren biologischen Molekülen, z.B. Enzymen. Nanopartikel, die kleiner sind als 50 Nanometer, können leicht in eine Zelle eindringen. Sind sie kleiner als 20 Nanometer, können sie sich außerhalb der Blutgefäße bewegen und im Körper zirkulieren.

Mikromotoren

Mikromotoren bilden die Basis winziger Maschinen, die sich durch den Körper bewegen und dabei Tumore oder Bakterien vernichten könnten. Ihr Durchmesser ist kleiner als der eines Haars, und sie sind 100-mal dünner als ein Blatt Papier.

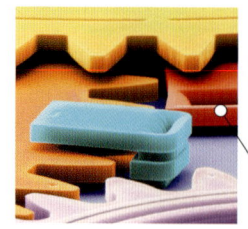

Nanotubes

Nanotubes sind röhrenartige Strukturen mit Durchmessern im Nanometerbereich und Längen von bis zu einem Millimeter – die widerstandsfähigsten Fasern, die man heute kennt: 10- bis 100-mal stabiler als Stahl.

Grundform
Wie Graphit und Diamant bestehen Nanotubes aus Kohlenstoff. Sie werden in der Schwerindustrie eingesetzt.

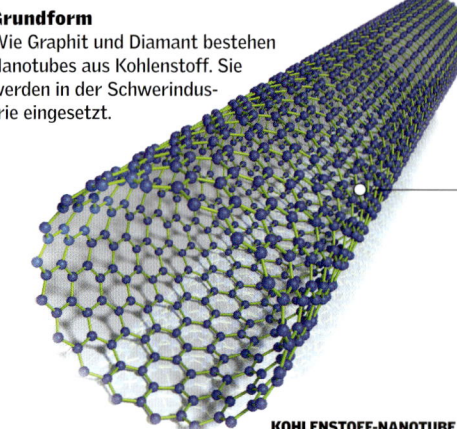

KOHLENSTOFF-NANOTUBE

Nanotechnologisches Molekül

Jede Kugel des Moleküls steht für ein Atom: Kohlenstoff (gelb), Wasserstoff (grün) und Schwefel (orange). Es basiert auf Fullerenen.

KOHLENSTOFF

WASSERSTOFF

SCHWEFEL

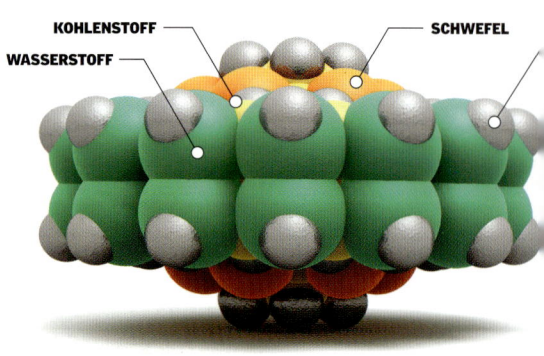

Vielfache eines Meters in absteigender Reihenfolge

METER
DEZIMETER
ZENTIMETER
MILLIMETER
MIKROMETER
NANOMETER
ÅNGSTRÖM
PICOMETER
FEMTOMETER
ATTOMETER
ZEPTOMETER
YOCTOMETER

30 000 Nanometer

Größenordnung

Die Größenordnungen der Nanotechnologie sind unvorstellbar klein. Bis jetzt sind Entwicklungen auf Mikrometer-Ebene (entspricht dem Bruchteil einer Zelle) und auf Nanometer-Ebene (entspricht etwa der Größe von fünf Wassermolekülen) gelungen.

MILLIMETER
Entspricht einem Tausendstel Meter. Abgekürzt 10^{-3} m.

MIKROMETER
Entspricht einem Millionstel Meter. Abgekürzt 10^{-6} m.

NANOMETER
Entspricht einem Milliardstel Meter. Abgekürzt 10^{-9} m.

ÅNGSTRÖM
Entspricht zehn Millardstel Metern. Abgekürzt Å oder 10^{-10} m.

GRÖSSENVERHÄLTNISSE
Das Verhältnis zwischen dem Durchmesser einer Stammzelle und dem eines Nanopartikels ist ähnlich wie das zwischen einem Tennisball und einem kleinen Asteroiden.

20 000 Nanometer

GRÖSSE EINER ZELLE

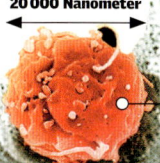
Embryonale Stammzelle

Nanopartikel

Die Wissenschaftler Robert Langer und Omid Farokhzad haben bereits erfolgreich Nanopartikel zur Bekämpfung von Krebs bei Ratten eingesetzt. Diese Nanopartikel sind ein Tausendstel so groß wie der Punkt am Ende dieses Satzes. Sie bestehen aus Kohlenstoffpolymeren, die Krebszellen direkt angreifen und zerstören, ohne die umgebenden, gesunden Zellen zu schädigen. Sie funktionieren wie Lenkraketen. Mit dieser Methode kann es möglich werden, die Komplikationen der Chemotherapie zu umgehen. Man erwartet, dass diese Entwicklung bis 2014 abgeschlossen ist.

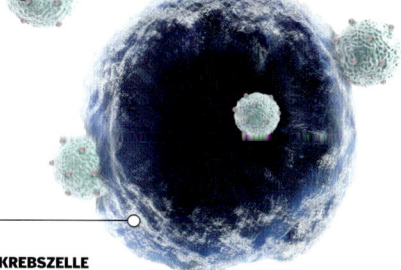

NANOPARTIKEL

KREBSZELLE

1 NANOGESCHOSSE
Die kleinen Kohlenstoff-„Bomben" finden Krebszellen und steuern sie direkt an. Sie docken an dem Tumor an und bereiten sich auf ihre zweite Phase vor, die Entladung.

2 ENTLADUNG
Sind die Nanopartikel in die Krebszelle eingedrungen, entladen sie ihre Kohlenstoff-Fracht, die Instruktionen zur Zerstörung der Zelle enthält.

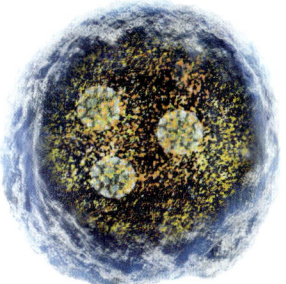

3 EXPLOSION
Die angegriffenen Tumorzellen werden zerstört und sterben ab. Im Gegensatz zur Chemotherapie werden die umliegenden Zellen dabei nicht geschädigt.

ABSTERBENDE ZELLE

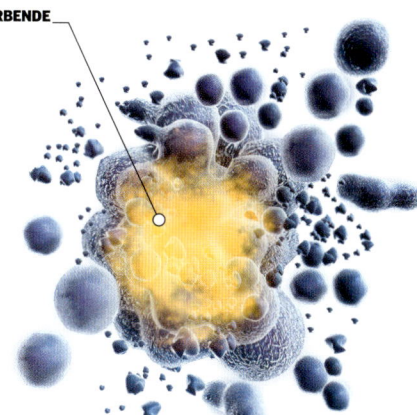

NANOPARTIKEL UND ZELLEN

Die Größenordnung der Nanotechnologie lässt sich am besten durch Vergleiche veranschaulichen. Das Größenverhältnis zwischen einem Nanopartikel und einer Zelle ist ähnlich wie das zwischen einem Sandkorn und einem Fußballstadion.

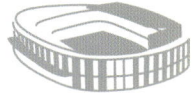

GRÖSSENVERHÄLTNIS SANDKORN FUSSBALLSTADION

Nanoskopische Balken

Mikroskopisch kleine, flexible Balken werden mit spezieller Halbleitertechnik gebaut. Die Balken werden mit Molekülen überzogen, die an eine spezifische DNA andocken. Wenn eine Krebszelle ihre molekularen Produkte absondert, binden sich die Antikörper auf den flexiblen Balken an die ausgeschütteten Proteine. Dadurch verändern sich die physikalischen Eigenschaften der Balken. Forscher können diese Informationen in Echtzeit verfolgen und auswerten.

1 ANGRIFF
Krebszellen schütten Proteine aus, die den Organismus schädigen.

2 VERTEIDIGUNG
Die Antikörper ziehen die Proteine an. Der Nanobalken verändert sich und liefert Information über die Krebszellen.

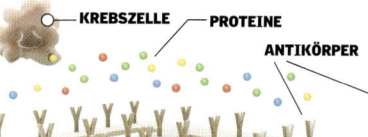

KREBSZELLE — **PROTEINE**

KREBSZELLE

ANTIKÖRPER

NANOBALKEN

Ewiges Leben

Der Traum vom ewigen Leben scheint greifbarer denn je. Aufgrund von Erkenntnissen der Neurowissenschaft beschäftigt sich die Forschung mit den Möglichkeiten, ein künstliches Nervensystem aus einem Netzwerk von Fasern zu entwickeln oder ein Muskelsystem aus elastischen Metallfasern zu konstruieren. Manche Experten meinen, dass sogar in Zukunft ein bionischer Körper denkbar wäre. Diese Vision lässt es vorstellbar werden, alle gesundheitlichen Probleme in der Zukunft durch künstliche Im- bzw. Transplantate zu beheben. Eine Studie befasst sich sogar mit der Möglichkeit, DNA nach dem Zelltod zu reparieren, um die ewige Jugend auch für Zellen zu erreichen.

Selbstheilende Zellen

Der Traum von einem Körper, dessen Nervenzellen nicht degenerieren, ist ebenfalls nicht mehr abwegig. Der Neurowissenschaftler John Donoghue von der Brown University versucht, das Nervensystem mit optischen Fasern nachzubilden. Diese Fasern würden dann eingesetzt, um Nervenimpulse zu übermitteln. Ein Netzwerk solcher Fasern, die nicht zerfallen und geschädigte Nervenbahnen ersetzen, könnte in der Zukunft eine Möglichkeit bereitstellen, Defekte des Nervensystems zu reparieren.

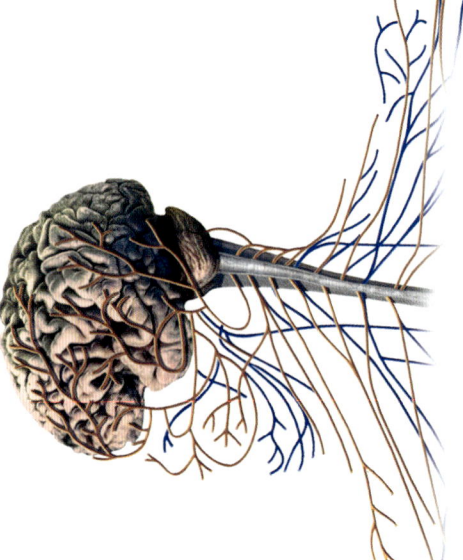

Organ-Regeneration

Anthony Atala von der Wake Forest University zählt zu den Pionieren der Organ-Regeneration. 1999 gelang ihm die Produktion einer Harnblase aus Zellen, die er aus anderem Gewebe entnommen hatte. Atala und seine Mitarbeiter schätzen, dass bis 2014 große Fortschritte in der Regeneration eines der komplexesten Organe zu verzeichnen sein werden, der Niere. Wenn dies möglich wird, gehören Transplantationen und künstliche Organe der Vergangenheit an.

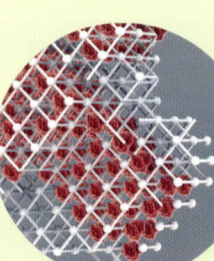
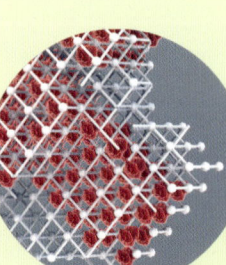

DNA-Reparatur

Der Biologe Miroslav Radman hat entdeckt, dass sich das Bakterium Deinococcus radiodurans nach dem Absterben wiederbeleben lässt, indem man seine DNA repariert. Würde man die DNA schnell kopieren und das Genom toter menschlicher Zellen rekonstruieren, ließe sich der Zelltod revidieren, und die Zellfunktionen und -bestandteile ließen sich wieder herstellen: Proteinsynthese, Lipide und Membranen.

Künstliche Organe

Heute wird intensiv an der Entwicklung künstlicher Organe gearbeitet, die geschädigte oder erkrankte Organe ersetzen sollen. In Zukunft will das Unternehmen Abiomed ein verbessertes künstliches Herz zur Einsatzreife bringen. Obwohl die ersten Versuche keinen Erfolg zeigten, plant Abiomed die Entwicklung eines künstlichen Herzens, das mindestens fünf Jahre funktionieren soll. Ein solches Herz

ABIOCOR-HERZ

4000
ANZAHL DER STAMM-ZELLENTRANSPLANTATE WELTWEIT.

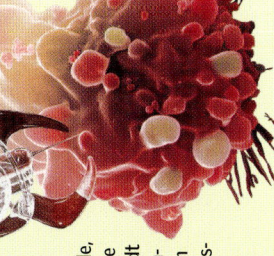

NANOPARTIKEL

Das Molekül, das eventuell die Bekämpfung von Krebs ohne Chemotherapie ermöglicht, ist ein Kohlenstoffpolymer. Es ist tausendmal kleiner als der Punkt eines spitzen Bleistifts.

INVASION

Entdeckt ein Nanopartikel eine Krebszelle, dringt es in sie ein und entlädt seinen Kohlenstoff. Dadurch wird die Krebszelle zerstört.

Krebs

Wenn die Studien von Robert Langer am Massachusetts Institute of Technology (MIT) und Omid Farokhzad an der Harvard University zum Erfolg führen, kann die Chemotherapie bald der Vergangenheit angehören. Mithilfe von Nanopartikeln in der Größe von Aminosäuren könnten Krebszellen verrichtet werden, ohne die gesunden Nachbarzellen zu schädigen. Wie Lenkraketen steuern die Moleküle direkt auf die Krebszellen zu. Kohlenstoffpolymere wurden bereits erfolgreich an Ratten getestet. Die Tests sind noch nicht abgeschlossen, aber die Forscher vermuten, dass diese neue Methode 2014 zum Einsatz kommen kann.

60 000

MOLEKÜLE IN NANOMETERGRÖSSE WÄREN NÖTIG, UM DEN DURCHMESSER EINES MENSCHLICHEN HAARS AUSZUFÜLLEN. MIT GERÄTEN DIESER GRÖSSENORDNUNG WÄRE ES MÖGLICH, VIELE BEHANDLUNGEN ZU BESCHLEUNIGEN.

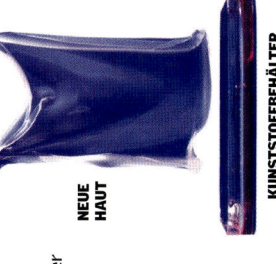

NANOPARTIKEL

Bionische Gliedmaßen

2005 gelang dem Rehabilitation Institute of Chicago die Implantation eines künstlichen Arms, der durch das Gehirn gesteuert wird. An der University of Texas erforscht man ein elastisches Metall, das natürliche Muskeln ersetzen könnte. Diese künstliche Muskulatur wäre 100-mal stärker und viel widerstandsfähiger als menschliches Gewebe. Wenn die Entwicklungen ausgereift sind, könnten sie Möglichkeiten bieten, um geschädigte Gliedmaßen zu ersetzen.

200 Jahre

MÖGLICHE LEBENSERWARTUNG IM 22. JAHRHUNDERT.

TUMOR

Das MRT-Bild zeigt ein Meningeom (Hirnhauttumor). Es kann chirurgisch entfernt werden.

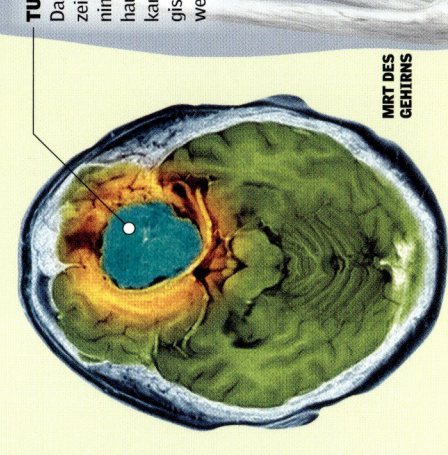

MRT DES GEHIRNS

Körperscan

Mithilfe der Magnetresonanztomographie (MTR) kann der Körper in einem 360°-Radius untersucht werden. Hauptsächlich wird die MRT zur Untersuchung des Gehirns verwendet, weil die Ärzte anhand der Schichtenaufnahmen sowohl die Oberfläche als auch das Innere des Gehirns beurteilen können. Die Magnetresonanztomographie zählt heute zu den bevorzugten Verfahren, um präzise Darstellungen verschiedener Organe zu erhalten, da sich mit diesem Verfahren einzelne Gewebeschichten abbilden lassen.

Transplantationen

Autotransplantationen sind die neuesten Verfahren, Haut zu transplantieren. Aus einer kleinen Menge gesunden Gewebe lässt sich im Labor innerhalb von drei Wochen durch eine Zellkultur neues Gewebe erzeugen.

GRÖSSE

Das gesunde Gewebe muss nur die Größe einer Briefmarke haben.

KULTUR

Die Zellkultur wird angelegt in einem Kunststoffbehälter mit einem Gel, das alle Nährstoffe für die Epithelzellen enthält.

NEUE HAUT

KUNSTSTOFFBEHÄLTER

GLOSSAR

Adaptation
Besonderes Merkmal in Struktur, Physiologie oder Verhalten
eines Organismus, durch das es ihm möglich ist, in seiner Umwelt
zu überleben.

Adenosintriphosphat
Ein Molekül, das hauptsächlich von Mitochondrien produziert
wird und die Hauptenergiequelle der Zellen darstellt.

Adrenalin
Hormon, das vornehmlich vom Mark der Nebennieren produziert
wird. Es bewirkt eine Verengung der Blutgefäße und wird auch
als Medikament eingesetzt.

Agonist
Chemisches Produkt, das an einen Rezeptor (z. B. einen Anta-
gonisten) andocken und diesen stimulieren kann, sodass eine
beobachtbare Wirkung entsteht. Der Begriff Agonist wird auch
für einen Muskel verwendet, der eine bestimmte Bewegung
ausführt.

Allel
Variation eines Gens in der Population, in dem ein bestimmtes
Merkmal codiert ist. Eine diploide Zelle enthält von jedem Eltern-
teil ein Allel für jedes Merkmal. Das Gen für die Augenfarbe kann
beispielsweise blaue und braune Allele haben.

Allergen
Substanz, die eine allergische Reaktion auslösen kann.

Alzheimer-Krankheit
Neurodegenerative Krankheit des Gehirns, die mit Verschlechte-
rung der kognitiven Leistungsfähigkeit einhergeht. Tritt hauptsächlich in fortgeschrittenem Alter auf.

Aminosäure
Organische Verbindung, deren Molekulargruppe eine Aminogrup-
pe und eine Carboxylgruppe (Radikal, das organische Säuren
kennzeichnet) enthält. Eine der 20 chemischen Verbindungen, die
Lebewesen zur Erzeugung von Proteinen verwenden.

Angina Pectoris
Starker Schmerz in der Region hinter dem Brustbein, verursacht
durch Unterversorgung des Herzens mit sauerstoffreichem Blut.

Angiogenese
Wachstum neuer Blutgefäße in einem Organ oder Gewebe.

Antagonist
Stoff, der die Wirkung anderer Substanzen (z. B. Hormone oder
Enzyme) verhindert oder stört. Der Begriff wird auch für Muskeln
verwendet, die im gleichen anatomischen Bereich in entgegengesetzter Richtung wirken.

Anthropologe
Forscher, der sich mit der Menschheit unter dem Gesichtspunkt
ihrer sozialen und biologischen Beziehungen beschäftigt.

Antigen
Stoff, der nach seinem Eindringen in den Organismus eine
Reaktion des Immunsystems auslöst, z. B. die Produktion von
Antikörpern.

Aorta
Die größte Arterie des Körpers. Sie beginnt in der linken Herzkammer und wird bis zur Höhe des Zwerchfells als Thoraxaorta
bezeichnet. Darunter trägt sie den Namen Bauchaorta, später
verzweigt sie sich in die Arteria iliaca communis (gemeinsame
Darmbeinarterie).

Aortenbogen
Krümmung der Aorta nahe ihrem Ursprung am Herzen. Der
Bogen hat die Form eines Hirtenstabs.

Apparat
auch System. Gruppe von Organen, die gemeinsam eine Funktion
erfüllen, z. B. Verdauungsapparat, Bewegungsapparat.

Archäologe
Wissenschaftler, der die menschliche Geschichte anhand von hin-
terlassenen Gegenständen erforscht, z. B. Waffen oder Keramik.

Art
Die kleinste Einteilung der biologischen Klassifikation. wurde
ursprünglich anhand des Phänotyps der Individuen definiert.
Durch genetische Forschung haben sich jedoch neue Fragen
dazu ergeben, was eine Art ausmacht.

Artbildung
Evolutionsvorgang, bei dem eine neue Art aus einer anderen Art
entsteht. Kann verschiedene Ursachen haben.

Arteria celiaca
auch Truncus coeliacus, Bauchhöhlenstamm. Arterie, die Blut
vom Herzen in die Region des Magens und anderer Organe in der
Bauchhöhle transportiert.

Arterie
Blutgefäß, durch das Blut vom Herzen weg transportiert wird,
um den ganzen Körper zu versorgen.

Arteriosklerose
Ansammlung von Lipiden (vor allem Cholesterin) an den inneren
Wänden der Arterien. Eine der Hauptursachen von Erkrankungen
des Herz-Kreislauf-Systems.

Arthritis
Entzündung eines Gelenks. Kann verschiedene Ursachen haben.

Arthroskopie
Chirurgisches Verfahren, das zur Untersuchung, Diagnose und
Behandlung von Gelenkproblemen eingesetzt wird. Durch einen
kleinen Hautschnitt wird eine Sonde mit einer Miniaturkamera
eingeführt. Dieses Instrument von der Größe eines Bleistifts
liefert Bilder vom Inneren des Gelenks auf einem Bildschirm.

Atrium
Vorhof. Bezeichnung für eine der beiden Herzkammern, die das Blut aus den Venen aufnehmen.

Aussterben
Vollständiges Verschwinden aller Vertreter einer Art.

Autonomes Nervensystem
auch vegetatives Nervensystem. Teil des Nervensystems, das willensunabhängige Vorgänge steuert (Herzrhythmus, Pupillenerweiterung, Magenkontraktionen usw.). Umfasst das sympathische und das parasympathische System.

Bakteriophage
Virus, das nur Bakterien befällt. Wird in der Gentechnik genutzt, um gezielt eine veränderte DNA in einen Organismus einzuschleusen (s. Vektor).

Bakterium
Mikroskopisch kleiner Organismus, der sich zur Vermehrung teilt. Manche Bakterien schaden dem Körper, manche sind harmlos und andere nützlich.

Bauchspeicheldrüse
Organ unterhalb des Magens, das u. a. Insulin produziert.

Befruchtung
Verschmelzung einer männlichen Keimzelle (Spermium) mit einer weiblichen (Eizelle). Dabei entsteht eine Zygote, aus der sich ein neues Individuum entwickeln kann.

Biologe
Wissenschaftler, der Lebewesen erforscht.

Bioprospecting
Sammeln von Gewebeproben von lebenden Organismen, um Gene zu gewinnen, die zum Erzielen wirtschaftlicher Profite patentiert werden können.

Blastozyste
Keimbläschen, das durch Teilung der Morula entsteht. Aus ihm entsteht der Embryo.

Blutgerinnung
Umwandlung von flüssigem Blut in eine feste Kruste, normalerweise, um eine Blutung zum Stillstand zu bringen.

Bluthochdruck
Blutdruck mit Werten von mehr als 140 (systolisch) und mehr als 90 (diastolisch).

Blutplättchen
Zellbestandteil des Blutes, das an der Blutgerinnung beteiligt ist.

Chimäre
Organismus, der aus zwei oder mehreren Geweben besteht, die eine verschiedene genetische Zusammensetzung aufweisen.

Cholesterin
Ungesättigtes Fettmolekül (Lipid), das in den Körpergeweben und im Blutplasma zu finden ist. In erhöhter Konzentration auch in der Leber, im Rückenmark, in der Bauchspeicheldrüse und im Gehirn. Wird mit Nahrungsmitteln aufgenommen, von der Leber verarbeitet und ans Blut weitergegeben. HDL-Cholesterin gilt als schützend. Zu viel LDL-Cholesterin führt zu Arteriosklerose.

Chromatin
Komplexe Substanz im Zellkern, die aus Kernsäure (Nukleinsäure) und Proteinen besteht.

Chromosom
DNA-Sequenz, die sich im Zellkern befindet. Eine Zelle enthält normalerweise mehr als ein Chromosom. Die Gesamtheit der Chromosomen beinhaltet die genetische Erbmasse des Individuums.

Cilien
Kleine, haarförmige Zellanhänge, die zur Bewegung in einem flüssigen Medium dienen.

Co-Evolution
Wenn mehrere Arten sich gemeinsam entwickeln und Veränderungen einer Art dazu führen, dass sich die anderen aus Gründen der Anpassung ebenfalls verändern.

Coronararterien
Herzkranzgefäße. Ein Arterienpaar, das von der Aorta abzweigt und das Herz mit Blut versorgt.

Corticoide
Hormonelle Steroide, die von der Nebennierenrinde produziert werden. Corticoide können ebenso künstlich hergestellt werden. Sie finden Verwendung für entzündungshemmende Medikamente.

Crossing over
Ein Schritt der Meiose, bei dem Teile von väterlichen und mütterlichen Chromosomen ausgetauscht werden.

Cytosin
Eine der vier Basen, aus denen das DNA-Molekül besteht.

Dermatophytose
Hautpilzerkrankung.

Diabetes
Chronische Stoffwechselerkrankung, die sich durch einen erhöhten Blutzuckerspiegel äußert.

Diploid
Eine Zelle mit zwei kompletten Chromosomensätzen. Sie wird mit dem Symbol 2n bezeichnet.

DNA
Desoxyribonukleinsäure. Molekül mit der Form einer Doppelhelix, das in codierter Form die genetische Information eines Individuums enthält.

DNA-Abgleich
Identifizierung einer Person anhand ihrer DNA. Wird in der Forensik als genetischer Fingerabdruck genutzt.

DNA-Sequenz
Reihenfolge der Basen, aus denen die DNA besteht. Zur Ermittlung wird der DNA-Strang häufig in kleinere Abschnitte unterteilt.

Dominantes Gen
Gen, das sich in jedem Fall ausprägt, wenn es in einem Paar von Allelen vertreten ist.

Doppelhelix
Doppelspirale, vergleichbar mit der Form einer gedrehten Leiter. Die DNA hat diese Form.

Drüse
Organ, das Sekrete produziert, die durch die Haut oder durch Schleimhäute ausgeschieden werden (z.B. Schweißdrüsen, Speicheldrüsen), oder auch Hormone, die in den Blutstrom ausgeschüttet werden (z.B. Schilddrüse).

Dyslexie
Störung, manchmal genetisch bedingt, die sich durch Schwierigkeiten beim Lesen, Schreiben und Sprechen äußert.

Eineiige Zwillinge
Zwillinge, die sich aus einer einzigen befruchteten Eizelle entwickelt haben. Sie sind genetisch identisch.

Eisprung
Ovulation. Übergang einer reifen Eizelle aus dem Eierstock in den Eileiter.

Eizelle
Weibliche Fortpflanzungszelle (Gamet).

Ejakulation
Stoßartige Ausschüttung von Sperma.

Embryo
Der Embryo entwickelt sich aus einer Eizelle (Zygote), die von einem Spermium befruchtet wurde.

Endokard
Membran der Herzwände. Sie besteht aus zwei Schichten: einer inneren aus Bindegewebe und einer äußeren aus Endothelgewebe.

Endometrium
Schleimhaut auf der Innenwand des Uterus.

Endoplasmatisches Retikulum
Gruppe von feinen Kanälchen, durch die verschiedene Arten von Stoffen und Molekülen innerhalb einer Zelle transportiert werden.

Endothel
Organisches Gewebe auf wandartigen Strukturen innerhalb des Körpers, etwa auf dem Brustfell oder den Blutgefäßen.

Enzym
Protein, das bei der Steuerung chemischer Prozesse in einer Zelle mitwirkt, meist indem es eine Reaktion auslöst oder beschleunigt.

Erbkrankheit
Krankheit, die ganz oder teilweise durch eine genetische Störung verursacht wird.

Erythropoese
Die Produktion roter Blutkörperchen, angeregt durch die Tätigkeit des Proteins Erythropoietin.

Erythrozyten
Rote Blutkörperchen. Sie transportieren Sauerstoff.

Evolution
Allmähliche Veränderung einer Art oder eines Organismus, die nicht unbedingt eine Verbesserung sein muss. Wurde als Theorie erstmals von Charles Darwin in seinem Buch *Über den Ursprung der Arten* formuliert.

Escherichia coli
Ein häufig vorkommendes Bakterium, das oft für genetische Experimente verwendet wird.

Filler-DNA
Lange, sich wiederholende DNA-Sequenzen, die keine genetische Information enthalten.

Flagellum
Ruderschwanz. Fadenartiger Fortsatz mancher Bakterien, der zur Fortbewegung dient.

Follikel
Sackförmige Drüse in einer Schleimhaut im Körper oder z.B. in der Haut, wo es die Basis eines Haars umgibt.

Forensik
Wissenschaft, die sich mit der Untersuchung von kriminalistischem Beweismaterial beschäftigt.

Fossilien
Alle Überreste früheren Lebens, auch solche, die nicht versteinert sind.

Fötus
In der Entwicklung befindlicher menschlicher Organismus ab dem dritten Schwangerschaftsmonat bis zur Geburt.

FSH
Follikelstimulierendes Hormon. Weibliches Hormon, das an der Reifung der Eizelle beteiligt ist.

Gamet
Keimzelle oder Fortpflanzungszelle, z.B. Spermium und Eizelle.

Gelenk
Bewegliche Verbindung zwischen zwei Knochen des Skeletts.

Gen
Informationseinheit auf einem Chromosom, Abfolge von Nukleotiden in einem DNA-Molekül, das eine bestimmte Funktion ausführt.

Generation
Eine Ebene in der Geschichte einer Familie oder einer Art. Der Abstand zwischen Eltern und Kindern entspricht einer Generation.

Genetik
Wissenschaft, die sich mit der DNA und den Genen beschäftigt.

Genetiker
Wissenschaftler, der sich mit Genetik beschäftigt.

Genetisches Merkmal
Körperliches Merkmal, das an die Nachkommen vererbt wird, z.B. Augenfarbe oder Größe. Durch den Austausch von Genen zwischen diploiden Chromosomen kommt es zur Rekombination der Gene.

Genmutation
Fehler beim Kopieren der DNA einer Zelle. Manche Mutationen können nützlich sein und Verbesserungen gegenüber der ursprünglichen Zelle darstellen. Vermutlich haben Mutationen zur

Entwicklung der Arten beigetragen. Durch die meisten sind geschlossene Evolutionslinien entstanden.

Genom

Die Gesamtheit der Chromosomen und ihrer Gene. Der Begriff kann auf eine Zelle, ein Individuum oder eine ganze Art (Humangenom) bezogen sein.

Genotyp

Genetische Zusammensetzung einer einzelnen Zelle oder eines Organismus, bezogen auf ein oder mehrere Merkmale. Die Summe aller Gene eines Individuums.

Gentechnik

Methoden der Biotechnologie, die auf der Genetik basieren.

Gentherapie

Behandlung erblich bedingter Krankheiten durch Austausch eines oder mehrerer defekter Gene des Patienten durch intakte Gene.

Gesättigte Fette

Nahrungsfette tierischen Ursprungs.

Gestreifte Muskeln

Muskeln, die für willensgesteuerte Bewegungen benutzt werden. Ihre Muskelfasern zeigen Rillen oder Streifen.

Gewebe

Gruppe identischer Zellen, die eine gemeinsame Funktion ausführen.

Großhirnrinde

Cerebraler Cortex. Die graue Substanz auf der Oberfläche des Gehirns. Sie bildet den größten Teil des zentralen Nervensystems. Viele komplexe Körperfunktionen werden hier gesteuert.

Grundumsatz

Energieverbrauch des Körpers im Ruhezustand.

Hämoglobin

Protein, das den chemisch-organischen Stoff Porphyrin und Eisen enthält. Es kommt in den roten Blutkörperchen vor und ist für den Transport von Sauerstoff im Körper zuständig.

Hämophilie

Bluterkrankheit. Erbliche Krankheit, die durch das Fehlen von Blutgerinnungsfaktoren verursacht wird. Häufigstes Symptom sind spontane Blutungen.

Hämostatikum

Substanz oder Wirkstoff, um Blutungen zu stillen.

Handwurzelknochen

Aufbau des Handgelenks aus acht miteinander verbundenen, in zwei Reihen angeordneten Knochen. Zum Arm hin schließen sich Elle und Speiche an, zur Hand hin die Mittelhandknochen.

Haploid

Von dem griechischen Wort haplous = eins. Eine Zelle mit einem einfachen Chromosomensatz. Keimzellen (Gameten) sind haploid, sonstige Körperzellen sind diploid.

Helix

Geometrische Spiralform, die einer Kurve auf einer zylindrischen Oberfläche entspricht. Die DNA hat die Form einer Doppelhelix.

Hippocampus

Teil des Gehirns, der das Gedächtnis steuert.

Holokrin

Drüse, die ihr Sekret unter dem vollständigen Zerfall der sekretorischen Zellen abgeben. Die absterbenden Zellen werden von nachrückenden Zellen aus der Basalschicht ersetzt, z.B. Schweißdrüsen.

Homöostase

Mechanismus der Selbstregulierung, der dafür sorgt, dass stets ein Gleichgewichtszustand erhalten bleibt. Homöostase ist erreicht bei optimaler Konzentration von Gasen, Nährstoffen, Ionen und Wasser im Körper, wenn der Körper die richtige Temperatur hat und das Flüssigkeitsvolumen für das Leben der Zellen optimal ist.

Hormon

Biochemischer Botenstoff, dessen Funktion darin besteht, die Tätigkeit anderer Drüsen, Systeme oder Organe des Körpers anzuregen, zu hemmen oder zu regulieren.

Hüftbeine

Zwei Knochen (einer in jeder Hüfte), die Kreuzbein und Steißbein verbinden und das Becken bilden. Sie bestehen aus Darmbein, Sitzbein und Schambein, die beim Menschen etwa im Alter von 15 Jahren zusammenwachsen.

Immunsystem

Komplex von Abläufen, die vor allem im Blut und Lymphsystem stattfinden und aktiviert werden, um den Körper gegen Krankheiten zu verteidigen.

Insulin

Hormon der Bauchspeicheldrüse, das für den Glukosestoffwechsel verantwortlich ist.

Kalzifizierung

Einlagerung von Kalzium, eines wichtigen Spurenelementes für die Bildung von Knochen.

Karyotyp

Anordnung der Chromosomen einer Zelle nach Form, Anzahl oder Größe.

Keimzellen

Spezielle Zellen, die der Fortpflanzung dienen, z.B. Eizellen, Spermien, Pollen.

Keratin

Protein, das in Haut, Haaren und Nägeln vorkommt.

Kernsäure

Moleküle, die genetische Information über eine Zelle enthalten. Es gibt zwei Arten von Kernsäuren: DNA und RNA.

Klon

Lebewesen, das mit einem anderen genetisch identisch ist. Die Bezeichnung wird auch für Teile des Körpers (z.B. Organe oder DNA-Fragmente) verwendet, die identisch sind.

Klonen

Produzieren eines Klons.

Knochen

Starre Elemente mit hohem Kalziumgehalt, aus denen das Skelett des Menschen besteht.

Knorpel

Flexibles Skelettgewebe, das aus isolierten Zellgruppen in einer Collagenmatrix besteht.

Krebs

Krankheit, die durch die Bildung und das unkontrollierte Wachstum abnormen Gewebes entsteht (bösartiger Tumor).

Künstliche Befruchtung

Verfahren zur Befruchtung von Eizellen. Wird normalerweise im Labor in vitro vorgenommen. Später wird die befruchtete Eizelle in die Gebärmutter implantiert.

Künstliche Selektion
Eingriff des Menschen in den natürlichen Selektionsprozess, z.B. durch Zucht von Tieren oder Pflanzen, um ihre Merkmale gezielt zu verbessern.

Lappen
Rundliche Vorsprünge von Organen, z.B. in Leber, Lunge oder Gehirn.

Laser
Akronym für engl. Light Amplification by Stimulated Emission of Radiation, dt. Lichtverstärkung durch stimulierte Emission von Strahlung. Künstlich erzeugte Lichtstrahlen mit variabler Frequenz, deren Energie sich regulieren lässt. Der Begriff wird auch für das als Strahlquelle dienende Gerät benutzt.

Leukozyt
Weißes Blutkörperchen. Seine Hauptfunktion besteht darin, den Körper gegen Erreger von Infektionen zu schützen.

Ligase
Protein, das in der genetischen Forschung verwendet wird, um Abschnitte der DNA miteinander zu verbinden.

Lipide
Chemisch-organische Verbindungen, die hauptsächlich aus Wasserstoff und Kohlenstoff bestehen. Bekannte Lipide sind Cholesterin und Speisefette.

Lymphe
Flüssigkeit, die im Lymphsystem zirkuliert.

Lymphom
Krebsartige Erkrankung, die ihren Ursprung im Lymphsystem hat.

Lymphozyt
Gehört zur Gruppe der weißen Blutkörperchen und ist sowohl im Blut als auch im Lymphsystem vorhanden.

Lymphsystem
System aus Lymphgefäßen und Lymphknoten, das unabhängig vom Blutkreislauf existiert. Reguliert das osmotische Gleichgewicht im Körper und aktiviert das Immunsystem.

Lysosom
Teil der Zelle, der für Abbau und Wiederverwertung verbrauchter Proteine zuständig ist. Besitzt antibakterielle Wirkung.

Medulla oblongata
Der Teil des Hirnstamms, der durch das Foramen magnum tritt und in Verbindung mit dem Rückenmark steht.

Meiose
Form der Zellteilung, bei der sich der Kern einer diploiden Zelle zweimal teilt, sodass vier haploide Zellkerne entstehen. Dient der Produktion von Gameten (Spermien und Eizellen).

Meristem
Gewebe, dessen Zellen durch Teilung andere Zellen erzeugen.

Metastase
Ausbreitung von Krebsgewebe in andere Organe, entfernt vom ursprünglichen Entstehungsort.

Miktion
Vollständige Entleerung der Harnblase.

Mitochondriale DNA
Kleine Mengen DNA, die in den Mitochondrien enthalten sind.

Mitochondrien
Zellorganellen, die aus Nährstoffen und Sauerstoff Energie für die Zelle produzieren.

Mitose
Form der Zellteilung, bei der aus einer Mutterzelle zwei identische Tochterzellen entstehen.

Mittelfuß
Metatarsus. Teil des Fußskeletts zwischen dem Tarsus (hinterer Teil des Fußes) und den Zehen. Besteht aus fünf Knochen und wird meist als Fußsohle bezeichnet.

Mittelhand
Der Abschnitt der Hand zwischen Handwurzelknochen und Fingern. Bildet den Handteller und besteht aus den fünf größten Knochen der Hand.

Molekül
Kleinste Einheit, in die sich eine Substanz aufspalten lässt, ohne dass sie ihre chemischen Eigenschaften verliert.

Morula
Frühe Phase in der Entwicklung eines mehrzelligen Organismus, bestehend aus 16 bis 64 Zellen. Aus ihr entsteht die Blastozyste.

Mumie
Verstorbener Mensch, der künstlich konserviert wurde und dadurch sehr lange erhalten blieb. Durch genetische Untersuchung von Mumien ließen sich viele Erkenntnisse über das Leben in der Vergangenheit gewinnen.

Muskeln
Organe aus Fasern, die in der Lage sind, sich zusammenzuziehen.

Mykose
Infektion, die durch Pilze verursacht wird.

Myokard
Herzmuskelgewebe zwischen dem Perikard und dem Endokard.

Nachkomme
Familienmitglied, das einer späteren Generation angehört, z.B. Kind, Enkel oder Urenkel.

Nanotechnologie
Industrielle Technologie zur Herstellung mikroskopisch kleiner Bauteile.

Natürliche Auslese
Prozess, in dem nur diejenigen Organismen überleben, sich fortpflanzen und entwickeln, die am besten an ihre Umgebung angepasst sind. Geschieht ohne Eingriff des Menschen.

Neurotransmitter
Chemische Stoffe, die für die Übermittlung von Nervenimpulsen durch die Synapsen verantwortlich sind.

Nukleus
Zellkern. Der Teil der Zelle, in dem sich die DNA mit der genetischen Information befindet.

Organ
Ein Teil des Körpers, der eine bestimmte Funktion ausübt.

Organelle
Organ einer Zelle, das eine bestimmte Funktion ausübt (z.B. Mitochondrien, Ribosomen, Lysosomen).

Osmose
Strömung von Flüssigkeit durch eine teilweise durchlässige Membran.

Östrogene
Weibliche Hormone, die von den Eierstöcken und Nebennieren ausgeschüttet werden. Sie regen das Wachstum der Endometrium-Zellen, der Eierstöcke und Brüste an.

Oxyhämoglobin
Hämoglobin des arteriellen Blutes, das mit Sauerstoff angereichert ist.

Oxytocin
Ein Hormon, das vom Hypothalamus produziert wird. Es wird zur Hypophyse (Hirnanhangdrüse) transportiert und später in den Blutstrom ausgeschüttet. Bei Frauen ist es u.a. für die Milchbildung und die Wehentätigkeit zuständig.

Papillen
Konische oder knospenförmige Vorsprünge mit Verzweigungen von Nerven und Blutgefäßen. Dienen meist der Sinneswahrnehmung und befinden sich auf Haut oder Schleimhäuten (z.B. Geschmackspapillen auf der Zunge).

Parkinson-Krankheit
Neurologische Erkrankung, die durch einen Mangel des Neurotransmitters Dopamin ausgelöst wird.

PCR (Polymerase Chain Reaction / Polymerase-Kettenreaktion)
Verfahren zur Vervielfältigung von DNA-Abschnitten mithilfe von Polymerase.

Perikard
Paar von Membranen, die das Herz umgeben.

Phagozyten
Fresszellen, die im Blut und Gewebe vorkommen. Sie vernichten Bakterien und andere schädliche Partikel, indem sie diese in ihr Zellplasma aufnehmen und später verdauen.

Phalangen
Knochen der Finger und Zehen. Sie schließen sich an die Mittelhand- bzw. Mittelfußknochen an und bestehen aus jeweils drei Gliedern.

Phänotyp
Die sichtbare Ausprägung eines Genotyps in einer bestimmten Umgebung.

Phylogenetik
Die Erforschung evolutionärer Beziehungen zwischen verschiedenen Arten, um die Geschichte der Artentwicklung zu rekonstruieren.

Physiologie
Wissenschaft, die sich mit den Funktionen des Organismus beschäftigt.

Pilz
Ein- oder mehrzelliger Organismus, der weder zum Tier- noch zum Pflanzenreich gehört.

Polymer
Makromolekül, das aus zahlreichen identischen Struktureinheiten (den Monomeren) besteht.

Präimplantationsdiagnostik
Untersuchung eines durch In-vitro-Fertilisation erzeugten Embryos im frühen Stadium der Zellteilung. Erbkrankheiten und Chromosomen-Anomalien sollen damit vor der Implantation des Embryos in den Uterus erkannt werden.

Progesteron
Weibliches Hormon, das für Eisprung und Schwangerschaft eine Rolle spielt.

Protein
Bestandteil der Zellsubstanz. Besteht aus einer oder mehreren Aminosäureketten und wird für die Bildung von Enzymen, Hormonen, Antikörpern und anderen wichtigen Substanzen benötigt.

Protozoen
Mikroskopisch kleine, einzellige, heterotrophe Organismen, die in einem wässrigen Medium leben und sich durch Teilung vermehren.

Radioaktivität
Strahlung, die von bestimmten chemischen Elementen abgegeben wird. Sie kann zu genetischen Veränderungen führen und Krankheiten wie Krebs verursachen.

Reflex
Automatische, nicht willensgesteuerte Reaktion des Nervensystems, die auf einen Reiz erfolgt.

Rekombinante DNA
DNA-Sequenz, die eine Kombination enthält, die von einem oder mehreren Organismen stammt.

Renalarterien
Nierenarterien. Arterien, die sauerstoffreiches Blut vom Herzen zu den Nieren befördern.

Replikation
Exaktes oder nahezu exaktes Kopieren eines Originals. Ein Virus erzeugt Repliken seiner selbst, nachdem es in eine Zelle eingedrungen ist.

Repressor
Protein, das eine DNA-Kette bindet und so die Funktion eines Gens verhindert.

Reproduktion
Fortpflanzung. Erzeugung neuer Organismen derselben Art. Kann auf sexuelle Weise durch Befruchtung von Keimzellen geschehen, aber auch auf asexuelle Weise durch Teilung.

Respiration
Atmung. Vorgang und Wirkung des Einatmens von Luft, um Substanzen aufzunehmen, die der Körper benötigt (z.B. Sauerstoff), und um nicht benötigte Substanzen (wie Kohlendioxid) auszuscheiden.

Restriktionsenzym
Protein, das in manchen Bakterien enthalten ist und das DNA-Molekül aufspalten kann.

Rezessives Gen
Gen, das nur zur Ausprägung kommt, wenn bei einem Allelpaar seine rezessive Genwirkung nicht von der Genwirkung eines dominanten Gens überdeckt wird.

Ribosom
Teil einer Zelle, der die Instruktionen der Gene liest und die entsprechenden Proteine erzeugt.

Rippen
Lange, gekrümmte Knochen, die von der Wirbelsäule nach vorn in den Brustkorb verlaufen. „Echte" Rippen enden am Brustbein, „unechte" Rippen sind an den vorderen Enden frei und umschließen den Brustkorb nicht vollständig.

RNA
Ribonukleinsäure. Ähnelt der DNA, wird aber verwendet, um eine Kopie der DNA zum Ribosom zu transportieren, wo die Proteine erzeugt werden.

RNA-Polymerase
Enzym, das als Katalysator zur Synthese eines RNA-Moleküls auf der Grundlage des DNA-Codes dient.

Säure
Chemische Verbindung, die in gelöstem Zustand die Konzentration der Wasserstoffionen erhöht und in Verbindung mit Basen Salze bildet. DNA, Essig und Zitronensaft sind schwache Säuren.

Schlaf
Ruhezustand, der durch Inaktivität der Sinnesorgane und Fehlen willensgesteuerter Bewegung gekennzeichnet ist. Während des Schlafs findet Gehirnaktivität statt (Träume).

Schleimhaut
Deckschicht von Körperhöhlungen, die eine Verbindung nach außen haben (z. B. Nase). Auf einer Schleimhaut befinden sich zahlreiche einzellige Drüsen, die Schleim absondern.

Schlüsselbeinarterien
Paar von Arterien, von denen eine vom Truncus brachiocephalicus (Arm-Kopf-Gefäßstamm, rechte Körperseite) und die andere vom Aortenbogen (linke Körperseite) abzweigt. Sie verlaufen beiderseits unter dem Schlüsselbein zur Schulter und setzen sich dort als Arteria axillaris (Achselarterie) fort.

Schwann-Zellen
Zellen, die Myelin produzieren. Diese fetthaltige, isolierende Substanz verhindert, dass elektrische Impulse ihre Stärke verlieren, wenn sie sich vom Körper des Neurons entfernen.

Selektive Zucht
Zucht von Pflanzen oder Tieren, die anhand von gezielter Auswahl genetischer Merkmale vermehrt werden. In der Landwirtschaft, der Veterinärmedizin und Pflanzenzucht wird die selektive Zucht eingesetzt, um bestimmte Arten, Rassen oder Sorten zu verbessern, z. B. zur Steigerung der Ernteerträge.

Somatotropin
Menschliches Wachstumshormon, das von der Hirnanhangdrüse produziert wird.

Sperma
Ejakulat aus Samenflüssigkeit und Spermatozoen, das von den männlichen Sexualorganen produziert wird.

Spermatozoon (Spermium)
Männliche Fortpflanzungszelle.

Spinal
Auf Wirbelsäule und/oder Rückenmark bezogen.

Spirillium
Bakterium mit Helix- oder Spiralform und einem Ruderschwanz.

Spore
Fortpflanzungszelle eines Pilzes oder Farns.

Stammzelle
Unspezialisierte Zelle mit der Fähigkeit, sich zu einem bestimmten Zelltyp oder Körpergewebe zu entwickeln. Pluripotente Stammzellen können sich zu allen im Körper vertretenen Zelltypen entwickeln.

Steißbein
Coccyx. Knochen, der aus den letzten zusammengewachsenen Rückenwirbeln besteht. Hat an der Basis eine bewegliche Verbindung zum Kreuzbein. Bei Menschen und anderen Wirbeltieren ohne Schwanz ist es ein echter Knochen.

Sternum
Brustbein. Knochen in der vorderen Brust, an dem die vorderen Enden der „echten" Rippen ansetzen.

Stickstoffbase
Chemische Verbindung eines bestimmten Typs. Der genetische Code der DNA besteht aus vier solchen Basen in verschiedenen Anordnungen.

Stirnbein
Bezeichnung des Knochens im oberen, vorderen Bereich des Schädels. Bei der Geburt besteht es aus zwei Hälften, die mit der Zeit zusammenwachsen.

Stoffwechsel
Reihe von chemischen Reaktionen, die ständig in den Zellen stattfinden. Dabei werden komplexe Verbindungen in einfachere Stoffe aufgespalten oder einfache Stoffe zu komplexen Verbindungen synthetisiert. Ein Beispiel ist der Verdauungsvorgang. Der Energieverbrauch des Körpers im Ruhezustand oder beim Fasten wird als Grundumsatz bezeichnet.

Synthese
Chemischer Vorgang, bei dem sich zwei oder mehr Moleküle verbinden und ein größeres bilden.

System
Gruppe von Organen, die gemeinsam eine der Hauptfunktionen des Organismus ausführen (z. B. Verdauungssystem, Nervensystem).

Systemisch
Bezeichnung für eine Störung, die mehrere Organe oder den Körper als Ganzes betrifft.

Tarsus
Skelettbereich im hinteren Bereich des Fußes, zwischen Bein und Mittelfuß. Der Tarsus besteht aus sieben Knochen.

Telomer
DNA-Sequenz am Ende eines Chromosoms, die bei jeder Zellteilung verkürzt wird. Die Anzahl der möglichen Zellteilungen hängt von der Länge des Telomers ab.

Telomerase
Protein zur Reparatur des Telomers eines Chromosoms. Ist nur in bestimmten Zellen vorhanden.

Testosteron
Männliches Hormon, das für die Ausbildung der primären und sekundären Geschlechtsmerkmale zuständig ist. Es wird in den Hoden produziert, in geringerem Maß auch in den Nebennieren und Eierstöcken von Frauen.

Thrombus
Blutpfropf, der sich in einer Vene oder Arterie bildet und eine Verstopfung verursachen kann. Wenn er sich durch den Blutkreislauf bewegt, wird er als Embolus bezeichnet.

Thymin
Eine der vier Basen, aus denen die DNA besteht. Die unterschiedlichen Basen-Kombinationen der DNA bilden die Gene.

Transgene Pflanzen/Tiere
Bezeichnung für genmanipulierte Pflanzen oder Tiere einer Art, deren Modifikation durch eines oder mehrere Gene einer anderen Art erfolgte.

Transkription
Übertragung des genetischen Codes der DNA auf ein anderes Molekül, z. B. die RNA.

Transplantation
Dauerhaftes Einbringen von lebendem Gewebe eines anderen Organismus, z. B. als Ersatz für ein defektes Organ.

Tumor
Gewebeveränderungen, die eine Vergrößerung des Volumens eines Gewebes bewirken.

Uterus
Gebärmutter, Teil des weiblichen Fortpflanzungssystems. Hohlraum im unteren Beckenbereich, in dem sich während der Schwangerschaft ein Fötus bis zur Geburt entwickelt.

Vagusnerv
Einer der 12 Schädelnerven. Er geht vom Hirnstamm aus und stellt die Verbindung zu Rachen, Speiseröhre, Kehlkopf, Luftröhre, Bronchien, Magen und Leber her.

Vektor
In der Gentechnik das Hilfsmittel, mit dem eine neue DNA-Sequenz in einen Organismus eingebracht wird. Bakterien und Viren werden häufig als Vektoren verwendet.

Venen
Blutgefäße, die Blut aus dem gesamten Körper zum Herzen transportieren.

Ventrikel
Hohlräume in bestimmten Organteilen, z. B. die Kammern im Herzen, die Blut aus dem entsprechenden (rechten oder linken) Vorhof aufnehmen und in die Arterien pumpen.

Verdauung
Abfolge von Prozessen, durch die im Verdauungssystem Nahrung in Stoffe umgewandelt wird, die der Organismus aufnehmen und verwerten kann.

Vererbung
In der Genetik die Erbinformation, die von den Eltern an die Nachkommen weitergegeben werden.

Verrenkung
Verletzung, bei der ein Knochen aus seiner normalen Position im Gelenk verschoben wird.

Vibrionen
Gattung länglicher Bakterien in Form eines Kommas mit einem einzelnen Haarfortsatz, z.B. die Erreger der Cholera.

Virus
Mikroskopischer Partikel, der aus einer Proteinstruktur mit DNA und RNA besteht. Ein Virus kann in Zellen eindringen und sie nutzen, um sich zu vermehren.

Viscera
Innere Organe, die sich in den Höhlungen des Körpers befinden, z. B. Magen und Leber in der Bauchhöhle.

Vitamine
Organische Substanze, die in der Nahrung enthalten sind. Der Körper benötigt sie zum reibungslosen Ablauf verschiedener Funktionen. Die Vitamine werden mit Buchstaben bezeichnet, beispielsweise A, B, C usw.

Wahrnehmung
Physiologischer Vorgang des Empfangs und der Erkennung von Reizen durch die Augen, das Gehör, den Geruchs-, Geschmacks-, Tast- oder Gleichgewichtssinn.

Wirbelsäule
Die senkrechte, dorsale Mittelachse des Oberkörperskeletts. Sie besteht aus einer Reihe kleiner Knochen (Wirbel), die gegeneinander beweglich sind.

X-Chromosom
Eines der beiden Chromosomen, die das Geschlecht eines Menschen bestimmen.

Y-Chromosom
Chromosom, welches das männliche Geschlecht festlegt. Wird nur vom Vater auf den Sohn vererbt.

Zelle
Kleinste unabhängige Einheit eines Lebewesens.

Zellkern
Nukleus. Zentraler Teil einer Zelle. Enthält die Chromosomen und steuert die Zelltätigkeit. Bei manchen Zellen ist er gut differenziert, andere Zellen (z. B. Bakterien oder rote Blutkörperchen) haben keinen Zellkern.

Zellmembran
Flexible Außenhülle aller lebenden Zellen, umschließt das Zellplasma. Sie ist bedingt durchlässig und reguliert den Austausch von Wasser und Gasen mit der Umgebung der Zelle.

Zellplasma
Zytoplasma. Wässerige oder gallertartige Substanz, die Organellen enthält. Es umgibt den Zellkern und füllt das Innere der Zelle aus.

Zentrales Nervensystem
Gehirn und Rückenmark.

Zona pellucida
Schützende Umhüllung der Eizelle, die das Spermium bei der Befruchtung durchdringen muss.

Zucker
Sammelbegriff für organische Verbindungen aus der Gruppe der Kohlenhydrate.

Zungenarterie
Arterie, die beim Menschen und Säugetieren die Zunge versorgt.

Zwerchfell
Atmungsmuskel zwischen Brust- und Bauchraum.

Zygote
Diploide Zelle, die durch die Verschmelzung eines Spermiums mit einer Eizelle entsteht.

Zystoskop
Gerät zur Untersuchung der inneren Oberfläche der Harnblase.

REGISTER

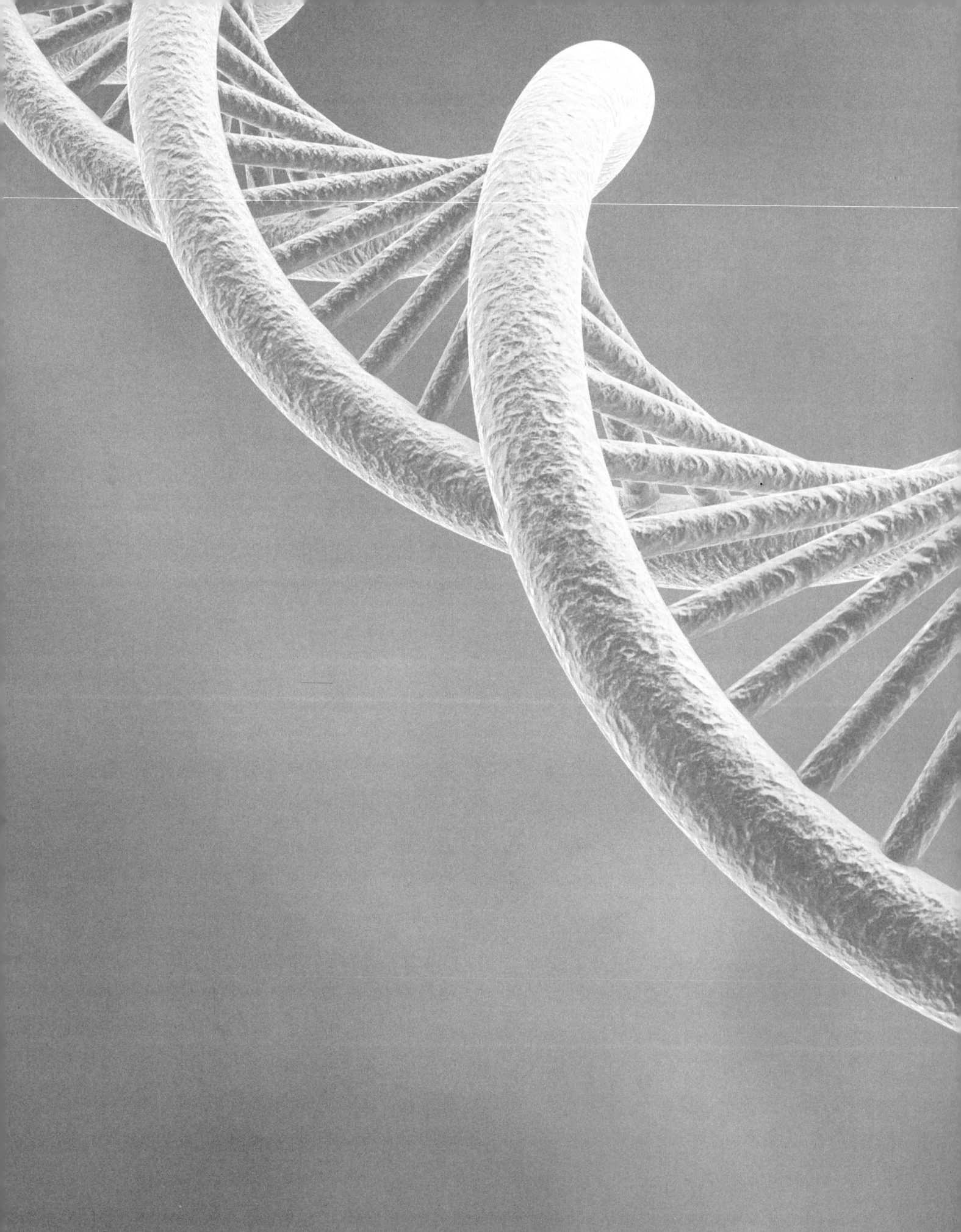